RADIATION PROTECTION & SAFETY

8th edition

# 방사선 보건관리학

방사선보건관리학 교재편찬위원회 편저

청구문화사

# 머 리 말

1895년 독일의 물리학자 뢴트겐에 의해 엑스선이 발견된 지 얼마 안 되어 엑스선검사로 인한 탈모, 홍반 및 피부화상 등이 발생되어 방사선 부작용이 있다는 것이 확인되었고, 1896년 에디슨은 엑스선 투시실험 중 눈의 통증을 호소하였다. 같은 해 베크렐은 우라늄에서 방사선이 방출된다는 사실을 알았고, 1898년 퀴리부부는 우라늄에서 폴로늄과 라듐을 발견하였다. 1901년 베크렐은 라듐에 의한 방사선장애를 최초로 경험하였으며, 그로 인해 방사선은 인체의 오감으로 탐지할 수 없으며 유해성이 입증되어, 1950년에 국제방사선방어위원회(ICRP)가 설립되기에 이르렀다.

ICRP는 창설이후 오늘에 이르기까지 방사선방어목표를 달성하기 위한 방사선방어체계의 수립과 피폭선량 제한을 위한 개인 선량한도를 시대의 변천에 따라 새로운 값을 권고하였다. 1977년 ALARA(합리적으로 달성할 수 있는 한 낮게) 유지라는 방어의 개념을 제시하였으며, 이를 1990년도 다시 재확인함으로서 피폭선량제한 목표를 달성하는데 지속적인 연구와 정책적 대응을 위한 노력을 하여왔다. 1960년대와 1970년대 급속한 경제 발전을 이루어 우리나라는 1980년대 이후 대체 에너지로 원자력발전과 또한 산업발달과 더불어 방사선 이용분야노 증가하였디. 따라서 방사선피폭선량 관리체계의 확립 등의 방사선안전관리와 작업 종사자의 교육과 기술훈련의 필요성이 더욱 더 절실히 요구되었다.

현재 우리나라는 원자력안전법을 모법으로서 방사선장해방어를 위한 법령의 골격을 이루고 있으며, 이것은 현재 모든 의료, 산업, 농업 및 연구분야 등에서 방사선안전관리를 위한 규제기준으로 활용하고 있다. 의료분야에서는 방사선종양학과의 고에너지 치료용 가속기와 핵의학과의 방사성의약품의 사용에 한해서 규제하고 있다. 또한 영상의학과의 진단용 엑스선발생장치 등의 사용과 시설에 관해서는 의료법에 근거한 진단용 방사선발생장치의 안전관리규칙에 의한 적용을 받고 있다.

본 교재는 방사선안전관리에 필요한 물리적 기초 개념부터 ICRP의 권고, 방사선방어기술, 밀봉/비밀봉 핵종의 취급, 개인/환경 방사선모니터링, 방사선사고의 대처 방법과 방사성폐기물의 관리 등을 포함한 폭 넓은 내용으로 구성하였다. 그리고 최신 ICRP Pub.103의 권고, 원자력안전법령, 진단용 방사선발생장치의 안전관리규칙 및 실무의 방사선안전관리에 관한 다양한 자료 등을 참고로 하여, 부족한 부분들은 여러 번의 수정·보완을 지속적으로 실시한 결과 이번에 개정 8판을 출간하게 되었다.

끝으로 본 교재가 방사선전문의, 방사선사, 의학물리학자, 원자력관계사업자, 방사선기기 제조업자, 방사선 시설·설비회사의 기술자 및 관련 종사자들에게 당면 문제의 해결에 도움을 줄 수 있는 방사선안전관리에 관한 지침서로서의 역할을 기대함과 동시에, 향후 방사선 안전관리자의 책임을 수행할 대학의 방사선학이나 원자력공학을 전공하는 학생들의 강의교재로서 역할을 다할 수 있기를 기대하는 바이다.

그동안 보내주신 여러분들의 뜨거운 성원과 애정에 깊이 감사드리며, 본 교재가 1994년 처음 초판이 발행될 때부터 제8판 출판에 이르기까지 지속적인 격려와 사랑으로 도와주신 청구문화사 이상태 사장님과 임직원들께 진심으로 감사의 말씀을 드립니다.

2022년 2월

저자 일동

# 목 차

제1장

# 방사선관리에 필요한 물리적 기초 개념

# 01 방사선관리에 필요한 물리적 기초 개념

## 1. 방사선의 발견

1895년 11월 8일 독일의 물리학자 W.C. 뢴트겐은 뷔르츠브르크 대학의 실험실에서 크룩스관으로 진공관내 전기방전 실험을 하다가 우연히 강한 투과력을 가진 눈에 보이지 않는 광선의 존재를 발견하여 이를 엑스선이라고 이름 부른 것이 인류가 방사선을 알게 된 시초였다. 그는 그 광선의 성질에 대한 완벽한 조사를 끝낸 후 1895년 12월 28일 그의 실험 결과를 밝혔다. 이것은 과학에 대한 탁월한 그의 업적으로 평가받아 1901년 제1회 노벨 물리학상을 수상하였다.

방사능의 발견은 뢴트겐이 엑스선을 발견한 이듬해인 1896년, 프랑스 과학자 헨리 베크렐(Henri Becquerel)은 우라늄광석이 눈에 보이지 않는 강력한 투과력이 있는 빛을 방출하고 있다는 사실을 발견했다. 책상 서랍 속의 사진건판이 변질되는 것을 조사하던 중에 우라늄 금속이 사진 건판위에 눌러 놓은 것을 알게 되었다. 이 사진 건판들이 이상하게 감광된 사실로부터 그는 방사선을 내는 물질의 존재를 알게 되었고 우라늄으로부터 나온 방사선이 그 원인인 것을 밝혀냈다. 그리고 비슷한 시기인 1898년 폴란드 태생인 퀴리부인은 남편 피엘 큐리와 협력해서 우라늄 광석 중에서 폴로늄과 라듐이라고 부르는 방사능물질을 분리해냈다. 그리고 이러한 물질이 방사선을 내는 성질을 방사능이라고 명명 하였으며 이후 그녀는 이 공적으로 노벨상을 받았다.

## 2. 방사선의 정의

방사선은 불안정한 방사성 핵종이 좀 더 안정된 핵종으로 변환될 때 방출되는 입자나 전자파의 형태를 갖고 있는 에너지의 집합체로서, 어떤 매질을 직접 또는 간접으로 전리시킬 수 있는 에너지의 흐름이다. 이 중 입자형태의 것은 입자 방사선 전자파 형태의 것은 전자파 방사선이라 부른다. ICRU(국제방사선 단위 및 측정위원회)의 보고서에 의하면 방사선이 원자에 충돌하여 그 원자를 전리시킬 수 있는 충분한 에너지를 갖는 하전입자(전자, 양자, 알파선, 베타선)를 직접전리입자, 그리고 충돌에 의해서 핵의 변환을 가져올 수 있는 비하전입자(광자, 중성자)를 간접전리입자라 한다. 직접전리입자나 간접전리입자를 구성하는 모든 방사선을 전리방사선이라 한다. 또한 원자력안전법에서 방사선의 정의는 전자파 또는 입자선 중 직접 또는 간접으로 공기를 전리하는 능력을 가진 것을 말하며 종류는 다음과 같다.

(1) 알파선 · 중양자선 · 양자선 · 베타선 기타 중하전입자선
(2) 중성자선
(3) 감마선 및 엑스선
(4) 5만 전자볼트 이상의 에너지를 가진 전자선

## 3. 방사선의 종류 및 성질

방사선의 종류에는 전자파인 가시광선, 전파, 적외선, 자외선 등도 포함되나, 여기서는 파장이 짧은 전리 방사선만을 가리키며 입자방사선으로는 알파입자, 베타입자, 및 중성자가 있다. 알파입자는 헬륨 핵의 흐름이며 두 개의 양자와 두 개의 중성자가 뭉친 입자로서 양성(+)의 전하를 띠고 있으며, 그 투과력은 매우 약하다. 베타입자는 전자로서 주로 음성(-)의 전하를 띠며 알파선에 비해서는 투과력이 강한 편이어서 인체의 피부 정도는 침투할 수 있다. 전자파의 일종인 감마선과 엑스선은 투과력이 매우 강하여 상당한 두께의 철판이나 콘크리트 벽도 투과하는 경우가 있으며, 중성자는 전하를 띠지 않아 물질 내에 핵과 충돌하여 핵 반응이 일어난다. 표 1-1은 방사선의 종류에 따른 특성을 나타낸 것이다.

표 1-1. 방사선의 특성

| 종 류 | 본 질 | 질 량 | 전 하 | 투 과 력 | 예 |
|---|---|---|---|---|---|
| 알파선 | 헬륨 원자핵<br>(중성자2개+<br>양성자2개) | 크다 | (+)전하<br>2 | 공기 중에서 수 cm 정도만 날아갈 수 있으며, 종이 한 장으로 완전히 차폐 가능하다. | $^{226}Ra$<br>$^{235}U$<br>$^{238}U$<br>$^{239}Pu$ |
| 베타선 | 전자 | 아주 작다[1) ] | (−)전하<br>1 | 공기 중에서 수십 cm 에서 수 m의 거리를 날아갈 수 있으며, 알루미늄 또는 플라스틱 판으로는 수 mm 에서 1cm 정도의 두께로 완전히 차폐 가능하다. | $^{3}H$<br>$^{14}C$<br>$^{63}Ni$<br>$^{90}Sr$ |
| 감마(엑스)선 | 전자파 | 없다 | 없다 | 투과력이 매우 커서 납, 철 등과 같이 밀도가 높은[2)] 물질을 이용하여야만 차폐 가능하다. | $^{60}Co$<br>$^{131}I$<br>$^{137}Cs$<br>$^{192}Ir$ |
| 중성자선 | 중성자 | 크다 | 없다 | 에너지가 작은 중성자는 원자핵에 흡수(포획)되기 쉽다. 핵분열 핵반응에 이용되며 물, 파라핀 등으로 차폐 가능하다. | $^{241}Am/Be$<br>$^{252}Cf$ |

주) 1) 양성자 한 개의 질량은 전자 한 개의 질량에 약 1,840배이다.
2) 밀도(g/cm$^3$) : 납(11.34), 철(7.87), 콘크리트(2.35), 알루미늄(2.7)

## 4. 방사선발생장치

방사선발생장치는 다른 형태의 에너지(보통 전기에너지)를 인위적으로 방사선의 에너지로 변환하여 방사선이 방출되도록 만든 장치로서 대표적인 예가 엑스선 발생장치이며 그 밖에도 다양한 종류의 가속기가 여기에 속한다. 방사선발생장치가 방사성물질과 크게 다른 점은 발생장치는 전원을 끄는 등 장치의 작동을 중지시키면 방사선 방출이 중지된다는 점이다. 그러나 최근 증가되고 있는 고에너지 가속기에서 방출되는 방사선은 핵반응을 일으켜 주변 물체를 방사화하여 방사성 물질로 만들 수 있으므로 정지 후에도 잔류방사선에 주의할 필요가 있다. 가장 널리 사용되는 방사선발생장치는 엑스선 발생장치이다.

엑스선 발생장치의 주요 구성 요소는 엑스선을 발생하는 엑스선관과 여기에 고전압을 걸어주기 위한 고전압발생장치, 엑스선관에서 발생하는 열을 식히기 위한 냉각장치이다. 엑스선관은 진공관 내에 열전자를 발생시키는 필라멘트와 가속된 전자가 충돌되면서 엑스선을 방출하는 표적(target)을 배치한 것이다. 강한 엑스선을 방출하는 엑스선관의 표적은 열에 의해 녹는 것을 방지하기 위해 양극이 회전하는 회전양극관으로 설계되어 있다. 가속기는 원자핵이나 소립자를 연구하기 위하여 개발된 장치이지만 현재는 이학, 공학, 의학 등의 각 분야에 많이 이용되고 있다. 가속방법으로는 직류 전압으로 한 번에 가속시키는 것과 주파수 전압으로 반복적으로 가속시키는 것이 있다. 전자로는 콕크로프트-월턴형 가속기, 반데그라프형 가속기가 있고, 후자로는 입자를 직선적으로 가속시키는 선형 가속기와 전자석으로 입자를 원운동 가속시키는 원형 가속기(사이클로트론, 싱크로트론)가 있다. 원자력안전법에서 방사선발생장치는 하전입자를 가속시켜 방사선을 발생하는 장치로 정의하며 종류는 다음과 같다.

(1) 엑스선 발생장치
(2) 사이크로트론
(3) 신크로트론
(4) 신크로사이크로트론
(5) 선형가속장치
(6) 베타트론
(7) 반·데 그라프형 가속장치
(8) 콕크로프트·왈톤형 가속장치
(9) 변압기형 가속장치
(10) 마이크로트론
(11) 방사광가속기
(12) 가속이온주입기
(13) 수소를 이용한 핵융합 실험장치
(14) 중수소를 이용한 핵융합 실험장치

원자력안전위원회 고시에 의하면 방사선발생장치에서 제외되는 용도 및 용량은 다음과 같다.

(1) 하전입자를 가속시켜 방사선을 발생하는 장치로서 가속된 하전입자 및 이로 인해 부수적으로 발생하는 모든 방사선의 최대 에너지가 5 keV 이하인 것
(2) 의료 진단용으로 사용하는 엑스선발생장치
(3) 설계승인 및 검사를 받은 방사선기기로서 원자력안전위원회 고시(방사선기기의 설계승인 및 검사에 관한 기준)의 규정에 의한 완전 방호형인 것

진단용 방사선발생장치는 안전관리에 관한 규칙(보건복지부령)에 의하면 방사선을 이용하여 질병의 진단에 사용하는 기기로 정의하였고, 그리고 방사선조사장치는 방사성물질

($^{60}$Co, $^{137}$Cs, $^{192}$Ir 등)을 이용하여 핵붕괴에 의한 방사선을 방출하는 장치로 방사선발생장치와 구분한다.

## 5. 방사능과 반감기

방사능의 용어는 두 가지의 뜻으로 사용된다. 그 하나는 방사성물질이 자발적으로 방사선을 방출하는 성질을 의미한다. 다른 하나는 방사성물질의 양을 나타내는 것으로 방사능의 세기를 의미하는데, 일반적으로 이것도 방사능이라 부르고 있다. 후자의 방사능은 방사성물질에 포함된 방사성핵종의 원자 중 몇 개가 단위 시간에 변환하는가에 따라 정의된다. 따라서 방사성핵종의 원자수가 같아도 보다 변환하기 쉬운 불안정한 방사성핵종에서는 보다 강한 방사능을 나타낸다. 방사능의 특징으로는 인체의 오감으로 탐지할 수 없으며 환경오염을 발생시키고 체내섭취시 내부피폭의 원인이 된다. 또한 소량이라도 강력한 방사선을 방출한다.

방사능의 단위로는 베크렐(Bq)이 사용된다. 방사성핵종의 붕괴에 의해 방사능의 강도는 지수 함수적으로 감소한다. 방사능의 강도가 처음의 반이 되는 시간을 물리적반감기, 일명 반감기라 한다. 반감기 T는 붕괴상수 $\lambda$와의 사이에 다음과 같은 관계가 있다.

$$T = \frac{\ln 2}{\lambda} = \frac{0.693}{\lambda}$$

생물학적 반감기는 생체 중 또는 특정 조직·기관에 존재하는 특정의 물질(방사성 핵종)의 양이 대사, 배설 등의 생물학적 과정에 의하여 처음 양의 1/2로 감소하는데 소요된 시간을 말한다. 이 감소는 지수 함수적 또는 그에 가까운 비율로 일어난다. 따라서 방사성핵종이 섭취된 경우 체내 또는 조직·기관 내 존재량은 방사성붕괴(물리적 반감기)와 생물학적 과정에 의하여 감소한다. 이 두 과정에 의하여 처음의 방사성 핵종량이 1/2로 감소하는 시간을 유효반감기라 하며 다음 식으로 나타낸다.

$$\frac{1}{T_{eff}} = \frac{1}{T_b} + \frac{1}{T_p}$$

여기서 $T_{eff}$ : 유효반감기, $T_p$ : 물리학적 반감기, $T_b$ : 생물학적 반감기이다.

# 6. 방사선원

## 1) 자연방사선

자연방사선은 우주선 및 자연 방사성핵종으로부터 나오는 방사선으로 원자력이용이나 방사선발생장치의 이용에 의하여 발생하는 인공방사선과 비교해서 사용되는 말이다. 우주선에는 1 MeV에서 $10^{14}$ MeV의 에너지를 가지는 1차 우주선과, 1차 우주선이 대기 중의 원자와 핵반응을 일으켜 생성하는 고에너지 중성자 등으로 구성되는 2차 우주선이 있으며, 또한 2차 우주선과 대기 중의 질소나 산소의 원자핵이 반응해서 생성하는 탄소, 트리튬 등 우주선 생성핵종으로 부터의 방사선이 있다. 자연 방사성핵종은 지구의 탄생 이래 존재하고 있는 칼륨, 우라늄·토륨 붕괴계열핵종 등이 있고 이것은 토양, 공기중, 동식물 등속에 존재하고 있으며 방사선을 내고 있다. 이들을 통틀어 자연방사선이라 부른다.

지구상에 생활하고 있는 사람들은 누구라도 자연방사선을 받고 있지만, 그 양은 살고 있는 장소에 따라 다르다. 방사성물질의 함유량이 높은 암석이나, 토양이 존재하는 지역에서는 방사선 피폭이 높다. 생활양식에 따라서도 방사선 피폭량이 다르다. 특별한 건축 재료를 사용한 건물 내에서의 생활, 가스를 이용한 요리, 석탄의 이용, 단열재의 이용, 항공기의 이용 등이 자연방사선의 피폭을 증가시킨다. 자연방사선 중에서 가장 큰 피폭을 주는 것은 공기 중의 라돈가스 등의 흡입이며, 개인이 1년간 받는 선량은 1.3 mSv 정도로 대부분이 내부피폭의 형태로 받는다. 나머지는 대지(토양)방사선이나 우주선으로부터 받는 것으로 주로 외부피폭이다. 1895년 국제연합과학위원회(UNSCEAR) 보고서에서는 전 세계에서 인류가 평균적으로 피폭되고 있다고 생각하는 자연방사선의 유효선량을 그림 1-1과 같이 나타내고 있다.

자연방사선은 자연방사선원에서 방출되는 방사선이며 종류에는 우주선, 토양(대지)방사선, 인체내방사선, 공기(대기), 수중방사선 및 건축재료 등에서 나오는 방사선이 있다. 자연방사선은 본질적으로 법적관리에 의해 통제할 수 없으므로 방사선관리 대상에서 제외시킨다.

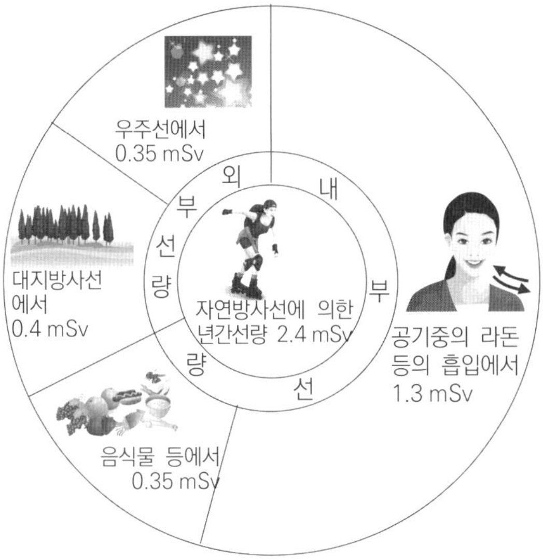


**그림 1-1. 자연방사선량 (연간 2.4 mSv)**

## (1) 우주선

우주선(cosmic ray)은 우주로부터 지구대기 중으로 내려 쏟아지는 소립자나 원자핵을 말한다. 매분 1 $cm^2$당 약 1개의 비율로 지구에 도달한다. 우주선에는 전리성의 고에너지방사선(1차 우주선)과 1차 우주선이 대기 중의 원자핵과의 상호작용에 의해 생기는 2차 우주선이 있으며, 이 중 1차 우주선은 은하계로부터 오는 에너지가 높은(1 MeV ~ $10^{14}$ MeV) 부분과, 태양에서 방출되는 비교적 에너지가 낮은(1 MeV ~ 수백 MeV) 부분으로 되어 있다. 지구대기로 침입해 오는 하전입자의 1차 우주선은 지구자장의 영향을 받기 때문에 위도에 따라 우주선의 입사강도가 다르다.

저(低)위도지방일수록 우주공간으로 반사되므로 우주선의 강도는 고(高)위도일수록 높다. 우주선 생성핵종은 우주선이 지구 대기 중에 침입했을 때 생기는 핵종이며, 고에너지의 1차 우주선은 지구 대기 중에 침입할 때 대기 중의 원자핵과 여러 가지 반응을 일으켜 중성자, 양자, $\pi$중간자, K중간자 등 2차 입자를, 또한 $^{3}H$, $^{7}Be$, $^{14}C$, $^{22}Na$, $^{36}Cl$ 등 반응생성물을 만들어 낸다. 이들의 반응 생성물을 우주선 생성핵종이라고 한다. 표 1-2는 우주선 생성핵종을 나타낸 것이다.

**표 1-2. 우주선 생성핵종**

| 핵 종 | 반감기 | 생 성 핵 반 응 | 존 재 |
|---|---|---|---|
| $^{3}$H | 12.26 y | 우주선에 의한 $^{14}$N(n t)$^{12}$C 및 파쇄반응 | 빗물, 지표/지하수 |
| $^{7}$Be | 53.6 d | 우주선에 의한 O, N의 파쇄반응 | 빗물 |
| $^{10}$B | 2.5 × 10$^{6}$ y | " | 해저토 |
| $^{14}$C | 5,730 y | 우주선에 의한 $^{14}$N(n, p)$^{14}$C 반응 | 공기중, 인체, 해수 |
| $^{22}$Na | 2.62 y | 우주선에 의한 Ar의 파쇄반응 | 해수 |
| $^{32}$P | 14.28 d | " | |
| $^{35}$S | 88 d | " | |
| $^{36}$Cl | 3.08 × 10$^{5}$ y | 우주선에 의한 $^{35}$Cl (n, $\gamma$)$^{36}$Cl 반응 | 염소를 함유하는 암석, 광물 |
| F.P | | $^{235}$U, $^{238}$U, $^{232}$Th의 핵분열 | 우라늄 · 토륨 등을 함유하는 암석, 광물 |
| $^{235}$U | 1.6 × 10$^{5}$ y | $^{232}$Th(n, $\gamma$)$^{233}$Th($\beta$-)→$^{233}$Pa($\beta$-)→$^{233}$U | 토륨광 |
| $^{236}$Np | 2.1 × 10$^{6}$ y | $^{238}$U(n, 2n)$^{237}$U($\beta$-)→$^{237}$Pa | 우라늄광 |
| $^{239}$Pu | 24,390 y | $^{238}$U(n, $\gamma$)$^{239}$Np($\beta$-)→$^{239}$Pu | |

같은 지구상에서도, 장소에 따라 우주선의 양은 다르다. 지구 자장의 관계로 북극, 남극에서는 적도보다도 강도가 세다. 또한 고도가 높을수록 공기층이 얇게 되고 차폐효과가 없으므로 우주선이 강해진다. 해안선에 살고 있는 사람들은 평균적으로 1년간에 약 300$\mu$Sv의 우주선을 받고 있다. 또한 항공기의 승객, 승무원도 높은 방사선량을 받는데 서울에서 뉴욕까지 보통 비행기로 여행하면 약 200$\mu$Sv를 받는다.

### (2) 대지방사선

땅 표면의 암석이나 흙은 $^{40}$K, $^{87}$Rb, 그리고 $^{238}$U 및 $^{232}$Th 계열의 방사성동위원소를 포함하고 있다. 토양에 포함되어 있는 이들의 방사성물질의 함유율은 장소에 따라 다르므로, 당연히 대지방사선의 강도도 장소에 따라 다르다. 전 인류의 약 95%가 1년간의 대지방사선이 0.3 ~ 0.6 mSv인 지역에 살고 있다. 그러나 약 3%의 사람들은 1년간에 1 mSv 이상의 대지방사선에 노출되며, 이중의 반은 1년간에 1.4 mSv의 피폭을 받는다. 표 1-3은 세계 여러 지역에 연간 자연방사선의 누적선량 사례를 나타낸 것이다.

**표 1-3. 세계 여러 지역의 연간 자연방사선 누적선량**

| 구 분 | 공간선량(mSv/년) | 비 고 |
|---|---|---|
| 오스트레일리아 | 0.47 ~ 0.56 | |
| 프랑스 | 0.45 ~ 0.9<br>1.8 ~ 3.5 | 석탄암<br>화강암과 혈암(頁岩) |
| 일본 | 0.23 ~ 0.37<br>0.79 ~ 1.19 | 간토 loam<br>화강암과 지역 |
| 스웨덴 | 0.7 ~ 1.0<br>0.6 ~ 1.2<br>0.5 | 스톡홀름 거리<br>화강암<br>점토 |
| 영국 | 0.18 ~ 0.61<br>0.77 ~ 1.55 | 퇴적암 또는 점토<br>화강암 지역 |
| 미국 | 0.45 ~ 1.3 | 23개 주에서의 측정 |
| 인도 | 1.31 ~ 28.14 | 케라라 지방 |
| 브라질 | ~ 12.0 | 미나미 지방 |

### (3) 라돈방사선

라돈은 천연가스의 하나로서 방사능을 띠고 있으며 토양층에서 자연적으로 생겨나 실내로 유입되는 무색, 무취의 기체이다. 공기보다 7.5배가 무거운 기체인 라돈이 자연방사선 중 가장 중요한 피폭원이라는 사실은 최근 과학자 들이 알게 되었다. 유엔방사선영향에 대한 과학위원회(UNSCEAR)에서는 전 자연방사선의 피폭에 약 반 이상을 차지하는 것으로 추정하고 있다. 대기의 라돈은 약 80%가 토양에서 나오며 주로 가옥 아래의 지반이다. 특히 우라늄의 함량이 높은 지역에서는 심각한 정도의 라돈이 실내에 축적된다. 이외에도 라돈의 발생원은 건축자재, 물, 천연가스 등을 들 수 있다. 라돈에 의한 피폭은 지역이나 주택의 유형에 따라 큰 차이가 있으나, 평균적으로는 연간 1 ~ 1.5 mSv를 피폭하는 것으로 본다. 현재까지 밝혀진 역학적 근거에 따르면 라돈-222(붕괴핵종 포함) 가스가 실내의 공기 속에 섞여 폐 속으로 유입되면 폐암을 일으킬 수 있으며 이외의 위험은 작은 것으로 보인다. 비록 라돈은 천연에서 생긴 방사성 가스이지만 다른 공해 물질들처럼 경계해야 할 대상이다. 실내 라돈의 농도는 집터의 환경 및 형태(균열과 틈 등)와 관리 방법에 따라 큰 차이가 난다. 실내 라돈 농도를 최소화하기 위해서는 새 주택을 지을 때, 라돈 발생률이 낮은 토양층을 선택하고 라돈 발생률이 높은 건축 자재는 피해야 한다. 최근 국제방사선방어위원회(ICRP)에서는 자연방사선인 라돈 가스에 대한 위험성을 인식하여 방사선관리를 하도록 규제하고 있다.

## 2) 인공방사선

과거 20 ~ 30년간에 수백종류의 방사성핵종이 인공적으로 만들어 졌다. 원자의 힘은, 의료에서 무기까지, 에너지 생산에서 화재의 탐지, 야광시계, 광물의 탐색에 이르기까지 여러 영역에서 이용되어 왔다. 이와 같은 모든 방사선의 이용이 개인 및 인류 전체에 대한 방사선량을 증가시켰다. 인공 방사선원에서 받는 개인의 선량은 사람에 따라 다르다. 대다수의 사람이 인공 방사선원으로부터 받는 선량은 비교적 적지만, 그 중에는, 자연방사선에 의한 선량의 수천 배의 선량을 받고 있는 사람도 소수가 있다. 자연방사선은 관리하기 어렵지만 인공방사선원에서 방출되는 인공방사선은 인위적으로 제어가 가능하므로 비교적 용이하게 관리할 수 있다. 그러나 과거에 행한 핵실험으로 인한 방사성낙진에 의한 피폭은 자연방사선과 마찬가지로 통제가 곤란하여 방사선관리 대상에서 제외시킨다. 표 1 - 4는 방사선의 생성원 별로 분류한 것이다.

**표 1-4. 방사선의 생성원별 분류**

| 구분 | 발생원 | 주요 생성원 | 핵종명 | 반감기 | 방출 방사선 |
|---|---|---|---|---|---|
| 자연방사성핵종 | 지구(대지) 기원 | 토양, 물, 음식물, 건축물 등 생활환경 | $^{235}U$ | 약 7억년 | 알파선 |
| | | | $^{238}U$ | 약 45억년 | |
| | | | $^{232}Th$ | 약140억년 | |
| | | | $^{226}Ra$ | 약 1,600년 | |
| | | | $^{222}Rn$ | 3.82일 | |
| | | | $^{40}K$ | 약 13억년 | 감마선 |
| | 우주선 기원 | 우주선과 상호작용 (O, N) | $^{3}H$ | 12.3년 | 베타선 |
| | | | $^{14}C$ | 5,730년 | |
| | | | $^{7}Be$ | 53.3일 | 감마선 |
| 인공방사성핵종 | 원전 유출물 | 중성자 방사화 (감속/냉각재) | $^{3}H$ | 12.3년 | 베타선 |
| | | | $^{14}C$ | 5730년 | |
| | | 부식 생성물 (원자로/냉각계통) | $^{51}Cr$ | 27.7일 | 감마선 |
| | | | $^{54}Mn$ | 312일 | |
| | | | $^{59}Fe$ | 44.5일 | |
| | | | $^{58}Co$ | 70.8일 | |
| | | | $^{60}Co$ | 5.27년 | |
| | | | $^{65}Zn$ | 244일 | |
| | | 핵분열생성물 (핵연료) | $^{85}Kr$ | 10.8년 | 베타선 |
| | | | $^{89}Sr$ | 50.5일 | |
| | | | $^{90}Sr$ | 28.8년 | |
| | | | $^{95}Zr$ | 64.0일 | 감마선 |
| | | | $^{95}Nb$ | 35.0일 | |
| | | | $^{106}Ru$ | 373일 | |
| | | | $^{131}I$ | 8.02일 | |
| | | | $^{133}Xe$ | 5.25일 | |
| | | | $^{134}Cs$ | 2.06년 | |
| | | | $^{137}Cs$ | 30.1년 | |
| | | | $^{140}Ba$ | 12.8일 | |
| | 핵주기시설 | 핵연료 원료 및 제조 공정 | U동위원소 | - | 알파선 |
| | | | Th동위원소 | - | |
| | | | Pu동위원소 | - | |
| | 핵실험 | 핵분열생성물 및 중성자 포획 | $^{239}Pu$ | 24,065년 | 알파선 |
| | | | $^{240}Pu$ | 6,537년 | |
| | | | $^{90}Sr$ | 28.8년 | 베타선 |
| | | | $^{137}Cs$ | 30.1년 | 감마선 |

## (1) 의료방사선

의료영역에서 이용하는 방사선에 의한 피폭이 현재 인공방사선의 피폭 중 최대이다. 실제로 많은 나라에서, 인공적으로부터의 받는 선량의 대부분이 의료 방사선에 의한 것이다. 진단용 엑스선은 의료방사선 중에서 제일 일반적인 것이다. 선진 각국의 자료에 의하면, 국민 1,000명당 매년 300~900회의 방사선진단 검사가 행해지고 있다. 개발도상국의 자료는 적지만 국민 1,000명당 검사회수는 연간 100~200회 정도이다. 엑스선 검사는 1회 검사로 받는 선량이 치료목적으로 받는 선량보다 훨씬 작지만, 1년간에 행한 막대한 검사수를 생각하면, 전체적으로 피폭선량은 많다. 선진국의 국민당 모든 의료방사선으로부터 받는 평균선량의 약 반이다. 이 수치는 나라에 따라 3배정도 다르다. 개발도상국에서는, 의료방사선의 이용이 작으므로 연간 1인당의 선량은 400 $\mu$Sv 정도이다.

## (2) 핵실험

1961년부터 1962년에 걸쳐 미국과 러시아(구소련)에 의하여 대기권 내에서의 핵폭발실험이 빈번하게 수행되었다. 미국, 러시아에서 실시한 대기권내 핵실험은 1945년부터 1980년까지 423회를 실시하여 모든 사람들은 과거 40년간 핵무기 실험으로 인한 방사성낙진에 의하여 방사선피폭을 받아 왔다. 대기권의 핵실험에 의하여 생긴 방사성물질의 일부는 폭발지점에서 가까운 곳에서 떨어지고, 일부는 바람과 함께 이동하면서 조금씩 대지로 낙진한다. 대기권 내에서 핵폭발이 있으면 핵분열 생성물이 미립자로 되어 흩어진다. 실험은 주로 북반구의 성층권 내에서 수행되었기 때문에 핵분열생성물 미립자는 지구의 대기 순환 흐름에 따라 북반구 전역으로 확산, 강수와 함께 지상으로 강하해서 지표면이나 농작물에 방사성오염을 가져오게 했다.

1963년에 미국, 영국, 구소련이 부분 핵실험 금지조약에 조인하고, 그 이후는 대기권, 해양 및 우주에서의 핵실험은 중지되었다. 프랑스, 중국은 그 이후에도 몇 차례에 걸쳐서 소규모의 대기권내의 실험을 하였지만, 그 수는 줄어들고, 1980년에 최후의 대기권내 실험을 하였다. 지하 핵실험은 현재도 계속되고 있지만, 이 실험은 방사성낙진을 증가시키는 것은 아니다. 방사성낙진이 인체의 유효선량에 기여하는 중요한 방사성핵종은 $^{14}$C, $^{137}$Cs, $^{90}$Sr 및 $^{3}$H의 4종류이다. 핵실험에 의한 방사성낙진은 인공방사선이며 대기 중 방사성핵종의 강하물이고, 측정기의 백그라운드를 증가시키는 원인이 된다. 또한 현실적으로 제어가 불가능하므로 자연방사선에 준하여 방사선관리 대상에서 제외시킨다.

### (3) 원자력발전

핵연료봉 속의 우라늄, 플루토늄 등에 핵분열을 일으키게 해서 발생하는 열로 고압수증기를 만들어 발전기를 돌리게 해서 발전하는 방식이다. 그림 1-3은 원자력발전소(가압 경수로)의 설비와 원자로의 모형도이다.

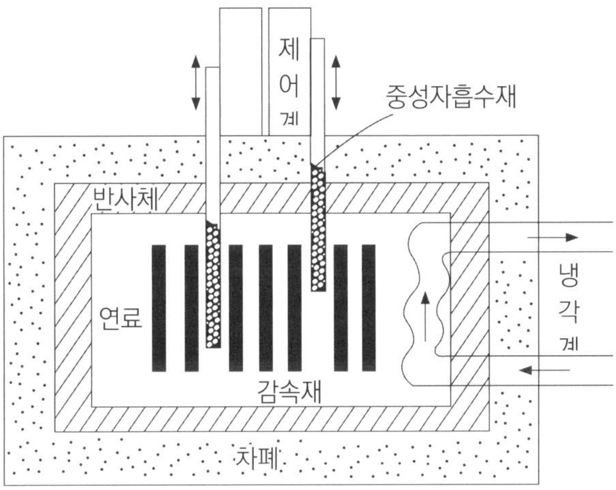


**그림 1-3. 원자로의 모형도**

원자력발전은 모든 인공방사선원 중에서 가장 많이 논의되는 것이다. 그러나 현재로서는 사람의 피폭에 대한 기여도는 극히 적다. 정상 운전시에는 원자력시설에서의 환경 중으로 방사선의 방출은 거의 없다. 최근에는 발전소의 전기출력이 증가하고 있음에도 불구하고 원자로에서 방사성물질의 방출은 감소되는 경향이 있다. 이것은 기술적인 개량이 이루어지고 방사선 방호대책이 엄격하게 되었기 때문이다. 유엔방사선영향과학위원회(UNSCEAR)는 핵연료 주기(우라늄의 채광 → 연료가공 → 원자로 이용→ 재처리 → 폐기물 처분의 과정을 말한다)에서 원자력발전소의 운전에 의한 총 피폭선량은 전 세계의 원자력발전소에서 생산된 연간 출력 100만 kW당 5.5 명 · 시버트이라고 산정하였다. 명 · 시버트란 집단선량(관련된 모든 사람들의 피폭 량의 총합)을 나타내는 단위이다. 그림 1-4는 핵연료 주기(사이클)의 모식도이며, 표 1-5는 과정별 처리 내용을 설명한 것이다. 그리고 그림 1-5는 핵연료 재처리과정을 나타낸 것이다. 그림에서와 같이 우라늄이나 플루토늄의 처리가공의 흐름을 핵연료 주기이라 한다. 핵연료 주기는 곧 우라늄의 일생을 말한다. 광산에서 채광되는 우라늄은 정련, 전환, 농축, 재 전환, 성형가공을 거쳐서 연료로 가공하여 원자로에서 에너지로 변환한다. 사용 후의 핵연료는 재처리 공장으로 보내어 잔류연료인 우라늄이나 원자로에서 생성된 플루토늄을 회수하고 다시 이용할 수 있도록 재가공을 실시한다.

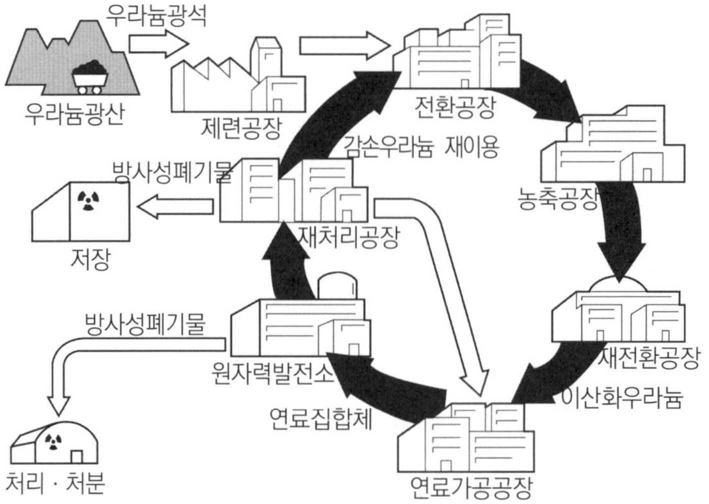


**그림 1-4. 핵연료 사이클**

**표 1-5. 핵연료 사이클**

| 구 분 | 내 용 |
|---|---|
| 채 광 | 우라늄을 땅 속에서 캐낸다. |
| 정(제)련 | 캐낸 우라늄 원광에서 불순물을 제거한다. |
| 전(변)환 | 우라늄을 핵연료로 사용하기 위해 순도를 높이는 등의 화학처리를 한다. |
| 농 축 | 천연우라늄에 포함된 우라늄-235의 비율을 2~4%로 높인다. |
| 핵연료 가공 | 농축 우라늄을 가공하여 핵연료 펠렛-핵연료봉-핵연료집합체로 만든다. |
| 재처리 | 사용후 핵연료에서 남아 있는 유효성분을 추출한다. |
| 폐기처분 | 재활용할 수 없는 성분은 방사성폐기물로 처분하게 된다. |

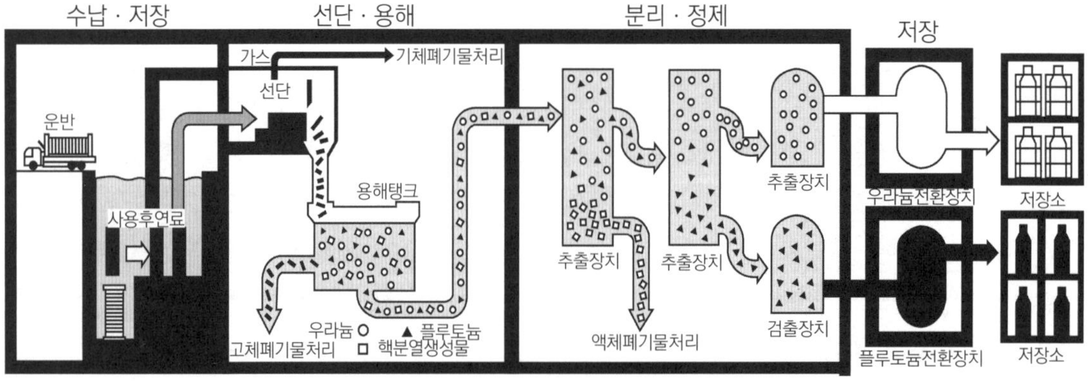


**그림 1-5. 핵연료 재처리 과정**

### 3) 일상생활 주변의 방사선원

우리나라에서도 일반 국민이 생활 주변에서 다양한 경로를 통해 접할 수 있는 생활주변 방사선에 대해 안전관리를 수행하고 관련 산업체에 각종 안전지침 등을 제공하여 국민들이 안심하게 생활할 수 있도록 관리하기 위해 2021년 7월부터 '생활주변 방사선안전관리법'이 시행되었다. 이 법령에 의하면 방사선안전관리의 범위가 천연 방사성물질까지 확대되었다. 생활주변 방사선안전관리법에 의해 규제를 받게 되는 분야는 다음과 같다.

(1) 원료물질, 공정부산물(工程副産物) 및 가공제품에 포함된 천연방사성핵종(天然放射性核種)에서 방출되는 방사선. 다만, 「원자력안전법」에 따라 관리되는 핵물질에서 방출되는 방사선은 제외한다.
(2) 태양 또는 우주로부터 지구 대기권으로 입사(入射)되는 방사선(이하 "우주방사선"이라 한다)
(3) 지구표면의 암석 또는 토양에서 방출되는 방사선(이하 "지각방사선"이라 한다)
(4) 국내 또는 외국에서 수집되어 판매되거나 재활용되는 고철(이하 "재활용고철"이라 한다)에 포함된 방사성물질에서 방출되는 방사선

생활주변방사선 안전관리 실태조사 및 분석의 수행을 통하여 달성하고자 하는 목표는 다음과 같다.

(1) 천연방사성핵종이 함유된 물질들의 유통경로의 파악 및 관리기반 마련
(2) 원료물질 등 분석 및 취급방법·취급량 조사를 통한 생활방사선법 적용대상자 파악 및 생활방사선법 안내
(3) 원료물질 등 취급 종사자의 피폭방사선량 평가를 통한 방사선방호 적절성 확인
(4) 필요한 경우, 방사선방호를 위한 안전조치 수행

제2장

# 방사선관리의 배경

# 02 방사선관리의 배경

## 1. 방사선관리의 역사

### 1) 엑스선의 발견

1895년 11월 8일 뢴트겐이 방전관을 이용하여 음극선을 연구하던 중 우연히 엑스선을 발견하였다. 현재 우리가 알고 있는 엑스선에 대한 모든 성질과 지식들이 이미 그때 발표되었다. 예를 들면 형광작용, 물질을 투과(산란 및 흡수 발생)하는 성질, 생물학적 작용, 빛과 같은 성질, 사진건판에 대한 감광성, 프리즘이나 자장에 꺽이지 않는 성질, 엑스선의 강도는 거리의 자승에 반비례, 검전기의 방전작용(공기의 전리작용) 등이다. 그러나 엑스선이 전자파의 일종이라는 것은 1912년 Laue에 의한 엑스선 회절현상이 발견된 이후이다. 뢴트겐의 보고 가운데 특히 관심을 갖게 된 것은 물질을 투과하는 성질에 있었다. 그래서 뢴트겐은 자신의 손을 대상으로 엑스선 투시법과 엑스선 촬영법의 기초를 확립하였으며 이것이 엑스선 진단의 시초가 되었다.

### 2) 엑스선에 의한 장해

엑스선이 발견됨에 따라 엑스선관의 제작 및 엑스선에 관한 실험이 전 세계적으로 시행되었다. 처음에는 엑스선이 인체장기에 어떤 느낌도 느낄 수 없어서 우리 인체에는 나쁜 영향을 준다고 생각하지 않았다. 뢴트겐이 엑스선을 발견하고 3개월이 지난 후에 엑스선관을 제작해서 엑스선 실험을 한 결과 Grubbe의 손에 피부염이 발생해서 손가락 일부를 절단하였다. 1896년 3월 에디슨은 엑스선의 투시 실험을 하고 눈의 통증을 호소하였다. 뢴트겐이 엑스선을 발견하고부터 5년 후 1900년에 독일의 Clausen이 엑스선 피부암으로 사망하게 되었다. 그는 1896년 2월부터 엑스선 투시를 직접 보면서 시행한 사람으로서 오른쪽 손등에 피부암이 발생하여 오른팔의 절단 수술을 받았으나 결국 전신으로 암이 전이되어 사망하였다.
영국의 의사 Blacken도 엑스선을 취급하면서 역시 1902년에 피부암으로 사망하였고, 미국의 Dally도 1904년 엑스선에 의한 피부암으로 사망하였다. 그는 에디슨 연구소에서 엑스선관의 제작과 실험을 담당하였다. 이후의 연구에 의하면 그 시대의 사람들은 엑스선량이 10 Sv/년, 또는 그 이상의 선량을 받아서 이와 같은 장해가 발생되었다고 본다. 1927년

Muller는 실험을 통해서 엑스선 조사에 의한 돌연변이 발생률이 증가되는 것을 확인하였다.

### 3) 방사능의 발견

1896년 베크렐은 우라늄의 화합물에서 엑스선과 마찬가지로 눈에는 보이지 않으나 형광이나 인광의 방출, 사진작용 및 기체의 전리작용을 하는 방사선이 방출되는 것을 발견하였다. 이처럼 물질이 방사선을 내는 성질을 방사능(radioactivity)이라 하였고, 이러한 방사선을 베크렐선 이라고 명명하였다. 그 후 베크렐선은 알파선, 베타선, 감마선의 3종류가 있다는 것을 알게 되었고, 베타선은 베크렐에 의해 전자라는 것이 확인되었다. 알파선은 러더포드에 의해 헬륨의 원자핵이고, 감마선은 뷔랄에 의해 확인 되었다. 1898년 큐리 부처는 우라늄을 함유한 광물속에서 폴로늄과 라듐을 발견하였다. 1919년 러더포드는 인공적인 방사성물질을 만들었다. 그 후 방사성물질의 이용은 엑스선과 마찬가지로 이학, 의학, 공학의 각 분야에 확대되었다.

### 4) 방사능에 의한 장해

1901년 베크렐은 라듐을 가지고 런던에서 파리로 돌아와 보니 흉부에 피부장해가 발생하였으며, 이것이 라듐에 의한 피부장해가 처음 발생된 사례이다. 그 당시 방사성 물질에 의한 최초의 장해로서 특집기사로 취급되었으며, 야광도료의 공장 종업원에 대한 피폭과 엑스선 조영제인 토로트래스트(thorotrast)에 의한 피폭도 함께 고려되었다. 1908년경부터 시계의 문자판에 라듐 혹은 프로메치움($^{147}$Pm)을 섞은 형광도료를 도포 하는 여자 작업자에게 방사선 장해가 나타났다. 그녀들은 섬세한 작업을 할 때 붓끝을 혀로 핥는 습관이 있었으며 이것에 의해서 방사성물질이 체내로 섭취, 침착 되어 장기간 동안 방사선이 인체내부를 조사하여 방사선 장해가 발생되는 원인이 되었다. 1920년 말에 독일에서 토로트래스트라는 상표의 토륨 조영제가 판매되었다. 토륨은 원자번호 90, 원자량 232의 원소로서 엑스선의 흡수율이 높은 조영제였으며 토륨은 알파선을 방출하는 원소로서 생물학적 반감기가 200 ~ 400년 정도로 길고 체내에서 배설이 매우 적기 때문에 이것을 사용한 사람들에게 방사선 장해가 발생하여 현재는 사용하지 않는다.

## 5) 방사선방어 시작

방사선 장해 발생의 빈도가 증가함에 따라 1896년 2월에 미국의사회의 기관지인 「journal of the american medical association」이 의사에 대해서 엑스선 치료업무를 삼가하도록 권고하였던 시절도 있었지만 치료효과가 있는 방사선의 이용을 중지할 수 없었으며 방사선 장해가 나타나지 않는 이용 방법을 연구하기에 이르렀다. 이것이 방사선방어의 시작이 되었다. 1902년 Rollins는 사진 건판을 7분간 노출해서 포그가 없는 정도의 X 선량은 인간에게 장해가 되지 않는다고 보았다. 이것을 현재의 방사선 선량 단위로 환산하면 약 0.1 Sv/day에 상당한 선량이다. 이것이 방사선방어 목적상 최초로 권고된 한계선량이었다. 그리고 이때부터 엑스선 취급시 납으로된 납 치마를 사용하기 시작하였고 투시용 형광판에 납유리를 부착하였으며 진단에 압박콘을 사용하였다. 또한 불필요한 저 에너지 엑스선을 감소시키기 위해 여과판을 사용하여 방사선 피폭선량을 감소시키기 위한 연구가 확대되었다. 그밖에도 투시시간을 짧게 하여 필요한 부분만 투시를 시행하고, 투시법보다는 사진 촬영하는 것이 방사선피폭을 감소시킬 수 있다는 의견도 있었다. 방사선방어에 관한 기본적인 기술은 1905 ~ 1906년경까지 대체적으로 마련되었다.

## 6) ICRP 권고

방사선피폭의 제한과 방사선방어를 위하여 1928년에 스톡홀롬에서 개최된 제2회 국제방사선의학회에서 국제 엑스선 라듐 및 방어위원회(IXRP)가 구성되었다. 이후 1940년대 이래 원자력의 군사적, 산업적 이용 및 방사선이용의 증가에 따라 급팽창하는 방사선방어분야를 효과적으로 담당하기 위하여 동 위원회는 1950년에 국제방사선방어위원회((international commission on radiological protection, ICRP)로 명칭을 변경하여 오늘에 이르고 있다. ICRP가 설립 당시의 취급 방사선인 엑스선과 감마선뿐만 아니라 기타 다른 전리방사선까지 점점 연구 분야를 확대하였다. 또한 내용선량의 표현도 최대허용선량(maximum permissible dose, MPD)으로 바꾸고 방사선작업종사자에 대한 최대허용선량을 0.2 R/day(2 mSv/day)에서 0.3 R/week (3 mSv/week)로 낮추고 몇 가지의 핵종에 대해서 최대허용농도를 권고하였다.

아울러 이 위원회의 업무분야가 확대되어 전문위원회를 설치하였고 그리고 1954년의 권고에서 각 전문위원회의 보고도 포함되었다. 이 권고에서 허용선량을「일생 어느 시기에도 감지되어 질 수 있는 정도의 신체적 장해가 발생되지 않는다고 생각되는 전리 방사선의 양」라고 정의하였으며 개인의 신체적인 장해만 고려하였다. 유전적 영향을 고려하게 된 것은 1958년의 권고부터이다. 1958년의 권고에서는「인류가 진보해온 환경조건에서 유해한 위험이 어느 정도 발생될 수 있다는 두려움이 있다. 따라서 자연방사선에 의한 피폭 외에도, 장기간동안 전리방사선에 장기간 연속적으로 피폭 받는 것은 어느 정도의 위험부담을 갖게될 것이라고 생각하였다. 그러나 인류는 전리방사선을 완전히 사용하지 않을 수가 없으므로 실제적으로 개인뿐만 아니라 집단전체에 허용될 수 있는 정도까지의 피폭선량을 제한하는 것이다」고 하였고 이러한 생각은 현재까지도 변하지 않았다. 그리고 종사자의 최대허용 집적선량(조혈장기, 생식선 및 수정체에 대해서는 5(N-18) rem, 50(N-18) mSv, N은 연령), 최대허용선량(3 rem/13주, 30 mSv /13주) 및 일반인의 허용한도(0.5 rem/년, 5 mSv/년) 등으로 권고되었다.

이 권고도 1959년에 수정, 1962년에 개정되었으나 기본적인 개념에 관해서는 큰 변화가 없었다. 1965년 권고에서는「방사선 방어의 목적은 방사선의 급성효과를 방지하고 만성효과의 위험을 용인하는 준위(level)까지 제한하는 것이다」로 하였으며, 이러한 기본원칙을 토대로 하여 최대허용선량(용인할 수 있는 선량)을 5 rem/년(50 mSv/년), 일반인의 피폭에 대해서는 0.5 rem/년(5 mSv/년)으로 정하고, 선량한도(dose limit)라는 용어를 최초로 사용하게 되었다. 1977년에 ICRP Pub. 26 권고에서 기본원칙은「비확률적인 유해한 영향을 방지하고, 확률적 영향의 발생확률을 인정하는 준위까지 제한하는 것과 방사선 피폭을 수반하는 행위가 정당화하는 것」로 되고 비확률적 영향에 대해서는 50 mSv(조직선량당량 한도), 수정체에 대해서는 30 mSv/년, 확률적 영향에 대해서는 50 mSv/년(실효선량당량 한도)로 되어 있으며, 그리고 최대허용선량의 용어를 선량당량 한도로 바꾸었다.

1990년 11월의 ICRP Pub. 60 권고에서는 비확률적 영향의 용어 대신에 결정적 영향을 사용하였으며 유효선량을 종사자는 20 mSv/년(5년 평균), 일반인은 1 mSv/년으로 낮추었다. 최근 새로운 권고인 2007년 ICRP Pub. 103에서는 ICRP Pub. 60의 개인 선량한도를 그대로 유지하였다. 표 2 - 1은 ICRP 주 권고에서 방사선작업종사자 및 일반공중(일반인)에 대한 방어기준을 나타내었다.

표 2-1. ICRP 주권고에서 종사자 및 일반인의 방어기준

| | 종 사 자 | 일 반 인 |
|---|---|---|
| 1928년 설립 | 선량에 대한 한도 없음 | 한도가 결정되어 있지 않음 |
| 1934년<br>(내용선량) | 0.2 R/일(약 60 R/년)<br>(엑스선에 대하여) | 상 동 |
| 1937년<br>(내용선량) | 0.2 R/일 또는 1 R/주 | 상 동 |
| 1950년<br>(최대허용선량) | ① 공 기 중 : 0.3 R/주<br>② 조혈장기 : 15 rem/주 | 상 동 |
| 1954년<br>(최대허용선량) | ① 조혈장기, 생식선, 수정체 :<br>0.3 rem/주<br>② 피부 : 0.6 rem/주 | 공중의 최대허용선량<br>직업인의 1/10 |
| 1962년(Pub. 6)<br>(최대허용선량) | ① 조혈장기, 생식선, 수정체 :<br>D=5(N-18) rem 및 5 rem/년<br>② 피부 : 8 rem/13주(30 rem/년)<br>③ 손, 팔, 발, 복상뼈 :<br>20 rem/13 주(75 rem/년)<br>④ 기타장기 : 4 rem/주(15 rem/년)<br>⑤ 긴급작업시 전신 : 12 rem | 생식선, 조혈장기, 수정체<br>0.5 rem/년 |
| 1965년(Pub. 9)<br>(최대허용선량) | ① 조혈장기, 생식선 :<br>5 rem/년, 3 rem/13주,<br>D=5(N-18)<br>② 피부, 뼈, 갑상선 : 30 rem/년<br>③ 손, 팔, 발, 복상뼈 : 75 rem/년<br>④ 기타장기 : 15 rem/년 | 0.5 rem/년 |
| 1977년(Pub. 26)<br>(선량당량한도) | ① 실효선량당량 : 50 mSv/년<br>② 조직선량당량<br>- 수정체 : 150 mSv/년<br>- 피부 : 500 mSv/년<br>- 기타 : 500 mSv/년 | ① 실효선량당량 : 5 mSv/년<br>② 조직선량당량<br>수정체 : 15 mSv/년<br>피부 : 50 mSv/년 |
| 1990년(Pub. 60)<br>2007년(Pub. 103)<br>(선량한도) | ① 유효선량 : 20 mSv/년 (5년간의 평균), 단 임의 1년당 50 mSv를 초과해서는 안 된다.<br>② 등가선량<br>- 눈의 수정체 : 150 mSv/년<br>- 피부 : 500 mSv/년<br>- 손과 발 : 500 mSv/년 | 1 mSv/년<br><br><br><br>15 mSv<br>50 mSv<br>50 mSv |

## 7) ALARA

지금까지 ICRP의 주 권고는 1954년, 1958년, 1965년, 1977년, 1990년 및 2007년으로 6회에 걸쳐서 개정되었으며 그리고 피폭선량제한 목표도 조금씩 변화되어 왔다. 1954년은「가능한 최저 주위까지 낮춘」의로 되어 있어 지만 1958년에는「실행 가능한 한도까지 낮게」로 되어 조금씩 현실적으로 되었다 그것이 1965년이 되면서「선량을 쉽게 달성할 수 있는 한 낮게 유지할 때는 이로서 얻을 수 있는 사회적인 이익과 경제적인 비용을 모두 고려할 필요가 있다」로 되었고 1977년에는「합리적으로 달성할 수 있는 한 낮게 유지」로 되었다. 이러한 권고들의 차이는 피폭선량 제한목표의 내용을 보다더 명확히 하려는데 있었다.

ALAP는 1958년의 as low as practicable의 머리글자를 약칭한 것으로서 그 내용은「최대허용선량은 최대의 값이므로 모든 피폭총량을 실행가능한 한 최저로 유지하고 불필요한 피폭은 모두 피해야 한다.」로 되었다. 1977년 이후에는 그 개념을 ALARA(as low as reasonably achievable)로 정하였고 그 내용은「피폭선량은 경제적 · 사회적인 인자를 고려하여 합리적으로 달성할 수 있는 한 최저로 유지해야 한다」로 바꾸었다. 표 2-2는 피폭선량 제한목표의 시대적 변천과정을 나타내었다.

**표 2-2. 피폭선량 제한목표**

| 연 대 | 사 고 방 식 | 설 명 |
|---|---|---|
| 1954 | to the lowest possible level<br>(가능한 한 최저 준위까지) | 전리방사선에 대한 피폭을 가능한 최저 준위까지 낮추기 위해 모든 노력을 하여야 한다. |
| 1958 | as low as practicable<br>(실행 가능한 한 낮게) | 최대허용선량은 최대의 값이므로 모든 피폭총량을 실행 가능한 한 최저로 유지하고 불필요한 피폭은 모두 피해야 한다. |
| 1965 | as low as readily achievable<br>(용이하게 달성할 수 있는 한 낮게) | 경제적·사회적인 면을 고려하여 계산했을 때 모든 피폭선량을 용이하게 달성할 수 있는 한 최저로 유지해야 한다. |
| 1977 | as low as reasonably achievable<br>(합리적으로 달성할 수 있는 한 낮게) | 피폭선량은 경제적·사회적인 면을 고려하여 계산할 때 합리적으로 달성할 수 있는 한 최저로 유지해야 한다. |

## 2. 방사선관리의 필요성

1895년 독일의 뢴트겐이 엑스선 발견, 1896년 베크렐은 우라늄에서 방사능 발견, 큐리 부부의 인류 최초 라듐($^{226}Ra$)발견이래 거의 1세기가 지난 최근에는 수많은 엑스선 발생장치와 인공방사성동위원소들이 산업적, 평화적 및 의료 목적으로 널리 사용되고 있다.(표 2-3) 발견된 직후부터 방사선은 인체의 오감으로 탐지할 수 없었으며 그로 인해 엑스선과 라듐은 오래되지 않아 방사선의 과피폭으로 인한 피부 홍반의 발생 등 인체의 유해성이 있다고 확인되어 방사선관리의 필요성이 대두 되었다(표 2-4).

그러므로 인체에 피폭되는 방사선을 감시하기 위하여 현재 방사선작업종사자와 수시출입자는 개인피폭선량계를 이용하여 피폭선량을 측정하는 물리적 감시와 건강진단을 실시하는 의학적 감시를 하도록 법적으로 규제하고 있다.

방사선관리의 목적은 방사선의 이용을 단지 제한하는 것만이 아니고 보다 더 유익한 방향으로 활용하기 위한 안전취급의 실무에 있다고 본다. 그리고 적절한 방사선방어 체계를 수립하기 위하여 방사선을 측정하고 그 결과를 판단 분석하기 위한 수단을 방사선 모니터링 혹은 모니터링이라 한다. 방사선관리의 문제점으로는 방사선을 취급함에 따르는 위험과 이용함으로서 얻을 수 있는 이익을 어떻게 평가하느냐에 달려 있다. 방사선작업종사자는 아무리 그 분야의 전문가이고 방사선의 취급에 익숙하다고 할지라도 방사선 안전에 관한 모든 제반 주의 사항들을 자신이 혼자 지킨다는 것은 매우 어렵다.

그 이유는 첫째 방사선작업종사자가 연구 또는 작업의 목적을 달성하기 위하여 안전 취급을 무시하는 경향이 있고, 둘째는 방사선 취급의 익숙함에서 오는 신중성의 결여 등을 들 수 있다. 방사선관리는 이와 같은 문제점에서 그 필요성이 또한 요구된다. 따라서 방사선 작업종사자로부터 독립되어 제3자적인 입장에서 방사선장해를 방지하기 위한 대안이 필요하다. 그러므로 방사성물질을 취급하는 각 사업소에서는 방사선안전관리를 위한 책임자를 선정하도록 원자력안전법령에 명시되어 있다. 방사선작업종사자는 방사선관리의 업무를 잘 이해하고 방사선안전관리자의 지시하에 모든 작업을 수행하여야 한다.

**표 2-3. 방사성동위원소 이용 현황별 분류**

| 명 칭 | 기 호 | 방사선 | 반감기 | 이용 분야 | 1 g당 방사능 (Ci) | 감마상수 (mSv·m²/h per MBq at 1m) |
|---|---|---|---|---|---|---|
| 트리튬 | $^{3}H(T)$ | $\beta$ | 12.3년 | 생의학 연구, 야광 비상등 | 9,650 | - |
| 탄소 | $^{14}C$ | $\beta$ | 5,730년 | 동위원소 연대측정, 연구 | 4.5 | - |
| 인 | $^{32}P$ | $\beta$ | 14.3일 | 분자생물학, 유전공학 연구 | $2.9\times10^{-5}$ | - |
| 유황 | $^{35}S$ | $\beta$ | 87.4일 | 교육 · 군사용 방사선측정기 | 42,700 | - |
| 칼륨 | $^{40}K$ | $\beta,\gamma$ | 12.8억년 | 자연방사선원(음식물) | $7\times10^{-6}$ | $2.2\times10^{-5}$ |
| 코발트 | $^{60}Co$ | $\beta,\gamma$ | 5.3년 | 살균, 암치료, 비파괴검사 | 1,130 | $3.7\times10^{-4}$ |
| 스트론튬 | $^{90}Sr$ | $\beta$ | 27.7년 | 교정선원, 계측실험 | 136 | - |
| 테크네튬 | $^{99m}Tc$ | $\beta,\gamma$ | 6시간 | 진단용 방사성의약품 | $5.2\times10^{-6}$ | $3.3\times10^{-5}$ |
| 요오드 | $^{125}I$ | $\beta,\gamma$ | 60.1일 | 갑상선 질병 진단, 임상시험 | 17,350 | $7.4\times10^{-5}$ |
| | $^{131}I$ | $\beta,\gamma$ | 8일 | 갑상선 질병의 치료 | $1.2\times10^{-5}$ | $7.6\times10^{-5}$ |
| 제논 | $^{133}Xe$ | $\beta,\gamma$ | 5.2일 | 폐 및 혈액 순환 연구 | $1.8\times10^{-5}$ | $2.8\times10^{-5}$ |
| 세슘 | $^{137}Cs$ | $\beta,\gamma$ | 30.17년 | 암치료, 각종 계기 | 87 | $1.0\times10^{-4}$ |
| 이리듐 | $^{192}Ir$ | $\beta,\gamma$ | 74일 | 암치료, 비파괴검사 | 9,180 | $1.6\times10^{-4}$ |
| 라돈 | $^{222}Rn$ | $\alpha,\gamma$ | 3.8일 | 자연방사선(공기) | $1.5\times10^{-5}$ | $7.4\times10^{-8}$ |
| 라듐 | $^{226}Ra$ | $\alpha,\gamma$ | 1,600년 | 라돈-222 생성 | 1 | $3.3\times10^{-6}$ |
| 토륨 | $^{232}Th$ | $\alpha,\gamma$ | 140억년 | 자연방사선(지각) | $1.1\times10^{-7}$ | $1.8\times10^{-5}$ |
| 우라늄 | $^{235}U$ | $\alpha,\gamma$ | 7.04억년 | 원전의 핵연료 | $2\times10^{-6}$ | $9.2\times10^{-5}$ |
| | $^{238}U$ | $\alpha,\gamma$ | 44.7억년 | 자연방사선(지각) | $3.3\times10^{-7}$ | $1.8\times10^{-5}$ |
| 플루토늄 | $^{239}Pu$ | $\alpha,\gamma$ | 24,100년 | 사용 후 핵연료에 포함 | 0.06 | $8.1\times10^{-6}$ |

표 2-4. 방사선장해 발생의 역사적 배경

| 연 도 | 내 용 |
|---|---|
| 1895 | Roentgen : 엑스선 발견 |
| 1896 | Bequerel : 우라늄광으로 부터 방사능 발견 |
| 1896 | Daniel : 방사선에 의한 탈모현상 |
| 1896 | Grubbe : 손의 엑스선 피부염 |
| 1896 | Thomson : 피부장해의 잠복기와 선량효과 |
| 1896 | Voigt : 인후두암의 엑스선 치료 |
| 1898 | Curie 부부 : 라듐 발견 |
| 1898 | J.J Thomson : 전자 발견 |
| 1899 | Glassman : 혈관 내피의 변성 |
| 1900 | Clausen : 엑스선 피부암 사망 |
| 1901 | Bequerel : 흉부 피부장해 발생 |
| 1902 | Frieben : 엑스선에 의한 만성 피부염으로부터 암 발생 |
| 1902 | Blacken : 엑스선 피부암 사망 |
| 1903 | Albers-Schonberg : 방사선에 의한 불임 유발 |
| 1904 | Milchires등 : 혈액변화 |
| 1904 | Heinecke : 백혈구 감소증 |
| 1904 | Dally : 엑스선 피부암 사망 |
| 1909 | Rutherford : 알파입자 헬륨(He) 원자핵 확인 |
| 1919 | Rutherford : 양자 발견 |
| 1925 | 국제방사선단위 및 측정위원회(ICRU) 설립 |
| 1925 | Martland : 라듐에 의한 만성 방사선장해 발생 |
| 1927 | Muller : 방사선에 의한 돌연변이 유발 |
| 1928 | 국제 엑스선 라듐방어위원회(IXRP) 설립 |
| 1932 | Chadwick 중성자 발견 |
| 1938 | Hahn-Strassmann : 우라늄의 핵분열 |
| 1942 | 원자로 개발 |
| 1945 | 히로시마, 나가사끼 원폭 피폭 |
| 1950 | 국제방사선방어위원회(ICRP)로 개칭 |
| 1957 | 국제원자력기구(IAEA) 설립 |
| 1986 | 소련 체르노빌 원자력발전소 사고 |
| 2011 | 후쿠시마 원자력발전소 사고 |

## 3. 방사선방어의 정의

방사선방어는 방사선에 의한 인체의 장해 발생을 방지할 목적으로 방사선피폭으로부터 인체를 보호하는 것이다. 이것을 분류하면, 첫째 방사선을 취급하는 사람에 대한 방어이고, 둘째로는 방사성물질의 확산이나 선원에서 누설되는 방사선으로부터 방사선을 직접 취급하지 않는 일반 종사자나 공중의 구성원들이 받는 방사선피폭의 양면을 생각하지 않으면 안된다. 개인이나 사회적으로 방사선을 이용함에 의해서 각종 이익을 얻고 있으므로 이 때문에 방사선은 인체의 장해를 줄 위험성이 있음에도 불구하고 사용되고 있다. 사용을 하는 이상에는 가능한 방사선피폭을 받지 않도록 주의해야 할 필요가 있다.

방사선장해방어는 방사선이 인간 개체뿐만 아니라 유전적 효과를 통하여 사회전체에 주는 영향을 방지하는 것을 의미하며, 이를 위하여 실제 행하여지는 실무가 방사선관리업무이다. 여기서 관리업무를 기술적으로 체계화시킴으로서 방사선에 의한 인체의 영향을 최소한으로 하는 구체적인 기술을 방사선관리기술이라 한다. 이것의 법적 기준은 원자력안전위원회의 원자력안전법령에 명시되어 있으며, 이 법령은 국제방사선방어위원회(ICRP)의 권고를 기준으로 하여 제정되었다. 기타 방사선관리를 의미하는 용어 및 내용은 표 2-5와 같다.

**표 2-5. 방사선관리의 용어 및 내용**

| 용 어 | 내 용 |
|---|---|
| 방사선안전관리<br>(radiation safety) | 방사선을 이용하는 현장에서 방사선의 위해 요소를 제거 또는 관리하기 위한, 기술적, 제도적 조치로서 주로 유럽 여러 나라에서 사용 |
| 방사선위생학<br>(radiation hygiene) | 방사선 관리를 위생학의 한 부분으로 분석 및 평가를 하는 것으로 유럽에서 사용되었으나 현재는 별로 사용하지 않음 |
| 방사선보건<br>(radiation health) | 영국에서 처음 사용하였으며, 방사선 관리를 인간의 건강문제를 중심으로 하여 관리, 취급, 사용방법을 연구하는 분야 |
| 보건물리학<br>(health physics) | 미국에서 사용되기 시작하여 최근에 널리 사용되는 용어로서 원자로에서 발생되는 방사선으로부터 종사자 및 주민과 연구자들을 방사선으로부터 보호하기 위한 물리적, 공학적 및 이에 관계하는 분야 |
| 방사선관리<br>(radiation management) | 방사선 관리를 오직 방사선의 피폭만을 방지하는 소극적인 입장에서 탈피하여 보다 안전한 환경에서 유효하게 이용하려는 적극적인 자세를 중요시하는 분야 |

## 4. 방사선방어의 목표

방사선방어의 목표는 방사선 및 원자력의 이용에 따르는 환경의 보전을 지키고 인체의 안전을 확보하여 개인 혹은 집단의 방사선 피폭선량을 가능한 적게 하는데 있다. 이 방어 목표는 방사선과 인체에 미치는 영향에 대한 지식의 변천과 함께 변화되어 왔다. 방사선이 인체에 유해한 것으로 보고된 후에 이에 대응하기 위한 방사선방어 활동이 계속 되어왔다. ICRP에서는 방사선방어의 원칙과 이에 필요한 자료의 정립을 담당하고 있으며 그 설립 이래 방사선방어에 관련된 많은 권고가 있었다. ICRP Pub. 60(1990년)권고에서는 방사선방어의 목표를 다음과 같이 정하고, 이 목표를 달성하기 위해서 방사선방어체계(정당화-최적화-선량한도)를 준수할 것을 권고하고 있다(그림 2-1).

(1) 편익을 가져오는 방사선 피폭을 수반하는 행위를 부당하게 제한하는 일이 없이 사람의 안전을 확보할 것
(2) 개인의 결정적 영향(deterministic effect)의 발생을 방지할 것
(3) 확률적 영향(stochastic effect)의 발생을 감소시킬 것

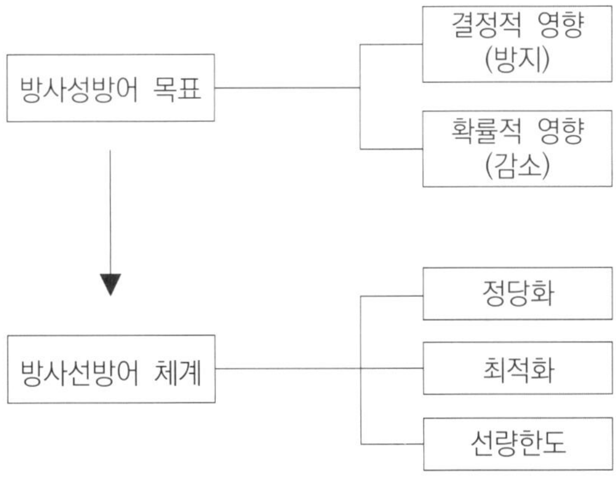


**그림 2-1. 방사선방어 원칙**

## 5. 방사선방어의 대상

방사선방어의 목표는 위의 언급한 내용과 같이 정당화된 원자력이나 방사선의 이용에 의한 개인 및 집단전체의 방사선 피폭을 가능한 감소시키는 것이며 이것을 위하여 여러 가지 방어수단이 강구되어 왔다. ICRP Pub. 60권고에서는 방사선 피폭은 행위에 의한 것과 개입에 의한 것으로 구분하였으며 방사선방어 대상도 행위와 개입의 각각에 대한 방사선 방어 수단을 제시하였다. ICRP Pub. 60에서 행위(practice)에 의한 방사선방어는 신규로 도입되거나 사용 중인 방사선 선원에 대하여, 미리 방사선방어 대책을 검토하는 것이다. 이것은 사전대응형 방사선 방어라 한다.

개입(intervention)에 의한 방사선방어는 이미 존재하고 있는 피폭원에 대하여 방사선 방어 대책을 검토하는 것이다. 이것은 사후 대응형 방사선 방어이다. 예를 들면 방사선사고 후 실시되는 사후 조치나, 옥내의 라돈 가스에 의한 방어대책 등이다. 인체의 방사선 피폭의 관점에서 볼 때 행위는 지금부터 피폭을 동반하는 행위를 실행하고자 하는 이유 때문에 앞으로 받을 전체적인 피폭은 증가되지만, 개입은 이미 존재하고 있는 피폭원에 대해 방어 대책을 강구하여 전체의 피폭은 감소된다는 점에서 큰 차이가 있다. ICRP Pub. 103 권고에서는 방사선방어 대상을 행위와 개입으로 나누어 적용한 과정기반 방호 접근에서, 피폭상황 유형을 계획피폭, 비상피폭 및 기존피폭 상황으로 구분하고 관리 가능한 모든 피폭상황에 정당화와 방어최적화 기본원칙을 적용하는 상황기반 접근으로 하였다.

## 6. 방사선관리의 유형

방사선방어의 측면에서 볼 때 방사선 피폭은 선원에서 발생하는 방사선에 의해 피폭 받는 사람(개인 및 집단)과 선원과 사람의 사이에서 양면이 다 존재하는 환경이 있다. 그래서 기본적인 방어수단은 방사선피폭에 관련된 3가지(선원, 환경 및 사람)에 중점을 두어 검토하는 것이 효율적이다. 그러므로 방사선 관리의 대상은 선원관리, 환경관리, 개인관리로 크게 구분할 수 있다.

첫째, 선원관리는 방사선이 발생하는 그 자체를 관리하는 것으로 가장 기본적인 관리방법이다. 이러한 경우의 선원으로서는 규모가 작은 밀봉 소선원에서 부터 원자력 발전소처럼 대규모인 것까지 있다.

둘째, 환경관리는 방사선원과 사람의 관계에 따르는 환경(공간)을 관리하는 것이다. 이것은 일반환경과 작업환경으로 구분되며 일반환경은 작업환경에 비해 규모 및 피폭의 경로 등이 복잡하고 다양하다.

셋째, 개인관리는 피폭되는 사람을 직접 관리하는 것으로서 관리의 대상은 사람이 되며 피폭의 형태는 직업(무)피폭, 의료피폭, 일반인피폭으로 구분된다.

방사선피폭에 대한 관리는 선원관리 → 환경관리 → 개인관리의 순으로 실행하는 것이 효율적이다.

## 1) 선원관리

방사선피폭을 가져오는 선원은 자연방사선원과 인공방사선원으로 크게 나눌 수 있다.

### (1) 자연방사선원

자연방사선원은 외계에서 오는 우주선, 천연 방사성물질과 같이 지각 또는 공기중에 존재하는 것으로부터 나오는 방사선, 우주선에 의해 지구상의 원소가 분열되어 생성된 방사성동위원소로부터의 방사선, 그리고 이들 동위원소를 섭취함에 의해 인체 내에 존재하는 방사성물질로부터의 방출되는 방사선 등이 있다. 이러한 자연방사선에 의한 피폭은 지구상의 지역에 따라 큰 차이가 있으며 평균 약 2.4 mSv/년 정도이다. 표 2-6은 국제연합과학위원회(UNSCEAR)의 보고서에서 자연방사선원에 대한 1인당 연간 실효선량을 나타낸 것이다. 방사선방어의 개념에서 자연방사선에 의한 피폭은 방사선관리 대상으로 삼지 않는다. 이것은 자연방사선의 위험이 인공방사선 보다 낮아서가 아니고, 본질적으로 이 피폭을 제어한다는 것이 어렵기 때문이다.

그러나 피폭원이 자연방사선이라 할지라도 피폭의 정도를 인위적인 행위에 의해 증가시켰을 때 방사선방어의 대상으로 간주한다. 이것을 TMNR(technologically modifi ed natural radiation) 즉, 기술적으로 높아진 자연방사선이라 하고 방사선관리의 대상에 포함시킨다. 예를 들면 고공을 자주 비행하는 제트여객기의 승무원이 직업상 우주선의 강도가 높은 고공비행을 함으로써 받는 피폭이나, 광부가 천연 방사성동위원소의 존재량이 높은 지하에서 작업함으로서 추가로 받는 피폭은 방사선 관리의 대상이 된다. 또한 그 선원이 인공적인 것이라도 피폭제어가 현실적으로 불가능할 때에는 방어의 대상에서 제외시킨다.

예를 들면, 우주의 대기권내 핵실험에 의한 방사능은 분명히 인위적인 것이지만 이미 제어할 수 있는 상태가 아니므로 자연방사선에 준하여 취급한다. 자연방사선은 ICRP 권고의 선량한도에 제한을 받지 않고 방사선측정기의 백그라운드(back ground)를 증가시키는 요인이 된다. ICRP Pub. 60 권고에서는 다음과 같은 행위를 동반하는 자연방사선에 의한 피폭은 직업피폭에 포함되어야 한다고 되어 있다. 이것은 방사선방어목표를 달성하기 위하여 실행하는 방사선방어체계를 준수하여야 한다.

① 규제기관에 의해 라돈의 주의가 필요하다고 인정된 작업 장소에서 작업
② 규제기관이 인정한 천연 방사성물질을 함유한 방사성물질의 사용이나 저장
③ 우주비행(승무원 포함) 등에 의한 피폭
④ 천연 방사성물질 채광을 위한 광부의 피폭

표 2-6은 자연방사선의 1인당 연간 유효선량을 나타낸 것이다.

**표 2-6. 자연방사선원의 1인당 연간 유효선량**

〈연간 유효선량(mSv)〉

| 선 원 | 외부피폭 | 내부피폭 | 합 계 |
|---|---|---|---|
| 우주선, 전리성분 | 0.30 | - | 0.30 |
| 중성자성분 | 0.055 | - | 0.055 |
| 우주선생성핵종 | - | 0.015 | 0.015 |
| 자연방사성핵종 | | | |
| $^{40}K$ | 0.15 | 0.18 | 0.33 |
| $^{87}Rb$ | - | 0.006 | 0.006 |
| $^{238}U$계열 | 0.1 | 1.24 | 1.34 |
| $^{232}Th$계열 | 0.16 | 0.18 | 0.34 |
| 합 계 | 0.8 | 1.6 | 2.4 |

## (2) 인공방사선원

인공방사선은 방사선방어의 대상이며, 자연방사선이라 할지라도 그 피폭이 인간의 노력으로 제어 가능한 경우에는 방어의 대상으로 한다. 인공방사선에 의한 피폭은 방사선방어체계(정당화, 최적화, 선량한도)를 필히 준수해야 한다. 인공방사선에 의해 인간이 피폭되는 선원에는 방사선진단, 방사선치료, 핵의학검사, 방사선의 산업분야 이용, 방사성폐기물, 핵실험에 의한 방사성낙진 등을 들 수 있다. 표 2-7은 세계 인구 연평균 피폭 방사선량을 나타낸 것이다. 방사선진단에는 대부분 피폭이 엑스선 검사에 의한 것이며 방사선피폭시 가장 중요한 부위는 골수, 생식선 및 태아 등을 들 수 있다. 골수는 혈액이 만들어져 최초의 세포가 생성되는 곳이고 이 부분의 피폭은 백혈병의 유발과 관계가 있으며, 생식선의 피폭은 유전적인 장해를 일으킬 가능성이 있고, 임산부의 피폭은 신체적 및 정신적 결함을 가진 태아를 낳을 가능성이 있다.

핵실험에 의한 방사성낙진(방사성 입자의 강하물)에서 가장 중요한 핵종은 $^{90}Sr$(28.8년)과 $^{137}Cs$(30.17년)이다. 여기서 $^{90}Sr$은 골(뼈)에 축적되고, $^{137}Cs$은 전신에 균일하게 분포한다. 핵실험에 의해 생성된 방사성 핵종 일부는 성층권(12,000 ~ 28,000 m)으로 방출되고 나머지는 지구의 주위를 배회하며, 수년간에 걸쳐 지표면에 떨어져서 인간에게 장기간의 피폭을 가져오게 한다.

**표 2-7. 세계 인구 연평균 피폭 방사선량**

| 구 분 | 선량(mSv/yr) |
|---|---|
| 자연방사선 | 2.4 |
| 의료용 방사선 | 0.6(0.4 ~ 1.0) |
| 산업용 방사선 | 0.002 |
| 원자력발전소 방사선 | 〈0.001 |
| 총 계 | 3.0 |

## 2) 환경관리

환경은 작업환경과 일반환경으로 구분되며, 이 환경관리는 선원관리가 확실히 실행되었는가를 확인하기 위하여 실시한다. 작업환경관리는 작업자의 안전확보, 그리고 일반환경관리는 일반공중(일반인)의 안전확보를 위한 관점에서 실시한다. 작업환경은 장소가 한정되어 있고, 방사선원에서 작업자까지 피폭경로가 제한되어 있어 일반환경에 비하여 관리는 용이하다. 그러나 일반환경은 공간적으로 넓고, 피폭의 경로로는 대기권, 지각 또는 수중 등이 있으며 방사선 관리도 복잡하고 어렵다. 따라서 일반공중의 안전확보를 위해서는 방사선 발생원에서 관리하는 선원관리가 특히 중요하다. 그림 2-2, 2-3은 작업환경과 일반환경에서 선원, 환경, 사람과의 관계를 나타낸 것이다.

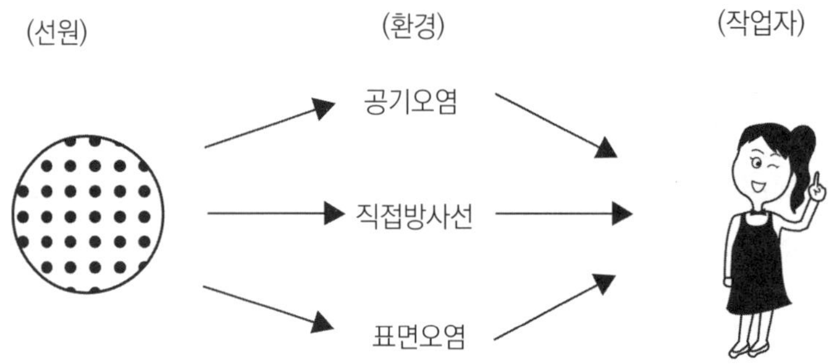


**그림 2-2. 선원, 환경, 사람과의 관계(작업환경)**

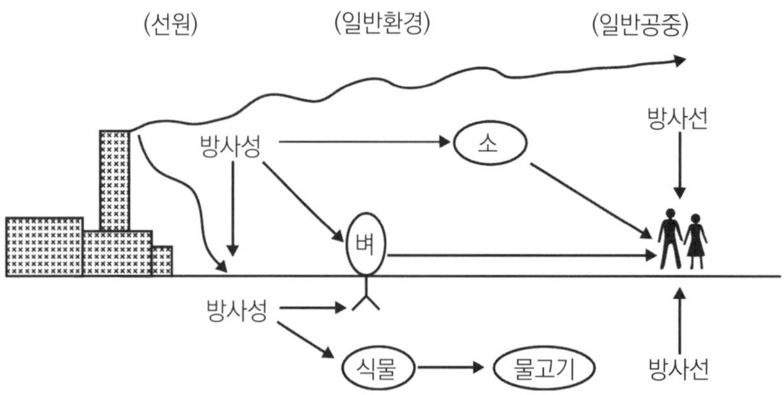


**그림 2-3. 선원, 환경, 사람과의 관계(일반환경)**

## (1) 작업환경의 관리

작업환경관리의 주된 목적은 다음과 같다.

① 방사선이 제어되고 있는가를 확인한다.

② 작업환경의 제반기준이 작업상 지장이 없는가를 확인한다.(작업환경의 공간선량률 혹은 방사성물질에 의한 표면오염도, 공기중 농도 등이 기준치 이하가 되는가를 확인)

방사선, 방사성물질을 사용하는 장소는 작업장소가 방사선관리구역 내에 제한되어 있으며, 이 구역에는 미리 허가를 받아 소정의 교육, 훈련을 받은 작업자만 들어간다는 것은 실제적으로 불가능하다. 또한 방사선관리구역 내에서는 음식, 흡연 등을 금하고 있기 때문에 경구섭취에 의해 방사성물질이 체내로 섭취되는 일은 거의 없다. 방사선관리구역 내의 피폭유형은 외부피폭과 내부피폭의 두 가지 측면에서 고려되어야 한다.

### (2) 일반환경의 관리

일반환경관리의 주된 목적은 다음과 같다.
① 방사선원이 제어되어 있는가를 확인한다.
② 일반환경의 제반기준이 공중의 안전에 지장이 없는가를 확인한다.

위의 목적을 위한 환경관리의 모니터링은 다음의 두가지 관점에서 실시되어야 한다.

① 선원과 관련된 환경모니터링
② 사람과 관련된 환경모니터링

선원과 관련된 환경모니터링은 원자력, 방사선시설의 방사선안전관리자에 의해서 실시되며 사람과 관련된 환경모니터링은 개인의 선량한도를 초과하지 않는가를 확인하기 위하여 실시한다. 일반인은 각각 개인을 대상으로 하는 개인관리를 행하는 경우는 특수한 경우를 제외하고는 거의 없기 때문에 환경관리가 특히 중요하다. 표 2-8은 작업환경관리와 일반환경관리를 비교한 것이다.

**표 2-8. 작업환경관리와 일반환경관리**

| 구　분 | 작업환경관리 | 일반환경관리 |
|---|---|---|
| 목 적 | 작업자 안전 | 일반인 안정 |
| 장 소 | 방사선관리구역 내 한정 | 일반공중 대상 넓음 |
| 피폭경로 | 선원에서 작업자까지 제한 | 대기권, 토양 및 수중, 방사성 물질 |
| 관리방법 | 작업장 환기 및 차폐 실시 | 선원, 환경관리 특히 중요 |
| 방사선관리 | 간단 | 복잡 |

## 3) 개인관리

사람에 대한 방사선방어를 효율적으로 실시하기 위해서는 피폭의 형태를 직업(무)피폭, 의료피폭, 일반인피폭 및 사고시 피폭의 4가지로 구분할 수 있다. 이것 중에서 직업피폭(방사선작업종사자)과 일반인피폭(공중의 구성원)은 선량한도의 제한을 받으며, 의료피폭(환자, 보호자)과 사고시 피폭은 선량한도의 제한을 받지 않는다.

### (1) 직업(무)피폭과 그 방어

작업의 과정에서 받는 방사선피폭을 직업피폭이라 하고 직업피폭을 받는 사람을 방사선

작업종사자라 한다. 개인이 받은 방사선의 양은 정기적으로 측정되며 이것을 개인모니터링이라 하고 ICRP가 권고하는 선량한도의 제한을 받는다. 개인 모니터링을 하는 주된 목적은 다음과 같다.

① 작업자의 피폭선량을 파악하고 선량한도를 초과하는 피폭이 없는가를 확인한다.
② 방사선원이 제어되고 있는가를 확인한다.
③ 작업환경이 작업을 계속하는데 적합한가를 간접적으로 확인한다.

선량한도는 외부피폭과 내부피폭의 선량을 합산한 것을 적용하기 때문에 외부피폭과 내부피폭에 대한 관리가 필요하게 된다. 직업피폭은 그 원인이 방사선피폭을 수반하는 직업에 종사하여 받게 되는 피폭으로 피폭자 개인이 방사선에 노출되는 것을 알면서 작업에 임하는 경우가 많다. 방사선방어에서 직업피폭을 구분하는 이유는 첫째, 피폭이 방사선방어 조직에 의해서 관리되고 있으며 둘째, 피폭집단이 비교적 소규모이고 셋째, 피폭을 수반하는 행위나 절차로부터 발생하는 이득의 일부를 직접 또는 간접적으로 돌려받는 다는 점이다. 직업피폭에는 방사선사, 방사선 전문 의사, 우주비행사, 우라늄물질을 채광하는 광부, 진단, 치료목적으로 영상의학과에 근무하는 간호사 및 산업체에 근무하는 방사선작업종사자등이 포함된다.

## (2) 의료피폭과 그 방어

의료피폭은 방사선에 의한 진단이나 치료 등 의료의 목적으로 환자가 받는 피폭을 말한다. 의료영역에서 방사선의 이용은 오랜 역사를 가지고 있으며, 현재에도 환자의 진단·치료에 방사선 및 방사성물질이 널리 이용되고 있다. 방사선을 이용한 새로운 영상진단, 방사선치료 장치 등이 개발되고 있어, 의료분야에서 방사선 이용은 앞으로 더욱 증대될 것으로 전망된다. 의료방사선의 이용으로 환자 개인과 사회전체가 많은 이득을 받고 있으나, 반면에 의료방사선의 이용에 따르는 방사선방어·관리의 필요성이 제기되고 있다. 이것은 최근에 방사선 이용에 수반된 피폭선량 중에서 환자의 피폭선량이 가장 크게 기여하고 있으며 앞으로도 의료피폭선량이 계속 증가추세에 있다는 것이다.

의료피폭은 관리가 가능 하지만 의료 목적으로 방사선의 이용이 최선이라는 판단이 이 피폭을 정당화하고 있으며 피폭으로 인한 모든 이득이 환자자신에게 돌아가는 것이기 때문에 의료피폭을 일반적인 피폭과 분리한다. 그리고 환자의 피폭이 진료 목적상 필요로 하는 준위를 초과하지 않도록 하여야 하며 불필요한 피폭을 억제하여야 한다. 또한 방사선을 사용하지 않고 동일한 진료목적을 달성할 수 있는 방법에 대해서도 면밀히 검토가 필요하며 각각의 선택에 대한 비용-이득분석의 관점에서 피폭이 정당화될 수 있어야 한다. 의료피폭의 주된 원인은 다음과 같은 경우를 예로 들 수 있다.

① 질병과 직결된 진단이나 치료
② 작업자에 대한 의학적 검사
③ 정기건강진단 또는 검사목적의 집단검진
④ 의학적 연구
⑤ 법의학 또는 보험목적의 검사 등

ICRP Pub. 60권고에서는 방사선 진단 및 치료를 받은 환자 혹은 이 환자의 간호를 실시하는 사람의 피폭은 의료피폭에 포함시키고 있다. 의료피폭에 대한 방사선방어는 방사선 방어체계 즉, 정당화 및 최적화에 의해서 방어의 목표가 달성될 수 있으므로 환자 개인의 선량에 대한 한도는 적용되지 않는다. 의료피폭이 선량한도가 적용되지 않는 주된 이유는 첫째, 환자의 자신에 직접적인 이익이 얻어지며 둘째, 필요로 되는 선량이 환자의 상태에 따라 다르며 일률적인 값을 적용한다는 것은 현실 적으로 불가능하며 셋째, 상한치를 설정하면 환자에 필요한 의료행위를 제한하게 된다.

### (3) 일반인 피폭과 그 방어

직업피폭, 의료피폭 이외의 피폭을 일반인피폭이라 하고, 피폭을 받는 사람들은 일반공중의 구성원이다. 일반인피폭은 사고 등이 발생한 경우처럼 극히 특수한 경우를 제외하고 직접 개인을 대상으로 방사선관리를 실시하는 것은 아니다. 그러므로 일반인의 방사선방어를 위한 관리는 선원관리 혹은 환경관리가 주축을 이루어야 한다. 일반 공중원 전체를 방사선방어의 직접적인 대상으로 하는 것은 실제적으로 불가능하다. 그래서 일반인의 방사선방어는 선원관리나 환경관리를 하더라도 결정집단인 소집단의 구성원에 착안하여 실시하여야 한다. 여기서 결정집단은 일반적으로 원자력 사업소 근처의 주민이나 임산부가 대상이 되기도 하며, 20 ~ 30명 내의 인원으로 구성되어지는 가상적인 집단이다. ICRP Pub. 103 에서는 이 결정집단의 용어 대신 대표인(인구집단 중 보다 높은 수준으로 피폭하는 개인 중 대표적 선량을 받는 한 개인)의 사용을 권고 하였다. 일반 공중원이 받을 수 있는 피폭원을 구분하면 다음과 같다.

① 환경에서 방사성물질의 방출(자연방사선 피폭원)
② 방사선 시설에서 환경으로 누설되는 방사능
③ 미량의 방사능 함유 또는 방사선을 방출하는 일용품
(예) $^{3}$H 함유 야광도료, $^{241}$Am 함유 화재 감시기, TV 모니터 등
④ 기술적으로 증가된 자연방사선(TMNR)

이들 중 방사선 시설로부터 직접 일반인이 받는 방사선피폭은 거의 없다. 가장 문제시되는 것은 환경물질에 의한 방사선 방출이다. 따라서 방사성물질의 외부방출을 수반하는 행

위(원자력 발전소 등)에 대해서는 사전에 유출 방사성물질의 양과 환경에 누출된 방사성물질이 자연의 특정 경로를 거쳐 주민에게 피폭을 줄 수 있는 과정 등을 분석해 보아야 한다. 이 결과 최대의 피폭을 받는 결정집단(대표인)을 평가하여 궁극적인 영향을 분석하여 규제기관의 승인을 받아야 한다.

### (4) 사고시 피폭과 그 방어

사고피폭은 방사선원의 이상 및 방사선방어 시스템의 기능상실 등으로 인하여 방사선 시설내의 인원이 방사선에 피폭되는 경우를 말한다. 따라서 사고의 가능성이 있는 선원이나 행위에 대하여는 평소에 사고에 대비해 방사선 비상계획이 수립되어 있어야하며 규제당국 또는 기관의 승인을 받아야 한다. 이러한 방사선비상계획에는 예측할 수 있는 모든 비정상 상태 또는 사고의 상황에 대한 비상대응 및 수행절차가 상세히 기술되어 있어야 한다. 어떠한 경우에도 사고피폭의 기록은 정상적인 피폭과는 구분되어 반드시 보존되어야 하며, 사고의 발생 및 사고피폭은 관계법령에 따라 지체 없이 규제기관에 보고되어야 한다. 그리고 사고로 인하여 일시적인 과 피폭을 받은 작업자는 의학적 검사 결과, 작업자의 연령, 과거의 피폭이력 및 사회적, 경제적 여건 등을 고려하여 해당 직무의 계속근무 유무를 판단해야 된다.

## 7. 방사선방어와 관련된 국제기관

방사선방어 및 안전에 관한 기본적인 정보의 확립을 위해 기초자료를 제공하는 국제적인 여러 조직과 기관들이 많이 존재한다. 이중에서 방사선방어와 관련된 중요한 국제기관은 다음과 같다.

(1) 국제방사선방어위원회(International Commission on Radiological Protection : ICRP)
(2) 국제방사선단위 및 측정위원회(International Commission on Radiation Units and Measurements : ICRU)
(3) 원자방사선 영향에 관한 국제연합 과학위원회(United Nations Scientific Com mittee on the Effects of Atomic Radiation : UNSCEAR)
(4) 국제원자력기구(International Atomic Energy Agency : IAEA)
(5) 세계보건기구(World Health Organization : WHO)
(6) 국제연합 환경계획(United Nations Environment Programme : UNEP)

(7) 국제노동기구(International Labour Organization : ILO)
(8) 경제협력개발기구(Organization for Economic Cooperation and Development : OECD/원자력기관(Nuclear Energy Agency : NEA)
(9) 국제표준화기구(International Standards Organization : ISO)
(10) 국제전기표준회의(International Electrotechnical Commission : IEC)

## 1) ICRP(국제방사선방어위원회)

ICRP는 방사선원, 방사선발생장치 및 방사성물질의 평화적 사용 및 이용의 증가에 따라 전리방사선의 피폭으로 인한 인체의 장해영향을 방지하고 제한하여 인간의 건강을 보호한다. 그리고 환경을 보전하기 위하여 전리방사선의 방어에 필요한 원칙과 개념에 대한 지침을 마련하고 제공하는 국제적 자문기구이다. 1928년 스톡홀름에서 개최된 제2회 국제방사선의학회(ICR)에 의해서 설립된 국제 엑스선 라듐방어위원회(IXRP)는 1950년 런던에서 개최된 제5회 회의에서 위원회의 이름을 국제방사선방어위원회(ICRP)로 명칭을 변경하였다.

이 위원에서는 주로 최신의 방사선영향에 관한 지식을 조사하여 방사선방어 원칙으로서 정리한 많은 권고(recommendations)를 간행물로 발간하였다. 이들 권고 중에서 선량한도 등을 명시한 권고는 주 권고라 불리우며 그 권고로는 ICRP Pub. 1(1958년, 최대허용집적선량 및 최대허용선량), ICRP Pub. 9(1965년, 최대허용선량), ICRP Pub. 26(1977년, 선량당량한도), ICRP Pub. 60(1990년, 선량한도), ICRP Pub. 103(2007년, 선량한도)이 있다. 이것은 국제적으로 권위 있는 것으로 인정되어, 동 위원회에서 제공하는 권고는 우리나라는 물론 전 세계적으로 방사선방어 및 관리 분야에 관한 지침서로는 독보적이다.

각 국의 방사선안전관리에 관한 장해방지법은 이들의 권고를 택하여 관계법령을 제정하고 방사선을 취급하는 시설의 책임자가 작업자에게 피폭관리의 법적인 의무를 부여하고 있다. 이 위원회는 방사선방어와 관련된 중요한 국제기구이며 주 위원회와 전문위원회로 구성되어 있다. 여기서 검토된 성과는 권고라는 간행물 형태로 정리되어 공포되는데, 2007년까지 ICRP Pub. 103권의 간행물이 발간되었다. 이 간행물의 내용은 다음과 같이 크게 구분할 수 있다.

(1) 위원회 권고
(2) 개인 및 환경의 모니터링에 관한 것
(3) 외부(체외) 방사선의 방어에 관한 것
(4) 내부(체내) 방사선의 방어에 관한 것
(5) 방사선 영향 리스크에 관한 것
(6) 의학적인 이용에 관한 방사선의 방어에 관한 것

(7) 긴급피폭, 사고피폭에 관한 것

ICRP의 연구결과를 권고 형식으로 발표 하는 이유는 세계 각국의 경제적, 사회적 여건이 다르므로 각 국가의 정책 및 법령의 적용시 융통성을 주기 위해서이다.

## 2) ICRU(국제방사선단위 및 측정위원회)

1925년 설립된 위원회이며  방사선 및 방사성물질의 양과 단위에 관한 분석과 검토를 한다. 이들의 양과 단위는 방사선 의학, 방사선생물학, 방사선방어 등의 영역에 적용되고, 측정 등의 검토를 분석하여 그 결과를 권고(recommendations) 혹은 보고(reports)로서 제시하고 있다. 또한 ICRP와는 밀접한 관계를 유지하고 있다.

## 3) UNSCEAR(국제연합원자방사선의 영향에 관한 과학위원회)

1955년 제10회 국제연합총회(UN총회)에서 설치가 결의된 위원회이다. 지구상에 존재하는 방사선원과 방사선 영향에 관한 과학적인 정보를 체계적으로 검토 평가하고 그 결과를 국제연합총회에 보고하는 것과 동시에 UNSCEAR의 보고서로서 간행하고 있다. UNSCEAR의 보고에는 보고서가 간행된 시점에서 각종 방사선원의 최신 피폭정보와 방사선영향에 관한 내용들이 수록되어 있다. 보고서의 내용은 ICRP에서 방사선방어에 관한 기준설정 등의 기초정보로서 활용하고 있다.

## 4) IAEA(국제원자력기구)

1953년 제8회 국제연합총회에서 있었던 아이젠하워 미국 대통령의 “Atoms for peace”라는 제목의 연설이 하나의 계기가 되어 국제원자력기구를 설치하기로 결정하였다. 그 후 1957년 7월 29일에 국제원자력기구 헌장이 발효되고 IAEA가 설립되어 활동을 시작하였다. 원자력의 평화적 이용을 목적으로 한 국제기관으로 현재 한국을 포함한 많은 국가들이 가입되어있다. IAEA의 주요한 활동목표는 첫째, 전 세계의 평화, 보건, 번영을 위한 목적으로 원자력을 사용하도록 통제하고 둘째, IAEA를 통해서 제공된 원조가 군사목적으로 이용되지 않도록 방지하는 역할을 한다. IAEA의 주요한 활동내용은 다음과 같다.

(1) 원조업무 : 전 세계에 평화·보건·번영을 위한 목적으로 개발도상국가에 대한 기술적 원조를 실시한다.
(2) 보장조치업무 : IAEA를 통해서 제공되는 원조가 군사목적으로 이용되지 않도록 국제 보장조치 제도가 설치되어 있으며, IAEA가 감시를 실시하고 있다.

## 5) NEA(원자력기구)

OECD(경제협력개발기구)의 부속기관으로 원자력의 평화적 이용에 관한 협력을 실시하는 목적으로 기술협력, 행정 및 규제상의 검토, 정보교환 등이 수행되고 있다. 방사선방어에 관련된 사항에 대한 검토는 CRPPH(committee on radiological protec tion and public health)가 중심이 되어 실시하고 있다.

## 6) ILO(국제노동기구)

1919년 베르사이유 평화조약을 기초해서 국제연합연맹의 한 기관으로 설치되었으며 제2차 세계대전 후에는 국제연합의 전문기관이 되었다. 정부대표, 노동자 및 사용자 단체의 대표로 구성되어 있고 총회, 이사회, 산업별 위원회, 각종 사항별 전문위원회 등으로 구성되어 있다. 가장 중요한 활동은 국제노동기준의 설정으로서 이것은 조약 또는 권고의 형태로 제출되며, 조약을 비준한 가맹국은 그 규정을 국내법에 적용할 의무가 있다. ICRP와 밀접한 관계가 있으며 ILO의 회의에는 ICRP 위원이 참관인으로서 참석함과 동시에, ICRP 주 위원회와 전문위원회의 합동회의에는 ILO의 대표가 초청되고 있다.

## 7) WHO(세계보건기구)

국제연합내의 전문기관의 하나로서 보건위생 분야를 담당하고 있다. 1945년 국제보건회의에서 조인된 세계보건기구헌장을 기초로 하여 1948년에 발족하였다. 조직은 총회, 간행이사회, 사무국이 있으며, 전 세계를 6개의 지역으로 나누어 각 지역마다 지역위원회와 지역사무국이 설치되어 있다. 우리나라는 1949년 가입했으며 서태평양지역에 속해 있다. ICRP와 밀접한 관계가 있으며, WHO 회의에 ICRP의 위원이 참관인으로 참석함과 동시에 ICRP 주 위원회와 전문위원회의 합동회의에는 WHO 대표가 초청되고 있다.

제3장

# 방사선과 관련된 양 및 단위

# 03 방사선과 관련된 양 및 단위

방사선의 양과 단위도 시대에 따라서 많은 변화를 가져왔다. 1928년 제2회 국제 방사선 단위 및 측정위원회(ICRU)의 결정에 의해서 X선의 조사선량 단위를 뢴트겐(R)으로 정하였다. 1936년에는 Bragg-Gray 공동이론에 의한 흡수선량의 측정법과 양의 단위를 확립하였으며, 1961년 ICRU에서는 단위계로서 MKS를 채택하였다. 그러나 ICRU는 1974년 국제도량협회(CGPM)가 각 분야별 단위의 일관성을 목표로 추진하고 있는 국제단위체계(SI)에 대하여 검토하여 1975년 SI단위를 사용하기로 결정하고 흡수선량과 방사능의 단위에 고유명칭을 가진 유도단위로서 Gy(gray), Bq(becquerel) 등을 또한 1977년에는 Sv(sievert)를 채택하였다.

현재의 단위인 SI단위계를 도입하면서 ICRU에서는 기존의 단위인 R, rad, rem, Ci를 특별단위로서 명명하였다. 그리고 1980년 ICRU report. 33에서는 이 특별단위는 1985년까지만 잠정적으로 사용하도록 권고한 후 SI단위계를 방사선 분야에 전면적으로 도입하였으며, 이 단위계를 이용하여 만든 단위들을 기존의 특별단위와 구별하여 특수명칭 또는 특수명이라 한다.

## 1. 방사선피폭과 피폭선량

### 1) 피폭선량

인체가 방사선에 의해 피폭되었을 때의 양을 나타내는 용어이다. 일반적으로 등가선량(단위 : Sv)을 사용하나 흡수선량(단위 : Gy)을 사용할 때도 있다. 체외에 있는 선원으로부터의 피폭선량을 외부 피폭선량, 체내로 들어 간 선원에 의한 피폭선량을 내부 피폭선량이라 한다.

### 2) 전신피폭선량

신체 전체가 균일하게 방사선피폭을 받은 경우 그 선량을 전신피폭선량이라 한다. 신체의 어떤 부위만이 피폭된 경우를 부분피폭선량이라 한다. 원자로시설 내의 어느 정도 균일화된 방사선장에서 작업으로 받는 외부피폭은 대략 전신피폭이라고 볼 수 있다. 따라서 작업원이 착용하고 있는 필름배지 등의 개인선량계의 측정치는 통상 전신피폭선량을 표시하고 있다. 또한 체내로 침입한 방사성물질이 체내에 균등하게 분포하는 경우도 그것에 의한 내부피폭은 전신피폭으로 간주된다. 그림 3-1은 방사선피폭(외부피폭과 내부피폭)형식을 나타낸 것이다.

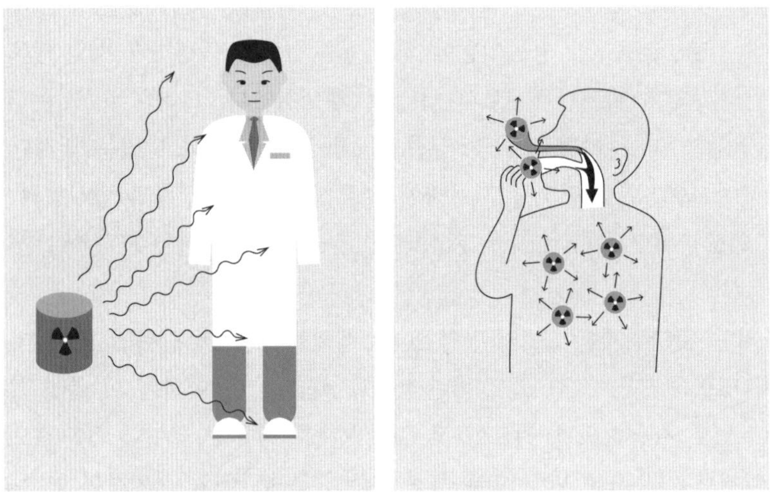

외부피폭 내부피폭

**그림 3-1. 방사선피폭의 형식**

## 2. 방사선장의 특성을 나타내는 기본량

방사성핵종이 붕괴하면서 방출되는 방사선 개수를 측정하는 단위의 설정이 피폭평가의 첫걸음이라 할 수 있으며 얼마의 시간에 얼마만큼 방사선 개수에 노출되었는지도 중요하다. 또한 방사선 피폭 시 에너지의 개념을 도입하여야 하는데 이러한 기본 양의 정의가 선행되어야 한다.

1) 입자수 (particle number), N, 는 방출, 전달, 혹은 받은 입자의 수이다.

   단위 : 1

2) 라디안트 에너지 (Radiant energy), R,은 방출, 전달, 혹은 받은 입자의 에너지로서 정지질량에너지를 제외한 것이다.

   단위 : J

3) 입자선속 (Particle flux), $\dot{N}$, 는 dN을 dt로 나눈 몫이며, dN은 dt 시간동안에 입자수의 증가량이다.

$$\dot{N} = \frac{dN}{dt}$$

단위 : $S^{-1}$

4) 에너지 선속(Energy flux), $\dot{R}$, 은 dR을 dt로 나눈 몫이고, dR은 dt시간 동안에 라디안트 에너지의 증가량이다.

$$\dot{R} = \frac{dR}{dt}$$

단위 : W

5) 입자 플루언스(particle fluence), $\Phi$,는 dN을 da로 나눈 몫이며 dN은 단면적크기가 da인 구체에 입사한 입자의 수이다.

$$\Phi = \frac{dN}{da}$$

단위 : $m^{-2}$

6) 입자 플루언스율(particle fluence rate), $\varphi$,는 d$\Phi$를 dt로 나눈 몫이며, d$\Phi$는 dt시간동안에 입자 플루언스의 증가량이다.

$$\varphi = \frac{d\Phi}{dt} = \frac{d^2N}{dadt}$$

단위 : $m^{-2}s^{-1}$

7) 에너지 플루언스 (Energy fluence), $\Psi$,는 dR을 da로 나눈 몫이며, dR은 단면적 크기가 da인 구체에 입사한 라디안트 에너지이다.

$$\Psi = \frac{dR}{da}$$

단위 : $Jm^{-2}$

8) 에너지 플루언스 (Energy fluence rate), $\varphi$,는 d$\Psi$를 dt로 나눈 몫이며, d$\Psi$는 시간 dt동안에 에너지 플루언스의 증가량이다.

$$\varphi = \frac{d\Psi}{dt} = \frac{d^2R}{da\,dt}$$

단위 : $Wm^{-2}$

## 3. 방사선과 물질의 상호작용을 나타내는 기본량

1) 단면적 (Cross section) : 어느 표적핵과 입사하는 하전입자나 비하전입자와 상호작용을 일으킬 수 있는 단면적, $\sigma$는 P를 $\Phi$로 나눈 몫이며, 이때 P는 한 개의 표적핵자가 입사하는 입자 플루언스 $\Phi$와 상호작용 할 수 있는 확률이다.

$$\sigma = \frac{P}{\Phi}$$

단위 : $m^2$ 특수단위 : (barm, b), $1b=10^{-28}m^2$

2) 질량감쇄계수(Mass attenuation coefficient) : dN/N을 $\rho dl$로 나눈 몫이며, dN/N은 입자들이 밀도가 $\rho$인 물질에서 $dl$만큼의 거리를 횡단하면서 상호작용을 한 입자들에 대한 분률(fraction)이다.

$$\frac{\mu}{\rho} = \frac{1}{\rho N}\frac{dN}{dl}$$

단위 : $m^2kg^{-1}$

3) 질량 에너지 전달계수(Mass energy transfer coefficient) : dEtr/EN을 $\rho dl$로 나눈 몫이다. 이때 E는 정지질량에너지를 제외한 한 개 입자의 에너지이고, N은 입자수이며, dEtr/EN은 밀도가 $\rho$인 물질에서 거리 $dl$만큼 횡단하면서 상호작용에 의하여 하전입자의 운동에너지로 전달된 입사입자에너지의 분률이다.

$$\frac{\mu tr}{\rho} = \frac{1}{\rho EN} \cdot \frac{dEtr}{dl}$$

단위 : $m^2kg^{-1}$

4) 전 질량 저지능(Total mass stopping power) : 어느 물질의 하전입자에 대한 전질량 저지능은 dE를 $\rho dl$로 나눈 몫이고, 이때 dE는 하전입자가 밀도 $\rho$인 물질 내를 $dl$만큼 횡단하여 나가면서 읽은 에너지이다.

$$\frac{s}{\rho} = \frac{1}{\rho}\frac{dE}{dl}$$

단위 : $Jm^2kg^{-1}$

5) 선형 에너지 전달(Linear energy transfer, LET) : dE를 $dl$로 나눈 몫이며, 여기서 dE는 하전입자가 거리 $dl$만큼 횡단하여 나가면서 전자들과 충돌하여 읽은 에너지이다.

$$L\Delta = \left(\frac{dE}{dl}\right)\Delta$$

단위 : $Jm^{-1}$

6) 방사선 화학적 수율(Radiation chemical yield) : n(x)을 E로 나눈 몫이며, n(x)은 특정 원소에 나누어진 평균에너지 E에 의하여 생산, 파괴, 혹은 변화된 그 특정원소 X물질의 평균량이다.

$$G(x) = \frac{n(x)}{E}$$

단위 : $molJ^{-1}$

**표 3-1. 물리적 양 및 단위**

| 양 | | 단위기호 | | |
|---|---|---|---|---|
| 명칭 | 기호 | SI 단위 | SI 특수단위 | 재래식 단위 |
| 입자수 | N | 1 | | |
| 방사에너지 | R | J | | |
| 입자속 | N | $s^{-1}$ | | |
| 에너지속 | R | W | | |
| 입자 흘루언스 | $\Phi$ | $m^{-2}$ | | |
| 에너지 흘루언스 | $\Psi$ | $Jm^{-2}$ | | |
| 입자 흘루언스율 | $\varphi$ | $m^{-2}\ s^{-1}$ | | |
| 에너지 흘루언스율 | $\psi$ | $Wm^{-2}$ | | |
| 입자 라디안스 | p | $m^{-2}$ s-1 $sr^{-1}$ | | |
| 에너지 라디안스 | r | $Wm^{-2}\ sr^{-1}$ | | |
| 단면적 | $\sigma$ | $m^2$ | | b |
| 질량흡수계수 | $\mu/p$ | $m^2\ kg^{-1}$ | | |
| | $\mu tr/p$ | $m^2\ kg^{-1}$ | | |
| 질량 에너지 수송계수 | $\mu en/p$ | $m^2\ kg^{-1}$ | | |
| 총질량 저지능 | S/p | $Jm^2\ kg^{-1}$ | | $eVm^2kg^{-1}$ |
| 선형에너지 전이 | $L\Delta$ | $Jm^{-1}$ | | $eVm^{-1}$ |
| 방사화학적 수율 | G(x) | $mol\ J^{-1}$ | | |
| 이온쌍 형성 소비에너지 | W | J | | eV |
| 에너지 관여 | $\varepsilon$ | J | | |
| 선형에너지 | y | $Jm^{-1}$ | | $eVm^{-1}$ |
| 비에너지 전달 | z | $Jkg^{-1}$ | Gy | rad |
| 흡수선량 | D | $Jkg^{-1}$ | Gy | rad |
| 흡수선량율 | $\dot{D}$ | $Jkg^{-1}\ s^{-1}$ | $Gy\ s^{-1}$ | rads-1 |
| 커마 | K | $Jkg^{-1}$ | Gy | rad |
| 커마율 | $\dot{K}$ | $Jkg^{-1}\ s^{-1}$ | $Gy\ s^{-1}$ | $rads^{-1}$ |
| 조사선량 | X | $Ckg^{-1}$ | | R |
| 조사선량률 | $\dot{X}$ | $Ckg^{-1}\ s^{-1}$ | | $Rs^{-1}$ |
| 붕괴상수 | $\lambda$ | $s^{-1}$ | | |
| 방사능 | A | $s^{-1}$ | Bq | Ci |
| 공기 커마율 상수 | $\Gamma\delta$ | $m^2Jkg^{-1}$ | $m^2\ GyBq^{-1}s^{-1}$ | $m^2\ radCi^{-1}s^{-1}$ |

## 4. 방사선계량과 관련된 기본량

고유한 비 방사능을 갖는 모든 방사성동위원소는 핵적 불안정성으로 인하여 물리적 방사성붕괴 현상을 통하여 고유한 에너지의 방사선을 방출한다. 이렇게 방출된 방사선은 공간이나 매질을 진행하는 동안 공간이나 매질의 주변에 에너지를 전달하여 이온화시킨다. 이온화의 정도는 방사선의 에너지에 따라 다르기 때문에 이온화의 정도를 측정하거나 이온화 에너지를 측정함으로써 방사선의 세기를 물리적으로 측정할 수 있다. 방사선의 공기, 물질 및 인체의 피폭과정을 나타내면 다음과 같다.

| 방사능 (activity) | 공기 | 조사선량 (exposure) | 물질 | 흡수선량 (absorbed dose) | 인체 | 등가선량 (equivalent dose) | 조직 | 유효선량 (effective dose) |
|---|---|---|---|---|---|---|---|---|
| ● | → | $X$ | → | $D$ | → | $H_T$ | → | $E$ |
| Ci(Bq)<br>E(MeV)<br>$\lambda(s^{-1})$ | | R(C/kg) | | Gy(rad) | $W_R$ | Sv(rem) | $W_T$ | Sv(rem) |

### 1) 조사선량

광자(엑스선 및 감마선)가 미치는 효과를 나타내는 양의 한 가지이며, 공기의 전리밀도에 의거하고 있다. 조사선량은 광자에 의하여 질량 dm의 공기중에서 발생한 모든 하전입자가 공기중에서 완전히 정지할 때까지에 만들어내는 이온쌍의 한쪽 전전하 절대치 dQ를 dm로 나눈 양으로서 정의된다. 조사선량의 단위는 kg당의 쿨롬(C/kg)이며, 과거 단위는 뢴트겐($1R = 2.58 \times 10^{-4}$ C/kg)이다. 조사선량은 광자 만에 대해 적용되는 선량개념이다. 조사선량 X는 공기의 무게 $\Delta$m이 가지는 체적내에서 엑스선에 의해 생성된 양이온과 전자가 자신들이 가진 에너지를 모두 전달함으로서 생성되는 양이온 또는 전자의 총합이라고 할 수 있다. $\Delta$m의 체적내에서 일정한 에너지를 가진 전자들이 체적내를 이탈하지만 다른 하전입자들이 체적내로 유입되어 에너지평형 상태가 체적 내에서 이루어지는 것을 말한다.

이는 유입되는 전자수와 유출되는 전자수가 같아야 한다는 것이 아니고 유입, 유출되는 전자의 에너지의 총합이 같아야 한다. 즉 전자평형은 전자들의 에너지 평형상태를 의미한다. 이 전자평형상태에서 $\Delta$m내의 전하의 합$\Delta$Q를 측정하면 조사선량을 측정할 수 있다. 조사선량의 단위는 R (뢴트겐)을 사용하는데 1 R 이란 방사선 조사로 인하여 표준상태(0℃,

1기압)의 공기 10 $cm^3$당 생성된 전하량이 1 esu 일 때를 말한다. 위의 정의는 다음과 같은 조건을 만족해야 한다.

(1) 조사선량은 엑스선이나 감마선과 같은 광자에만 적용된다.
(2) 조사선량의 중간매질은 공기로 정의한다.
(3) 공기의 이온화 현상에 의해 측정되어 진다.
(4) 공기 중에서 생성된 모든 전자는 일정 부피의 공기 중에서 완전히 흡수되어야 한다.

$$1\,(\mathrm{R}) = \frac{1\ (\mathrm{esu})}{0.001293\ (\mathrm{g})} = \frac{1\ (\mathrm{esu}) \times \dfrac{1\ (\mathrm{C})}{3\times 10^9\ (\mathrm{esu})}}{0.001293\ (\mathrm{g}) \times \dfrac{1\ (\mathrm{kg})}{1000\ (\mathrm{g})}}$$

$$= 2.58\times 10^{-4}\ (\mathrm{C/kg})$$

즉, 1R 조사선량은 표준상태 공기 1 kg에 모두 $2.58\times10^{-4}$ C/kg의 전하를 발생시킨다.

참고로 비감마상수에 대해 알아보자. 비감마상수($\Gamma$치 = Rhm 치 = 방사선량률정수 = 조사선량률정수)는 어떤 점선원 1 Ci 가 1 m 거리에서 조사선량률(R/hr)을 말한다. 단위로는 [R · $m^2$/Ci · hr]을 사용한다. 표 3 - 2는 주요 핵종에 대한 방사선량률 정수를 나타낸 것이다.

**표 3 - 2. 핵종에 대한 방사선량률 정수**

| 핵 종 | $\Gamma$[R· $m^2$/Ci· hr] | 핵 종 | $\Gamma$[R· $m^2$/Ci· hr] | 핵 종 | $\Gamma$[R· $m^2$/Ci· hr] |
|---|---|---|---|---|---|
| $^{22}$Na | 1.20 | $^{60}$Co | 1.32 | $^{137}$Cs | 0.33 |
| $^{24}$Na | 1.84 | $^{64}$Cu | 0.12 | $^{170}$Tm | 0.0025 |
| $^{54}$Mn | 0.47 | $^{65}$Zn | 0.30 | $^{192}$Ir | 0.48 |
| $^{59}$Fe | 0.64 | $^{110m}$Ag | 1.43 | $^{198}$Au | 0.232 |
| $^{56}$Co | 1.76 | $^{131}$I | 0.22 | $^{226}$Ra | 0.825 |

## 2) 흡수선량

인체가 방사선에 의해 얼마나 많은 피해를 입었는지를 평가하기 위해서는 인체가 방사선으로부터 얼마나 많은 에너지를 흡수하였는가에 의해 결정된다. 인체의 방사선 에너지의 흡수정도는 인체를 구성하고 있는 물질의 구성 및 분포상태, 방사선의 종류나 에너지에 따라 크게 좌우된다. 방사선에 의한 에너지 흡수량을 계량하기 위하여 1956 년 ICRU 에서는 어떤 물질에 방사선의 에너지가 얼마나 흡수되었는가를 정량적으로 분석할 수 있는 단위를 설정하였다.

즉, ICRU 에서는'흡수선량'이라는 용어를 제정하여 어떤 물질의 단위 무게당 방사선으로부터 흡수한 에너지의 양이라고 정의하였다. 이를 좀 더 구체적으로 표현하면 흡수선량 D는 어떤 물질의 무게 dm 에 방사선의 에너지 dE 가 흡수된 것과 같으며 이는 다음과 같이 표시된다.

$$D = \frac{dE}{dm}$$

흡수선량의 단위로는 rad 를 사용할 것을 제안하고 1 rad = 100 erg / g 라고 하였다. 또한 흡수선량의 SI 단위로는 Gy 가 설정되어 1 Gy = 1 J / kg 이다. 이 단위들의 관계를 살펴보면 다음과 같다.

$$1\ Gy = 1\ J / kg = 100\ rad = 10^4 erg / g$$

여기서 중요한 사실은 흡수선량은 이미 물질의 구성 및 분포상태 뿐만 아니라 방사선의 종류 및 에너지와 부합적인 상관관계가 있기 때문에 모든 물질(공기를 포함한다) 및 모든 종류의 방사선에 사용할 수 있다는 점이다. 그리고 방사선원이 인체의 내부에 있든지 외부에 있든지 항상 사용할 수 있다.

## 3) 흡수선량률

방사선에 의하여 받게 되는 효과를 나타내기 위해 사용하는 가장 기본적인 양이 「흡수선량」이며 방사선에 조사된 물질이나 인체가 단위질량당 흡수하는 에너지로 정의된다. 흡수선량의 단위는 킬로그램당 줄(J / kg)이지만, 그레이(Gy)라고 하는 특별한 명칭이 주어져 있다. 구 단위는 라드(rad, 1 Gy = 100 rad)이었다. 단위시간당의 흡수선량은 흡수선량률이라고 하며, 시간당 그레이(Gy /h) 등의 단위로 표시된다. 환경 감마선을 측정하는 선량률계에는 시간당 그레이(Gy /h)로 눈금이 그어진 것이 현재 널리 사용되고 있다. 흡수선량의 시간적 변화율인 흡수선량률 D′는 다음과 같다.

$$D' = \frac{dD}{dt}$$

## 4) 커마(Kerma)

커마란 물질의 단위질량당 간접전리방사선에 의해 생성된 모든 하전입자가 가지는 초기 운동에너지의 총합을 말하는 데 단위는 J / kg 으로서 흡수선량과 같다. 흡수선량과의 차이

점은 흡수선량은 직접 및 간접 전리방사선 모두에 의한 에너지의 전달상태를 평가하기 위하여 정의되었다는 점이다. 따라서 단위질량 내에 하전입자 평형이 성립하고 제동복사를 무시한다면 커마는 흡수선량과 같다.

**(1) 단위질량내의 하전입자평형이 성립하여야 한다.**

방사선이 가지는 에너지의 전달 및 흡수과정에서 가장 중요한 현상중의 하나가 하전입자평형이다. 하전입자평형이란 V라는 체적을 가진 어떤 물질내의 일정한 점 P에서 보아 일정한 에너지를 가진 하전입자들이 체적 V를 이탈하지만 이와 동등한 에너지를 가진 다른 하전입자들이 체적 V로 유입될 때 에너지의 평형상태가 체적 V에서 이루어지게 되는데 이것을 하전입자평형이라고 한다. 다시 말하면 하전입자평형이란 하전입자들이 가지는 에너지의 평형상태를 말한다.

**(2) 제동복사의 발생을 무시할 수 있어야 한다. 이를 위해서는 광자의 에너지가 작거나 흡수체의 원자번호가 작아야 한다.**

**표 3-3. 방사선 관련 단위**

| 구 분 | 단 위 명 | 기호 | 정 의 | 비 고 |
|---|---|---|---|---|
| 조사선량 | 킬로그램당 굴롱 | C/kg | 공기 1 kg 중에 1 쿨롱의 전하를 생성하는 $\gamma$(X)신의 양 | SI 단위[1] |
| | 뢴트겐 | R | 공기 1 kg 중에 $2.58\times10^{-4}$ 쿨롱의 전하를 생성하는 $\gamma$(X)선의 양 | 1 C / kg = 3, 881 R |
| 흡수선량 | 그레이 | Gy | 1 kg 당 1 주울의 에너지의 흡수가 있을 때의 선량 | SI 단위 |
| | 라 드 | rad | 1 gm 당 100 에르그의 에너지의 흡수가 있을 때의 선량 | 1 Gy = 100 rad |
| 등가선량<br>유효선량 | 시버트 | Sv | 등가선량 = 흡수선량(Gy) × 방사선가중치<br>유효선량 = 등가선량(Sv) × 조직가중치 | SI 단위 |
| 선량당량 | 렘 | rem | 선량당량 = 흡수선량(rad) × 선질계수 | 1 Sv = 100 rem[2] |
| 방 사 능 | 베크렐 | Bq | 1 초간에 1 개의 붕괴 | SI 단위 |
| | 큐리[3] | Ci | 1 초간에 $3.7\times10^{10}$개의 붕괴 | 1 Bq = $2.7\times10^{-11}$Ci[4] |
| 방사선의 에 너 지 | 전자볼트 | eV | 전자가 1 볼트의 전압으로 가속되어 얻게되는 운동 에너지 | 1 eV = $1.6\times10^{-19}$J |

주) 1) SI 단위 - m, kg, sec, A, K(온도), Cd(광도), mol(물질의 양)의 7 개를 기본단위로 하고, rad(평면각), sr(입체각)의 2 개를 보조단위로 하는 국제 단위계

2) 10 μSv = 1 밀리렘, 1 mSv = 100 밀리렘, 20 mSv = 2 렘, 50 mSv = 5 렘

3) 라듐(226Ra) 1 g 의 방사능을 1 Ci(큐리)로 정의함

- 1 Ci = $3.7\times10^{10}$Bq(베크렐) = 1 초당 370 억 개의 방사성 붕괴
- 1 Bq = 1 dps(1 초당 붕괴수)

4) 1 GBq = 27 mCi, 1 TBq = 27 Ci, 1 μCi = 37 kBq, 1 Ci = 37 GBq

# 5. 방사선방어와 관련된 기본량

## 1) 등가선량(equivalent dose : $H_T$)

등가선량은 방사선방어의 목적으로 사용하는 양으로서 피폭으로 인한 위험의 결정적 영향을 방지하기 위하여 도입되었으며, 흡수선량에 방사선가중인자를 곱하여 보정한 양으로 다음과 같이 표시할 수 있다.

$$H_T = \Sigma D_{TR} \times W_R \ (D_{TR} : \text{흡수선량},\ W_R : \text{방사선가중인자})$$

등가선량은 대상이 되는 조직에 대하여 정의되며, 피부 등가선량, 폐 등가선량, 수정체 등가선량과 같이 부른다. 조직 흡수선량은 조직의 어느 한 점에서의 흡수선량이 아니라 일정 조직체적의 평균 흡수선량을 의미한다. 단위는 흡수선량 단위와 같이 킬로그램 당 줄 ($J \cdot kg^{-1}$)이며, 그 특별명칭은 시버트(Sv)이다.

### * 방사선가중인자(radiation weighting factor : $W_R$)

등가선량을 산출할 때 방사선가중인자(WR : 방사선의 종류에 따른 확률적 영향의 정도 차이를 보정하는 계수)는 확률적 영향에 관한 RBE(생물학적 효과비)를 고려해서 장기조직의 평균적인 수치로 구한 것이다. 종전의 선질계수(Q)는 LET(선형에너지 전이)를 토대로 장기, 조직의 특정 한 점에 관한 수치로 구한 것이다. 중성자선에 대하여서는 그림 3-2와 같이 ICRP Pub. 60권고에서는 계단함수, ICRP Pub. 103권고에서는 연속된 곡선으로 나타나고 있는 연속함수에서 방사선가중인자의 값을 각각의 에너지에 흡수선량을 곱해서 등가선량을 산출할 수 있다.

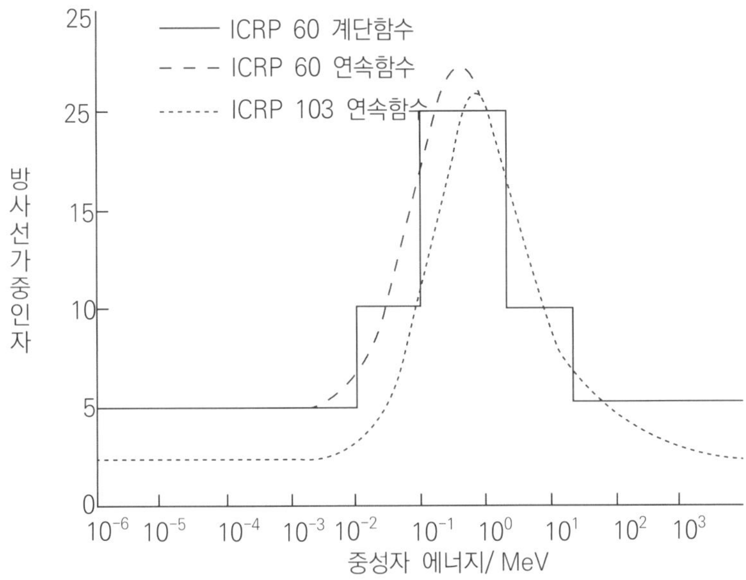


**그림 3-2. 중성자선의 방사선가중인자**

ICRP Pub. 60과 ICRP Pub. 103의 권고에 의한 방사선가중인자를 비교하면 표 3-4, 5과 같다.

**표 3-4. ICRP Pub.60과 ICRP Pub.103권고(방사선가중인자)**

| 구 분 | ICRP 60 | ICRP 103 |
|---|---|---|
| 광자 | 1 | 1 |
| 전자 또는 뮤온 | 1 | 1 |
| 양성자 및 하전 파이온 | 5 | 2 |
| 알파입자, 핵분열파편, 중이온 | 20 | 20 |
| 중성자 | 계단함수 | 연속함수 |

**표 3-5. ICRP Pub.60과 ICRP Pub.103권고(중성자 방사선가중인자)**

| 구 분 | 방사선가중치($W_R$) |
|---|---|
| ICRP 60<br>(계단함수) | 〈 10 keV ------------------ 5<br>10 keV - 100 keV ----------- 10<br>100 keV - 2 MeV ----------- 20<br>2 MeV - 20 MeV ------------ 10<br>〉 20 MeV ------------------ 5 |
| ICRP 103<br>(연속함수) | $W_R$ = 2.5 + 18.2 exp[-(lnEn)$^2$/6]……… En 〈 1 MeV<br>= 5.0 + 17.0 exp[-(ln2En)$^2$/6]…… 1 MeV 〈 En 〈 50 MeV<br>= 2.5 + 3.25 exp[-(ln0.04En)$^2$/6]… En 〉 50 MeV |

## 2) 유효선량(effective dose : $H_E$)

방사선생물학이나 인체 위험평가와 같은 연구결과를 보면 같은 등가선량에 피폭되었을 경우에도 피폭된 조직/장기의 방사선감수성에 따라 여러 조직/장기의 확률적 영향의 발생정도와 이로 인한 위험도가 다르게 나타난다. 각 장기의 등가선량에 해당장기의 보건상 차지하는 비중을 고려한 조직가중인자를 가중한 합을 위험평가의 척도로 도입한 양이 유효선량으로 다음과 같이 표시할 수 있다.

$H_E = \Sigma H_T W_T$ ($H_T$ : 조직의 등가선량, $W_T$ : 조직가중인자)

유효선량은 피폭이 전신에 균일하게 피폭되었을 때 확률적영향의 발생확률과 밀접한 관계가 있다. 단위는 흡수선량 단위와 같이 킬로그램 당 줄($Jkg^{-1}$)이며, 그 특별명칭은 시버트(Sv)이다. ICRP 60에서 유효선량과 함께 등가선량을 제시한 이유는 일부조직에 부당하게 높은 피폭을 방지하기 위해서이다.

### * 조직가중인자(tissue weighting factor : $W_T$)

조직가중인자는 전신이 균등하게 조사된 결과로 생기는 손해의 총합계에 대하여 그 조직 장기의 상대적 위험도의 분담을 말한다. 이 값은 1977 년 ICRP Pub. 26 권고에서는 하중계수에 상당하는 것이지만 그 후 방사선의 효과에 대한 새로운 지식을 적용하여 조직, 장기의 추가와 계수가 변경되었다. 조직가중인자는 사람에게 입사하는 방사선의 종류와 에너지에는 관계없이 선택된 것이다. 또한 남녀포함해서 넓은 영역의 구성원 집단을 기초로 계산했으므로 방사선작업종사자 및 일반인에게 동일한 값으로 적용할 수 있다. 또한 확률적영향의 선량평가에 사용되며 내부피폭과 외부피폭에 동일하게 적용되고 그리고 전신조직 가중치의 합은 1이다. 표 3-6은 ICRP Pub. 103 권고에 의한 조직가중인자(WT)를 나타낸 것이고, 표 3-7은 ICRP Pub. 60권고와 상호 비교한 값을 나타낸 것이다.

**표 3-6. ICRP Pub.103 권고(조직가중인자)**

| 조 직 | 조직가중치 | |
|---|---|---|
| | $W_T$ | $\Sigma W_T$ |
| 적색골수, 결장, 폐, 위, 유방, 나머지 조직* | 0.12 | 0.72 |
| 생 식 선 | 0.08 | 0.08 |
| 방광, 식도, 간, 갑상선 | 0.04 | 0.16 |
| 골 표면, 뇌, 침샘, 피부 | 0.01 | 0.04 |
| 합 계 | | 1.00 |

* 나머지 조직 : 부신, 흉곽외 부위, 쓸개, 심장, 신장, 림프절, 근육, 구강점막, 췌장, 전립선(남), 소장, 비장, 흉선, 자궁/자궁경부(여)

**표 3-7. ICRP Pub.60과 ICRP Pub.103 권고(조직가중인자)**

| 조 직 | ICRP 60 | ICRP 103 |
|---|---|---|
| 적색골수 Bone marrow | 0.12 | 0.12 |
| 결장(대장) Colon | 0.12 | 0.12 |
| 폐 Lung | 0.12 | 0.12 |
| 위 Stomach | 0.12 | 0.12 |
| 유방 Breast | 0.05 | 0.12 |
| 잔여조직 Remainder | 0.05 | 0.12* |
| 생식선 Gonads | 0.20 | 0.08 |
| 방광 Bladder | 0.05 | 0.04 |
| 식도 Oesophagus | 0.05 | 0.04 |
| 간 Liver | 0.05 | 0.04 |
| 갑상선 Thyroid | 0.05 | 0.04 |
| 피부 Skin | 0.01 | 0.01 |
| 뼈 표면 Bone surface | 0.01 | 0.01 |
| 뇌 Brain | - | 0.01 |
| 침샘 Salivary glands | - | 0.01 |

## 3) 예탁등가선량(committed equivalent dose : $H_{T50}$)

방사성물질이 체내에 흡수되었을 경우에는 그것이 물리적 붕괴 또는 신진대사에 의해 배설되어 소멸될 때까지 내부피폭을 받는다. 어떤 시간에 섭취된 방사성물질로 인하여 그 후 50 년간 어떤 조직이나 장기가 피폭 받게 될 총 선량(예탁선량)을 말한다(어린이의 경우 70 년을 적용한다).

$$H_{50} = \int_0^{50} H(t)\ dt$$

## 4) 예탁유효선량(commitment effective dose : $H_{E50}$)

방사성물질의 체내섭취로 인한 예탁등가선량에 조직가중인자를 가중하여 확률적 영향의 발생위험을 평가하기 위해 도입된 양이다. 인체의 내부피폭은 연간섭취한도(ALI)로 하여 20 mSv가 되는 예탁유효선량에 의거하여 Bq수가 산출된다.

$$H_{E50} = \Sigma H_{T50}\ \omega_T$$ ($H_{T50}$ : 조직의 예탁등가선량, $\omega_T$ : 조직가중인자)

### 5) 선량예탁(dose commitment : $H_c$)

방사성물질의 체내피폭과 관련한 피폭이 장기간 계속될 때 특정 인구집단에서 개인당 조직/장기의 선량률 H(t)의 무한시간 적분 값으로 주어지는 선량이다. 이 양은 방사선방어 관점에서 자주 사용되지 않으며 단지 참고용으로 이용된다.

$$H_c = \int_0^{\infty} H(t)\ dt$$

### 6) 집단선량(collective dose : $S_c$)

방사선원에 의해 피폭 받는 집단의 선량은 각 개인이 받은 피폭방사선량의 합(집단의 총 피폭선량)으로 간단하게 표현할 수 있다. 이 집단선량은 방사선피폭으로 인해 어떤 인구집단에게 나타날 수 있는 확률적 영향이나 위험을 평가할 때 유용하게 쓰인다. 단위는 man-Sv (명-Sv)를 사용한다.

$S_c = \Sigma H_i P_i$($H_i$ : 주민개인당 선량, $P_i$ : 피폭인구집단 중 특정집단 i의 인구수)

집단선량을 제외한 방사선방어와 관련된 기본양(등가선량, 유효선량, 예탁선량)은 Sv의 단위를 사용한다.

## 6. 실용 량(operational quantities)

인체의 방사선방어와 관련된 등가선량과 유효선량은 실제로 측정 가능한 양이 아니다. 따라서 조직이나 장기의 유효선량 또는 평균 등가선량의 측정이나 감시에는 실용 량을 사용한다. ICRU는 외부피폭에 대한 개인감시 및 환경감시를 위한 실용 량을 정의하였으며 표시는 H(d)로 하였다. 개인감시를 위한 실용 량은 인체의 특정 점 아래 ICRU 구(팬텀)의 적정 깊이 d에서 선량당량을 평가한다. 특정 점은 일반적으로 개인선량계를 패용한 부위이며 유효선량 평가는 H(10 mm), 피부와 손발에 대한 선량평가는 H(0.07 mm)이고 눈의 수정체의 선량평가는 H(3 mm)의 사용을 권고하였다. 그러나 실제로 눈의 수정체H(3 mm)는 거의 감시하지 않는다. 환경감시를 위한 실용량은 투과력이 강한 방사선모니터링에 적합한 주변선량당량의 평가는 H(10 mm)이고 투과력이 약한 방사선모니터링에 적합한 방향선량당량은 H(0.07 mm)이다. 표 3-8은 환경과 개인 모니터링에 대한 실용 량을 비교한 것이다.

**표 3-8. 실용 량(환경 및 개인모니터링)**

| 환경 모니터링 | 개인 모니터링 |
|---|---|
| ▸ 주변 선량당량[H(d)]<br>투과력이 강한 방사선 모니터링에 적합 : H(d) = 10 mm | ▸ 심부 선량당량[Hp(d)]<br>투과력이 강한 방사선 모니터링에 적합, 인체의 유효선량 평가 : d = 10 mm |
| ▸ 방향 선량당량[H´(d)]<br>투과력이 약한 방사선 모니터링에 적합 : H´(d) = 0.07 mm | ▸ 표층 선량당량[Hs(d)]<br>투과력이 약한 방사선 모니터링에 적합, 피부의 등가선량 평가 : d = 0.07 mm |

실용 량은 측정 가능한 양이며, 방사선 감시 측정기는 이 양으로 교정한다. 일상감시의 경우, 이러한 실용 량 값은 특히 그 값이 방어 한도 미만일 경우 각각 유효선량과 피부선량을 충분히 정확하게 평가하는 것으로 간주된다. 내부피폭에 대한 등가선량이나 유효선량 평가를 제공하는 실용 량은 정의되지 않았다. 일반적으로 인체 내부에 존재하는 방사성핵종을 다양한 방법으로 측정하며, 생물 역동학적 모델을 사용해 방사성핵종 섭취량을 평가한다.

제4장

# 국제 방사선 방어위원회의 권고

# 04 국제 방사선 방어위원회의 권고

## 1. ICRP 권고의 역사적 현황

1895년 뢴트겐이 엑스선을 발견한지 몇 주 내에 골절환자의 진단을 위한 엑스 선 검사로 인해 방사선 부작용 즉, 탈모, 홍반, 빈혈증 및 피부화상 등이 발생하여 방사선의 과다노출을 피해야 된다는 필요성을 인식하게 되었다. 또한 라듐의 발견과 이를 의학분야에 사용한 직후 유사한 부작용이 발생되었다고 보고되었다. 그 결과로 1928년 엑스선 및 라듐 방어에 관한 국제위원회(international commission on X-ray radium protection, IXRP)가 창립되었으며 1950년 이 위원회는 국제 방사선 방어위원회(international commission on radiological protection, ICRP)로 개칭하고 정규적인 위원회를 개최하여 매년 전문분야별로 권고 안을 발표하고 있다. ICRP 의 권고는 세계 각국의 관계법규 등에 준용 또는 적용하고 있으며 IAEA, WHO, ILO 등 국제기구에서도 방사선방어와 관련된 제반사항과 방어기준설정에 사용하고 있다. 이 위원회의 구성은 주 위원회(main commission)와 전문위원회(committees)로 되어 있다.

주 위원회는 특정국가보다는 전문영역(방사선의학, 방사선방어, 보건물리, 생물학, 유전학, 생화학 및 물리학) 등 많은 여러 분야의 적절한 균형을 고려하여 현저한 업적에 의한 개인적인 자격으로 선출된 세계적인 석학들로 구성되어 있다. 또한 전문(소)위원회는 필요에 따라 설치하도록 되어 있는데 현재에는 다음과 같이 5개의 전문위원회로 구성되어 있다.

제 1 전문위원회 : 방사선 영향

제 2 전문위원회 : 외부·내부피폭으로부터 선량

제 3 전문위원회 : 의료용 방사선방어

제 4 전문위원회 : ICRP 권고의 적용

제 5 전문위원회 : 환경에 대한 방어

이 위원회는 방사선방어에 관한 지침을 제공할 목적으로 결성된 임의 단체이지만 국제적으로 이 분야에서 가장 권위 있는 기구이며 ICRP 권고는 세계 각국과 국제 기구에서 존중하고 있다.

# 2. ICRP pub. 6(1962 년) 권고

## 1) 기본적 개념

(1) 방사선 장해의 분류 : 신체적 장해 및 유전적 장해

(2) 방사선 방어의 목표 : 신체적 장해를 방지하고 유전적 장해를 최소화 할 것

(3) 권고에서 제외되는 방사선 : 자연방사선과 진료방사선에 의한 피폭

(4) 개인의 피폭에 관한 분류

- 직업상 피폭하는 개인
- 직접적으로 방사선 작업에 종사하지 않는 성인
- 집단전반의 개개 구성원

## 2) 최대허용선량(maximum permissible dose : MPD)

허용선량 중 최대치이며 모든 허용선량을 되도록 낮게 정하여 불필요한 피폭은 피하도록 권고하고 있다. 최대허용선량(MPD)은 다시 최대허용피폭선량(MPED)과 최대허용집적선량(MPAD)으로 구분할 수 있다. 여기서 MPAD는 방사선 작업 종사자에만 적용되며 다음 식으로 정해진다.

$$D = 5(N - 18)\ \text{rem}$$

D : MPAD　　　　N : 연령

18세 미만인자는 유전적 장해를 고려하여 방사선 직업에 원칙적으로는 종사할 수 없도록 하였으며 18세 이상은 최대허용선량에 따라 피폭선량을 제한 받게 된다. 기본식(D)의 적용부위는 종사자의 전신, 조혈기관, 생식선 및 눈의 수정체이며 과거에 피폭 받은 것이 불확실할 때는 1 년에 5rem을 받은 것으로 간주한다. 표 4 - 1은 1962 년 ICRP 권고의 최대허용선량을 나타낸 것이다.

**표 4 - 1. 1962 년 ICRP 권고의 최대허용선량**

| 피폭기관 \ 피폭구분 | 직업상 피폭하는 개인 | 직접적으로 방사선 작업에 종사하지 않는 성인 종업원 | 집단 전반의 구성원 |
|---|---|---|---|
| | D=5(N－18) rem | | |
| 생식선 및 조혈기관 | 3 rem /13주, 5 rem/년 | | |
| 피부, 갑상선 및 뼈 | 8 rem/13주, 30 rem/년 | 1.5 rem/년 | 0.5 rem/년 |
| 손과 앞팔, 발과 족관절 | 20 rem/13주, 75 rem/년 | 3 rem/년 | 3 rem/년 |
| 기타 기관 | 4 rem/13주, 15 rem/년 | 7.5 rem/년 | 7.5 rem/년 |
| 긴급작업시 전신 | 12 rem | 1.5 rem/년 | 1.5 rem/년 |
| 사고시 전신 | 25 rem | | |

## 3. ICRP pub. 9(1965 년) 권고

1962년 권고안과 큰 차이점은 피폭범위를 작업중 직업상 피폭하는 성인과 공중의 구성원으로 구분한 것이다. 이와 같은 개념하에서 피폭선량의 제한치를 결정하는 것이 가능하다. 방사선 작업 종사자에 대한 제한치의 최대를 최대허용선량, 공중의 개인 및 집단에 대한 제한치의 최대를 선량한도(dose limit)라 한다. 또한 사고에 의한 피폭을 이상피폭(abnomal exposure)이라 하였으며, 피폭하는 것을 알고 작업하는 경우의 긴급피폭(emergency exposure)과 예상되지 않는 사고피폭(accidental expo sure)으로 구분하였다. 표 4-2는 1965년 ICRP 권고의 피폭선량 제한값을 나타낸 것이다.

### 1) 기본적 개념

(1) 방사선 방어의 목표 : 방사선의 급성효과를 방지하고 만발성 효과의 위험이 용인 될 수 있는 준위까지로 제한하는 것

(2) 피폭범위

- 직업적 피폭 : 최대허용선량(maximum permissible dose : MPD)
- 공중의 구성원 : 선량한도(dose limit : DL)

**표 4-2. 1965년 ICRP 권고의 피폭선량 제한값**

<table>
<tr><th rowspan="3">결정기관</th><th colspan="5">제어할 수 있는 선원에서의 피폭</th><th>제어되지 않는 선원에서의 피폭(이상피폭)</th></tr>
<tr><th colspan="4">직업상 피폭하는 성인</th><th rowspan="2">공중의 구성원</th><th rowspan="2">직업인</th></tr>
<tr><th colspan="2">평상시의 피폭</th><th colspan="2">계획특별피폭</th></tr>
<tr><td></td><td>1년<br>5 rem</td><td>1/4년<br>3 rem</td><td>1회<br>10 rem</td><td>일생<br>25 rem</td><td>1년<br>0.5 rem</td><td>Voluntary의 경우 :<br>긴급적 피폭(수치는 주어져 있지 않음)</td></tr>
<tr><td>생식선, 적색골수 및 균일 피폭의 경우, 전신<br>피부, 갑상선, 뼈</td><td>30 rem</td><td>15 rem</td><td>60 rem</td><td>150 rem</td><td>30 rem (갑상선은16세까지 1.5 rem)</td><td></td></tr>
<tr><td>손과앞팔, 발과 복사뼈</td><td>75 rem</td><td>38 rem</td><td>150 rem</td><td>375 rem</td><td>7.5 rem</td><td rowspan="2">Involuntary의 경우 :<br>사고시 피폭(수치는 주어져 있지 않음)</td></tr>
<tr><td>그밖의 기관</td><td>15 rem</td><td>8 rem</td><td>30 rem</td><td>75 rem</td><td>1.5 rem</td></tr>
<tr><td>비 고</td><td></td><td>1년값의 1/2 단, 정수</td><td>1년값의 2배</td><td>1년값의 5배</td><td>직업상 평상시 1년값의 1/10</td><td></td></tr>
</table>

(3) 이상피폭(abnomal exposure)의 분류

- 긴급시 피폭(emergency exposure) : 피폭되는 것을 알고 작업시
- 사고시 피폭(accidental exposure) : 예상하지 않은 사고시 피폭

## 2) 10 day rule의 적용

ICRP에서는 수년동안 태아의 전리방사선 피폭에 대한 주의를 주장해왔다. 임신 가능한 여자의 하복부나 골반에 대한 검사를 실시할 때는 의사가 임신 가능성을 설명해야 한다. 위원회는 월경(menstruation) 시작 후 10 일 동안이 여자가 임신되기 가장 어려운 시기라 지적한다. 그래서 임신 가능한 여자의 하복부와 골반에 대한 방사선 검사는 임신이 불가능한 기간에는 안전하다고 권고한다. 또한 검사는 임신 여부를 결정할 수 있는 다음 월경 개시일 까지 연기하는 것이 바람직하다. 그림 4 - 1은 생식능력이 있는 여성의 방사선진단시에 10 day rule 를 적용하는 시기를 나타낸 것이다.

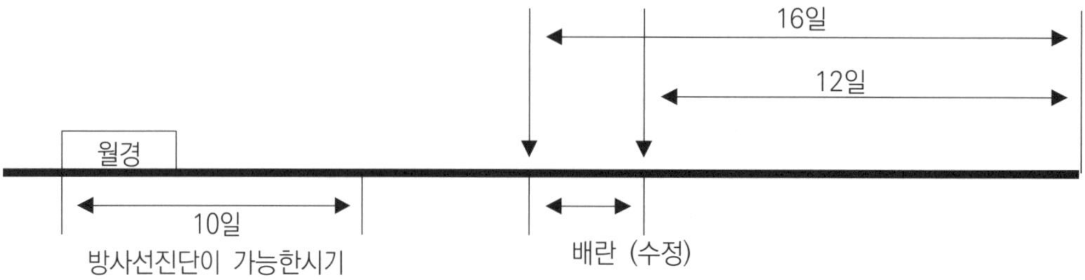


**그림 4 - 1. 생식능력이 있는 여성의「10 day rule」**

촬영시 10 day rule의 적용부위는 Lumbar spine, Pelvis , abdomen, Hip, femur, 등이 있고, 검사법으로는 Urography, Pyelography, Urethrocystography, Hysterosalpingography 및 Barium enema 등이 있으며 이것은 생식선 부위에 조사야가 형성되는 검사법이다.

## 3) 최대허용 신체부하량(maximum permissible body burden, MPBB)

신체 내에 축적된 방사성 핵종의 전체 양을 신체 부하량(body burden)이라 하고, 그의 최대허용량을 최대허용 신체 부하량(maximum permissible body burden)이라 한다. 바꾸어 말하면 최대허용 신체부하량은 어느 기관이나 조직이 선량한도를 받았을 때 전신 속에 남아 있는 방사성물질의 양을 의미한다. 최대허용 신체 부하량은 $^{226}Ra$, $^{89}Sr$, $^{90}Sr$,

$^{210}$Po, $^{239}$Pu 등의 향골성 핵종(bone seeking radionuclide)에 적용되며, $^{226}$Ra의 최대허용 신체 부하량을 0. 1 μCi 로 정하였다. 0. 1 μCi 의 $^{226}$Ra 이 인체내에 존재하면 $^{226}$Ra 및 그의 자손 핵종에 의한 방사선 조사에 의해서 뼈는 (0. 56 rem/주)의 선량률을 받는다. 다른 향골성 핵종의 최대허용 신체부하량은 이와 같은 선량률을 뼈에 주는 것 같은 신체부하량으로서 정해진다. 신체부하량을 좌우하는 인자는 다음과 같다.

(1) 친화장기의 전중량
(2) 친화장기에 모이는 율
(3) 장기의 최대허용 피폭선량으로서의 붕괴율
(4) 생리적 축적율
(5) 생리적 제거율 등이 있다.

## 4) 최대허용농도(maximum permissible concentration, MPC)

방사성 물질에 의한 체내오염은 경구섭취나 피부상처가 발생했을 때 피부와 경구로 섭취 또는 흡입되어 일어난다. 인체의 방사선 방어라는 관점에서 인체의 조직이나 기관의 피폭선량을 문제시하는 것보다도 신체 내로 들어오는 근원인 물. 공기중의 방사성 물질의 농도를 평가하는 쪽이 편리하다. 그래서 국제방사선방어위원회는 체내 섭취량이 최대허용 신체부하량으로 된 물 또는 공기중의 농도를 계산하여 이것을 물 또는 공기의 최대허용 농도로 정하고 있다. 방사성 물질이 오염된 물을 마시거나 공기를 흡입하므로서 체내에 방사성 물질이 서서히 축적되는데 이 축적현상은 다음과 같은 두 가지의 관계가 있다.

하나는 기간에 대한 섭취량이고 다른 하나는 방사성 물질의 유효반감기(effective half life)의 장 · 단이다. 유효반감기가 긴 것은 섭취기간이 길수록 체내 섭취량은 증가하지만 유효반감기가 짧은 경우에는 어느 기간에서는 체내 축적량이 일정한 값에 도달하여 그 후 섭취가 계속되어도 체내 축적량은 증가하지 않는다. 국제방사선방어위원회에서는 그 기간을 50년간(일상의 작업시간)을 채택하고 있다. 이것은 다음과 같은 사실을 의미한다. 즉 최대허용 농도의 물의 섭취 또는 공기의 호흡에 의하여 체내 방사선 축적량에 최대허용 신체부하량에 도달하는 것은 50년 동안 연속 섭취한 경우이다.

# 4. ICRP pub. 26(1977 년) 권고

## 1) 권고의 배경

ICRP 권고 중에서 방사선방어활동의 규제지침을 구체적으로 설정한 것은 1959년에 "인체 내부에 침투한 방사성동위원소의 피폭평가 방법"을 수록한 권고(ICRP pub. 2)와 1965년에 "방사선방어의 일반사항과 방사선피폭 제한체제"를 수록한 권고(ICRP pub. 9)가 있다. 그 후 1977년도에 "방사선의 생물학적 효과에 관한 최신 자료 및 그동안의 연구결과 발견된 새로운 정보"를 기초로 하여 ICRP pub. 26이 발간되었다.

## 2) 방사선방어의 목적

방사선방어의 목적은 방사선피폭으로 인해 수반되는 인체의 각종 유해한 영향을 미연에 방지 또는 감소시키는데 목적이 있다. 따라서, 방사선 방어활동의 개시전에 반드시 방사선의 피해정도 또는 그 영향에 대하여 조사할 필요가 있다. ICRP pub. 26에서는 방사선피해가 방사선에 직접 피폭된 자신에게만 일어나며 그 후손에게는 나타나지 않을 경우의 피해는 신체적 영향, 방사선피해가 자신에게는 물론 그 자손에게까지 전달되어 영향을 미칠 때는 유전적 영향이라 구분하고 있다. 방사선의 신체적 영향과 유전적 영향의 종류를 조사하여 방사선 피폭량과의 상관관계를 찾아내는 일이 방사선방어 활동의 가장 중요한 기초가 된다. 방사선 피해와 방사선 피폭량과의 상관관계를 수립하는데 있어 ICRP pub. 26은 방사선의 피해 종류를 다시 확률적 영향과 비확률적 영향으로 구분하고 있다.

## 3) 기본적 개념

(1) 선량당량한도 : 확률적 영향과 비확률적 영향으로 분류

① 확률적 영향(stochastic effect) : 방사선 장해의 심각성과는 상관없이 장해발생 확률이 방사선피폭량과 직접적인 상관관계를 가지고 있는 경우를 말한다. 이때 방사선 피폭량이 아무리 적어도 그에 상응하는 장해발생 확률이 있으며 그 장해 발생확률은 절대로 영(zero)이 될 수 없다는 개념이다. 즉 방사선 장해의 발단선량(threshold dose)이 존재하지 않는다는 것이다. 예를 들면 유전적 영향, 발암 작용, 백혈병 등이 있다.

② 비확률적 영향(Non stochastic effect) : 반드시 일정량이상의 방사선에 피폭되어야 일어나는 방사선 장해를 말한다. 이때 방사선장해를 일으키는 방사선피폭량을 발단

선량이라하고, 이 발단선량이상을 피폭 받으면 방사선의 장해정도가 방사선 피폭량에 따라 변한다. 발단선량 이하의 방사선피폭으로는 아무런 유해한 방사선 장해증상이 나타나지 않는다. 예를 들면 피부의 손상, 수정체혼탁, 백내장, 불임 등이 있다.

(2) 방사선 방어의 목표 : 비확률적 영향을 방지하고 확률적 영향의 발생 확률을 합리적으로 달성 할 수 있는 한 낮게 유지한다.

(3) 선량제한 체계의 설정

- ▸ 행위의 정당화
- ▸ 방어의 최적화
- ▸ 개인의 선량한도

(4) 실효선량당량의 정의 확립

방어의 개념이 위험에 근거하게 됨으로써 이를 적절히 나타낼 수 있는 양이 필요했고 이 목적으로 각 조직의 선량당량에 해당조직의 가중치를 가중하여 합산한 양을 실효선량당량이라 한다.

(5) 방사선과 관련된 양

ICRU와 보조를 맞춰 선량평가에 조직등가물질(ICRU 구)를 도입함과 동시에 R, rad, rem 및 Ci와 같은 종래의 단위를 사용하지 말고 국제표준단위(SI)인 C/kg, Gy(Gray), Sv(Sievert) 및 Bq(Becquerel) 단위를 사용할 것을 권고하였다.

## 4) ICRP 선량당량한도의 기본 방침

(1) 방사선 피폭 영향을 확률적 및 비확률적으로 구분하고 확률적 영향은 합리적으로 달성할 수 있는 한 낮게 유지하고 비확률적 영향은 방지한다.

(2) 비확률적 영향의 방지는 선량당량한도를 충분히 낮게 설정하여, 전 취업기간의 피폭이 비확률적 효과의 한계선량(발단선량)보다 낮도록 함으로써 달성한다.

(3) 확률적 영향의 제한은 정당화와 최적화의 과정을 거침으로서 ALARA를 지향하고 선량당량 한도를 초과하지 않도록 함으로써 달성한다.

(4) 확률적 영향에 관한 한도는 과거에는 결정장기에 국한된 개념이었으나, 지금은 피폭 받은 조직의 위험도 총합의 개념에 의해서 설정한다.

(5) 선량당량한도는 1년간의 체외피폭에 의한 선량당량한도와 체내에 섭취한 방사성 물질로 인한 예탁선량당량의 합을 적용한다.

(6) 선량당량 한도에는 자연방사선과 의료에 의한 피폭은 제외시킨다.

(7) 선량당량 한도는 제어가 가능한 피폭에 적용하고 사고의 경우와 같이 제어가 불가능한 경우의 피폭은 별도로 다룬다.

1977년 권고안에서 방사선 작업종사자와 공중의 구성원에 대한 연간의 선량당량 한도는 표 4-3과 같다.

**표 4-3. ICRP Pub. 26에서 권고된 개인의 연간 선량당량 한도**

| 구 분 | | 방사선 작업종사자 | 공중의 구성원 |
|---|---|---|---|
| 확률적 영향 | 전신 균일피폭 | 50 mSv(5 rem) | 5 mSv(0.5 rem) |
| | 불균일피폭 | $\Sigma W_T \cdot H_T \leq 50$ mSv<br>$H_T$ : 조직 T의 연선량당량<br>$W_T$ : 조직 T의 조사에 의한 확률적 영향의 하중계수 | $\Sigma W_T \cdot H_T \leq 5$ mSv<br>$H_T$ : 좌와 같다.<br>$W_T$ : 좌와 같다. |
| 비확률적 영향 | 수정체 | 150 mSv(15 rem) | 15 mSv(1.5 rem) |
| | 피 부 | 500 mSv(50 rem) | 50 mSv(5 rem) |
| | 기타의 장기 | 500 mSv(50 rem) | 50 mSv(5 rem) |

## 5. ICRP pub. 60(1990년) 권고

### 1) 권고안이 나오게 된 배경

방사선 방어의 개념과 선량한도의 기본이 되는 수치적 기준을 제시한 ICRP 권고가 1977년 이후 10여년 만에 개정되었다. 이번 개정에서 하나의 큰 계기가 된 것은, 방사선 피폭의 인체영향에 관한 연구 자료와 일본의 히로시마와 나가사키에서 원폭생존자들을 대상으로 피폭방사선량에 따른 장해정도를 역학적으로 분석한 결과, 특히 방사선의 발암위험성 등이 종전의 선량에 의한 추정치 보다 높아지는 것으로 밝혀졌다. 이에 따라 일본의 원폭피해 생존자들에 대한 방사선역학조사에 근거한 방사선량 과 위험의 재평가연구 및 방사선생물학 등의 연구 성과를 기초로 하여, ICRP는 1977년 권고안을 근본적으로 개정하기로 결정하였다. 이를 위해 1989년 초에 권고안을 작성하기 위한 위원회가 설치돼 몇 번의 토의를 거처 ICRP 내 · 외부의 신중한 검토를 통해 여러 원칙과 개념을 재정리한 ICRP pub. 60으로 발간하게 되었다.

### 2) 권고안의 특징

권고안의 핵심은 선량한도에 관한 새로운 권고치를 제시한 것이다. ICRP는 1990년 11월 12일(ICRP Pub. 60) 원자력발전소나 의료시설 등에서 근무하고 있는 종사자들의 피폭선량한도를 현재의 연간 50 mSv에서 5년 평균치로 연간 20 mSv로 낮추었다. 그리고 직업 종사자라 하더라도 근무연수가 1년인 경우에 허용되는 선량한도는 종전과 같이 50 mSv를 초과할 수 없도록 하였다. 종사자의 유효선량이 20 mSv/y로 낮아진 이유는 속중성자의 피폭평가가 히로시마, 나가사키 원폭 피해자에 대해 과대평가 되었기 때문에 50 mSv/y에서 20 mSv/y로 낮아졌다. 즉, 원자폭탄 폭발 당시의 습도가 높아 공기중 수소원자의 증가현상이 있었는데도 수소원자에 의한 피폭감소 효과를 고려하지 못했기 때문이다. 또한 눈의 수정체의 선량한도는 연간 150 mSv이고, 대퇴부 및 손, 발은 연간 500 mSv, 그리고 일반 대중에 대해서는 연간 1 mSv로 규정해 놓았지만 이 선량한도는 자연방사선과 환자의 의료 피폭에는 적용되지 않는다. 특히 임산부의 의료피폭에 관해서는 보다 더 엄격한 기준치로 강화하였는데 구체적인 내용은 다음과 같다.

(1) 임신하지 않은 여성의 직업상 피폭의 제어기준은 남자 방사선 직업종사자와 동일하다.

(2) 임신이라고 안후, 임신의 나머지 기간에 대한 여성의 복부표면 피폭선량은 2 mSv로 제한한다.

(3) 방사성핵종의 섭취는 연간 제한 섭취(annual limitation inkake : ALI)의 1/20까지 제한한다.

여기서 연간섭취한도(ALI)는 방사성물질의 체내 섭취로 인해 선량한도를 초과하는 피폭을 받지 않도록 연간 섭취가 허용되는 최대량을 말하며 내부피폭에 대한 2차한도이다. 만약 긴급사고시 피폭일 경우에는 다음과 같다.

(1) 방사선작업종사자가 긴급사태시 생명을 구하는 일이 아닌 경우 허용되는 유효선량은 0.5 Sv이며, 피부등가선량은 5 Sv로 제한된다.

(2) 생명을 구하기 위한 경우에는 일정한 한도의 제한이 없고 그 상황에 따른 윤리적인 판단에 따른다.

1990년 권고(ICRP pub. 60)의 선량한도를 도표화하면 표 4-4과 같다.

**표 4-4. ICRP pub. 60권고의 선량한도**

| 구 분 | 선 량 한 도 | |
|---|---|---|
| | 종 사 자 | 공 중 |
| 유효선량 | 20 mSv/년(5년간의 평균선량) | 1 mSv/년 |
| 수정체 등가선량 | 150 mSv/년 | 15 mSv/년 |
| 피부 등가선량 | 500 mSv/년 | 50 mSv/년 |
| 손, 발 등가선량 | 500 mSv/년 | 50 mSv/년 |
| 임신부 복부한도 | 2 mSv/임신기간(임신을 신청한 경우) | |
| 임신부의 방사성물질 섭취한도 | 1/20 of ALI | |

▸ 방사선작업종자자에 비해 일반인이 선량한도가 적은 이유
(1) 연령 구성 범위가 넓고 다수 피폭원으로 부터 피폭될 수 있다.
(2) 방사선감수성이 높은 태아, 어린아이가 있다.
(3) 방사선피폭 집단이 대규모 이므로 직접관리가 불가능 하다.
(4) 방사선피폭으로 인한 이득이 정당화 되지 않는다.
(5) 일반인의 피폭 기간은 길다.
(6) 방사선작업종사자는 법적으로 방사선안전관리와 적극적 피폭관리를 실시한다.

## 3) 기본적 개념

(1) 방사선방어의 목표
① 편익을 가져오는 방사선 피폭을 수반하는 행위를 부당하게 제한하는 일이 없이 사람의 안전을 확보할 것
② 개인의 결정적 영향의 발생을 방지할 것
③ 확률적 영향의 발생을 감소시킬 것
(2) 일본의 원폭 피해자 선량의 재평가 결과가 그동안 축적된 방사선 역학적 조사 및 방사선 생물학적 연구결과를 바탕으로 새로 부여한 조직 가중치를 도입하였다.
(3) 과거의 선질계수 대신에 방사선 가중인자를 사용하고 이에 따라 과거의 선량당량과 구분하기 위하여 등가선량이라는 명칭을 도입하였다.
(4) 인체 각 기관에 대하여 규정하였던 위험 가중인자(risk weighting factor : $W_T$)도 조직가중인자(tissue weighting factor : $W_T$)로 바꾸어서 보다 세분화하였다.

## 4) ICRP Pub. 26 과 60 권고의 용어 및 개념 비교

(1) 선원의 제어가능성과 방사선피폭의 제어가능성에 초점을 맞추어 방사선방어체계를 구축하였다. 기술적으로 고도화된 자연방사선, 사고시의 피폭 등에 대한 방사선방어의 틀을 제시하였다.
(2) 최적화의 제한조건으로 개인에 대한 선량구속치를 도입하였다.
(3) 방사선유발 암에 대한 최신의 역학조사정보를 적용해 조직하중계수를 변경하였다. 조직하중계수에는 비치사성의 암으로 인한 손해도 고려하였다.
(4) 선량한도치를 방사선손해의 허용기준에 따라 설정하였다.
(5) 잠재피폭에 대해서도 고려할 것을 권고하였다.
(6) 방사선방어 대책을 위한 참고사항(작업장소 구분, 작업조건 구분, 조사사항 등)에 대해수치를 예시하지는 않았다.

(7) 비확률적영향 대신에 결정적영향을 사용하였다.
(8) 유효선량당량 대신에 유효선량을 사용하였다.

표 4-5와 6은 ICRP Pub. 26과 ICRP Pub. 60권고의 주요 용어 차이점을 도표화하였다.

**표 4-5. ICRP Pub. 26과 ICRP Pub. 60권고의 주요 용어(선량 관계)**

| ICRP Pub. 26('77) | ICRP Pub. 60('90) |
|---|---|
| 선량당량(dose equivalent) | 등가선량(equivalent dose) |
| 선량당량한도 | 선량한도 |
| 유효선량당량(effective dose equivalent) | 유효선량(effective dose) |
| $H_E = \sum_T W_T \cdot H_T$ | $E = \sum_T W_T \cdot H_T = \sum_T W_T \sum_R W_R \cdot D_{T \cdot R}$ |
| 예탁선량당량 | 예탁(등가)선량 |
| 선량당량예탁 | 선량예탁 |
| 예탁유효선량당량 | 예탁유효선량 |
| 집단선량당량 | 집단(등가)선량 |
| 집단유효선량당량 | 집단유효선량 |
| 선질계수(Q) : LET 고려 | 방사선가중인자($W_R$) : RBE 고려 |
| 조직가중인자(tissue weighing factor) | 조직가중인자($W_T$) : detriment 고려 |

**표 4-6. 1990년과 1977년 권고의 개념과 용어**

| 구 분 | 1990년 ICRP 권고 | 1977년 ICRP 권고 |
|---|---|---|
| 생물학적 영 향 | 결정적 영향(deterministic effect)<br>확률계수(probability coeffiient)<br>Detriment(비치사 암을 포함) | 비확률적 영향<br>위험 계수<br>Detriment |
| 방 사 선 방어체계 | 방사선방어체계<br>행위와 개입<br>잠재피폭<br>선량제약치<br>여성작업자 선량한도 폐지<br>임신부의 선량한도 | 선량제한 체계<br>-<br>-<br>-<br>여성작업자 선량한도<br>- |
| 방 사 선 실무관련 | 작업장소의 구분(수치 없음)<br>작업조건의 구분(수치 없음) | -<br>작업조건 A, B |

## 5) 행위에 대한 방사선방어

ICRP Pub. 60권고에서는 방사선 피폭은 행위에 의한 것과 개입에 의한 것으로 구분하였으며 방사선방어 대상도 행위와 개입의 각각에 대한 방사선 방어 수단을 제시하였다. 신규 혹은 계속된 행위에 대한 방사선 방어 대책을 검토하기 위해서 다음과 같은 방사선 방어 체계(ICRP Pub. 60)를 준수할 필요가 있다. 이것은 방사선방어목표를 달성하기 위하여 필요하며 정당화→최적화→선량한도 순으로 적용한다.

① 행위의 정당화
② 방어의 최적화
③ 개인의 선량한도

### (1) 행위의 정당화(Justification of practice)

방사선 피폭을 수반하는 행위로부터 얻은 이득이 수반되는 피폭의 위해에 비해 순 이득을 가져오지 않으면 그 행위는 인정되지 않는다. 방사선 피폭을 수반하는 행위를 실행 할 때는 그 행위의 결과로 얻은 이득과 그 행위에 수반된 비용, 손해 등을 비교 검토한 결과 실제적인 순 이득을 얻을 수 있는 경우에만 실행이 이루어져야 한다는 것이다.

### (2) 방어의 최적화(optimization of protection)

방어의 최적화는 정당화된 행위도 그 설계 계획 및 실행에 있어서 방사선 피폭을 가능한 적게 하기 위하여 개인의 선량한도가 초과되지 않는 조건 하에서 경제적 · 사회적 인자를 고려해서 합리적으로 달성할 수 있는 한 낮게 유지(ALARA)하는데 있다. 방사선방어의 최적화 원칙에서 최적화를 만족시키기 위하여 도입한 개인선량의 상한치로 나타내는 것이 선량구속치의 개념인데, 이것은 ICRP pub. 60권고에서 처음으로 제시하였다. 선량구속치의 설정은 선량한도를 초과할 수 없으며 과거 방사선관리 실무의 경험을 참고로 해서 선량한도 내에서 일부를 정한 값이다. 선량구속치의 설정방법은 다음과 같다.

① 최적화 판단을 행할 경우 개인선량의 상한치가 된다.
② 선량구속치의 상한은 개인선량한도를 넘지 않도록 설정한다.
③ 직업적 피폭의 선량구속치는 직종에 대하여 설정한다.
④ 일반인의 피폭시 선량구속치는 선원에 대하여 설정한다.
⑤ 의료피폭일 경우는 선량한도에 적용은 되지 않으나 전형적인 진단행위 등에 의해 선량구속치를 설정해서 환자의 피폭을 감소시킬 필요가 있다.

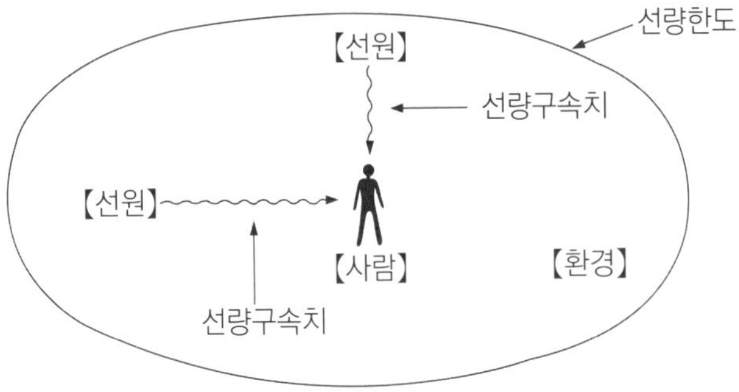


**그림 4-2. 선량한도와 선량구속치의 관계**

### (3) 개인의 선량한도(dose limits for individuals)

어떠한 개인도 정당화된 행위에서 국제방사선방어위원회(ICRP)가 권고하는 선량한도를 초과해서 피폭되어서는 안 된다. 환경(작업자의 경우는 직업환경, 일반공중의 경우는 일반환경)중에는 수많은 선원이 존재하여 한사람 개인은 복수의 선원에서 방사선 피폭을 받을 가능성이 크다. 그래서 모든 선원에서 개인선량의 상한치를 정할 필요가 있는데 이 상한치를 선량한도라 한다. 선량한도와 선량구속치의 관계를 도시화하면 그림 4-2와 같다. ICRP가 권고하는 선량한도의 개념은 그 한도 이하이면 무조건 피폭이 허용된다는 의미의 값은 아니고 정당화와 최적화의 조건이 만족하는 피폭이면 어쩔 수 없다는 피폭방사선량의 상한치이다.

## 6) 개입에 대한 방사선방어

방사선 시설에 사고가 발생하는 경우나 혹은 옥내에 라돈 가스 등과 같이 피폭원이 이미 존재하고 있으면 그에 의한 피폭을 감소시키기 위하여 여러 가지 방어수단이 강구되는데 이것을 개입이라 한다. 개입에는 사고조치(예, 옥내대피, 음식물의 섭취제한 등)와 같이 즉시 대처할 수 있는 경우와, 옥내의 라돈가스에 의한 것처럼 어느 정도의 시간이 요구되는 경우가 있다. 개입에 대한 방사선방어체계는 정당화와 최적화 과정이 적용된다(표 4-7).

**표 4-7. 행위 와 개입에 대한 방사선방어 체계**

| 신규 또는 계속행위<br>(ICRP Pub. 26 및 60) | 개　　입<br>(ICRP Pub. 60) |
|---|---|
| 행위의 정당화<br>방어의 최적화<br>개인의 선량한도 | 개입의 정당화<br>개입의 최적화 |

### (1) 개입의 정당화

개입의 도입은 손해보다 이익이 더 커야 한다. 즉, 선량저감에 의한 사회적비용을 포함한 손해의 감소는 개입에 따른 이득과 손해를 비교하여 정당화될 수 있어야 한다.

### (2) 개입의 최적화

개입의 종류, 규모 및 기간은 선량저감의 순 이득이 최대가 될 수 있도록 최적화되어야 한다.

## 7) 개인 및 집단에 대한 방사선방어

개인 혹은 집단의 안전을 확보하는 것이 방사선방어 목표인데 이것을 확인하기 위해서는 다음과 같은 방법이 있다.

(1) 개인에 주목하여 수행되는 방사선 방어
(2) 선원에 주목하여 수행되는 방사선 방어

두 가지 방사선방어의 구분과 각각의 방사선방어에 필요한 평가선량과의 관계는 그림 4-3과 표 4-8에 나타내었다.

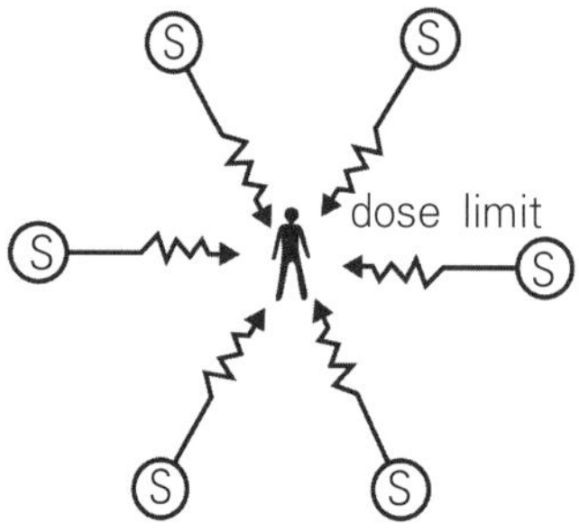

(개인에 주목한 방사선방어)

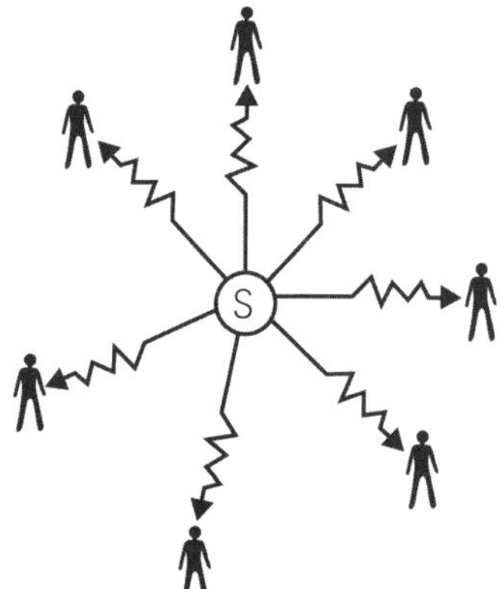

(선원에 주목한 방사선방어)

**그림 4-3. 개인 및 선원에 주목한 방사선방어(S : 피폭원)**

선원에 주목한 방사선방어의 선량평가 목적에 사용되는 위해(detriment)는 방사선으로 인한 보건상 또는 재산상의 해로운 영향을 말한다. 일반적으로 집단에 대한 위해는 방사선에 의한 모든 형태의 해로운 효과가 발생할 확률뿐만 아니라 그 효과의 심각성까지 고려한 수학적 기대치로 정의된다.

**표 4-8. 방사선방어 구분과 평가선량**

| 구 분 | 선량평가 목적 | 방사선방어 체계 관계 | 특 징 |
|---|---|---|---|
| 개인 중심의 방사선방어 | 개인의 리스크 (individual-related assessment) | 선량한도 | ▸사람(개인) 1명 : 복수피폭<br>▸평가선량 : 개인선량<br>▸방사선관리 : 개인관리<br>▸방사선방어체계 : 선량한도<br>▸방어개념 : 개인 선량한도 적용<br>- 선원 다수 존재<br>- 각각 선원관리는 문제<br>- 개인관리 실시 |
| 선원 중심의 방사선방어 | 집단의 위해 (source-related assessment) | 정당화, 최적화 | ▸선원 1개 : 다수피폭<br>▸평가선량 : 집단선량<br>▸방사선관리 : 선원관리<br>▸방사선방어체계 : 정당화 - 최적화<br>▸방어 개념 : 선원관리가 중요<br>- 하나의 선원에서 집단피폭<br>- 선원 이용 유무 결정 중요<br>- 개인관리보다 선원관리가 효율적 |

## 8) 의료피폭의 방사선방어 체계

의료방사선 이용에 따른 환자 피폭, 즉 의료피폭에 대한 방사선 방어를 위하여 필요한 것은 다음과 같다.

(1) 환자에 대한 방사선 적용의 판단을 신중하게 할 것(정당화의 판단)

(2) 환자의 피폭선량을 되도록 적게 하기 위한 노력을 할 것(방어의 최적화)

정당화의 판단은 의사의 책임이고, 최적화의 판단은 의사와 방사선사 책임으로 실시된다. 최적화의 구체적인 방법은 개개의 진단행위 등에 따라 다르다. 장치·기술적 조건 등의 개선으로 달성되는 경우와 진료행위로 달성하지 않으면 안될 경우가 있다.

특히, 의료피폭 중에서 건강하고 정상적인 집단을 대상으로 실시하는 집단 검진의 경우에는 정당화, 최적화의 판단을 신중히 해야 한다. 의료피폭은 직업피폭이나 공중피폭에 대하여 정해져 있는 피폭의 상한치, 즉, 선량한도가 설정되어 있지 않다. 이것은 의료피폭에 따른 환자의 이득이 있어 필요한 경우에는 의료행위를 부당하게 제한하지 않고 있는 까닭이다.

### (1) 의료피폭의 정당화 판단

#### ① 방사선진단(엑스선 진단, 핵의학 진단)의 적용 판단

정당화의 판단은 의사의 책임이며 환자에 대해서 첫째, 검사의 필요성 둘째, 검사에서 얻어지는 의료정보 셋째, 검사결과가 환자의 치료 및 예후에 미치는 영향 넷째, 방사선 피폭이 없는 검사가 있는지 없는지를 평가한 후에 방사선진단의 적용 여부를 판단한다.

#### ② 방사선 집단검진의 적용 판단

집단검진은 일반국민을 대상으로 질병의 스크리닝(screening)을 목적으로 실시한다. 우리나라에서는 주로 흉부 엑스선 검사를 정기적으로 실시하고 있다. 또한 일본에서는 위암의 발생률이 높아 성인을 대상으로 상부소화관 엑스선 검사도 건강진단의 항목으로 실시하고 있다. 특정한 환자를 대상으로 실시하는 방사선진단, 방사선치료의 경우에는 환자의 이득이 크고, 또한 방사선으로 인하여 이익을 받는 개인과 손해를 받는 개인이 같아서 적용의 판단(정당화의 판단)이 쉬우나, 건강한 사람을 대상으로 실시하는 엑스선 검사는 정당화의 판단이 힘들다. 피검자 자신과 사업자, 사회에 미치는 직접 또는 간접적인 이익과 손실을 정확하게 평가한 다음에 정당화의 판단을 신중하게 할 필요가 있다. 많은 사람들이 검사하는 흉부의 집단 간접촬영에서는 성인의 경우 1회 검사에 피부에 약 0.3 mSv의 피폭을 받는다.

#### ③ 의학연구의 적용 판단

새로운 방사성의약품 · 기술 · 장치의 개발이나 연구를 위한 방사선피폭은 참여자 자신에게 직접적인 이득이 없을 때가 많다. 의학연구의 목적으로 방사선을 인체에 조사하거나 또한 방사성물질을 투여할 때에는 헬싱키 선언(1974년)에 따라 WHO 및 CIOMS의 가이드라인(guide-line)에 의거 실시해야 한다. 참여자는 방사선피폭에 따르는 손실을 잘 이해한 다음에 본인의 의지로 참가를 동의하여야 한다. 이와 같은 의학연구는 실시에 앞서 방사선피폭 등 타당성을 평가할 필요가 있다.

#### ④ 방사선치료의 적용 판단

방사선치료의 대상이 되는 질환은 대부분이 종양이다(따라서, 방사선치료학은'방사선종양학'이라고도 한다). 종양의 치료법으로는 방사선치료 이외에 외과적 수술요법, 항암제 투여의 화학요법, 면역요법 등이 있고, 이들 치료법을 병용하기도 한다. 방사선 치료의 적용은 환자의 담당의사 · 방사선치료 전문의사 · 방사선사 등 관계자들이 종양의 종류 · 부위 · 병기 등을 고려하여 판단한다.

### ⑤ 태아의 방사선방어를 위한 10일 규칙

가임 여성의 방사선진단을 실시할 때에는 모체뿐만 아니라 태아에게 방사선 피폭될 가능성이 있어 태아에 대한 피폭도 고려하여 적용판단을 해야 한다. 태아의 불필요한 피폭을 방지하기 위해서 「10일 규칙(10 day-rule)」을 적용한다. 10일 규칙은 월경이 시작한 날부터 10일 이내는 임신될 가능성이 없어 태아가 피폭될 가능성이 전혀 없다는 원리에서 나온 것이다. 조사야에 하복부가 포함되지 않는 검사에서는 태아가 피폭될 가능성이 작아서 방사선진단의 적용에 이 규칙을 고려할 필요는 없다.

### ⑥ 소아 방사선진단의 적용 판단

소아를 대상으로 엑스선 진단이나 핵의학 검사를 시행하는 경우에는 적용(정당화)의 판단 및 피폭선량을 감소시킬 수 있는 특별한 배려가 필요하다. 그 이유는 다음과 같다.

- 방사선 감수성이 높다. 즉 갑상선 종양이나 백혈병 등의 유발에 대하여 소아는 성인에 비하여 감수성이 높다.
- 평균 잔여 수명이 길기 때문에 방사선 영향에 의한 위험의 가능성이 성인에 비하여 높다.
- 장차 생식 가능 연령에 도달하기 때문에 유전적 영향이 문제가 된다.
- 장기의 중량이 적기 때문에 방사성 의약품의 투여량이 동일해도 성인에 비하여 흡수선량이 높게 될 가능성이 있다.

특히 핵의학 검사시 소아의 경우에는 방사성 의약품의 체내분포, 장기 집적율, 배설율 등이 개인에 따라 많은 차이가 있기 때문에 특별한 주의가 요구된다.

## (2) 의료피폭의 최적화 판단

방어의 최적화는 「사회적 · 경제적 요인을 고려하여 피폭선량, 피폭의 기회, 피폭인원을 될 수 있는 한 적게 한다」 는 것이다. 선량한도가 적용되지 않는 의료피폭에 대해서는 환자의 피폭선량을 될 수 있는 한 감소시키기 위하여 방어의 최적화는 중요하다.

### ① 엑스선 진단에 대한 방어의 최적화

엑스선 진단을 할 때에 환자의 피폭선량은 관전압, 관전류, 이용선추의 방향, 선원-피부간 거리(SSD), 조사야 크기, 기록계 감도, 조사시간(촬영횟수, 투시시간) 등의 요인에 따라 좌우된다. 환자 피폭선량을 될 수 있는 한 감소시키고 진단에 필요한 영상을 나타내기 위해서는 이와 같은 요인을 적절히 조합하여 최적의 촬영·투시 조건을 설정할 필요가 있다.

- 불필요한 검사를 피한다.

- 필요 최소한의 조사야를 선택하며 소아의 고관절 촬영에 있어서는 가능한 한 생식선을 차폐한다. 촬영 매수는 필요한 매수로 한정하며 화질이 허락하는 한 고압으로 촬영한다.
- 투시시간의 단축에 특히 유의한다.
- 증감지, 필름, 현상 등의 사진기술에 의해 화질이 허락하는 한 감도를 상승시킨다. 즉 판독에 필요한 정보를 얻을 수 있는 범위에서 가장 피폭이 적은 방법을 선택한다.
- 태아 (임신부의 골반부)의 검사는 원칙적으로 시행하지 않으며 다른 검사방법이 없을 경우에는 임상적 필요성을 판단한 후 시행한다.
- 생식 가능한 여성의 골반부 검사는 월경 시작 후 10일 이내에 시행(rule of 10 day)하는 등의 조치가 필요하다. 표 4-9는 전형적인 성인 환자의 방사선진단 행위에 대한 가이드스 레벨(guidance level)을 나타낸 것이다.

**표 4-9. 전형적인 방사선진단 행위에 대한 가이든스 레벨(성인환자)**

| 검 사 | | 입사면의 선량(1촬영당 mGy) |
|---|---|---|
| 요추 | AP | 10 |
| | LAT | 30 |
| 요천부 | | 40 |
| IVU, 담낭 | AP | 10 |
| 골반 | AP | 10 |
| 대퇴관절 | AP | 10 |
| 흉부 | PA | 0.4 |
| | LAT | 1.5 |
| 흉추 | AP | 7 |
| | LAT | 20 |
| 치과 | 치근첨 | 7 |
| 두부 | AP | 5 |
| | PA | 5 |
| | LAT | 3 |
| CT 스캔 | 두부 | 50 |
| | 요추 | 35 |
| | 흉부 | 25 |
| 유방 | 격자가 없을때 | 1 |
| | 격자를 사용할 때 | 3 |
| 투시 | 일반적 검사 | 25 mGy/분 |
| | 높은 레벨 | 100 mGy/분 |

### ② in vivo 핵의학진단에 대한 방어의 최적화

방사성 의약품을 투여한 다음에 체외로 배설(방사능은 물리적 반감기와 신체의 배설작용에 의한 생물학적 반감기로 감소한다)되는 사이에는 방사성 물질은 체내에 있다. 따라서. 배설될 때까지 환자와 보호자에 위험한 피폭선량을 저감하기 위하여는 다음 사항에 유의한다.

- 환자의 방광에 대한 피폭선량을 줄이기 위해서 자주 배뇨시킨다.
- 보호자의 피폭선량을 줄이기 위해서 일정시간 동안 환자와 접촉을 되도록 피하게 한다.
- 수유 중에는, 유아의 피폭을 피하기 위해서 최저 4시간 정도 수유를 제한한다. 또한 환자가 배설한 초기의 오줌 중에는 방사성 물질이 포함되어 있다는 것을 유의한다.
- 환자 및 직원의 방사선위험을 최소한으로 유지하면서 치료선량조사가 행해지고 있는가를 점검한다.
- 진단 또는 치료용 방사성 의약품이 대량 투여된 환자에게 접촉하는 직원 및 기타 사람들에게 방사선방어를 위하여 충분한 교육과 주의를 시킨다.

관련법규 및 규정에 따라 방사성폐기물을 처리한다.

### ③ 방사선치료에 대한 방어의 최적화

방사선치료를 위해서는 공간적으로 최적의 선량분포를 선택하여, 종양조직 치료에 필요한 선량을 정확하게 조사하고 아울러 정상조직의 피폭선량을 될 수 있는 한 적게 할 필요가 있다. 또한, 생물학적 효과가 큰 방사선, 조사방향을 선택하여 치료효과를 개선할 필요가 있다.

#### 가. 공간선량분포의 개선

- 양자선 치료, 중입자선 치료 등 새로운 치료장치의 개발
- 조사방법의 개선(회전조사, 원체조사 등)
  치료계획의 개선(컴퓨터 제어, CT 시뮬레이터의 도입, 3차원 치료계획의 도입)
- 밀봉 소선원 치료의 적용 확대

#### 나. 생물학적 효과 면에서의 개선

- 높은 LET 방사선의 이용(속 중성자선, 양자선, 중입자선의 이용)
- 병용요법으로 생물학적 효과의 증강(온열, 화학요법 등을 병용)
- 선량의 시간적 배분(분할조사 등)

방사선치료에 쓰이는 선량은 방사선진단에 비하여 매우 높고, 작은 오차에 의해서도 선량차이가 크다. 따라서 방사선치료에 있어서 선량의 교정과 평가는 중요하다.

# 6. ICRP pub. 103(2007년) 권고

## 1) ICRP pub. 103 권고의 특징

(1) 방사선피폭의 물리학 및 생물학에 대한 최신 과학적 정보를 기초로 하여 등가선량 및 유효선량에 적용되는 방사선가중인자 및 조직가중인자, 방사선위해에 대해 내용을 보완하였다.

(2) 방사선방어체계 즉, 정당화, 최적화 및 선량한도의 적용을 ICRP Pub. 60권고와 같이 유지하고 피폭을 주는 방사선원과 피폭을 받는 개인에게 이를 적용하는 방법을 보다 더 구체적으로 제시 하였다.

(3) 방사선방어 대상을 행위와 개입으로 나누어 적용한 ICRP Pub. 60권고의 과정(프로세스)기반 방어 접근에서, 현행 권고는 피폭유형을 계획피폭, 비상피폭 및 기존피폭 상황으로 관리 가능한 모든 피폭상황에 정당화와 방어의 최적화 기본원칙을 적용하는 피폭상황기반 접근으로 하였다.

- ▸ 변경 내용(신권고안) : 과정 중심의 행위와 개입의 개념을 폐지하고, 피폭상황 중심의 계획, 비상, 기존 피폭상황을 도입하였다.
- ▸ 변경 이유 : 방사선방호 종사자 대부분이 행위와 개입의 개념 차이를 파악하지 못하고 있으며, 이 두 가지 방식으로는 분류하기가 어려운 피폭상황도 존재한다. 그리고 용어의 명확성과 통일성을 향상시키고 새로 도입되는 선량제약치와 참조준위를 쉽게 적용하고, 모든 범위의 피폭상황을 포함시킬 수 있기 때문이다.

(4) 계획피폭상황에서 규제되는 모든 선원으로부터 받는 유효선량과 등가선량에 대한 ICRP Pub. 60권고의 개인 선량한도는 그대로 유지한다. 이 한도는 모든 계획피폭상황에서 규제당국이 적용하는 최대선량을 나타낸다.

(5) 모든 피폭상황에 대해 유사한 방식으로 적용할 수 있는 방어의 최적화 원칙을 강조한다. 계획피폭상황에 대해서는 선량제약치 또는 위험제약치로, 비상피폭상황 및 기존피폭상황에 대해서는 참조준위로 개인의 선량 또는 위험을 각각 제약한다.

## 2) 방사선방어체계의 구성요소

(1) 방사선피폭이 발생할 수 있는 상황의 특성 : 계획피폭, 비상피폭 및 기존피폭 상황

(2) 피폭유형의 분류 : 직무피폭, 환자 의료피폭 및 일반인피폭 그리고 확실히 발생할 피폭과 잠재피폭

(3) 피폭자의 구분 : 종사자, 환자 및 일반인

(4) 평가유형의 구분 : 선원중심 평가와 개인중심 평가
(5) 방어원칙의 구체적 구성 : 정당화, 방어의 최적화 및 선량한도 적용
(6) 방어조치나 평가가 필요한 개인선량 준위 설명 : 선량한도, 선량제약치 및 참조준위

## 3) 방사선방어 대상(피폭상황의 유형)

ICRP Pub. 103 권고에서는 행위와 개입으로 나누던 과거의 분류를 대신하는 3가지의 피폭상황을 채택하였다. 모든 피폭상황의 범위를 포함할 수 있는 피폭상황은 다음과 같이 구분한다.

### (1) 계획피폭상황

방사선원을 계획적으로 도입해 사용함으로서 인체의 피폭이 충분히 예측되어 사전에 적절한 방어조치를 강구할 수 있고 또한 계획에 따라 개인선량을 정상 제한치 이내로 관리할 수 있는 피폭상황(ICRP Pub. 60에서 행위로 분류된 상황은 이 피폭상황 유형에 포함된다)이다. 계획피폭상황에서는 선원을 사용하므로 발생할 것으로 예상되는 피폭(정상피폭)과 발생할 것으로 예상되지 않는 피폭(잠재피폭)의 두가지 모두가 일어날 가능성이 있다. 방사선방호체계는 정당화, 최적화, 선량한도 및 선량제약치가 있다.

### (2) 비상피폭상황

예상하지 않게 발생한 방사선의 사고로서 수습을 위해 긴급조치가  필요하며 규정된 선량제한을 적용하기 어려운 피폭상황(ICRP Pub. 60에서 개입으로 분류된 상황은 이 피폭상황 유형에 포함된다)이다. 행위(방사선 이용) 수행 중 발생하는 예기치 못한 상황으로서, 긴급한 조치가 필요한 상황이며 비상피폭상황은 악의적인 행위에서도 발생할 수 있다. 방사선방호체계는 정당화, 최적화 및 참조준위가 있다.

### (3) 기존피폭상황

자연방사선에 의해 발생하는 경우처럼 관리를 결정하는 시점에 이미 존재하는 피폭상황이며 비상상황 후 장기적 피폭상황도 포함한다. 이에 따라 ICRP Pub. 60에서 행위라 불러왔던 것은 계획피폭, 비상피폭 및 기존피폭상황의 원인이 될 수 있다. 방사선방호체계는 정당화, 최적화 및 참조준위가 있다. 표 4-10은 ICRP에서 방사선방호체계의 접근 방법의 변화 과정을 나타낸 것이다.

표 4-10. 방사선방호체계 접근방법의 변화

| 구 분 | 방사선방어 대상 | 특 징 |
|---|---|---|
| ICRP. 26(1977년) | 행 위 | 전체적인 피폭 증가(사전 대응형) |
| ICRP. 60(1990년) | 행 위<br>개 입 | 전체적인 피폭 증가(사전 대응형)<br>전체적인 피폭 감소(사후 대응형) |
| ICRP. 103(2007년) | 계획피폭상황<br>비상피폭상황<br>기존피폭상황 | 정상피폭<br>비상대응활동<br>기존에 존재하는 피폭 |

## 4) 방사선방어 체계

ICRP Pub. 60 권고에서 제시된 방사선방어의 세 가지 원칙인 정당화-최적화-선량한도는 현행 권고에서도 그대로 유지된다. 정당화와 최적화 원칙은 계획, 비상 및 기존피폭상황에 모두 적용되며, 선량한도 적용 원칙은 계획피폭상황의 결과로서 확실히 피폭이 발생할 것으로 예상하는 선량에만 적용되며 이 원칙은 다음과 같이 정의한다.

### (1) 정당화

방사선 피폭상황의 변화를 초래하는 모든 결정은 해로움(위해, 손해)보다 이로움(이익)이 클 때만 방사선을 이용(정당화의 원칙)해야 한다. 이것은 새로운 방사선원의 도입, 기존피폭 또는 잠재피폭 위험의 감축을 통한 개인이나 사회적 이익이 그것이 초래하는 위해보다 커야 함을 의미한다. 이 원칙은 선원 중심적이며 모든 피폭상황에 적용된다.

### (2) 방어의 최적화

인체의 피폭 발생 가능성, 피폭자의 인원수 및 개인선량의 크기는 경제적, 사회적 인자를 고려해서 합리적으로 달성할 수 있는 범위에서 낮게 유지(ALARA)되어야 한다. 이것이 방어의 최적화 원칙이다. 이러한 최적화 절차에서 심각하게 피폭 등의 불평등한 결과를 방지하기 위해서 특정 선원으로부터 개인의 선량이나 위험에 대한 제한(선량, 위험 제약치와 참조준위)이 있어야 한다. 이 원칙은 선원 중심적이며 모든 피폭상황에 적용되며, 최적화는 다음과 같은 계속적이고 반복적인 과정을 통해 주어진 상황에서 최고 수준의 방어를 달성하는 것을 항상 목표로 삼는다.

- 잠재피폭을 포함한 피폭상황의 평가
- 적합한 제약치나 참조준위 값 선택
- 채택 가능한 방어 방안의 확인

- 주어진 여건에서 최선의 방안 선택
- 선택된 방안 이행

최적화 프로세스의 핵심은 선량제약치 또는 참조준위보다 높게 피폭되는 것을 방지하기 위한 방사선방어 전략을 계획하여 합리적으로 달성 가능한 한 개인선량을 낮게 유지하는 수단으로 사용하며, 실제로 받은 선량이 선량제약치 또는 참조준위보다 높을 수 있는데 이는 방어전략의 적정성을 평가하거나 추가 방어대책들이 필요한지 여부를 판단하는 기준으로 사용된다.

## (3) 선량한도 적용

환자 의료피폭을 제외하고 계획피폭상황의 규제된 선원으로부터 어떤 개인이 받는 총 선량은 ICRP가 권고하는 선량한도를 초과하지 않아야 한다. 규제 선량한도는 ICRP의 권고를 고려하여 각 나라의 실정에 맞도록 규제당국이 결정하며, 계획피폭상황에서 종사자 및 일반인에 대해 적용한다. 이 원칙은 개인 중심적이며 계획피폭상황에만 적용되고 이 상황에서 모든 선원 또는 행위로부터 받은 선량의 합을 관리할 목적으로 설정하는 개인중심의 상한치이다. 방사선방어의 최적화에 실패하였을 경우 마지막 보루의 역할을 수행한다.

계획피폭상황에서 직무피폭의 경우 ICRP는 어느 한 해 동안 종사자의 유효선량이 50 mSv를 초과하지 않아야 하고, 5년 동안 평균하여 연간 20 mSv(5년 동안 100 mSv)를 초과 할 수 없도록 권고하고 있다. 또한 일반인피폭의 유효선량은 선량한도를 연간 1 mSv로 권고하고 있다. 단, 특수한 상황에서는 그보다 높은 유효선량이 한 해 동안 허용되지만, 그러나 이 경우에도 5년 동안의 평균값이 연간 1 mSv를 초과해서는 안 된다. 유효선량은 외부피폭에 의한 선량과 방사성핵종 섭취에 따른 내부피폭에 의한 예탁유효선량의 합을 적용된다. 또한 상황을 충분히 이해하는 개인이 자원하여 인명구조 조치에 종사하거나 재앙상황 방지를 시도하는 비상피폭상황에는 선량한도가 적용되지 않는다. 표 4-11은 ICRP Pub. 103 권고에 의한 계획피폭상황의 개인선량한도를 나타낸 것이며, 표 4-12는 피폭유형에 따른 방사선방어체계를 나타낸 것이다.

**표 4-11. 계획피폭 상황에 대한 개인선량한도(ICRP Pub. 103 권고)**

| 한도의 유형 | 직무피폭 | 일반인 피폭 |
|---|---|---|
| 유효선량한도[a)] | 지정된 5년간 평균 연간 20 mSv[b)] | 연간 1 mSv[c)] |
| 등가선량한도 | | |
| 눈, 수정체 | 연간 150 mSv | 연간 15 mSv |
| 피부[d)] | 연간 500 mSv | 연간 50 mSv |
| 손/발 | 연간 500 mSv | 연간 50 mSv |

a) 유효선량 한도는 지정기간 중 외부피폭한 유효선량과 동일기간 중 예탁유효선량의 합에 적용된다.
b) 어느 한해의 유효선량이 연간 최대 50 mSv 초과 할 수 없다.
c) 5년 평균 연간 1 mSv를 초과하지 않는 조건에서, 특수한 상황에서는 이보다 많은 유효선량이 한해에 대해 허용된다.
d) 피폭한 면적에 관계없이 1 $cm^2$ 피부에 평균한 값이다.

**표 4-12. 방사선방어체계(ICRP Pub. 103 권고)**

| 피폭유형 | 방사선방어체계 |
|---|---|
| 계획피폭 상황 | 정당화, 최적화, 선량한도, **선량제약치** |
| 비상피폭 상황 | 정당화, 최적화, **참조준위** |
| 기존피폭 상황 | 정당화, 최적화, **참조준위** |

## 5) 피폭의 범주

ICRP는 인체의 피폭을 세 가지 범주 즉, 직무피폭, 일반인피폭 및 환자의 의료피폭으로 분류하였으며 그 내용은 다음과 같다.

### (1) 직무피폭

방사선 작업 과정에서 종사자들에게 발생하는 모든 방사선피폭을 직무피폭으로 정의한다. ICRP는 직무피폭을 경영자의 책임으로 보는 것이 합리적이 다고 보며 그래서 직장에서의 종사자에 대한 방사선피폭으로 한정한다. 그리고 규제 배제된 피폭 및 면제된 선원 또는 방사선에 관련된 면제된 활동으로부터의 피폭과 모든 의료피폭 및 자연방사선의 피폭은 제외한다.

### (2) 일반인 피폭

일반인 피폭은 직무피폭과 환자 의료피폭을 제외한 일반인이 받는 모든 피폭을 말하며 주변의 다양한 방사선원으로부터 발생한다. 일반인 피폭의 성분 중 자연방사선 원에 의한 피폭이 가장 많으며, 그리고 임신한 종사자의 배태아의 피폭은 일반인피폭으로 간주하여 규제해야 한다.

### (3) 환자 의료피폭

환자의 방사선 피폭은 진단이나 중재방사선 및 치료 과정에서 발생하며, 예를 들면 의료 또는 치과 진단이나 치료의 일환으로 환자에게 발생하는 피폭, 개인이 환자 간병이나 위안을 자발적으로 하는 동안 발생하는 피폭(직무피폭 제외) 그리고 피폭이 수반되는 의생명 연구 프로그램 대상 자원자에게 발생하는 피폭 등이 있다. 의료피폭은 계획피폭상황에 적용하는 방사선방어와 차이가 있다. 그 이유는 의료피폭은 환자에게 직접적인 이득이 초래되며, 특히 치료방사선에서는 세포사멸과 같은 고선량 방사선에 의한 암이나 기타 질병을 치료하는 데 사용되어 환자에게 많은 이득을 주고 있다.

## 6) 피폭자의 구분

### (1) 종사자

방사선관련 업무에 종사하는 자로서 정규직, 시간직 또는 임시직 여부와 관계없이 고용주에 의해 고용되고, 직무 방사선방어와 관련한 권리와 의무를 알고 있는 사람으로 정의한다. 방사선과 관련한 의료 종사자의 피폭은 직무피폭에 해당한다. 원자력관계사업자나 소정의 면허를 소지 한 방사선안전관리자의 주요 업무 중 하나는 방사선 피폭원을 관리하고 피폭 받는 종사자를 보호하기 위한 역할을 담당하고 있다. 이러한 역할 수행을 위해 ICRP는 종사자의 분류가 아닌 작업구역의 분류를 계속 사용할 것을 권고한다.

#### ① 관리구역

정상 작업조건에서 정규피폭의 관리나 오염 확산방지, 또는 잠재피폭 방지나 제한을 위해 특정 방어조치나 안전대책을 요구하거나 요구할 수 있는 구역이다.

#### ② 감시구역

작업조건이 검토 대상은 되어야 하지만 일반적으로 특별한 절차를 필요로 하지는 않는 구역을 의미한다.

### (2) 임신 또는 수유 중인 종사자

여성 종사자가 임신을 고용주에 통보한 경우, 배태아의 보호를 위해 추가적인 관리를 고려해야 한다. 직장에서 임신 여성 방어 방법이 배태아 방어수준을 일반인 방어수준과 비슷한 정도로 하도록 권고하고 있다. 임신 통보 후 임신 종사자의 작업조건은 배태아의 추가 선량이 나머지 임신기간에 약 1 mSv를 초과하지 않도록 해야 한다.

### (3) 비행 및 우주선에 의한 피폭

ICRP Pub. 60에서는 민간 제트항공기 탑승과 우주비행 중 우주선에 의한 피폭은 직무피폭의 일부가 된다고 권고(TMNR)하였다. ICRP Pub. 75에서 권고를 더욱 분명히 하였는데, 탑승이 잦은 승객의 피폭은 관리 목적에서 직무피폭으로 취급할 필요가 없다고 제시하였다. 따라서 항공기의 승무원만이 기본적으로 관리 대상이 된다.

### (4) 일반인

일반인은 직무피폭이나 의료피폭이 아닌 피폭을 받는 개인을 말하며, 피폭에는 매우 다양한 자연방사선원 및 인공방사선원에 의해 피폭을 받는다. ICRP Pub. 103에서는 방사선방어 목적을 위해 과거의 결정집단 개념 대신 대표인의 사용을 권고하고 있으며 이 대표인은 가상의 인물일 수 있다. 그러나 대표인의 특성 규정에 사용되는 습관들(예를 들어 식품소비, 호흡률, 거주 위치, 현지자원 사용 정도 등)은 가장 높은 수준으로 피폭되는 사람들을 대표하는 적은 수의 개인들에 대한 일반적인 습관이며, 집단 내 특정 구성원 1인의 극단적 습관이 아니라는 점은 중요하다. 일반인의 내·외부 피폭선량은 직접측정 방법으로 평가하는 직업선량과는 다르게 방사선 생태학 모델링(공기, 물, 토양, 침전물, 식물 및 동물에서 사람에 이르는 방사능의 환경 이동경로 분석)으로 평가한다. 계획피폭상황에서 일반인의 유효선량한도는 연간 1 mSv 이며, 5년 평균이 연간 1 mSv를 초과하지 않는 조건에서 특수한 상황에서는 이보다 높은 유효선량이 어느 한 해에 대해 허용된다. 또한 계획피폭상황에서 일반인에 대한 제약치는 일반인 선량한도보다 낮아야 하며, 주로 각국의 규제기관이 설정한다.

### (5) 환자

환자는 진단과정, 중재방사선과정 또는 치료과정과 관련하여 피폭하는 개인으로 정의한다. ICRP 선량한도와 선량제약치는 환자의 진단이나 치료를 제한 할 수 있는 문제점이 있으므로 개인 환자에게는 권고하지 않는다. 따라서 의료과정의 정당화 및 방어의 최적화와 함께 진단과정에 대해서는 진단참조준위의 사용을 권고한다.

## 7) 방사선방어의 수준

선원중심(source-related)의 접근은 단일 선원이나 선원그룹에 피폭하는 사람들의 피폭을 포괄하여 고려하는 것을 말하며 이전 사용하던 선원에 주목한 방사선방어를 의미한다. 각 개인을 선원으로부터 방어하기 위한 조치를 선원에 취할 수 있기 때문에 ICRP는 선원중심 접근법의 중요성을 강조하고 있다. 계획피폭상황의 경우 개인에게 발생할 수 있는 선량에 대한 선원중심 제한은 선량제약치(dose constraint)이며, 잠재피폭의 경우 이에 상응하는 개념은 위험제약치(risk constraint)이다. 비상피폭상황 및 기존피폭상황의 경우의 선원중심 제한은 참조준위(reference level)가 사용된다.

선량제약치와 참조준위의 개념은 사회적, 경제적 인자를 고려해 모든 피폭을 합리적으로 가능한 한 낮게 유지(ALARA)하는 방어의 최적화 과정에서 사용된다. ICRP는 계획피폭상황에서는 직무피폭의 선량과 일반인피폭의 선량 합에 차이가 있는 별도의 제한 값을 설정했으며 이러한 개인 중심 제한을 선량한도라 부르고 이에 해당하는 선량평가를 개인중심(individual-related) 접근이라고 한다. 그림 4-4, 5는 계획피폭상황에서 개인 선량한도를 사용하는 개인중심의 접근과 모든 피폭상황에서 선원에 대한 제약치 또는 참조준위를 사용하는 선원중심의 접근에 대한 모식도이다.

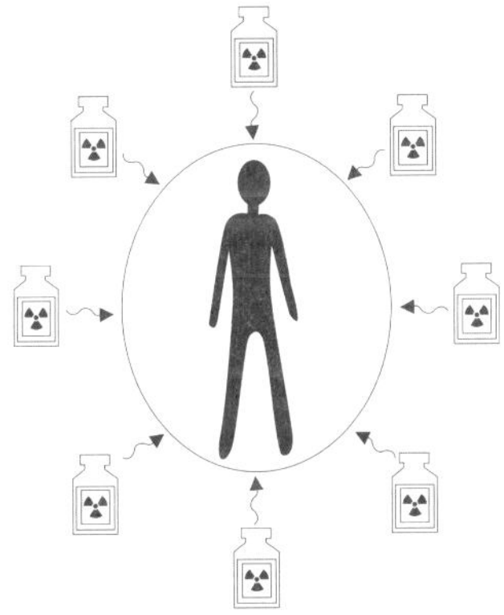

**그림 4-4. 개인중심의 접근**

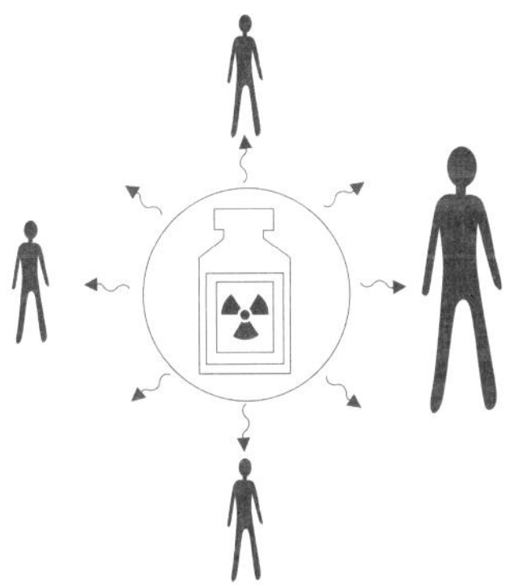

**그림 4-5. 선원중심의 접근**

## 8) 선량제약치와 참조준위

선량제약치와 참조준위 개념은 모든 피폭상황(계획/기존/비상피폭상황)에서 방사선방어의 최적화를 달성하기 위하여 하나의 선원 또는 행위로부터 개인선량이 부당하게 높아지는 것을 방지할 목적으로 설정하는 선원중심 접근의 상한치이다. 즉 경제적, 사회적 인자를 고려해 합리적으로 달성가능한 낮은 수준으로 유지(ALARA)하기 위해 계획피폭상황(환자 의료피폭은 제외)에 대해서는 이 준위의 선량에 ICRP Pub. 60에서 사용하던 선량제약치의 용어를 계속 활용한다. 그리고 비상피폭상황과 기존피폭상황의 경우는 참조준위라는 용어를 사용할 것을 권고 하였다.

진단 참조준위는 전리방사선을 사용하는 의료영상 분야의 특정 절차에서 환자선량 또는 투여 방사능(방사성물질의 양)이 일상 조건에서 비정상적으로 높거나 낮은지 여부를 확인하기 위해 사용하는 지표이다. 만약 비정상적이라면 적절하게 최적화되었는지 또는 시정조치가 필요한지 여부를 판단하기 위해 자체 검토를 시작해야 한다. 제약치나 참조준위로 선택하는 값은 고려하는 피폭의 여건에 달려있다. 선량/위험제약치 혹은 참조준위 중 어떤 것도 안전과 위험의 경계로 인식되어서는 안 되며, 피폭으로 수반되는 개인 보건위험에 어떤 단계적 변화를 반영하는 것으로 인식되어서도 안 된다. 표 4-13은 피폭상황 유형이나 피폭범주와 관련해 ICRP 방어체계에 사용되는 선량제한(한도, 제약치, 참조준위)의 다양한 유형들을 나타 내었다.

**표 4-13. 피폭상황에 따른 선량제약치 및 참조준위 (ICRP 103 권고)**

| 상황의 유형 | 직업피폭 | 일반인피폭 | 의료피폭 |
|---|---|---|---|
| 계획피폭 | 선량한도<br>선량제약치 | 선량한도<br>선량제약치 | 진단 참조준위[c)]<br>선량제약치[c)] |
| 비상피폭[d)] | 참조준위[a)] | 참조준위 | - |
| 기존피폭[d)] | -[b)] | 참조준위 | - |

a) 장기적인 복구 작업에는 계획직무 피폭으로 취급해야 한다.
b) 장기적 완화작업 또는 피해지역에서의 장기적 고용에 따른 피폭은 관련 된 방사선원이 기존이더라도 계획의 직무피폭으로 취급해야 한다.
c) 환자에 대해서는 진단 참조준위를 적용하고 위안자(병문안자), 간병인 및 연구 자원자에 대해서는 선량 제약치를 적용한다.
d) 비상피폭 및 기존피폭 상황에서 참조준위를 사용하는 최적화에는 방어 전략 수립 후 잔여선량 예상준위에 주목해야 한다. 잔여선량 준위는 선택된 참조준위 값 미만이어야 한다.

## (1) 선량제약치

방어의 최적화는 각 개인들 사이에 피폭과 관련된 상당한 불평등을 초래할 수도 있다. 이러한 불평등은 최적화 과정에서 개인선량에 대한 선원중심 제한을 도입하면 해결될 수 있다. 이 선원중심 제한을 선량제약치라고 부르며, 이 제약치는 방어의 최적화 과정에서 중요한 부분이다. 선량제약치의 개념은 최적화 과정에서 불평등 즉, 최적화된 방어계획에서 일부 사람들이 평균치보다 훨씬 높게 피폭할 가능성을 유발하지 않도록 하기 위해서 ICRP Pub. 60 권고에서 처음 도입되었다. 잠재피폭의 경우는 위험제약치라 부르고 계획피폭상황에 대한 선량제약치는 기본적인 방어수준을 나타내며, 이것은 항상 개인의 선량한도 보다 낮아야 한다. 선량한도를 초과하지 않는 범위에서 작업자의 선량제약치는 운영자가 설정하고, 일반인의 선량제약치는 규제기관에서 설정한다.

선량제약치를 초과하였을 경우 필요한 조치로는 방어가 최적화 되었는지, 적절한 선량제약치가 채택되었는지, 또는 바람직한 준위로 선량을 낮추기 위한 추가 조치가 적합한지 여부의 판단이 포함되어야 한다. 직무피폭의 경우 선량제약치는 제약치 아래로 선량을 낮추기 위한 최적화 과정에서 범위를 제한하기 위해 사용하는 개인의 선량 값이다. 일반인 피폭에서 선량제약치는 제어되는 특정 선원의 계획된 운영으로 인해 일반인이 받을 수 있는 연간 선량의 상한 값이다.

### (2) 참조준위

특정 피폭원에 대해 방어를 최적화할 때 선량에 대한 제약조건으로 설정하는 최대 개인 선량 준위를 말한다. 제어 가능한 비상피폭상황이나 기존피폭상황에서 참조준위는 그 이상에서는 피폭을 허용하도록 계획하는 것이 문제가 있다고 판단되어, 방어조치가 계획되고 최적화되어야 할 선량준위를 의미한다. 비상피폭상황이 발생하거나 기존피폭상황이 확인되어 방어조치를 이행할 경우 종사자와 일반인의 선량을 측정하거나 평가할 수 있다.
이 경우 참조준위는 채택된 방어방안에 대해 상호 비교하여 판단할 수 있는 역할을 할 수도 있다. 계획된 방어전략의 이행으로 얻는 선량분포는 성공 여부에 따라 참조준위 이상의 피폭을 포함할 수도 있고 그렇지 않을 수도 있다. 그러나 참조준위를 초과하는 피폭을 가능한 한 참조준위 미만으로 낮추기 위한 노력을 해야 한다(그림 4-6). 그림에서 1단계는 최적화 전단계, 2단계는 최적화 수행단계, 3단계는 완료단계이다.

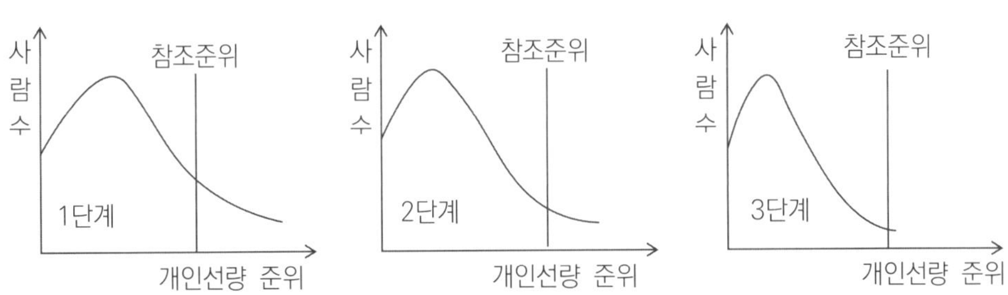


**그림 4-6. 최적화 과정에 의한 시간에 따른 개인선량의 분포 변화**

### (3) 선량제약치와 참조준위 선택의 영향을 주는 인자

100 mSv를 초과하는 선량의 경우 결정적 영향과 확률적 영향인 암의 위험 증가 가능성이 높아진다. 이러한 이유로 ICRP는 참조준위의 최고값으로 100 mSv를 설정하였다. 일시적 혹은 1년 동안 100 mSv를 초과하는 피폭은 극단적인 상황 즉, 피폭이 불가피한 상태이거나 인명구조나 심각한 재해를 방지하는 등 예외적인 상황에서만 정당화될 수 있다.

선량제약치와 참조준위의 범위는 세 가지 피폭상황에 모두 적용된다(표 4-14). 계획피폭상황에 대한 선량제약치와 기존피폭상황에 대한 참조준위는 연간 유효선량으로 표현될 수 있다. 비상피폭상황에 대한 참조준위는 일시적이든 또는 연간 단위의 장기적인 피폭이든 비상상황의 결과로 개인에게 초래될 것으로 예상되는 총 잔여선량으로 표시된다.

**표 4-14. 종사자와 일반인에 대한 선원중심 선량제약치와 참조준위 관계**

| 제약치/참조준위 범위[a] (mSv) | 피폭상황 특성 | 방사선방어 요건 | 실 예 |
|---|---|---|---|
| 20 ~ 100 mSv[b] | • 통제할 수 없는 선원 또는 선량 저감 조치가 파괴적으로 비정상적이고 극단적인 피폭 상황<br>• 피폭경로에 대한 조치로 피폭이 관리될 수 있다. | • 선량저감 방법을 반드시 모색해야 한다. 선량이 100 mSv에 근접할수록 선량 저감을 위한 노력은 증가되어야 한다.<br>• 개인은 방사선 위험에 관한 정보와 선량 저감을 위한 조치에 관한 정보를 제공받아야 한다.<br>• 개인 선량평가는 반드시 수행되어야 한다. | • 비상피폭상황으로부터 가장 높게 계획된 잔여선량의 참조준위 |
| 1 ~ 20 mSv | • 개인은 일반적으로 피폭 자체가 아닌 피폭상황에서 편익을 얻는다.<br>• 선원에 대한 조치 또는 피폭경로에 대한 조치로 피폭을 관리할 수 있다. | • 가능하다면 개인선량을 저감할 수 있는 일반적인 정보가 제공되어야 한다.<br>• 계획피복상황의 경우 개인 선량평가와 훈련을 수행해야 한다. | • 계획피폭상황에서 직무피폭에 설정한 선량제약치<br>• 방사성의약품으로 치료받는 환자의 위안자와 간병인에 대한 선량제약치<br>• 주택 내 라돈[c]으로부터 가장 높게 계획된 잔여선량의 참조준위 |
| 1 mSv 미만 | • 일반적으로 개인에게는 편익이 거의 없거나 전혀 없지만 사회에는 편익이 있는 선원에 개인이 피폭된다.<br>• 일반적으로 피폭은 선원에 직접적인 조치를 취해 관리될 수 있다. | • 피폭준위에 대한 일반적인 정보를 제공해야 한다.<br>• 피폭준위에 따른 피폭경로를 주기적으로 점검해야 한다. | • 계획피폭상황에서 일반인 피폭에 대한 선량제약치 |

a) 일시적 또는 연간선량

b) 관련 장기나 조직의 결정적 영향에 관한 문턱선량을 초과될 수 있는 상황에서는 항상 조치가 요구된다. 100 mSv를 초과하는 선량은 결정적 영향과 심각한 암 위험도가 증가할 가능성이 큰 것으로 판단하기 때문에 일시적 피폭은 연간 피폭에 대한 참조준위로서의 최고값을 100 mSv로 생각하고 있다. 일시적 혹은 연간 피폭이 100mSv를 초과하는 것은 인명을 구하거나 피폭을 피할 수 없는 상태와 심각한 재해방지가 필요한 예외적으로 극단적인 상황에서만 정당화된다.

c) 기존피폭은 일반인에 대해 적용되는 개념인데 참조준위 설정 영역이 1~20 mSv 범위에 있어 일반인에 대한 연간 선량한도 1 mSv를 넘는다. 주택 안의 라돈에 의한 피폭은 광범히 분포하고 있어 선량 감축 측면에 너무 중심을 둔다면 방어비용이 증가하기 때문에 높은 수준의 참조준위를 설정할 수밖에 없다.

### ① 1 mSv 미만

방사선 피폭자에게는 직접 편익이 없지만 사회에는 편익이 있을 수 있는 피폭(계획피폭상황)을 개인이 받는 피폭상황에 적용한다. 행위(방사선 이용)의 계획된 운영에 따른 일반인피폭이 이러한 상황의 대표적인 예이다. 이 선량제약치와 참조준위는 일반적인 정보와 환경 조사나 감시 또는 평가가 있는 상황에 대해 선정될 수 있으며, 개인이 어떤 훈련을 받을 필요는 없지만 관련된 정보는 제공받을 수 있다. 관련되는 선량은 자연 백그라운드를 약간 넘는 수준이 되며, 참조준위 최대값(100 mSv) 보다 최소 두 자리 이상 낮아서 엄격한 수준의 방어를 제공하게 된다.

### ② 1 mSv ~ 20 mSv 범위

개인이 피폭상황에서 직접적으로 편익을 받는 상황에 적용된다. 이 범위 에서는 개인의 감시나 선량의 모니터링 또는 선량의 평가가 이루어지며, 개인은 훈련을 받고 정보를 제공 받는다. 계획피폭상황에서 직무피폭에 대해 설정하는 선량제약치가 그 예이다. 비정상적으로 높은 준위의 자연 백그라운드 방사선, 혹은 사고 후 재 입주 단계에서 피폭상황이 이 범위에 포함될 수 있다.

### ③ 20 mSv ~ 100 mSv 범위

피폭의 감축조치가 비정상적이고 극단적인 상황에 적용된다. 참조준위와 가끔 피폭상황의 편익이 비교되게 높을 때 50 mSv 이하의'단발성 피폭'에 대해 제약치가 이 범위에 설정될 수 있다. 방사선 비상에서 피폭 감축을 위한 조치는 이 상황의 대표적인 예이다. 선량이 100 mSv까지 상승하는 경우에는 거의 모든 경우에 대해 방어조치가 정당화될 수 있다고 본다. 또한 해당 장기나 조직의 피폭선량이 결정적 영향의 선량 문턱을 초과할 수 있는 상황에서는 항상 적절한 조치가 요구된다.

## 9) 의료피폭의 방사선방어체계

의료피폭은 주로 진단검사, 중재방사선 및 방사선치료의 과정에서 개인이 받는 선량이다. 환자를 간병하고 위안하는 사람도 방사선에 피폭할 수 있다. 또한 진단절차 중 아동을 붙들거나 방사성의약품의 처치 후에나 근접치료 중 환자에게 접근할 수 있는 부모 그리고 가족이나 가까운 친지가 포함된다. 의생명연구 자원자도 환자에게 사용하는 절차와 유사한 방사선피폭이 있는 의료절차를 수행하는 경우가 많다. 환자 의료피폭이란 이러한 모든 유형의 피폭을 포함한다.

(1) 진단, 중재방사선 및 치료 목적을 위한 개인의 피폭(태내 배태아, 모유 수유하는 환자의 유아 피폭을 포함)
(2) 병원이나 자택에서 진단이나 치료를 받는 환자를 돕고 간병하는 가족이나 친지와 같은 사람이 피폭을 예상하면서 기꺼이 받는 피폭
(3) 직접적 이익이 없는 의생명 연구 프로그램에 대상으로 참여하는 자원자가 받는 피폭.

의료피폭의 방사선방어 목표는 의료절차의 정당화와 그 의료 목적에 적합한 방어의 최적화 과정이다. 개인의 환자에 대하여 피폭선량을 한도로 규제할 경우 각종 진단이나 치료 행위의 제한을 받을 수 있으므로 선량한도에 적용을 받지 않는다.

### (1) 정당화

계획피폭상황처럼 방사선의 의료에서 이용은 정당화되어야 하지만, 이 정당화는 정부나 관련 규제당국보다는 일반적으로 의료에 종사하는 전문가에 의해 판단된다. 의료에서 방사선의 이용은 환자에게 해로움보다 많은 이로움을 주는 것으로서 정당화된 행위이다. 그래서 의료에서 정당화 판단의 책임은 환자의 주치 의사에게 있다.

### (2) 방어의 최적화

진단 및 중재방사선 과정에서 피폭하는 경우 합리적으로 달성 가능한 개인선량을 낮게 유도하는 수단으로 진단참조준위가 방어의 최적화를 목적으로 사용하지만, 개인 환자선량에 대한 제약치로 이행되는 것은 아니다. 진단참조준위는 환자선량을 의료목적에 적합하게 관리하는 역할을 한다. 방사선치료에서 방어의 최적화는 악성종양에 대한 처방선량 뿐만 아니라 표적부위 이외 건강한 조직의 방어 계획이 포함된다.

### (3) 진단참조준위

의료영상의 목적을 위한 과정에서 발생하는 환자의 방사선피폭에 적용되며, 방사선치료에는 적용되지 않는다. 진단참조준위는 일상 조건의 특정 영상화 과정에서 환자선량 준위 또는 투여한 방사능이 그 과정에서 비정상적으로 높거나 낮은지 여부를 판단하기 위해 의료영상 분야에서 사용한다. 진단참조준위는 ICRP 선량한도나 선량제약치의 수치와는 직접적으로 연계되지 않는다. 실제로 진단참조준위 값은 환자들이나 한 명의 참조 환자에게서 관찰한 선량분포의 백분위를 기초로 선택된다. 그 값은 국가 보건 및 방사선방어 당국과 협력해 의료분야에 근무하는 전문가에 의해 선택하고 주기적으로 검토하여야 한다.

### (4) 임신 환자의 피폭

여성 환자의 경우 전리방사선을 사용하기에 앞서 임신 여부를 확인하는 것이 중요하다. 태아의 방사선감수성 때문에 임신 중 의료피폭의 가능성에 대해 특별히 고려해야 한다. 방사선피폭을 이유로 임신중절은 개인의 결정에 따르지만 결정에는 많은 인자가 영향을 미친다. 태아에 100 mGy 미만의 흡수선량을 임신중절 사유로 간주해서는 안 된다. 이 준위를 초과하는 태아 선량의 경우 태아 선량평가치 및 발육하는 태아에 심각한 상해 위험과 생후 암 위험 등 개별적 여건을 기초로 이해결정을 내릴 수 있도록 임신 환자에게 충분한 정보를 제공해야 한다.

### (5) 외부 빔치료와 근접치료의 사고예방

사고의 방지는 장비나 시설의 설계 및 작업과정의 일부이어야 한다. 오래전부터 사고 예방의 핵심은 실패 결과에 대한 다양한 방어를 적용하는 것이었다. 이러한 심층방어로 불리는 이 접근법의 목표는 장비의 고장이나 인적 오류를 방지하고, 비상사태 발생 시 그 피해를 최소화하는 것이다.

### (6) 방사성핵종으로 치료받는 환자의 간병인과 위안자 방어

비밀봉 방사성핵종은 주사, 경구투여 또는 흡입과 같은 방법을 통해 환자에게 투여되는 방사성의약품 형태로 다양한 질병의 진단과 치료에 사용된다. 이러한 방사성의약품은 붕괴되거나 여러 경로(예: 소변 등)를 통해 제거될 때까지 인체 조직의 어떤 부분에 집중될 수 있다. 또한 밀봉선원은 환자 인체에 삽입하여 사용된다.

① 진단 핵의학검사에서 일반인에 대한 주의가 필요한 경우는 거의 없지만, 특별히 옥소-131을 사용한 방사선치료처럼 타인, 특히 환자 간병인과 위안자에게 상당한 피폭을 발생시킬 수 있는 치료나 핵의학검사도 있다.

② ICRP에서는 비밀봉 방사성핵종으로 치료한 환자의 퇴원에 관한 권고를 제공한다. 이러한 권고에는 아동이나 유아를 포함해 간병이나 위안에 직접 관계하지 않는 방문객은 방사선방어 목적상 일반인(즉, 연간 1 mSv인 일반인 선량한도 적용)으로 취급해야 함을 포함하고 있다. 아동이나 유아를 제외하고, 위안이나 간병에 직접 관여하는 사람의 경우 건(즉, 치료 후 퇴원 때까지의 기간) 당 5 mSv 선량제약치가 사용된다.

③ 15세 미만인 사람의 갑상선은 성인에 비해 방사선감수성이 높으므로 옥소-131로 치료받는 환자로부터 유아, 아동 및 임신 여성의 오염을 방지할 수 있도록 특별한 주의를 기울여야 한다.

④ 원칙적으로 영구 이식된 밀봉선원으로 치료받는 환자의 위안자와 간병인의 선량은 연

간 1mSv보다 아주 낮은 피폭을 받는다.

#### (7) 의생명 연구 자원자

연구대상 자원자는 의생명 연구에 큰 기여를 하고 있으며, ICRP는 의생명 연구 자원자 참여에 대한 윤리적, 절차적 측면 및 그 정당화를 제시하고 있다. ICRP는 모든 의생명 연구 자원자의 피폭을 의료피폭에 포함한다. 많은 국가에서는 의생명 연구 대상으로서 임신 여성에 대한 방사선 노출을 구체적으로 금지하지는 않고 있다. 그러나 임신여성이 그러한 연구에 참여하는 것은 매우 드문 일이며, 임신이 연구의 중요한 일부인 경우를 제외하고는 그러한 참여는 억제되어야 한다. 임신에 대한 연구에서도 배태아 보호를 위해 방사선 이용을 엄격하게 통제해야 한다.

### 10) 주요 용어의 정의(ICRP Pub. 103)

#### (1) 직무피폭(occupational exposure)

피폭의 원인에 대한 책임이 경영주에 있다고 보는 직무과정의 피폭이며, 공기 중 라돈에 의한 피폭과 항공기 승무원이나 우주비행사가 받는 피폭도 포함한다. 단, 배제나 면제선원에 의한 피폭은 제외한다.

#### (2) 일반인피폭(public exposure)

방사선이용 행위와 무관한 사람이 자신의 의사와 관계없이 피폭 받는 것이며, 임신한 방사선작업종사자의 태아피폭과 원전 주변 주민이 받는 피폭 등이 있다.

#### (3) 의료피폭(medical exposure)

환자 자신의 진료를 위한 방사선 의료절차에서 받는 피폭이며, 환자의 보호자, 연구자원자, 임신환자의 태아피폭 및 간병인 피폭 등이 포함된다. 단, 선량한도를 적용하지 않고 선량제약치를 적용하며, 일률적인 한도를 설정하는 것은 필요한 의료행위를 제한하게 된다.

#### (4) 잠재피폭

낮은 확률에 의한 피폭이나 먼 미래의 피폭을 위험도(Risk : 리스크계수는 확률적영향이 발생할 가능성 정도를 표시하는 값) 개념으로 표현하고, 계획 운영절차를 벗어난 높은 피폭을 야기할 수 있다는 상황은 예상하지만 피폭량은 계획할 수 없다는 상황에서의 피폭이다.

## (5) 배제와 면제(Exclusion & Examption)

### ① 배제(exclusion)

기본적인 피폭상황의 경우로 관리가 불가능하여 특정 규제로부터 완전히 배제하는 것이다. 예를 들면 신체내에 존재하는 40K 에 의한 피폭과 지표면에서의 우주선에 의한 피폭등이 있다. 일반적으로 상위법에서 제외의 범위를 결정하며, 정당화되지 않는 모든 피폭상황에 적용한다.

### ② 면제(exemption)

선원이나 행위에 따른 위험이 매우 낮아서 관리가 불필요한 경우 규제요건을 잠정적으로 면제하는 것이다. 규제당국에서 면제수준을 결정하며, 계획피폭상황에 적용한다.

## (6) 선량제약치

계획피폭 상황에서만 적용하며 주어진 선원에 관련된 사람들 중 최대로 피폭한 사람의 개인선량이 선량제약치를 넘지 않도록 해야 한다.

## (7) 참조준위 (reference level)

제어 가능한 비상피폭이나 기존피폭 및 환자의 의료피폭에 적용되며 개인의 선량 또는 위험을 각각 제약조건으로 설정하는 최대 개인선량 준위이다.

## (8) 진단참조준위diagnostic reference level:

전리방사선을 사용하는 의료영상 분야의 특정 절차에서 환자선량 또는 투여 방사능이 일상 조건에서 비정상적으로 높거나 낮은지 여부를 확인하기 위해 사용하는 지표이다.

## (9) 예측(전망)선량(projected Dose)

방사선방어 조치가 없을 경우에 발생이 예상되는 전체선량이다.

## (10) 잔여선량(residual Dose)

방사선방어 전략을 이행하였을 경우 남는 선량이다.

## (11) 회피선량(averted Dose)

방사선방어 조치를 취함으로서 절감되는 선량이다.

### (12) 위해(detriment)

그룹이 방사선원에 노출된 결과로서 피폭 그룹 및 그 후손이 겪는 보건상의 전체적인 해(害)이다.

제5장

# 우리나라 방사선 관련 법규의 현황

# 05 우리나라 방사선 관련 법규의 현황

## 1. 방사선치료와 핵의학검사의 관련법규

국내 방사선방어(방사선치료와 핵의학검사의 관련법규 포함)는 원자력안전법령에 기준을 두고 있으며, 이것은 ICRP Pub. 60의 개념을 도입하여 제정 및 개정되었다. 최근 국제방사선방어위원회에서는 2007년도에 ICRP Pub. 103의 권고 내용을 제시하여 각 나라에서 사용하기를 권고하고 있다. 현재 우리나라의 장해 방어와 관련된 원자력 관계 법령은 크게 법률과 시행령, 규칙, 고시 등의 4단계로 구성되어 있다. 가장 최상위에 있는 것은 원자력안전법인 법률이고, 각 법률에서 위임한 세부 사항을 규정한 대통령령, 원자력안전위원회 규칙 및 원자력안전위원회 고시 등이 있다.

원자력안전법령의 체계를 보면 우선 "원자력안전법"이 모법으로 되어 있고, 이 법에서 제5장(방사성동위원소 및 방사선발생장치), 제6장(폐기 및 운반) 및 제7장(방사선피폭선량의 판독 등)이 방사선장해방어를 위한 법령의 골격을 이루고 있다. 이 법의 시행을 위한 "원자력안전법 시행령"에서는 제5장(방사성동위원소 등 · 방사성폐기물 및 방사성물질의 관리)의 내용이 방사선장해방어와 관련이 있고, 시행령에서 위임한 사항과 그 시행에 필요한 사항 등은 "원자력안전법 시행 규칙" 제5장(방사성동위원소 등 안전관리), 제6장(방사성폐기물의 관리 · 운영), 제7장(방사성물질 등의 포장 및 운반), 제9장(방사선안전관리)에 명시되어 있다.

이를 구체적으로 시행하도록 하는 모든 수치와 기준은 원자력안전위원회의 고시로 공포된 제 2019-10호의 "방사선 방호 등에 관한 기준"을 비롯한 많은 고시가 있다.

특히 "방사선안전관리 등의 기술기준에 관한 규칙"에서 방사선 안전관리 등의 기술기준에 대한 원자력안전위원회 규칙(2020년 7월 31일 개정, 규칙 재25호)을 제정하여, 제3장(방사성동위원소 · 방사선발생장치의 안전관리)에 의료분야와 관련된 안전관리에 관한 기준이 명시되어 있다. 그리고 제4장(방사성폐기물의 안전관리)이고, 제5장(방사성물질 등의 포장 및 운반의 안전관리)로 되어 있다.

## 1) 원자력안전법령의 체계

### (1) 원자력안전법령의 구성

|  |  |
|---|---|
| **원자력안전법** | • 원자력의 이용 및 안전규제의 기본사항 규정(국회, 법률) |
| **원자력안전법 시행령** | • 원자력안전법의 위임사항과 그 시행에 필요한 사항 규정(대통령령) |
| **원자력안전법 시행규칙** | • 원자력안전법 · 동법 시행령의 위임사항 과 그 시행에 관한 필요한 사항 규정(총리령) |
| **방사선안전관리 등의 기술기준에 관한 규칙** | • 원자력안전법 및 시행령의 시행에 필요한 주요기술기준에 관한 사항을 원칙 수준으로 규정(원자력안전위원회 규칙) |
| **원자력안전위원회 고시** | • 법령에서 위임하는 분야별 상세 기술기준 등 규정 (원자력안전위원회) |

### (2) 방사성동위원소 등의 안전규제 기관별 담당업무

| 대상기관 | 대 상 업 무 |
|---|---|
| 원자력안전위원회 | • 원자력안전종합계획의 수립에 관한 사항<br>• 핵물질 및 원자로의 규제에 관한 사항<br>• 방사선피폭으로 인한 장해의 방어에 관한 사항<br>• 허가 · 재허가 · 인가 · 승인 · 등록 및 취소 등에 관한 사항 등 |
| 한국원자력 안전기술원 | • RI/RG 사용·판매·이동사용 안전성 심사 및 검사<br>• 방사성물질 등의 운반 또는 포장검사 안전성 심사 및 검사<br>• 허가/신고사용자 및 판매업자의 정기보고 접수 및 관리<br>• 기타 신고서 검토 등 |
| 한국방사선진흥협회 | • 방사성동위원소에 관한 수입, 생산 분배 및 수급에 관한 사항<br>• 방사성동위원소 폐기물 수거, 운반 및 처분에 관한 사항<br>• 방사선피폭선량 판독에 관한 사업 등 |
| 한국원자력연구원 | • 원자로 핵연료주기 연구개발 및 원자력이용 신에너지기술 연구개발<br>• 방사선 응용과학 연구개발 등 |

### (3) 방사선 안전규제 업무 흐름도

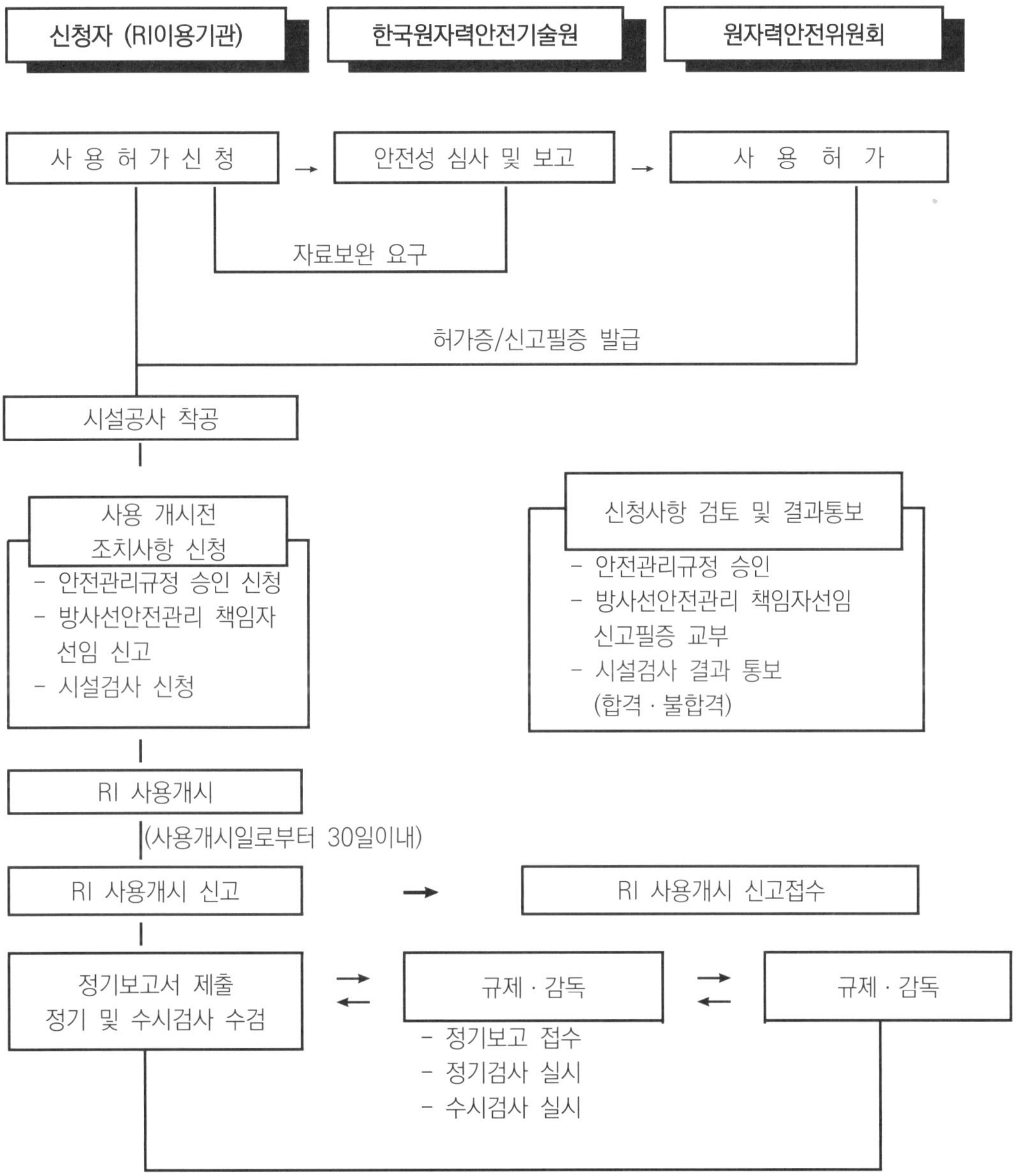

## 2) 방사선방어와 관련된 용어

### (1) 방사선

전자파 또는 입자선 중 직접 또는 간접으로 공기를 전리하는 능력을 가진 것으로서 대통령령으로 정하는 것

▸ **대통령령**

① 알파선 · 중양자선 · 양자선 · 베타선 그 밖의 중하전입자선
② 중성자선
③ 감마선 및 엑스선
④ 5만 전자볼트 이상의 에너지를 가진 전자선

### (2) 방사선관리구역

외부의 방사선량률, 공기 중의 방사성물질의 농도 또는 방사성물질에 따라 오염된 물질의 표면의 오염도가 원자력안전위원회 규칙으로 정하는 값을 초과할 우려가 있는 곳으로서 방사선의 안전관리를 위하여 사람의 출입을 관리하고 출입자에 대하여 방사선의 장해를 방지하기 위한 조치가 필요한 구역

▸ **원자력안전위원회 규칙으로 정하는 값**

① 외부 방사선량률 : 1주당 400마이크로시버트
② 공기 중의 방사성물질의 농도 : 유도공기중농도
③ 물체표면의 오염도 : 허용표면오염도

### (3) 밀봉된 방사성동위원소

기계적인 강도가 충분하여 파손될 우려가 없고, 부식되기 어려운 재료로 된 용기에 넣은 방사성동위원소로서 사용할 때에 방사선은 용기외부로 방출하지만 방사성동위원소는 누출하지 못하도록 되어 있는 것이다.

### (4) 방사성폐기물

방사성물질 또는 그에 의하여 오염된 물질로서 폐기의 대상이 되는 물질(사용 후 핵연료 포함)을 말한다.

## (5) 고 준위 방사성폐기물

방사성폐기물 중 그 방사능 농도 및 열 발생률이 「원자력안전위원회의 설치 및 운영에 관한 법률」 원자력안전위원회(이하 "위원회"라 한다)가 정하는 값 이상인 방사성폐기물을 말하고, "중 · 저준위 방사성폐기물"이란 고준위 방사성폐기물 외의 방사성폐기물

**원자력안전위원회가 정하는 값**

| 방사능 농도 | 열 발생률 |
|---|---|
| 반감기 20년 이상의 알파선을 방출하는 핵종으로 4,000 Bq/g | 2 kW/㎥ |

## (6) 피폭방사선량

사람의 신체의 외부 또는 내부에 피폭하는 방사선량을 말한다. 다만, 진료를 위하여 피폭하는 방사선량과 인위적으로 증가시키지 아니하는 자연방사선량은 제외한다. 이 경우 방사선량의 종류 및 적용기준은 원자력안전위원회가 정하여 고시함

## (7) 방사선가중인자($W_R$)

| 종류 및 에너지 범위 | | 방사선 가중인자[1)] |
|---|---|---|
| 광자(전 에너지) | | 1 |
| 전자 및 뮤온(전 에너지)[2)] | | 1 |
| 중성자 에너지 | 〈 10 keV | 5 |
| | 10 keV - 100 keV | 10 |
| | 100 keV - 2 MeV | 20 |
| | 2 MeV - 20 MeV | 10 |
| | 〉 20 MeV | 5 |
| 반조양자 이외의 양자 (에너지 〉 2 MeV) | | 5 |
| 알파입자, 핵분열 파편, 무거운 원자핵 | | 20 |

- 모든 값은 신체에 입사하는 방사선에 대한 것이며 신체 내 선원의 경우는 선원으로부터 방출되는 방사선에 대한 것
- DNA에 결합된 원자핵들로부터 방출되는 오제전자는 제외

## (8) 조직가중인자($W_T$)

| 조직 또는 장기 | 조직가중인자 | 조직 또는 장기 | 조직가중인자[1] |
|---|---|---|---|
| 생식선 | 0.20 | 간 | 0.05 |
| 골수(적색) | 0.12 | 식 도 | 0.05 |
| 대 장 | 0.12 | 갑상선 | 0.05 |
| 폐 | 0.12 | 피 부 | 0.01 |
| 위 | 0.12 | 뼈표면 | 0.01 |
| 방 광 | 0.05 | 기타 조직 | 0.05[2,3] |
| 유 방 | 0.05 | | |

- 이 수치들은 남녀 동수, 광범위한 연령층의 기준 인구집단으로부터 도출된 것이다. 이 값들은 유효선량을 정의할 때 작업자 또는 전 인구, 남녀 어느 쪽에 대해서도 적용됨
- 계산목적을 위하여 기타 조직은 다음의 추가 조직 및 장기로 구성된다. 즉, 부신, 뇌, 대장 상부, 소장, 콩팥, 근육, 췌장, 비장, 흉선 및 자궁이 된다. 이 목록에는 선택적으로 방사선피폭이 있을 법한 장기가 포함되어 있다. 목록 중의 어떤 장기는 암유발에 높은 감수성을 가진 것으로 알려져 있다. 만약, 다른 조직이나 장기가 암유발의 현저한 리스크를 갖는 것이 후에 확인된다면, 그들은 구체적인 $W_T$값과 함께 목록에 포함되거나 혹은 기타조직을 구성하는 추가 목록에 포함될 것이다. 기타 조직에는 선택적으로 방사선에 피폭하는 다른 조직 또는 장기도 포함
- 기타 조직 중의 하나가 위"표"의 12개 기관 중의 최고선량을 초과한 등가선량을 받은 예외적인 경우에는, 그 조직 또는 장기에 가중치 0.025를 적용하고, 그 이외의 나머지 기타 조직 또는 장기에 대한 평균선량에 0.025의 가중치를 적용함

## (9) 선량한도

외부에 피폭하는 방사선량과 내부에 피폭하는 방사선량을 합한 피폭방사선량의 상한 값

선량한도(제2조제4호 관련)

(단위: 밀리시버트)

| 구분 | 유효선량한도 | 등가선량한도 | |
|---|---|---|---|
| | | 수정체 | 손·발 및 피부 |
| 1. 방사선작업종사자 | 연간 50을 넘지 않는 범위에서 5년간 100 | 연간 150 | 연간 500 |
| 2, 수시출입자, 운반종사자 및 법 제96조 단서에 따라 교육훈련 등의 목적으로 위원회가 인정한 18세 미만인 사람 | 연간 6 | 연간 15 | 연간 50 |
| 3. 제1호 및 제2호 외의 사람 | 연간 1 | 연간 15 | 연간 50 |

▸ 비 고

- "선량한도"란 매년 1월 1일부터 12월 31일까지 1년간 피폭하는 방사선량을 말한다.
- 제1호 또는 제2호에 해당하는 사람 중 임신이 확인된 사람과 제3호에 해당하는 사람 중 제79조제1항에 따른 방사성동위원소등을 제한적 또는 일시적으로 사용하는 사람에 대한 선량한도는 위의 표에도 불구하고 위원회가 정하여 고시한다.
- 제2호에서 "운반종사자"란 방사선관리구역 밖에서 제2조제12호에 따른 방사성물질등을 운반하는 사람으로서 방사선작업종사자에 해당하지 않는 사람을 말한다.
- 제3호에 해당하는 사람에 대하여 연간 1밀리시버트를 넘는 경우가 발생한 경우로서 위원 회가 인정하는 경우에는 위 표 제3호의 유효선량한도값에도 불구하고 피폭방사선량의 합 을 5년간 평균하여 연간 1밀리시버트를 넘지 않는 범위에서 해당 1밀리시버트를 넘는 값을 유효선량한도로 한다. 5. 제1호의 유효선량한도란 및 비고 제4호에서 "5년간"이란 1998년 1월 1일부터 기산되는 5 년마다의 기간을 말한다.

### (10) 허용표면오염도

물체 또는 인체 표면의 방사성오염도로서 위원회가 정하는 허용표면오염도

▸ 방사선방호등에 관한 기준 (위원회 고시)

위원회가 정하는 허용표면오염도는 그 오염을 제거할 수 있는 경우 다음과 같다.

① $\alpha$선을 방출하는 방사성물질에 대하여는 0.4 Bq/cm$^2$

② $\alpha$선을 방출하지 않는 방사성물질에 대하여는 4 kBq/cm$^2$

### (11) 방사선작업종사자

원자력이용시설의 운전, 이용 또는 보전이나 방사성물질 등의 사용, 취급, 저장, 보관, 처리, 배출, 처분, 운반 기타 관리 또는 오염제거 등 방사선에 피폭하거나 그 우려가 있는 업무에 종사하는 자이다.

### (12) 수시출입자

방사선관리구역에 업무상 출입하는 자(일시적으로 출입하는 자를 제외한다)로서 방사선작업종사자이외의 자이다.

### (13) 판독특이자

① 선량한도를 초과하여 방사선에 피폭된 사람

② 선량계의 훼손·분실 등으로 인하여 선량판독이 불가능하게 된 사람

③ 위원회가 정하는 선량계 교체주기를 2개월 이상 지난 후 선량계를 제출한 사람

### (14) 외부방사선량률

인체 외부로부터 피폭되는 시간당 방사선량(밀리시버트/시간)을 말한다.

### (15) 심층처분

지하 깊은 곳의 안정한 지층구조에 천연방벽 또는 공학적 방벽으로 방사성폐기물을 처분하는 것을 말한다.

### (16) 천층처분

① 동굴처분 : 지하의 동굴 또는 암반 내에 천연방벽 또는 공학적 방벽으로 방사성폐기물을 처분하는 것

② 표층처분 : 지표면과 가까이에 천연방벽 및 공학적 방벽으로 방사성폐기물을 처분하는 것
③ 매립형처분 : 지표면과 가까이에 천연방벽으로 방사성폐기물을 매립하여 처분하는 것

## (17) 자체처분

원자력관계사업자(이하 "원자력관계사업자"라 한다)가 발생시킨 방사성폐기물 중 위원회가 정하는 값 미만의 방사성폐기물을 당해 원자력관계사업자가 소각 · 매립 또는 재활용 등의 방법으로 처분하는 것이다.

## (18) 처분 제한치

개인에 대한 연간 피폭방사선량이 10마이크로시버트 이상이거나 집단에 대한 연간 총 피폭방사선량이 1 맨 · 시버트 이상으로서 규정에 정하는 허용기준 및 핵종별 농도 이상을 말함

## (19) 운반지수

운반물 · 덧포장 · 탱크 또는 화물컨테이너에 지정되는 등급으로서 방사선피폭에 대한 관리를 위하여 사용되는 수치를 말한다.

## (20) 연간섭취한도

방사선작업종사자가 1년 동안 섭취할 경우 피폭방사선량이 선량한도에 이를 것으로 보이는 방사능의 양이다.

## (21) 유도공기중농도

방사선 작업종사자가 1년 동안 흡입할 경우 방사능 섭취량이 연간섭취한도에 이를 것으로 보이는 공기중의 농도이다.

## (22) 표면방사선량률

방사성물질, 방사성물질을 내장한 용기 또는 장치, 방사선발생장치 및 방사선차폐체 등 방사선이 나오는 물체의 표면으로부터 10센티미터의 거리에서 측정한 방사선량률이다.

## (23) 작업실

밀봉되지 아니한 방사성동위원소 또는 방사성동위원소에 의하여 오염된 물건으로서 밀봉

되지 아니한 것을 사용 또는 포장하는 곳이다.

### (24) 오염검사실

인체 또는 작업복 · 신발 · 보호구 등 인체에 착용하였던 물건의 표면이 방사성물질에 의하여 오염되었는지 여부를 검사하는 곳이다.

### (25) 방사선 긴급작업 선량제한

① 긴급작업에 종사하는 자나 사고의 진압 등 피해의 확대를 방지하기 위하여 불가피 한 작업에 참여하는 자에 대하여는 유효선량은 0.5 Sv, 피부의 등가선량은 5 Sv까지 허용할 수 있다. 다만, 인명의 구조를 목적으로 하는 긴급작업에 대해서는 이를 제한하지 아니한다.
② 작업으로 인한 피폭선량은 개인 피폭방사선량과 합산하지 않을 수 있다.

### (26) 차폐물의 설계기준

① 사용시설 등의 내부에 사람이 상시 출입하는 장소는 연간 방사선량이 20 mSv를 초과하지 않아야 하고 1주당 방사선량은 1 mSv를 초과하지 말 것
② 사용시설 등의 경계에 인접하여 사람이 거주하는 구역은 연간 방사선량이 1 mSv를 초과하지 않아야 하고 1주당 방사선량은 0.1 mSv를 초과하지 말 것

### (27) 방사선원

밀봉된 방사성동위원소(이하 “밀봉선원”이라 한다.)로서 이 기준에 따라 누설점검을 하여야 하는 선원을 말한다. 다만, 다음 각목에서 정하는 방사선원은 제외함
① 베타 및 감마선을 방출하는 밀봉선원으로서 방사능량이 3.7 MBq 이하의 것
② 알파선을 방출하는 밀봉선원으로서 방사능량이 0.37 MBq 이하의 것
③ 물리적 반감기가 30일 이하의 것

### (28) 방사선 진료장비

방사선을 이용하여 질병을 치료하는 데에 사용하는 방사선기기(이하 ‘치료용 방사선기기’라 한다)로서 다음 각 목의 어느 하나에 해당하는 장치
① 의료용 가속장치
② 의료용 방사성동위원소 치료장치

### (29) 의료용 가속장치

가속된 전자선 또는 이 전자가 금속 표적과 충돌할 때 방출하는 고에너지 X선이나 가속된 입자빔을 치료목적으로 사용하는 기기로서 다음 각 목의 어느 하나에 해당하는 장치

① 선형가속기
② 사이버나이프
③ 토모테라피
④ 양성자 치료장치
⑤ 중입자 치료장치

### (30) 의료용 방사성동위원소 치료장치

방사성동위원소에서 발생되는 방사선을 이용하여 종양을 치료하는 장치로서 다음 각 목의 어느 하나에 해당하는 장치

① Co-60 치료장치
② Ir-192 치료장치
③ 감마나이프

# 2. 방사성동위원소 및 방사선발생장치

## 1) 방사성동위원소 · 방사선발생장치 사용 등의 허가 등

(1) 방사성동위원소 또는 방사선발생장치(이하 "방사성동위원소 등"이라한다)를 생산 · 판매 · 사용(소지 · 취급을 포함한다. 이하 같다) 또는 이동사용하려는 자는 대통령령으로 정하는 바에 따라 위원회의 허가를 받아야 한다. 허가받은 사항을 변경하려는 때에도 또한 같다. 다만, 총리령으로 정하는 일시적인 사용 장소의 변경과 그 밖의 경미한 사항을 변경하려는 때에는 이를 신고하여야 한다.

(2) 총리령으로 정하는 용도 또는 수량 이하의 밀봉된 방사성동위원소 또는 총리령으로 정하는 용도 또는 용량 이하의 방사선발생장치를 사용 또는 이동사용하려는 자는 대통령령으로 정하는 바에 따라 위원회에 신고하여야 한다. 신고한 사항을 변경하려는 때에도 또한 같다.

## 2) 결격사유

(1) 피성년후견인 · 피한정후견인 또는 파산선고를 받은 자로서 복권되지 아니한 자
(2) 이 법을 위반하여 금고 이상의 형의 선고를 받고 그 형의 집행이 종료되거나 집행을 받지 아니하기로 확정된 후 3년이 경과되지 아니한 자나 형의 집행유예를 선고받고 그 집행 유예기간 중에 있는 자
(3) 허가가 취소된 후 2년이 경과되지 아니한 자
(4) 임원중에 상기규정 중 어느 하나에 해당하는 사람이 있는 법인

## 3) 원자력안전법의 인 · 허가 분류

| 종 류 | 대 상 | 변경 절차 |
|---|---|---|
| 허가 | · 방사성동위원소 등 사용, 이동사용, 생산, 판매 | 변경허가 |
| 신고 | · 방사성동위원소등 사용, 이동사용<br>· 개시 등의 신고<br>· 운반 등의 신고<br>· 도난 등의 신고<br>· 양도 · 양수 신고 | 변경신고 |
| 등록 | · 업무 대행업<br>· 판독 업무자 | 변경신고 |
| 승인 | · 방사선기기의 설계 승인<br>· 운반용기의 설계승인<br>· 특수형 방사성물질의 설계승인 | 변경승인 |

## 4) 방사성동위원소 등의 허가 신청시 제출서류

| 허가의 종류 | 허가 신청시 제출서류 |
|---|---|
| 방사성동위원소 등의 생산 허가 | ▸ 품질보증계획서<br>▸ 방사선안전보고서<br>▸ 보상기준<br>▸ 인력의 재직을 입증하는 서류<br>▸ 안전성 분석보고서<br>▸ 안전관리규정<br>▸ 장비구입 입증 서류 |
| 방사성동위원소 등의 사용(이동사용) 허가 | ▸ 방사선안전보고서<br>▸ 보상기준<br>▸ 인력의 재직을 입증하는 서류<br>▸ 안전관리규정<br>▸ 장비구입 입증 서류 |
| 방사성동위원소 등의 판매 허가 | ▸ 방사선안전보고서<br>▸ 보상기준<br>▸ 인력의 재직을 입증하는 서류<br>▸ 방사성동위원소 등의 수급 및 판매에 관한 계획서<br>▸ 방사선발생장치의 명세서<br>▸ 안전관리규정<br>▸ 장비구입 입증 서류 |

## 5) 허가기준

**방사성동위원소등 생산 등의 허가 시 장비기준**

| 구 분 | 기 준 |
|---|---|
| 1. 생산 | |
| 가. 방사성동위원소를 생산하는 경우 | 방사선측정기 및 방사능측정기 각 2대 이상과 방사선원 운반차량 1대 이상 |
| 나. 방사선발생장치를 생산하는 경우 | 방사선측정기 2대 이상 |
| 2. 판매 | |
| 가. 밀봉된 방사성동위원소를 판매하는 경우 | 방사선측정기 2대 이상과 방사선원 운반차량 1대 이상 |
| 나. 밀봉되지 아니한 방사성동위원소를 판매하는 경우 | 방사선측정기 및 방사능측정기 각 2대 이상과 방사선원 운반차량 1대 이상 |
| 다. 방사선발생장치를 판매하는 경우 | 방사선측정기 2대 이상 |
| 3. 사용 | |
| 가. 밀봉된 방사성동위원소 또는 방사선발생장치를 사용하는 경우 | 방사선측정기 1대 이상 |
| 나. 밀봉되지 아니한 방사성동위원소를 사용하는 경우 | 사용시설마다 방사선측정기 및 방사능측정기 각 1대 이상 |
| 4. 이동사용 | |
| 가. 방사선투과검사의 목적으로 이동사용하는 경우 | 1) 방사선투과검사 장비: 5대 이상<br>2) 방사선 측정장비<br>가) 방사선측정기: 방사선투과검사 장비 1대당 1대 이상<br>나) 방사선경보기: 방사선작업종사자 1명당 1개 이상<br>다) 직독식개인선량계: 방사선작업종사자 1명당 1개 이상(방사선경보기로 알람도시메터를 갖추지 아니한 경우만 해당한다)<br>3) 방사선 방호장비<br>가) 콜리메이터(10밀리미터 이상): 방사선발생장치를 제외한 방사선투과검사 장비 1대당 1개 이상<br>나) 경고등: 방사선투과검사 장비 1대당 4개 이상<br>4) 방사선원 운반 전용차량: 2대 이상(승용차는 제외한다) |
| 나. 가목 외의 경우 | 방사선측정기 1대 이상 |

## 방사성동위원소등 생산 등의 허가 시 인력기준

| 구 분 | 기 준 |
|---|---|
| 1. 생산 | 방사선취급감독자면허 소지자 또는 방사선관리기술사 1명 이상(「의료기기법」 제6조에 따른 의료기기 제조업 허가를 받은 자가 방사선발생장치 생산 허가를 받는 경우에는 방사성동위원소취급자일반면허 소지자, 방사선취급감독자면허 소지자 또는 방사선관리기술사 1명 이상) |
| 2. 판매 | |
| 가. 방사성동위원소를 판매하는 경우 | 방사선취급감독자면허 소지자 또는 방사선관리기술사 1명 이상 |
| 나. 방사선발생장치를 판매하는 경우 | 방사성동위원소취급자일반면허 소지자, 방사선취급감독자면허 소지자 또는 방사선관리기술사 1명 이상 |
| 3. 사용 | |
| 가. 인체에 사용하는 경우 | 방사성동위원소취급자특수면허 소지자 1명 이상 및 방사성동위원소취급자일반면허 소지자, 방사선취급감독자면허 소지자 또는 방사선관리기술사 1명 이상 |
| 나. 인체 외에 사용하는 경우 | |
| 1) 밀봉된 방사성동위원소 | |
| 가) 기기에 장비되지 않은 것으로서 연간 사용량 1.85테라베크렐 이상 | 방사선취급감독자면허 소지자 또는 방사선관리기술사 1명 이상 |
| 나) 기기에 장비되지 않은 것으로서 연간 사용량 1.85테라베크렐 미만 | 방사성동위원소취급자일반면허 소지자, 방사선취급감독자면허 소지자 또는 방사선관리기술사 1명 이상 |
| 다) 기기에 장비된 것으로서 연간 사용량 3.7테라베크렐 이상 | 방사선취급감독자면허 소지자 또는 방사선관리기술사 1명 이상 |
| 라) 기기에 장비된 것으로서 연간 사용량 3.7테라베크렐 미만 | 방사성동위원소취급자일반면허 소지자, 방사선취급감독자면허 소지자 또는 방사선관리기술사 1명 이상 |
| 2) 밀봉되지 아니한 방사성동위원소 | |
| 가) 연간 사용량 1.85기가베크렐 이상 | 방사성동위원소취급자특수면허 소지자, 방사선취급감독자면허 소지자 또는 방사선관리기술사 1명 이상 |
| 나) 연간 사용량 1.85기가베크렐 미만 | 방사성동위원소취급자일반면허 소지자, 방사성동위원소취급자특수면허 소지자, 방사선취급감독자면허 소지자 또는 방사선관리기술사 1명 이상 |

| | |
|---|---|
| 3) 방사선발생장치 | |
| 가) 1메가전자볼트 이상 | 방사선취급감독자면허 소지자 또는 방사선관리기술사 1명 이상 |
| 나) 최대 사용전압 350킬로볼트 이상으로서 용량이 350킬로볼트 5밀리암페어 1대 이상 | 방사선취급감독자면허 소지자 또는 방사선관리기술사 1명 이상 |
| 다) 최대 사용전압 350킬로볼트 미만으로서 용량이 250킬로볼트 5밀리암페어 2대 이상 | 방사선취급감독자면허 소지자 또는 방사선관리기술사 1명 이상 |
| 라) 가)부터 다)까지의 규정에 해당되지 않는 경우 | 방사성동위원소취급자일반면허 소지자, 방사선취급감독자면허 소지자 또는 방사선관리기술사 1명 이상 |
| 4. 이동사용 | |
| 가. 방사선투과검사의 목적으로 이동사용하는 경우 | 방사선취급감독자면허 소지자 또는 방사선관리기술사 2명 이상 |
| 나. 가목 외의 경우 | 방사성동위원소취급자일반면허 소지자, 방사선취급감독자면허 소지자 또는 방사선관리기술사 1명 이상 |

## 6) 기록과 비치

**방사성동위원소 등의 생산 및 사용자(신고사용자를 제외한다)**

| 기록사항 | 기록시기 | 보존기간 |
|---|---|---|
| 가. 방사성동위원소 등의 생산 또는 사용기록(생산 또는 사용일시 · 장소 · 방법 · 목적 · 종사자성 명 · 종류 및 수량) | 생산 또는 사용한 때마다 | 5년 |
| 나. 방사성동위원소 또는 방사성동위원소에 의한 오염물의 보관 · 처리 · 저장 및 배출기록(일시 · 장소 · 방법 · 종사자 · 성명 · 종류 및 수량) | 보관 · 처리 · 저장 및 배출한 때마다 | 5년 |
| 다. 방사선안전관리의 기록 | | |
| (1) 방사성동위원소 등의 생산 · 사용 · 분배 · 저장 및 폐기시설의 방사선량률 | 측정한 때마다 | 5년 |
| (2) 밀봉방사성동위원소 또는 방사선발생장치로서 방사선 차폐시설이 일정한 장소의 방사선량률 | 측정한 때마다 | 10년 |
| (3) 배기구 및 배수구에서의 방사성물질의 농도 | 배기 및 배수한 때마다 | 10년 |
| (4) 방사선관리구역에서의 방사성물질로 오염된 물체의 표면오염도 | 작업한 때마다 | 10년 |
| (5) 1월 1일, 4월 1일, 7월 1일,10월 1일을 기준으로 한 각 3월간의 종사자의 피폭방사선량 | 매분기 1회 | 사용을 폐지할 때까지 |
| (6) 방사선작업종사자가 당해 업무에 종사하기 이전의 건강진단기록 및 방사선피폭경력 | 방사선작업종사자가 당해 업무에 종사하기 시작한 때 | 사용을 폐지할 때까지 |
| (7) 방사선작업종사자로 근무한 기간 중의 건강진단기록 | 건강진단을 한 때마다 | 사용을 폐지할 때까지 |
| (8) 자체처분한 방사성폐기물의 발생원 · 종류 · 수량 · 방사선량률 · 처분방법 및 처리일시 | 자체처분한 때마다 | 5년 |

## 7) 정기검사 시기

**방사성동위원소등 사용자에 대한 정기검사의 시기**

| 구 분 | 검사시기 |
|---|---|
| 1. 방사성동위원소등을 인체에 사용하는 공장 또는 사업소 | |
| 가. 인체의 치료 및 체내외 검진을 목적으로 사용하는 경우 | 매 1년 |
| 나. 가목 외의 경우 | |
| (1) 연간 사용량이 3.7기가베크렐(100밀리퀴리) 이상 | 매 3년 |
| (2) 연간 사용량이 3.7기가베크렐(100밀리퀴리) 미만 | 매 5년 |
| 2. 방사성동위원소등을 인체에 사용하지 않는 공장 또는 사업소 | |
| 가. 밀봉된 방사성동위원소 | |
| (1) 연간 사용량이 111테라베크렐(3,000퀴리) 이상 | 매 3년 |
| (2) 연간 사용량이 111테라베크렐(3,000퀴리) 미만 | 매 5년 |
| 나. 밀봉되지 않은 방사성동위원소 | |
| (1) 연간 사용량이 3.7기가베크렐(100밀리퀴리) 이상 | 매 3년 |
| (2) 연간 사용량이 3.7기가베크렐(100밀리퀴리) 미만 | 매 5년 |
| 다. 방사선발생장치 | |
| (1) 1기가전자볼트 이상 | 매 1년 |
| (2) 1기가전자볼트 미만, 1메가전자볼트 이상 | 매 3년 |
| (3) 최대사용전압 350킬로볼트 이상으로서 용량이 350킬로볼트, 5밀리암페어 1대 이상 | 매 3년 |
| (4) 최대사용전압 350킬로볼트 미만으로서 용량이 250킬로볼트, 5밀리암페어 2대 이상 | 매 3년 |
| (5) (3) 또는 (4)에서 정한 각각의 전압 · 용량 및 수량에 해당되지 않는 경우 | 매 5년 |
| 3. 방사성동위원소등의 이동사용을 전문으로 하는 사업소 | 매 1년 |
| 4. 판매허가를 받은 자 | |
| 가. 밀봉된 방사성동위원소 | |
| (1) 연간 판매량이 370테라베크렐(10,000퀴리) 이상 | 매 1년 |
| (2) 연간 판매량이 370테라베크렐(10,000퀴리) 미만 | 매 3년 |
| 나. 밀봉되지 아니한 방사성동위원소 | |
| (1) 연간 판매량이 37테라베크렐(1,000퀴리) 이상 | 매 1년 |
| (2) 연간 판매량이 37테라베크렐(1,000퀴리) 미만 | 매 3년 |
| 다. 방사선발생장치 | 매 3년 |
| 5. 방사성동위원소등의 생산허가를 받은 자 | 매 1년 |
| 6. 업무대행자 | 매 1년 |

## 8) 안전관리규정의 기재사항

(1) 방사성동위원소등 또는 방사성동위원소에 의하여 오염된 물질을 취급하는 조직 및 그 기능에 관한 사항
(2) 방사성동위원소등의 구매 · 사용 및 판매에 관한 사항
(3) 방사성동위원소 또는 방사성동위원소에 의하여 오염된 물질의 분배 · 보관 · 운반 · 처리 · 배출 · 저장 · 자체처분 및 인도에 관한 사항
(4) 방사선량률 · 피폭방사선량 및 방사성물질 또는 그에 의하여 오염된 물질(이하 "방사성물질등"이라 한다)에 따른 오염상황의 측정 및 그 측정결과의 기록과 보존에 관한 사항
(5) 방사선안전관리 장비의 보관 · 관리 및 교정에 관한 사항
(6) 방사선작업종사자 및 수시출입자에 대한 피폭방사선량의 평가 및 개인선량계의 관리에 관한 사항
(7) 방사선작업종사자 및 수시출입자의 방사선장해발생을 방지하기 위하여 필요한 교육훈련에 관한 사항
(8) 방사선장해 발생 여부를 발견하기 위하여 필요한 조치에 관한 사항
(9) 방사선장해를 받았거나 받을 우려가 있는 사람에 대하여 필요한 보건상 조치에 관한 사항
(10) 기록과 그 비치에 관한 사항
(11) 위험 시 조치에 관한 사항
(12) 방사성동위원소등의 분실 · 도난 등 사고 시의 조치 및 사고예방에 관한 사항
(13) 방사선안전관리자의 권한 · 책임 및 직무수행에 관한 사항
(14) 그 밖에 방사선장해의 방어에 필요한 사항

## 9) 방사선안전관리자의 선임

허가사용자 및 신고사용자는 방사선 안전관리에 관한 다음 각 호의 업무를 수행하기 위하여 대통령령으로 정하는 바에 따라 방사선안전관리자를 선임하여 방사성동위원소등의 사용개시 전에 이를 위원회에 신고하여야 한다. 신고한 사항을 변경하려는 때에도 또한 같다.

(1) 안전관리규정 및 기술기준의 준수여부 점검
(2) 방사선작업종사자 또는 방사선관리구역에 출입하는 자에 대한 방사선장해방지조치
(3) 허가사용자 및 신고사용자에 대한 방사선안전관리에 관한 조치 권고
(4) 그 밖에 방사선 안전관리를 위하여 필요한 조치

- 위원회는 방사선안전관리자가 업무를 게을리한 때에는 허가사용자 및 신고사용자에게 그 방사선안전관리자의 해임을 요구할 수 있다.
- 허가사용자 및 신고사용자가 해임요구를 받은 때에는 정당한 사유가 없으면 해당 방사선안전관리자를 지체 없이 해임하고 새로운 방사선안전관리자를 선임하되, 해임한 날부터 30일 이내에 위원회에 선임신고 및 해임신고를 하여야 한다.
- 허가사용자 및 신고사용자는 해임된 후 1년이 지나지 아니한 사람을 방사선안전관리자로 선임하여서는 아니 된다.
- 방사선안전관리자를 선임한 허가사용자 또는 신고사용자는 다음 각 호의 어느 하나에 해당하는 경우에는 대통령령으로 정하는 바에 따라 대리자를 지정하여 일시적으로 방사선안전관리자의 직무를 대행하게 하여야 한다.

(1) 방사선안전관리자가 여행 · 질병이나 그 밖의 사유로 일시적으로 그 직무를 수행할 수 없는 경우

(2) 방사선안전관리자의 해임 또는 퇴직과 동시에 다른 방사선안전관리자가 선임되지 아니한 경우

- 방사선안전관리자 및 대리자의 자격 요건, 대리자의 직무대행기간 등에 필요한 사항은 대통령령으로 정한다.

## 10) 도난 등의 신고

원자력관계사업자는 그가 소지하는 방사선발생장치 또는 방사성물질 등에 관하여 도난 · 분실 · 화재, 그 밖의 사고가 발생된 경우 지체 없이 그 사실을 위원회에 신고하여야 한다.

## 11) 원자력 이용시설의 취급제한

누구든지 18세 미만인 사람으로 하여금 원자력이용시설이나 방사성물질 등을 취급하게 하여서는 아니 된다. 다만, 교육훈련 등의 목적으로 위원회가 인정하면 그러하지 아니하다.

# 3. 방사선장해방어 및 방사선안전관리

## 1) 방사선장해방지 조치 등

(1) 원자력관계사업자는 방사선장해를 방지하기 위하여 대통령령으로 정하는 바에 따라 다음 각 호의 조치를 하여야 한다.

① 방사선량 및 방사성오염의 측정

② 건강진단

③ 피폭관리

④ 방사성물질의 방출량 및 피폭방사선량을 가능한 한 합리적으로 낮게 유지하기 위하여 필요한 조치

(2) 원자력관계사업자는 방사선작업종사자 및 대통령령으로 정하는 수시출입자의 피폭방사선량이 대통령령으로 정하는 선량한도를 초과하지 아니하도록 필요한 조치를 하여야 한다.

(3) 원자력관계사업자는 방사선장해를 받은 사람 또는 방사선장해를 받은 것으로 보이는 사람에게 원자력이용시설에의 출입제한과 그 밖의 보건상 필요한 조치를 하여야 한다.

## 2) 방사선량 및 방사성오염의 측정

### (1) 측정

① 원자력관계사업자(신고사용자는 제외한다)는 총리령으로 정하는 방사선장해의 우려가 있는 장소에 대한 방사선량 및 방사성물질 등에 의한 오염상황을 측정하여야 한다.

② 원자력관계사업자는 총리령으로 정하는 바 따라 원자력이용시설에 출입하는 사람의 피폭방사선량 및 방사성물질에 의한 오염상황을 측정하여야 한다.

③ 원자력관계사업자는 측정 결과에 관하여 기록의 작성, 보존, 그 밖의 총리령으로 정하는 조치를 하여야 한다.

### (2) 측정장소

방사선량 및 방사성물질 등에 의한 오염상황의 측정 장소는 다음 각 호와 같다.

① 방사선량의 경우

가. 사용·분배·저장 및 폐기시설

나. 고정된 방사선차폐시설 안에 있는 밀봉방사성동위원소 또는 방사선발생장치
다. 방사성폐기물의 저장·처리 및 처분시설
라. 방사선관리구역
마. 비정상적으로 방사성물질이 누출된 장소

② 방사성물질 등에 의한 오염상황의 경우
가. 방사선관리구역에 있어서 공기 중의 방사성물질농도와 오염된 물체의 표면
나. 방사선관리구역으로부터 반출하는 물품의 표면
다. 배기구 또는 배수구
라. 비정상적으로 방사성물질이 누출된 장소

### (3) 측정대상

① 피폭방사선량의 경우
가. 방사선작업종사자
나. 수시출입자
다. 방사선관리시설에 일시적으로 출입하는 자로서 선량한도를 초과하여 피폭될 우려가 있는 자

② 방사성물질 등에 의한 오염상황의 경우
가. 방사선작업종사자의 손·발·작업복·보호구 그 밖에 오염의 우려가 있는 부위의 표면
나. 수시출입자의 손·발·작업복·보호구 그 밖에 오염의 우려가 있는 부위의 표면

### (4) 측정방법

① 방사선량 및 오염상황은 방사선측정에 가장 적합한 장소에서 측정할 것
② 방사선에 의한 인체내부의 피폭은 공기중 또는 음료수중의 방사성물질의 농도 및 양을 측정하거나 필요한 정밀검사를 통하여 산출할 것

## 3) 방사선작업종사자 및 수시출입자의 건강진단

### (1) 건강진단시 검사할 내용은 다음 각 호와 같다.

① 직업력 및 노출력
② 방사선 취급과 관련된 병력
③ 임상검사 및 진찰

- 임상검사: 말초혈액 중의 백혈구 수, 혈소판 수 및 혈색소의 양
- 진찰: 눈, 피부, 신경계 및 조혈기계 등의 증상

④ 말초혈액 도말검사와 세극등현미경검사(위의 제 ①~③호 까지의 규정에 따른 검사 결과 건강수준의 평가가 곤란하거나 질병이 의심되는 경우에만 해당한다)

### (2) 건강진단을 실시하는 시기는 다음 각 호와 같다.

① 방사선작업종사자 및 수시출입자가 최초로 작업에 종사하기 전

② 해당 업무에 종사 중인 방사선작업종사자 및 수시출입자에 대하여는 매년, 다만, 전년도 건강진단 이후 12개월간의 피폭방사선량이 일반인에 대한 선량한도를 초과하지 아니한 경우에는 그 해의 직업력 및 노출력, 방사선 취급과 관련된 병력 사항에 대한 검사는 생략할 수 있다.

③ 방사선작업종사자 및 수시출입자의 피폭방사선량이 선량한도를 초과한 때

▸ 건강진단 실시 시기

| 방사선작업종사자 | 수시출입자 |
|---|---|
| 최초방사선작업에 종사하기전<br>방사선작업종사시 매년<br>선량한도를 초과한 때 | 방사선관리구역에 처음 출입하기전<br>방사선관리구역출입시<br>선량한도를 초과한 때 |

## 4) 방사선작업종사자 및 수시출입자의 교육

(1) 원자력관계사업자는 방사선작업종사자에 대해서는 신규교육과 정기교육을 실시하여야 한다. 이 경우 신규교육은 작업 종사 전에 실시하여야 한다.

(2) 교육은 기본교육과 직장교육으로 구분하여 실시한다. 이 경우 직장교육은 방사선안전관리자 외의 방사선작업종사자를 대상으로 한다.

(3) 원자력관계사업자는 수시출입자에 대하여 기본교육 또는 직장교육을 실시할 수 있다.

(4) 기본교육은 위원회가 지정하여 고시하는 기관(이하 " 기본 교육기관"이라 한다)에서 받도록 하여야 하며, 직장교육은 해당 원자력관계사업자가 자체적으로 실시하되 위원회가 지정하여 고시하는 기관에 위탁하여 실시할 수 있다.

(5) 보수교육을 받은 자는 해당 연도의 정기교육을 받은 것으로 본다.

## 5) 방사선관리구역 출입자 교육

원자력관계사업자는 규정에 따라 방사선관리구역에 출입하는 사람에 대해서는 출입할 때마다 방사선장해방지 등에 대하여 안전수칙을 알려주는 등 필요한 교육을 실시하여야 한다. 다만, 규정에 따른 교육을 받은 방사선작업종사자 또는 수시출입자는 제외할 수 있다.

## 6) 방사선작업종사자 교육

(1) 정기교육 중 기본교육은 방사선안전관리자, 방사선안전관리자 이외의 방사선작업종사자 및 수시출입자 교육으로 구분하여 실시하여야 한다. 이에 대한 교육의 과정 및 시간은 별표 8과 같다.

(2) 신규교육과 정기교육은 각각 다음 각 호의 구분에 따른 사항을 포함하여 실시한다. 이 경우 교육대상자의 방사선안전 지식수준과 경험 등을 고려하여 교육의 내용과 방법을 다르게 할 수 있다.

▸ 기본교육

가. 원자력시설 이용에 따른 안전관리

나. 방사성물질 등의 취급

다. 방사선장해방어

라. 방사선안전 관계법령

마. 그 밖에 이용업체의 특성에 따른 교육

▸ 직장교육

가. 이용업체의 방사선안전관리규정

나. 이용업체의 방사선원 및 방사선장비의 특성

다. 그 밖에 이용업체의 특성에 따른 교육

(3) 규정에 따른 교육을 받은 사람에 대해서는 평가를 실시할 수 있다.

**교육의 과정 및 시간(제138조제6항 관련)**

<table>
<tr><th rowspan="3">교육과정</th><th colspan="2">신규교육 시간</th><th colspan="4">정기교육 시간</th></tr>
<tr><th rowspan="2">기본교육</th><th rowspan="2">직장교육</th><th colspan="3">기본교육</th><th rowspan="2">직장교육</th></tr>
<tr><th>1. 방사선 안전관리자</th><th>2. 제1호 외의 방사선작업 종사자</th><th>3. 수시출입자</th></tr>
<tr><td>일반분야</td><td>8시간 이상</td><td>4시간 이상</td><td>매년 3시간 이상</td><td>매년 3시간 이상</td><td>매년 3시간 이상</td><td>매년 3시간 이상</td></tr>
<tr><td>방사선투과 검사분야</td><td>12시간 이상</td><td>6시간 이상</td><td>매년 5시간 이상</td><td>매년 5시간 이상</td><td>매년 5시간 이상</td><td>매년 5시간 이상</td></tr>
</table>

## 7) 방사선작업종사자 및 수시출입자의 피폭방사선량 평가 및 관리

▸ 피폭방사선량 평가 및 관리

(1) 방사선작업종사자가 방사선관리구역에 출입하는 때에는 개인선량계를 착용하도록 할 것

(2) 수시출입자가 방사선관리구역에 출입하는 때에는 개인선량계를 착용하도록 할 것

(3) 개인선량계 중 판독이 필요한 개인선량계는 위원회가 정하여 고시하는 기간마다 교체하여 판독하도록 할 것

(4) 개인선량계의 판독은 판독업무자가 수행하도록 할 것

(5) 방사선작업종사자 또는 수시출입자 중 판독특이자가 발생한 때에는 위원회가 정하여 고시하는 바에 따라 필요한 조치를 할 것

▸ 판독특이자에 대한 조치

(1) 판독업무자는 판독특이자가 발생한 경우, 판독특이자의 인적사항 및 선량판독 결과 등을 즉시 한국원자력안전기술원장에게 보고하여야 하며, 선량판독을 위탁받은 판독업무자의 경우 동시에 해당 사업자에게 그 사실을 통보하여야 한다.

(2) 판독특이자가 발생한 해당 사업자는 발생 사실을 인지한 날부터 20일 이내에 규정에 의한 보고서를 작성하여 안전기술원장에게 보고하여야 한다.

(3) 사업자는 판독특이자의 피폭방사선량이 확정될 때까지 선량한도가 초과하지 않도록 판독특이자에 대한 피폭을 최소화하기 위한 조치를 취하여야 한다.

(4) 확정된 판독특이자의 해당 사업자는 다음 각 호의 내용을 안전기술원장에게 피폭방사선량 확정 후 1년간 반기별로 보고하여야 한다. 다만, 안전기술원장은 판독특이자의 안전을 위하여 지속적으로 관리할 필요가 있다고 판단하는 경우에는 그 기간을

연장할 수 있다.

① 건강검진 결과 등 방사선 장해 관련 사항

② 비방사선작업으로의 전환 등 조치내용 및 관리 현황

### 8) 방사선 장해방어조치 및 보고

▸ 방사선장해를 받은 사람 등에 대한 조치

(1) 방사선작업종사자 또는 수시출입자가 방사선장해를 받았거나 받은 것으로 보이는 경우에는 지체 없이 의사의 진단 등 필요한 보건상의 조치를 하고, 그 방사선장해의 정도에 따라 방사선관리구역 출입시간의 단축, 출입금지 또는 방사선피폭 우려가 적은 업무로의 전환 등 필요한 조치를 하여야 한다.

(2) 방사선관리구역에 일시적으로 출입하는 사람이 방사선장해를 받았거나 받은 것으로 보이는 경우에는 지체 없이 의사의 진단 등 필요한 보건상의 조치를 하여야 한다.

## 4. 의료분야의 특별기준

### 1) 의료방사선 방호 및 관리

(1) 방사성동위원소등을 인체에 사용함에 따른 방사선피폭(이하“의료피폭”이라 한다)의 관리 대상 및 범위는 다음 각 호와 같다.

① 진료 목적으로 받는 개인의 피폭

② 진료를 받은 임산부의 태내 배태아 또는 모유 수유하는 환자의 유아가 받는 피폭

③ 진료 환자를 간병하는 가족이나 친지가 받는 피폭

④ 방사선을 이용한 의생명 연구 대상으로 참여하는 연구 자원자가 받는 피폭

(2) 방사성동위원소등을 인체에 사용하는 자는 방사선피폭으로 인한 해로움보다 이로움이 항상 크도록 의료피폭의 정당화를 보장하여야 한다.

(3) 제(2)항에 따른 사용자는 방사선 피폭이 경제적, 사회적 인자를 고려해 합리적으로 달성할 수 있는 범위에서 낮게 유지되도록 의료피폭의 최적화를 보장하여야 한다.

### 2) 사용자의 책임

(1) 방사성동위원소등을 인체에 사용하는 자는 의료방사선 방호에 충분한 전문성을 가진

진료의사가 의료방사선을 사용하도록 하여야 한다.

(2) 방사성동위원소등을 인체에 사용하는 자는 진료의사의 의뢰가 있고, 방사선방호 대책이 수립되어 있으며, 피폭을 받는 사람이 적절하게 이해하고 동의한 경우가 아니면 의료피폭을 받지 않도록 하여야 한다.

(3) 제(1)항에 따른 사용자는 의도되지 아니한 또는 사고에 의한 의료피폭 가능성을 최소화하기 위한 모든 가용한 수단을 강구해야 하며, 이러한 의료피폭이 있는 경우 즉시 조사를 수행하고 시정조치를 하여야 한다.

(4) 제(1)항에 따른 사용자는 방사선 사용시설에서 이행하는 의료피폭의 정당화와 최적화에 대하여 원자력안전위원회가 정하여 고시하는 바에 따라 주기적으로 검토하여야 하며 의료피폭 기록을 유지하여야 한다.

## 3) 의료방사선 품질관리

(1) 진료의 목적으로 방사성동위원소등을 인체에 사용하는 자는 환자의 피폭방사선량을 의사의 처방대로 유지하여야 한다.

(2) 제(1) 항에 따른 사용자는 원자력안전위원회가 고시하는 바에 따라 방사선 진료장비를 유지·관리하여야 하며, 방사선안전관리자와 별도로 의료방사선 품질관리를 위한 전담인력을 두어야 한다.

## 4) 방사성동위원소 투여환자 안전관리

(1) 진료의 목적으로 방사성동위원소를 인체에 사용하는 자는 체내에 잔류하는 방사능 또는 인체표면 1 m 거리에서의 방사선량률이 원자력안전위원회가 정하여 고시하는 수량을 초과하는 환자를 일반환자와 격리하여 입원시켜야 한다.

(2) 환자의 입원실에 전용 화장실을 설치하여야 한다.

(3) 진료환자의 배설물을 배출하는 경우에는 원자력안전위원회가 정하여 고시하는 방법에 따라야 한다.

▸ 원자력안전위원회가 정하여 고시하는 수량이란 다음 각 호의 하나와 같다.

(1) 환자 체내에 잔류하는 방사성동위원소의 방사능은 별표 2의 1란

(2) 환자 신체 표면으로부터 1 m 거리에서 최대 방사선량률은 별표 2의 2란

(3) 환자 퇴원 후 요양 계획 및 주변 환경을 면밀히 고려하여 환자의 가족이나 친지 등이 받는 개인의 유효선량이 5 mSv를 초과하지 않도록 한다.

[별표 2]

**진료환자 격리 및 퇴원 기준(제12조제1항 관련)**

| | 방사능 제1란 | | 1 m 거리 선량률 제2란 |
|---|---|---|---|
| 주요 핵종 | GBq | mCi | mSv/h |
| Au-198 | 3.5 | 93 | 0.21 |
| Ga-67 | 8.7 | 240 | 0.18 |
| I-123 | 6 | 160 | 0.26 |
| I-125 | 0.25 | 7 | 0.01 |
| I-125 (이식) | 0.33 | 9 | 0.01 |
| I-131 | 1.2 | 33 | 0.07 |
| In-111 | 2.4 | 64 | 0.2 |
| Ir-192 (이식) | 0.074 | 2 | 0.008 |
| P-32 | * | * | * |
| Re-186 | 28 | 770 | 0.15 |
| Sr-89 | * | * | * |
| Tc-99m | 28 | 760 | 0.58 |
| Tl-201 | 16 | 430 | 0.19 |
| Y-90 | * | * | * |
| Yb-169 | 0.37 | 10 | 0.02 |
| Ra-223 | * | * | * |

1. 방사성동위원소를 투입 또는 투여 받은 환자의 퇴원으로 인한 다른 개인의 피폭방사선량이 5mSv를 초과할 가능성이 있는 방사능 및 환자로부터 1 m 거리에서의 선량률을 각각 제시하였다.
2. 1 m 거리에서의 선량률은 환자 신체 표면에서부터 1 m 거리에서 바닥으로부터 1 m 높이의 공간 선량률(주위선량당량률 또는 유효선량당량률)을 측정한다.

* 알파 방출체(Ra-223) 또는 베타 방출체( P-32, Sr-89, Y-90)는 다른 개인에게 미치는 영향이 매우 미미하므로 기준값을 따로 제시하지 않는다.

## 5) 임신 또는 모유 수유중인 여성

진료의 목적으로 방사성동위원소등을 인체에 사용하는 자는 여성 환자가 임신했거나 임신 했을 가능성이 있는 경우, 또는 모유 수유중인 경우에는 적합한 방사선방호 절차를 수립하여 이행하여야 한다.

### ▸ 의료분야의 방사선 안전관리에 관한 기술기준(위원회 고시)

## 1) 목적

이 기준은「방사선 안전관리 등의 기술기준에 관한 규칙」의 규정에 따른 의료분야의 방사선안전관리에 필요한 사항을 규정함을 목적으로 한다.

## 2) 적용범위

이 기준은 의료분야에서 다음 각 호의 어느 하나에 해당하는 방사성동위원소등의 취급과 이와 관련된 장비 및 시설에 대하여 적용한다.

(1) 방사선발생장치
(2) 밀봉된 방사성동위원소(이하 "밀봉선원"이라 한다)
(3) 밀봉선원이 내장된 기기
(4) 밀봉되지 아니한 방사성동위원소(이하 "개봉선원"이라 한다)

## 3) 품질관리

(1) 의료기관은 환자의 피폭선량이 의사의 처방대로 유지됨을 확인하기 위하여 문서화된 품질관리 절차를 수립하고, 이에 따른 품질관리를 수행하여야 한다.
(2) 품질관리 절차서는 다음 각 호의 사항이 포함되어야 한다.
① 품질관리 조직 및 직무
② 품질관리에 필요한 장비
③ 품질관리 항목에 대한 품질관리 방법, 주기, 관리오차 및 관리오차 초과 시 조치방법
④ 치료용 방사선기기의 선량 교정 및 평가
⑤ 환자의 피폭방사선량을 의사의 처방대로 유지하기 위한 치료계획 수립 및 점검방법
⑥ 의료방사선 품질관리 전문인력(이하 "전문인력"이라 한다)의 교육 및 훈련
⑦ 외부기관에 의한 독립적인 품질감사

## 4) 취급절차서

의료기관은 치료용 방사선기기에 대한 국문 취급 절차서를 구비하여야 한다.

## 5) 방사선기기 안전요건

치료용 방사선기기 중 밀봉선원이 내장된 장비의 안전요건은 다음 각 호와 같다.

(1) 전원의 공급이 중단되는 경우, 자동으로 방사선원이 차폐되고 제어판으로부터 빔 제어 기능이 재 작동될 때까지 차폐된 상태로 유지되어야 한다.
(2) 비정상 상황 시 방사선 조사를 중단시키는 독립된 장치를 둘 이상 갖추어야 한다.
(3) 밀봉선원이 장착된 치료실에는 연속적으로 방사선량을 감시하는 장치를 설치하여 종사자가 선원의 상태를 알 수 있도록 하여야 한다.
(4) 방사선 치료를 위해 치료실 내부에 치료받는 자 외의 사람이 잔류하고 있는지를 외부에서 확인할 수 있도록 하여야 한다.

## 6) 방사선량 교정

의료기관은 치료용 방사선기기에 대한 방사선량교정 및 평가를 다음 각 호에 따라 수행하여야 한다.

(1) 해당 방사선 기기의 방사선량교정에 적합한 측정장비 및 방사성동위원소를 준비하여야 한다.

(2) 국제원자력기구 기술보고서 또는 이와 동등한 기술기준 및 해당 방사선 기기의 제작사가 권고한 조건에 따라 방사선량을 교정하여야 한다.

(3) 치료용 방사선기기에 대한 선량 교정 및 평가주기는 다음 각 목의 어느 하나와 같다.

가. 장비를 설치하고 처음으로 사용할 때

나. 처음으로 사용한 이후 매 1년마다

다. 방사선원을 교체하거나 새로운 시설로 이전한 경우

라. 선량평가에 영향을 미칠 수 있는 보수를 한 경우

마. 1년 이상 사용을 중지 한 후 다시 사용하려는 경우

## 7) 의료방사선 품질관리 인력 등

(1) 의료기관은 의료방사선 품질관리를 수행할 전문인력을 정하여 규정의 서식에 따라 위원회에 제출하여야 한다. 보고 한 사항을 변경한 때에는 변경 후 30일 이내에 위원회에 제출하여야 한다.

(2) 전문인력은 규정에 따른 품질관리를 수행할 수 있는 역량을 지닌 자로서 방사선진료 전문의의 지시· 감독을 받아 직무를 수행하되 다음과 같은 책임 및 권한을 갖는다.

① 치료용 방사선기기의 품질관리

② 치료용 방사선기기와 품질관리에 사용하는 방사선 측정장비의 교정

③ 환자의 피폭방사선량을 의사의 처방대로 유지하기 위한 치료계획 수립 및 확인

## 8) 교정장비

(1) 교정에 사용하는 장비는 「국가표준기본법」에 의해 국가교정기관으로 지정된 기관에서 정하는 바에 따라 교정을 받아야 한다.

(2) 제(1)항에 따라 교정 받아야 하는 측정장비는 다음과 같다.

① 전리함

② 온도계 및 기압계

③ 그 외 교정이 필요한 장비

### 9) 환자방호

(1) 방사성동위원소 등을 인체에 사용하는 자는 치료 전에 해당 환자 또는 보호자에게 방사선치료의 개요와 예상 이득, 잠재적 위험 등을 설명하고 서면으로 이해동의를 받아야 한다.

(2) 사용자는 의사 및 전문인력의 교육훈련, 선량 상호 교차 평가, 치료용 방사선 기기 품질관리, 외부기관에 의한 독립적인 품질감사(제5조제2항제7호)에 따른 외부 독립적인 품질감사 등의 프로그램을 통해 환자 방호대책을 수립하여야 한다.

### 10) 진료환자의 격리 및 퇴원 기준

(1) 치료의 목적으로 방사성동위원소를 인체에 사용하는 자는 환자의 퇴원으로 인하여 방사선에 의해 영향을 받을 수 있는 다른 개인의 유효선량을 합리적으로 가능한 낮게 유지하도록 하기 위하여 퇴원 후 주의사항이 기재된 지침(이하 "지침서"라 한다)을 제공하여야 한다.

(2) 지침서는 다음 각 호의 사항을 포함하여야 하며, 특히 가정 내에 수유중인 유아(乳兒) 또는 어린이가 있거나 치료를 받고 퇴원하는 환자가 가정 이외의 장소에 머무르는 경우, 퇴원한 환자 이외의 다른 개인의 유효선량이 일반인 선량한도를 초과할 가능성이 있을 때, 환자가 지켜야 할 사항을 강조한 특정 내용을 추가하여야 한다.

① 방사성동위원소 투여량에 따른 환자와의 접촉 제한과 접촉시간 최소화
② 방사성동위원소 투여 환자 특정 장소로의 군집 제한
③ 환자의 배설물 등으로 인한 오염의 최소화
④ 모유 수유 또는 임신 계획에 대한 주의사항 및 방사선에 의한 영향
⑤ 항공 이용 시 엑스선 검색 주의사항
⑥ 전리방사선 영향에 대한 정보
⑦ 추가 질문이 있는 경우 연락 가능한 담당자의 성명 및 연락처

### 11) 진료환자의 배설물

진료환자의 배설물을 배출하는 경우에는 배출액 중의 방사성동위원소의 농도가 원자력안전위원회고시「방사선방호 등에 관한 기준」의 배출관리기준을 초과하여서는 아니 된다.

### 12) 임신 또는 모유 수유 중인 여성에 대한 방호 절차

의료기관은 다음 각 호의 사항을 포함하여 적합한 방사선 방호 절차를 수립하여 이행하여야 한다.

(1) 배태아에게 영향을 줄 수 있는 방사선 치료를 수행하기 전 가임여성의 임신여부 확인
(2) 방사성동위원소를 투여하는 치료를 수행하기 전 여성의 모유수유 확인
(3) 임신 가능성이 있거나 임신 또는 모유 수유중인 환자가 의료진에게 이 사실을 알리도록 안내하는 절차

## 13) 기록의 유지

의료기관은 별표 3에서 정하는 바에 따라 기록을 작성하고 비치하여야 한다.

[별표 3]

**기록 비치 사항(제15조 관련)**

| 기록 사항 | 기록시기 | 보존기간 |
|---|---|---|
| 가. 치료용 방사선기기의 유지보수 및 사용 기록 | | |
| 1) 방사선기기의 보수 및 정비 기록 | 보수 및 정비한 때마다 | 5년 |
| 2) 방사선 치료 일시·장소·목적, 방법, 담당자 및 확인자 성명, 조사선량 | 치료한 때마다 | 5년 |
| 나. 치료용 방사선기기에 대한 품질관리에 관한 기록 | | |
| 1) 방사선기기의 품질관리, 담당자 및 확인자 성명 | 수행한 때마다 | 5년 |
| 2) 방사선기기 선량 교정에 사용하는 장비의 교정 | 교정한 때마다 | 5년 |
| 3) 전문인력의 교육 및 훈련 | 실시한 때마다 | 5년 |
| 4) 독립적 품질 감사 수행 | 수행한 때마다 | 5년 |
| 다. 방사성동위원소 투여 환자의 안전관리에 관한 기록 | | |
| 1) 방사성동위원소 투여량, 투여 일시 | 투여한 때마다 | 5년 |
| 2) 치료를 목적으로 방사성동위원소를 투여 받은 환자의 퇴원 일시, 환자별 격리 및 퇴원 방법, 담당자 및 확인자 성명 | 치료한 때마다 | 5년 |
| 3) 고시 제12조제1항3호의 경우 환자의 퇴원 후 거주계획 및 환경에 대하여 환자가 기재하고 서명한 확인서, 피폭방사선량 | 치료한 때마다 | 5년 |

# 5. 방사성물질의 운반에 대한 안전관리

허가사용자 · 신고사용자 · 업무대행자 및 폐기시설 등건설 · 운영자(이하"원자력관계사업자"라 한다)가 총리령으로 정하는 수량의 방사성물질 등을 해당 사업소 밖의 장소나 외국으로부터 국내의 해당 사업소로 운반하려는 때에는 대통령령으로 정하는 바에 따라 위원회에 신고하여야 한다. 신고는 운반을 개시하고자 하는 날의 5일전까지 하여야 한다.

## 1) 위험물질 혼재의 제한 등

- 운반물은 다음 각 호의 1에 정하는 물건 또는 물질과 혼재하여서는 아니 된다.

(1) 화약류
(2) 고압가스
(3) 휘발유 · 알코올 · 이황화탄소 기타 인화성 물질로서 인화점이 섭씨 50도 이하 인 것
(4) 염산 · 황산 · 질산 기타 강산류로서 산의 함유량이 체적의 10퍼센트를 초과하는 것
(5) 제(1)호 내지 제(4)호에 의한 것 외에 운반물의 안전한 운반에 지장을 초래할 우려가 있는 물건 또는 물질

- 방사성 또는 핵분열성 이외에 폭발성 · 인화성 · 자연발화성 · 화학적 독성 또는 부식성 등 운반물내의 방사성물질에 대한 기타의 위험성도 고려하여야 한다.

## 2) 방사선량률

운반물 또는 덧포장의 최대 방사선량률은 다음 각 호의 1에 의한 제한 값을 초과하지 아니하여야 한다.

(1) 외부표면에서는 시간당 2밀리시버트. 다만, 전용운반인 경우에는 시간당 10밀리시버트로 한다.
(2) 외부표면으로부터 1미터 떨어진 지점에서는 시간당 0.1밀리시버트. 다만, 전용운반인 경우를 제외한다.

# 6. 진단용 방사선발생장치의 관련 법규

## 1) 진단용 방사선발생장치의 안전관리에 관한 규칙

현재 전국에는 일반 촬영장치, 혈관조영촬영장치, 단층촬영장치, 치과용 엑스선장치 등 약 90,000여대(2019년 진단용 방사선안전관리 통계, 질병관리본부)의 진단용 발생장치가 각급 의료기관에 설치·운영되고 있으며 의사, 치과의사, 방사선사, 치과위생사 등이 종사하고 있다. 그동안 진단용 방사선발생장치와 환자 및 종사자에 대한 철저한 안전관리가 제도적으로 확립되지 못함으로서 심각한 사회문제로 대두되어 왔었다. 보건복지부에서는 환자 및 방사선관계종사자의 방사선장해 방지와 적정진료를 위해 방사선의료장비의 안전관리에 관한 규정을 마련하고자 많은 노력을 기울여 왔으며 그 결과 1994년 1월 7일 개정된 의료법에 진단용 방사선발생장치의 안전관리에 관한 근거규정이 되는 의료법 제 37조를 신설하였다.

의료법 제 37조 에서 진단용 방사선발생장치의 설치·운영에 대한 신고와 안전관리기준, 정기적인 검사와 측정, 안전관리책임자 선임 및 방사선관계종사자에 대한 피폭관리 등에 관한 사항을 규정하고 이에 따른 필요한 사항을 보건복지부령으로 정하도록 위임함으로써 이에 근거하여 1995년 1월 6일 보건복지부령 제3호로 진단용 방사선발생장치의 안전관리에 관한 규칙을 제정·시행하기에 이르렀다. 그동안 여러 번의 개정을 거쳐 최근 2021년 6월 30일 진단용 방사선발생장치의 안전관리에 관한 규칙을 개정(보건복지부령 제802호)하여 현재 의료기관에서 적용하고 있다.

## 2) 의료법 제37조 (진단용 방사선발생장치)

(1) 진단용 방사선 발생장치를 설치 · 운영하려는 의료기관은 보건복지부령으로 정하는 바에 따라 시장 · 군수 · 구청장에게 신고하여야 하며, 보건복지부령으로 정하는 안전관리기준에 맞도록 설치 · 운영하여야 한다.

(2) 의료기관 개설자나 관리자는 진단용 방사선 발생장치를 설치한 경우에는 보건복지부령으로 정하는 바에 따라 안전관리책임자를 선임하고, 정기적으로 검사와 측정을 받아야 하며, 방사선 관계 종사자에 대한 피폭관리를 하여야 한다.

(3) 안전관리책임자로 선임된 사람은 선임된 날부터 1년 이내에 질병관리청장이 지정하는 방사선 분야 관련 단체(이하 이 조에서 "안전관리책임자 교육기관"이라 한다)가 실시하는 안전관리책임자 교육을 받아야 하며, 주기적으로 보수교육을 받아야 한다.

(4) 진단용 방사선 발생장치의 범위 · 신고 · 검사 · 설치 및 측정기준 등에 필요한 사항은

보건복지부령으로 정하고, 안전관리책임자 교육 및 안전관리책임자 교육기관의 지정에 필요한 사항은 질병관리청장이 정하여 고시한다.

## ▸진단용 방사선발생장치 안전관리에 관한 규칙 (보건복지부령 제802호, 2021년)

### 1) 목적

「의료법」제37조에 따라 의료기관에서 설치·운영하는 진단용 방사선발생장치를 안전하게 관리함으로써 환자 및 방사선관계종사자가 방사선으로 인하여 위해(危害)를 입는 것을 방지하고 진료의 적정을 도모하기 위하여 필요한 사항을 규정함을 목적으로 한다.

### 2) 정의

#### (1) 진단용 방사선발생장치

방사선을 이용하여 질병을 진단하는 데에 사용하는 기기(器機) 로서 다음 각 목의 어느 하나에 해당하는 장치를 말한다.

① 진단용 엑스선장치
② 진단용 엑스선발생기
③ 치과 진단용 엑스선발생장치
④ 전산화단층촬영장치(치과용 전산화단층촬영장치, 이비인후과용 전산화단층 촬영장치 및 양전자방출 전산화단층촬영장치를 포함한다)
⑤ 유방촬영용 장치 등 방사선을 발생시켜 질병의 진단에 사용하는 기기

#### (2) 방사선방어시설

방사선의 피폭(피폭 : 인체가 방사선에 노출되는 것)을 방지하기 위하여 진단용 방사선발생장치를 설치한 장소에 있는 방사선차폐시설과 방사선 장해방어용 기구를 말한다.

#### (3) 방사선관계종사자

진단용 방사선발생장치를 설치한 곳을 주된 근무지로 하는 자로서 진단용 방사선 발생장치의 관리·운영·조작 등 방사선 관련 업무에 종사하는 자를 말한다.

#### (4) 안전관리

진단용 방사선발생장치, 방사선방어시설 및 암실, 현상기, 방사선필름 카세트, 산란엑스선 제거용 그리드, 엑스선사진 관찰대 등 진단 영상정보에 관한 설비의 관리와 방사선관계종사자에 대한 피폭관리를 말한다.

### (5) 방사선구역

진단용 방사선발생장치를 설치한 장소 중 외부방사선량이 주당 0.3 mSv (30 mrem) 이상인 곳으로서 벽, 방어칸막이 등의 구획물로 구획되어진 곳을 말한다.

## 3) 신고

### ① 신고대상

「의료법」(이하 "법"이라 한다) 제37조제1항에 따라 의료기관(「지역보건법」제10조 · 제12조 및 제13조에 따른 보건소 · 보건의료원 · 보건지소,「병역법」제11조에 따라 징병검사를 실시하는 지방병무청,「국군의무사령부령」제6조에 따른 군 병원과 각 군 및 직할기관의 모든 의료시설,「학교보건법」제3조에 따른 보건실,「형의 집행 및 수용자의 처우에 관한 법률」제2조제4호에 따른 교정시설을 포함한다. 이하 같다)

### ② 신고기간

개설자 또는 관리자는 진단용 방사선발생장치를 설치하는 경우에는 사용일 3일 전까지, 사용을 중지한 경우에는 사용 중지 일부터 3일 이내에, 사용 중지 후 다시 사용하려는 경우에는 사용일 3일 전까지, 양도 · 폐기 또는 이전[의료기관 소재지 시 · 군 · 구의 관할구역 안에서 의료기관을 이전함에 따른 이전의 경우는 제외]한 경우에는 그 사유가 발생한 날부터 45일 이내에 각각 별지 제1호서식 또는 별지 제2호서식에 따른 신고서에 다음 각 호의 구분에 따른 서류를 첨부하여 해당 의료기관의 소재지를 관할하는 시장 · 군수 · 구청장에게 제출하여야 한다.

### (1) 첨부하여야 하는 서류(별지 제1호 서식)

① 진단용 방사선 발생장치 검사성적서 사본 1부
② 방사선 방어시설 검사성적서 사본 1부
③ 방사선 관계 종사자 신고서 1부
④ 양도 또는 이전한 자의 양도 신고증명서 또는 이전신고증명서 원본 1부 (양도받거나 이전하여 설치하는 경우에만 첨부한다)
⑤ 특수의료장비 등록증명서 사본 1부(특수의료장비를 설치하는 경우에만 첨부한다)
⑥ 진단용 방사선 발생장치의 사용중지 신고증명서 원본(사용 중지 후 다시 사용하는 경우에만 첨부한다)
⑦ 의료기기 제조허가증 또는 수입허가증 사본 1부
⑧ 세금계산서, 계약서 등 구입 또는 임차 사실 증명자료 사본 1부

### (2) 첨부하여야 하는 서류(별지 제2호 서식)

① 신고증명서 원본
② 양도 · 양수를 확인할 수 있는 서류 사본 1부(양도신고를 하는 경우에만 첨부한다)
③ 폐기를 확인할 수 있는 서류 사본 1부(폐기신고를 하는 경우에만 첨부한다)
④ 이전을 확인할 수 있는 서류 사본 1부(이전신고를 하는 경우에만 첨부한다)

- 진단용 방사선발생장치를 설치 · 운영하는 의료기관의 개설자 또는 관리자는 의료기관의 개설자 또는 의료기관의 명칭을 변경하려는 경우에는 미리, 관할구역 안에서 의료기관을 이전한 경우에는 진단용 방사선발생장치의 사용일 3일 전까지 변경신고서에 다음 각 호의 서류를 첨부하여 시장 · 군수 · 구청장에게 제출하여야 한다.
  ① 신고증명서 원본
  ② 진단용 방사선발생장치 검사 성적서 사본 1부(관할구역 안에서 의료기관을 이 전한 경우만 해당한다)
  ③ 방사선방어시설 검사 성적서 사본 1부(관할구역 안에서 의료기관을 이전한 경우만 해당한다)
  ④ 이전을 확인할 수 있는 서류 1부(관할구역 안에서 의료기관을 이전한 경우만 해당한다)
- 의료기관의 개설자 또는 관리자는 소속 방사선관계종사자의 변동이 있으면 그 사유가 발생한 날부터 3개월 이내에 신고서에 건강진단 결과서 사본(「원자력안전법」 규정에 따른 방사선작업종사자가 소속의 변동으로 진단용 방사선 관련 업무에 종사하게 되어 신고하는 경우에는 방사선종사자정보 중앙등록 센터에서 발행하는 피폭기록 확인서 사본을 포함한다)을 첨부하여 의료기관의 소재지를 관할하는 시장 · 군수 · 구청장에게 제출하여야 한다.
- 시장 · 군수 · 구청장은 피폭기록 확인서를 제출받은 경우에는 15일 이내에 질병관리청장에게 그 사실을 통지하여야 한다.

### (3) 보건의료자원 통합신고포털을 통한 신고 등

의료기관의 개설자 또는 관리자가 보건의료자원 통합신고포털을 통하여 신고를 하는 경우에는 다음 각 호의 구분에 따라 서류를 사본으로 제출하거나 서류의 제출을 생략할 수 있다.

- 사본으로 제출할 수 있는 서류: 방사선 관계 종사자 신고서
- 제출을 생략할 수 있는 다음 각 목에 따른 서류
  ① 양도신고증명서 또는 이전신고증명서 원본

② 특수의료장비 등록증명서 사본
③ 진단용 방사선 발생장치의 사용중지 신고증명서 원본
④ 의료기기 제조허가증 또는 수입허가증 사본
⑤ 제3조 제1항 제2호 가목에 따른 신고증명서 원본
⑥ 제3조 제4항 제1호에 신고증명서 원본

## 4) 검사 및 측정

(1) 의료기관의 개설자 또는 관리자는 다음 각 호의 어느 하나에 해당하는 사유가 있으면 해당 진단용 방사선발생장치를 사용하기 전에 그 진단용 방사선발생장치에 대하여 별표 1의 검사기준에 따라 검사기관의 검사를 받아야 한다. 다만, 「의료기기법 시행규칙」의 규정에 따라 의료기기 제조허가 또는 수입허가를 받을 때에 「의료기기법」의 규정에 따른 시험검사기관에서 별표 1의 검사항목이 포함된 시험검사를 받아 해당 시험 성적서를 제출하는 경우에는 본문에 따른 검사를 받지 아니하고 사용할 수 있다.

① 진단용 방사선발생장치를 설치하거나 이전하여 설치하는 경우
② 진단용 방사선발생장치의 전원시설을 변경하는 경우
③ 사용중지 신고를 한 진단용 방사선발생장치를 다시 사용하려는 경우
④ 진단용 방사선발생장치의 안전에 영향을 줄 수 있는 고전압발생장치, 엑스선관 또는 제어장치를 수리하거나 엑스선관을 교체하는 경우

(2) 의료기관의 개설자 또는 관리자는 검사받은 진단용 방사선발생장치에 대하여는 검사를(제(1)항 단서의 경우에는 시험검사기관의 검사를 말한다) 받은 날부터 3년마다 검사기관의 검사를 받아야 한다. 이 경우 검사기간은 기간 만료일 전후 각각 31일로 한다.

(3) 의료기관의 개설자 또는 관리자는 방사선방어시설에 대하여 별표 2의 방사선 방어시설 검사기준에 따라 해당 진단용 방사선발생장치를 사용하기 전에 검사기관의 검사를 받아야 한다.

(4) 의료기관의 개설자 또는 관리자는 검사받은 방사선방어시설 중 방사선 차폐시설을 변경설치하거나 방사선 차폐시설을 설계할 때에 설정한 주당 최대 동작부하를 초과한 경우에는 지체 없이 그 방사선방어시설에 대하여 검사기관의 검사를 받아야 한다.

(5) 의료기관의 개설자 또는 관리자는 방사선관계종사자에게 티·엘배지를 사용하게 하는 경우에는 3개월마다 1회 이상 방사선 피폭선량측정을 받도록 하여야 하며, 필름배지를 사용하게 하는 경우에는 1개월마다 1회 이상 방사선 피폭선량 측정을 받도록 하여야 한다.

(6) 방사선관계종사자의 방사선 피폭선량 측정에서 그 선량한도는 별표 3과 같다.
(7) 질병관리청장은 질병관리청에 피폭선량 관리센터를 설치하여 방사선관계 종사자 개인피폭선량의 관리 업무를 하여야 하고, 그 센터의 운영에 필요한 세부 사항을 정하여 고시하여야 한다.
(8) 질병관리청장이 정하여 고시하는 의료방사선시설 품질인증기관의 지정 기준 및 절차에 따라 품질인증기관으로 지정받은 의료기관은 질병관리청장이 정하여 고시하는 바에 따라 제(1)항부터 제(4)항까지의 규정에 따른 검사를 면제받을 수 있다.

### 5) 검사 등의 시험방법

(1) 검사 또는 측정(이하 "검사등"이라 한다)의 시험방법은 질병관리청장의 승인을 받아 검사기관 또는 측정기관의 장이 정한다. 이 경우 승인절차 등 세부 사항에 대하여는 질병관리청장이 따로 정하여 고시하는 바에 따른다.
(2) 검사등의 재검사를 할 때에는 제(1)항에서 정한 시험방법 외에 다음 각 호의 어느 하나에 해당하는 방법으로 시험할 수 있다.
① 질병관리청장이 고시한 시험방법
② 제조업소에서 정한 시험방법
③ 국제전기기술위원회가 권고하는 시험방법(제①호나 제②호의 시험방법이 없는 경우에만 해당한다)

### 6) 검사·측정기관

(1) 진단용 방사선발생장치 및 방사선방어시설을 검사하는 업무 및 방사선관계종사자의 피폭선량을 측정하는 업무를 하려는 자는 질병관리청장이 정하는 바에 따라 질병관리청장에게 등록하여야 한다.
(2) 진단용 방사선발생장치 및 방사선방어시설을 검사하는 기관 또는 방사선관계종사자의 피폭선량을 측정하는 기관(이하 "검사·측정기관"이라 한다)으로 등록하려는 자는 별표 4의 기준에 적합하여야 한다.
(3) 등록의 유효기간은 등록한 날부터 4년간으로 한다.
(4) 유효기간이 만료되는 검사·측정기관이 다시 등록을 하려는 경우에는 유효기간이 만료되는 날부터 6개월 전에 재등록 신청을 하여야 한다. 다만, 질병관리청장은 재등록 신청을 시작하는 날부터 2개월 전까지 검사·측정기관의 장에게 재등록절차 등을 휴대폰에 의한 문자전송, 전자메일, 팩스, 전화, 문서 등으로 미리 알려야 한다.
(5) 질병관리청장은 검사·측정기관이 다음 각 호의 어느 하나에 해당하는 경우에는 등록을 취소하거나 6개월 이내의 기간을 정하여 업무정지를 명하거나 시정명령 등 필

요한 조치를 할 수 있다. 다만, 제①호부터 제③호까지의 어느 하나에 해당하는 경우에는 그 등록을 취소하여야 한다.

① 거짓이나 그 밖의 부정한 방법으로 등록을 한 경우
② 고의 또는 중대한 과실로 거짓의 진단용 방사선발생장치 등의 검사에 관한 성적서를 발급한 경우
③ 업무정지 처분기간 중에 검사·측정업무를 행하는 경우
④ 검사·측정기관의 등록기준에 미달하는 경우
⑤ 질병관리청장이 정하여 고시하는 검사·측정 업무에 관한 규정을 위반한 경우

## 7) 검사 등의 신청 및 사전 통보

(1) 검사등을 받으려는 자는 진단용 방사선발생장치 검사신청서, 방사선방어시설 검사신청 또는 방사선관계종사자 피폭선량 측정신청서를 검사·측정기관의 장에게 제출하여야 한다. 재검사의 경우에도 또한 같다.

(2) 시장·군수·구청장은 진단용 방사선발생장치에 대한 검사를 받아야 하는 관할 의료기관의 개설자 또는 관리자에 대하여는 검사일 2개월 전까지 검사를 받도록 알려야 한다.

## 8) 검사 결과의 통지 등

(1) 검사·측정기관의 장이 의료기관의 개설자 또는 관리자로부터 검사등의 신청을 받으면 검사등을 한 후 별지 진단용 방사선발생장치 검사성적서, 방사선방어시설 검사성적서 또는 방사선관계종사자 피폭선량 측정성적서를 신청인에게 발급하여야 하며, 검사 또는 측정한 날부터 1개월 이내에 검사 결과 또는 측정 결과를 질병관리청장장에게 제출하여야 한다.

(2) 검사·측정기관의 장은 검사등의 결과가 별표 1, 별표 2 또는 별표 3의 기준에 적합한 것으로 판정되면 검사 또는 측정한 날부터 1개월 이내에 해당 의료기관의 소재지를 관할하는 시장·군수·구청장에게 통지하고, 부적합 한 것으로 판정되거나 재검사 후 적합한 것으로 판정되면 검사성적서 사본을 해당 의료기관의 소재지를 관할하는 시장·군수·구청장, 질병관리청장, 건강보험심사평가원장 및 국민건강보험공단 이사장에게 지체 없이 통지하며, 선량한도가 초과한 것으로 판정되면 측정성적서 사본을 지체 없이 질병관리청장과 해당 의료기관의 소재지를 관할하는 시장·군수·구청장에게 통지하여야 한다.

(3) 시장·군수·구청장은 제(2)항에 따라 부적합하거나 선량한도가 초과한 것으로 판정된 검사등의 결과를 통지받으면 통지를 받은 날부터 3일 이내에 의료기관의 개설자

또는 관리자에게 다음 각 호의 어느 하나의 명령을 하고, 그 사실을 질병관리청장에게 통지하여야 한다.

① 부적합 진단용 방사선발생장치 또는 방사선방어시설에 대한 사용 금지 및 수리 · 교정 후 재검사

② 선량한도 초과자에 대한 건강진단 및 필요 시 안전조치(근무지의 변경 또는 근무시간의 단축 등을 말한다. 이하 같다)

(4) 의료기관의 개설자 또는 관리자는 제(3)항에 따른 명령을 받으면 진단용 방사선 발생장치 또는 방사선방어시설을 수리 · 교정하고 재검사를 신청하여야 하며, 선량한도 초과자에 대하여는 즉시 건강진단을 실시하고, 그 결과 이상징후가 있는 경우에는 안전조치를 취하여야 한다. 이 경우 안전조치를 실시한 후 6개월이 지나 실시하는 건강진단의 결과 이상징후가 나타나지 아니하면 해당 선량한도 초과자의 동의를 받아 관할 시장 · 군수 · 구청장에게 안전조치의 해제를 요구할 수 있다.

(5) 시장 · 군수 · 구청장은 재검사 후 적합 판정 결과를 통보받거나 의료기관의 개설자 또는 관리자로부터 선량한도 초과자에 대하여 안전조치의 해제를 요구받으면 사용 금지 명령 또는 안전조치 명령을 해제하고 그 사실을 질병관리청장에게 통지하여야 한다.

### 9) 방사선구역

(1) 의료기관의 개설자 또는 관리자는 진단용 방사선발생장치를 설치하면 진단용 방사선의 안전관리를 위하여 방사선구역을 설정하고 일반인의 출입을 제한하는 등의 조치를 취하여야 한다.

(2) 방사선구역에는 별표 5의 방사선구역표시를 하여야 한다.

### 10) 진단용 방사선의 안전관리책임자

(1) 의료기관의 개설자 또는 관리자는 진단용 방사선발생장치의 안전관리와 적정한 사용을 위하여 별표 6의 진단용 방사선 안전관리책임자 자격기준에 따라 해당 의료기관 소속 방사선관계종사자 중에서 진단용 방사선 안전관리책임자(이하 "안전관리책임자"라 한다)를 임명하여 진단용 방사선 안전관리업무(이하 "안전관리업무"라 한다)를 수행하도록 하여야 한다. 이 경우 같은 시 · 군 · 구에 있는 분원(分院) 또는 분소(分所)에 설치하는 진단용 방사선발생장치의 안전관리업무는 해당 의료기관의 안전관리책임자에게 겸임하도록 할 수 있다.

(2) 의료기관의 개설자 또는 관리자는 안전관리책임자를 선임 · 해임하거나 겸임시키는 경우에는 1개월 이내에 신고서에 안전관리책임자에 대한 다음 각 호의 서류를 첨부

하여 해당 의료기관의 소재지를 관할하는 시장·군수·구청장에게 제출하여야 한다.

① 최종 학교 졸업증명서(이공계 석사학위소지자만 제출한다) 또는 경력증명서 1부

② 건강진단 결과서 사본 1부

(3) 신고서를 제출받은 시장·군수·구청장은 신고 대상 안전관리책임자가 의료인인 경우 「전자정부법」 행정정보의 공동이용을 통하여 안전관리책임자의 의료면허증을 확인하여야 한다. 다만, 의료인인 종사자가 이에 동의하지 아니하는 경우에는 그 사본을 첨부하도록 하여야 한다.

## 11) 안전관리책임자의 직무

(1) 안전관리업무의 계획·점검 및 평가

(2) 소속 방사선관계종사자에 대한 자체교육훈련의 실시

(3) 환자 및 방사선관계종사자에 대한 방사선피해로부터의 방어조치

(4) 진단 영상정보 관련 설비의 안전관리

(5) 피폭선량 측정에 영향을 미치는 방사선 관계 종사자의 소속 변동사실의 측정기관에의 통보

(6) 방사선관계종사자의 피폭선량 측정에 영향을 미치는 피폭선량계의 파손 및 분실사실의 측정기관에의 통보

(7) 신고와 검사 또는 측정에 관한 사항

(8) 진단용 방사선발생장치, 방사선관계종사자 및 방사선방어시설(이하 "진단용 방사선발생장치등"이라 한다)에 관한 서류의 작성·비치 및 보존에 관한 사항

## 12) 의료기관의 개설자 또는 관리자의 준수 사항

(1) 안전관리책임자가 그 직무수행에 필요한 사항을 요청하면 지체 없이 조치하고, 정당한 사유 없이 거부하지 아니할 것

(2) 안전관리책임자가 안전관리업무를 성실히 수행하지 아니하면 지체 없이 그 직으로부터 해임하고 다른 직원을 안전관리책임자로 선임할 것

(3) 진단용 방사선발생장치에 대하여는 검사유효기간이 끝나기 전에 검사를 완료하고, 검사기관이 검사를 할 때에는 안전관리책임자를 참여시킬 것

(4) 방사선관계종사자가 진단용 방사선발생장치의 운영·조작·관리·점검 및 검사 등 방사선피폭 우려가 있는 업무를 할 때에는 필름배지 또는 티·엘배지 등 피폭선량계를 착용하게 하고, 방사선관계종사자의 피폭선량 측정을 신청할 때에는 측정 대상에 해당하는 자를 누락하지 아니할 것

(5) 시장·군수·구청장으로부터 진단용 방사선발생장치 또는 방사선방어시설의 사용 금

지와 수리 · 교정 및 재검사명령을 받으면 지체 없이 이행할 것

(6) 방사선관계종사자에 대한 피폭선량을 측정한 결과 별표 3의 방사선관계종사자의 선량한도를 초과한 자에 대하여는 지체 없이 건강진단 등 필요한 조치를 할 것

(7) 방사선관계종사자 외에 방사선구역에 출입하는 자에 대한 방사선 피폭을 방지하기 위한 조치를 할 것

(8) 적정한 진단 영상정보를 얻을 수 있도록 그 설비의 안전관리에 필요한 조치를 할 것

### 13) 방사선관계종사자에 대한 건강진단

(1) 의료기관의 개설자 또는 관리자는 방사선 관계 종사자에 대하여 2년마다 건강진단표에 따라 건강진단을 실시하여야 한다. 다만, 방사선 관련업무에 처음 종사하는 방사선관계종사자에 대하여는 업무종사 전에 건강진단표에 따라 건강진단을 실시하여야 한다.

(2) 건강진단의 문진 사항 및 검사 항목은 다음 각 호와 같다.

#### ① 문진 사항

가. 방사선 피폭 증상의 유무

나. 방사선 피폭 증상이 있는 자는 그의 작업 장소, 작업 내용, 작업 기간, 피폭선량 및 방사선 장해 유무

다. 그 밖에 방사선에 의한 피폭 증상

#### ② 검사 항목

가. 말초혈액 중의 혈색소 양, 적혈구 수 및 백혈구 수

나. 그 밖에 의사가 필요하다고 인정하는 검사

③ 「산업안전보건법」 제130조 제1항 또는 제2항에 따라 방사선에 노출되는 업무에 종사하는 방사선 관계 종사자에 대한 특수건강진단 또는 배치전건강진단을 실시한 경우 그 사람에 대해서는 제(1)항 본문 또는 단서에 따른 건강진단을 실시한 것으로 본다.

### 14) 서류의 작성 · 비치 및 보존

의료기관의 개설자 또는 관리자, 검사 · 측정기관의 장 및 시장 · 군수 · 구청장은 별표 7의 진단용 방사선발생장치 등에 관한 서류를 작성 · 비치 및 보존하여야 한다.

## 15) 안전관리책임자에 대한 교육

(1) 안전관리책임자로 선임된 자는 선임된 날부터 1년 이내에 질병관리청장이 지정하는 방사선 분야 관련 단체(이하 "안전관리책임자 교육기관"이라 한다)가 실시하는 안전관리책임자 교육을 이수하여야한다. 다만, 안전관리책임자 교육기관으로부터 안전관리책임자 교육을 받은 후 2년 이내에 안전관리책임자로 선임된 자의 경우에는 그러하지 아니하다.

(2) 안전관리책임자의 교육 및 안전관리책임자 교육기관의 지정에 관하여 필요한 사항은 질병관리청장이 따로 정하여 고시한다.

## 16) 지도 · 감독

(1) 시장 · 군수 · 구청장은 의료기관의 진단용 방사선 안전관리상태를 지도 · 점검하고 필요하면 의료기관의 개설자 또는 관리자에게 그 시정을 명할 수 있다.

(2) 질병관리청장은 검사등의 공정성과 효율성을 확보하기 위하여 검사 · 측정기관에 대하여 필요한 지도와 감독을 할 수 있다.

(3) 질병관리청장 또는 시장 · 군수 · 구청장은 안전관리를 위하여 필요하면 의료기관의 개설자 또는 관리자나 검사 · 측정기관의 장에게 필요한 사항을 보고하게 하거나 자료를 제출하게 할 수 있다.

(4) 시장 · 군수 · 구청장은 매년 3월 31일 현재의 진단용 방사선발생장치 안전관리 현황 및 방사선관계종사자 관리 현황을 규정에 따라 5월 31일까지 특별시장 · 광역시장 · 도지사 또는 특별자치도지사를 거쳐 질병관리청장에게 제출하여야 한다.

[별표 1]

## 진단용 방사선발생장치의 검사기준(제4조제1항 관련)

| 장치의 종류 | 시험항목 | 기 준 |
|---|---|---|
| 1. 진단용 방사선 발생장치(진단용 엑스선 장치, 진단용 엑스선 발생기, 유방촬영용 장치) | 가. 접지설비확인 시험 | 접지설비의 접지단자는 지식경제부장관이 따로 정하는 전기설비의 기술기준에 따라 제3종접지공사에 의한 접지선에 접지되어 있는가를 확인하여야 한다. |
| | 나. 외장누설전류시험 | 진단용 방사선발생장치 또는 진단용 방사선발생장치를 구성하는 각 단위기기 및 부품 중 사람이 접촉할 우려가 있는 도전성 부분으로부터 인체를 통하여 지면 또는 다른 접촉가능 도전성 부분에 흐르는 외장누설전류는 확실하게 접지한 상태에서 0.1 mA 이하이어야 한다. 다만, 거치형장치 외의 장치는 접지선을 뺀 상태에서 외장누설전류가 0.5 mA 이하이어야 한다. |
| | 다. 조사선량의 재현성시험(자동노출제어기 포함) | 진단용 방사선발생장치의 성능 및 신뢰성을 평가하는 것으로서 조사선량에 대한 변동계수는 0.05 이하이어야 한다. 변동계수란 측정한 조사선량의 평균치에 대한 표준 편차를 말하며, 다음의 식으로 산정한다.<br>$CV = \frac{S}{\overline{X}} = \frac{1}{\overline{X}}[\sum_{i=1}^{n}\frac{(X_i-\overline{X})^2}{n-1}]^{\frac{1}{2}}$<br>비고:<br>CV=변동계수<br>S=조사선량 측정치 모집단에 대한 표준편차<br>$\overline{X}$=측정치의 평균치<br>$X_i$=i번째의 조사선량 측정치<br>n=측정횟수(측정횟수는 5회 이상이어야 한다) |
| | 라. 관전압시험 | 관전압의 백분율평균오차(PAE)는 설정치(지시치)에 대하여 ±10% 이내이어야 한다. 이는 다음의 식으로 산정한다. |
| | | $PAE = \frac{(X_p-\overline{X})}{X_p} \times 100\%$<br>비고: PAE=백분율평균오차<br>$X_p$=설정치(지시치)<br>$\overline{X}$=조사선량 측정치의 평균치 |
| | 마. 관전류시험 | 단시간 정격에서는 백분율평균오차가 지시치에 대하여 ±15% 이내이어야 한다. |
| | 바. 엑스선조사야시험<br>1) 조도시험 | 조사야조절기구로부터 투광되는 광조사야의 조도는 엑스선관의 초점에서 수상면까지의 거리(이하 "SID"라 한다) 100㎝에서 평균조도가 100Lux 이상이어야 한다.<br>엑스선조사야의 중심과 광조사야 중심의 차이 및 각 주 |

| | | |
|---|---|---|
| | 2) 엑스선조사야와 광조사야의 차이시험 | 변의 차이는 이용선의 중심이 수직으로 입사하였을 때 SID의 ±2% 이내이어야 한다. 다만, 엑스선 조사방향이 일정할 때에는 SID의 ±1% 이내이어야 한다. |
| | 사. 그 밖에 필요한 시험 | |
| | 1) 단층깊이표시시험 (단층촬영용만 해당한다) | 표시된 눈금에 대한 허용치는 ±1㎜ 이내이어야 한다. |
| | 2) mAs시험 | (1) 변압기식인 경우: 통전시간이 0.1초 이상일 때에는 지시치에 대한 백분율평균오차는 ±20%, 0.1초 미만일 때에는 지시치에 대한 백분율평균오차는 ±20% 이내로 한다.<br>(2) 콘덴서식 엑스선 장치인 경우: 10 mAs 미만의 경우에는 지시치에 대한 오차는 ±2 mAs, 10 mAs 이상인 경우에는 지시치에 대한 백분율평균오차가 ±20% 이내이어야 한다. |
| | 3) 조사야일치시험 (투시장치만 해당한다) | (1) SID를 최대로 할 때 최소 조사야는 5㎝×5㎝ 이하로 조절될 수 있어야 한다.<br>(2) 엑스선조사야는 투시 중 수상면의 유효면적을 넘어서는 아니 된다.<br>(3) 수상면의 중심과 엑스선조사야의 중심의 오차는 SID의 ±2% 이내이어야 한다. |
| | 4) 흉벽측에서의 엑스선조사야시험(유방촬영용 장치만 해당한다) | 엑스선조사야는 수상면의 전체를 포함하여야 하되, SID의 2%를 초과하여 흉벽쪽으로 엑스선조사야가 연장되어서는 아니 된다. |
| | 5) 압박대크기시험(유방촬영용 장치만 해당한다) | 압박대의 흉벽방향의 길이는 유방지지대의 4.2 cm 높이에서 수상면의 흉벽방향의 길이보다 SID의 1%를 초과하여서는 아니 된다. |
| | 6) 입사조사선량률시험 (투시장치만 해당한다) | 피검자에 입사하는 이용선의 중심점에서 입사조사선량률은 자동노출제어기가 있는 경우 10 R/min($2.58 \times 10^{-3}$ C/kg · min), 자동노출제어기가 없는 경우 5 R/min($1.29 \times 10^{-3}$ C/kg · min) 이상으로 가져올 수 있는 관전압과 관전류의 어떠한 조합에서도 작동되지 아니하여야 한다. |
| | 7) 암류엑스선시험 (콘덴서식 엑스선 장치만 해당한다) | 사람이 접촉할 수 있는 표면으로부터 5 cm거리에서 선량(률)계로 측정하여 2 mR/hr ($5.16 \times 10^{-7}$ C/kg · hr)를 초과하여서는 아니 된다. |
| | 8) 타이머시험 (촬영용 장치만 해당한다) | 타이머조정에 의한 조사시간의 지시치에 대한 허용치는 다음 표에 나타난 값 이하이어야 한다. |

<table>
<tr><td></td><td></td><td>
<table>
<tr><th>정류방식</th><th>표시치</th><th>허용치</th></tr>
<tr><td>단상장치</td><td>T<10펄스<br>10펄스≤T</td><td>±0펄스(2)<br>±10%</td></tr>
<tr><td>다상정류장치<br>(1), (3)</td><td>T<0.01초<br><br>0.01초≤T<0.04초<br>0.04초≤T</td><td>−1.5 msec<br>~ +6 msec<br>±20%<br>±10%</td></tr>
<tr><td>인버터식장치</td><td>T<0.01초<br>0.01초≤T</td><td>±1 msec<br>±10%</td></tr>
</table>
(1) 각 장치의 투입방법에 따라 투입시기에서 정규운전에 이르기까지의 초기투입부분이 있는 장치의 경우에는 그 초기부분을 촬영시간에 포함하지 아니한다.<br>
(2) 1펄스는 전원주파수의 1사이클의 1/2에 해당하는 시간을 말한다. 단상장치에 있어서는 유효펄스 전기각에서 45°~135°의 기간을 말한다. 최초의 1펄스 또는 최후의 1펄스에서 그 전기각 이상의 범위를 가진 것도 정규펄스로 본다.<br>
투입시기에 있어서 −45°~0° 이내의 초기투입부분 및 종료 시 0°~45° 이내의 후속부분은 촬영시간에 포함하지 아니한다.<br>
(3) 다상정류장치에서는 고압파형의 상승부 및 소정관전압치에 대한 각각의 87%시기를 투사시점 및 차단점으로 하여 그 사이의 시간을 가지고 촬영시간으로 한다.
</td></tr>
<tr><td></td><td>9) 평균유선선량시험<br>(유방촬영용 장치만 해당한다)</td><td>압박된 4.2 cm 두께의 표준유방팬톰(표준유방 인체모형)을 촬영할 때의 조사조건에서 상하측 촬영법으로 표준유방팬톰을 촬영한 때의 평균유선선량은 3 mGy(0.3 rad) 이하이어야 한다.</td></tr>
<tr><td></td><td>10) 팬톰영상평가시험<br>(유방촬영용장치만 해당한다)</td><td>표준유방팬톰 영상에서 모조병소(模造病巢) 16개 중 섬유소 4개 이상, 반점 3개 이상, 종괴(腫塊) 3개 이상이 관찰되어야 한다.</td></tr>
<tr><td></td><td>11) 반가층시험</td><td>
<table>
<tr><th>구분</th><th>측정관전압(㎸)</th><th>최소 반가층<br>(㎜ Al)</th></tr>
<tr><td>진단용 엑스선 장치<br><br>진단용 엑스선 발생기</td><td>60<br>(최고 관전압이 70 ㎸ 이하인 장치)</td><td>1.3</td></tr>
<tr><td></td><td>80<br>(최고 관전압이 70 ㎸를 초과하는 장치)</td><td>2.3</td></tr>
</table>
</td></tr>
</table>

<table>
<tr><td></td><td></td><td>유방촬영용 장치</td><td>20</td><td>0.20</td></tr>
<tr><td></td><td></td><td></td><td>25</td><td>0.25</td></tr>
<tr><td></td><td></td><td></td><td>30</td><td>0.30</td></tr>
<tr><td></td><td></td><td colspan="3">측정관전압은 관전압시험 후 오차를 보정하여 시험한다.</td></tr>
<tr><td>2. 치과진단용 엑스선 발생장치(파노라마와 세파로를 포함한다)</td><td>가. 외장누설전류시험</td><td colspan="3">진단용 방사선발생장치의 시험 항목 "나"(외장누설전류시험)와 같다.</td></tr>
<tr><td></td><td>나. 조사선량의 재현성시험</td><td colspan="3">진단용 방사선발생장치의 시험 항목 "다"(조사선량의 재현성시험)와 같다.</td></tr>
<tr><td></td><td>다. 관전압시험</td><td colspan="3">진단용 방사선발생장치의 시험 항목 "라"(관전압시험)와 같다.</td></tr>
<tr><td></td><td>라. 관전류시험</td><td colspan="3">진단용 방사선발생장치의 시험 항목 "마"(관전류시험)와 같다.</td></tr>
<tr><td></td><td>마. 조사야시험</td><td colspan="3">1) 치과진단용 엑스선 발생장치는 조사통선단에서 조사야의 지름이 7cm 이하이어야 한다.<br>2) 파노라마촬영용인 치과진단용 엑스선발생장치는 이용선의 중심이 필름쪽 슬릿 중심에 일치되도록 하여야 하며, 엑스선조사야에 대하여 슬릿 폭의 차이가 ±2% 이내가 되어야 한다.</td></tr>
<tr><td></td><td>바. 타이머시험</td><td colspan="3">타이머의 지시치에 대한 허용치는 백분율평균오차가 ±10% 이내이어야 한다. 다만, 반파정류장치에서의 조사시간이 0.5초 미만, 단상전파정류장치에서의 0.2초 미만은 ±2펄스 이내이어야 한다.</td></tr>
<tr><td></td><td>사. 반가층시험</td><td>측정관전압 (㎸)</td><td colspan="2">최소 반가층 (㎜ Al)</td></tr>
<tr><td></td><td></td><td>60<br>(최고 관전압이 70 ㎸ 이하인 장치)</td><td colspan="2">1.5</td></tr>
<tr><td></td><td></td><td>80<br>(최고 관전압이 70 ㎸를 초과하는 장치)</td><td colspan="2">2.3</td></tr>
<tr><td></td><td></td><td colspan="3">측정관전압은 관전압시험 후 오차를 보정하여 시험한다.</td></tr>
<tr><td>3. 전산화 단층 촬영장치</td><td>가. Artifacts시험</td><td colspan="3">Artifacts화상이 눈에 띄게 나타나서는 아니 되며, 중심선 정렬이 잘 되어 있는가를 육안으로 확인한다.</td></tr>
<tr><td></td><td>나. 슬라이스두께시험</td><td colspan="3">슬라이스두께 설정치와 측정치 간의 허용오차는 ±1mm 이내이어야 한다.</td></tr>
<tr><td></td><td>다. 관전압시험</td><td colspan="3">관전압의 백분율평균오차는 지시치의 ±7% 이내이어야</td></tr>
</table>

| | | |
|---|---|---|
| | | 한다. |
| | 라. 환자피폭선량 측정시험 | 제조업소 자가기준에 따른다. |
| | 마. mAs시험 | 1) 변압기식 및 인버터식 엑스선 장치: 지시치에 대한 오차는 ±(10% + 0.2 mAs) 이내이어야 한다.<br>2) 콘덴서식 엑스선 장치<br>가) 10 mAs 미만: 지시치에 대한 오차는 ±2 mAs 이내이어야 한다.<br>나) 10 mAs 이상: 지시치에 대한 백분율평균오차는 ±20% 이내이어야 한다. |
| | 바. CT Number의 직선성시험 | 제조업소 자가기준에 따른다. |
| | 사. 잡음시험 | 제조업소 자가기준에 따른다. |
| | 아. 고대조도 공간분해능시험 | 제조업소 자가기준에 따른다. |
| | 자. 분해능시험(PET에 한함) | 제조업소 자가기준의 +20% 이하이어야 한다. |
| | 차. 감도시험(PET에 한함) | 제조업소 자가기준의 -20% 이상이어야 한다. |
| 4. 그 밖의 기기 | 식품의약품안전평가원장이 정하는 시험 | 식품의약품안전평가원장이 정하는 기준, 제조업소에서 정한 기준 또는 국제적으로 권고하는 기준을 적용한다. |

비고
1. 「의료법」 제3조에 따른 의료기관(치과병원 · 치과의원은 제외한다), 「지역보건법」 제7조 · 제8조 및 제10조에 따른 보건소 · 보건의료원 · 보건지소에 설치된 전산화 단층 촬영장치 및 유방촬영용 장치에 대하여는 제1호사목10), 제3호가목 · 나목 · 사목 · 아목을 적용하지 아니한다. 다만, 양전자 방출 전산화 단층촬영장치에 대하여는 제3호가목부터 차목까지의 규정을 적용한다.
2. 다른 법령에서 제3호 자목 및 차목에 대한 검사기준을 규정하고 있는 경우에는 그 항목에 대하여는 이 표에 따른 기준을 적용하지 아니할 수 있다.

[별표 2]

## 방사선방어시설 검사기준(제4조 제3항 관련)

1. 방사선 방어시설

가. 촬영실의 방사선 방어시설

1) 진단용 방사선 발생장치를 설치하여 진단을 목적으로 촬영을 하는 곳(이하 "촬영실"이라 한다)의 천장·바닥 및 벽에는 도구를 사용하지 아니하고서는 이동 또는 제거할 수 없는 방사선 차폐시설(이하 "방어벽"이라 한다)을 설치하여야 하고, 방어벽의 바깥쪽에서 측정한 방사선 누설선량 및 산란선량의 합계는 주당 $2.58 \times 10^{-5}$ C/kg(주당 100 mR) 이하이어야 한다. 다만, 사람이 통행 또는 거주하지 아니하는 방향에는 방어벽을 설치하지 아니하여도 되고, 방사선 관계자 외의 자가 거주하는 방향에 설치된 방어벽의 바깥쪽에서 측정한 방사선 누설선량 및 산란선량의 합계는 주당 $2.58 \times 10^{-6}$ C/kg(주당 10 mR) 이하이어야 한다.

2) 1)에도 불구하고 치과진단용 엑스선 발생장치(파노라마 및 세파로는 제외한다) 또는 진단용 엑스선 발생기만을 설치한 촬영실은 다음의 요건을 갖춘 경우에는 진료용 엑스선 방어칸막이로 방어벽의 설치를 갈음할 수 있다.

가) 치과진단용 엑스선 발생장치(파노라마 및 세파로는 제외한다) 또는 진단용 엑스선 발생기는 주당 최대 동작부하가 10mA·min 이하이어야 한다.

나) 진료용 엑스선 방어칸막이 바깥쪽에서의 누설선량은 $2.58 \times 10^{-5}$C/kg(주당 100mR) 이하이어야 한다.

다) 진료용 엑스선 방어칸막이의 크기는 가로 0.8m×세로 1.8m 이상이어야 한다.

3) 촬영실의 1차선 방어벽이 아닌 모든 벽과 천장 및 바닥에는 2차선 방어벽을 설치하여야 한다. 이 경우 방어벽의 높이는 2m 이상이어야 한다.

4) 방어벽의 차폐물질이 연판으로 된 경우에는 다음의 요건을 갖추어야 한다.

가) 연판 자체의 하중으로 주름이 잡히거나 휘어지지 아니하도록 하여야 하고, 물리적 충격을 직접 받지 아니하도록 하여야 한다.

나) 연판과 연판이 이어지는 부분은 폭 1.5cm 이상의 연판으로 중첩되도록 하여야 하고, 연판 외의 차폐물질과 이어지는 부분은 폭 2.5cm 이상의 연판으로 중첩되게 하여야 한다.

5) 필름 출입구의 문은 1mm연당량 이상이어야 한다.

나. 제어실의 방사선 방어시설

제어실은 촬영실과 구획되어 진단용 방사선을 제어하는 제어장치가 설치된 장소로서 환자의 움직임을 볼 수 있는 환자보기창 등이 설치되어야 한다.

다. 제어소의 방사선 방어시설

1) 제어소는 촬영실과 일부 개방된 방어벽으로 구분된 상태에서 진단용 방사선을 제어하는

제어장치가 설치된 곳이어야 한다.

2) 제어장치가 엑스선 고전압 발생장치에 부착되어 있지 아니한 제어소의 바닥면적은 1.5㎡ 이상이어야 하고, 방어벽과 검사테이블 간의 거리는 2m이상이어야 하며, 진단용 방사선 발생장치의 최고 관전압에 따른 방어벽 및 환자보기창의 구조는 다음과 같다.

가) 최고 관전압이 100KV를 초과하는 경우

· 방어벽은 1.5mm연당량 이상이어야 하고, 그 배치구조는 별표 9와 같다.

· 환자보기창은 1.5mm연당량 이상이어야 하고, 환자보기창에는 100KV에서의 연당량이 지워지지 아니하도록 표시하여야 한다.

나) 최고 관전압이 100KV 이하인 경우

· 방어벽은 1mm연당량 이상이어야 하고, 그 크기는 가로 1m×세로 2m 이상이어야 한다.

· 환자보기창은 1mm연당량 이상이어야 한다.

3) 제어장치가 엑스선 고전압 발생장치에 부착되어 있는 제어소의 경우에는 2)의 기준 중 환자보기창에 관한 기준만을 적용하고, 조사용 스위치를 촬영실 외부에 설치하여 조작할 수 있도록 하여야 한다.

라. 진단용 방사선 발생장치를 의료기관 외부로 이동하여 사용하는 경우의 방사선 방어시설

1) 이동검진차량의 통행이 가능한 지역에서 사용하는 경우

진단용 방사선 발생장치는 이동검진차량에 장착하여야 하고, 방사선 관계 종사자가 그 장치를 조작하는 장소에는 방어벽을 설치하되, 방어벽 바깥쪽과 차량의 바깥쪽에서의 방사선 누설선량은 주당 $2.58\times10^{-5}$ C/kg(주당 100mR) 이하이어야 한다.

2) 도서 벽지 등 이동검진차량의 통행이 불가능한 지역에서 사용하는 경우 진단용 방사선 발생장치는 이동검진차량에 장착할 필요가 없으며, 방사선 관계 종사자가 그 장치를 조작하는 장소에는 진단용 엑스선 방어칸막이를 설치하되, 진단용 엑스선 방어칸막이 바깥쪽에서의 방사선 누설선량은 주당 $2.58\times10^{-5}$ C/kg(주당 100mR) 이하이어야 한다.

마. 이동형 진단용 방사선 발생장치(Mobile Unit, C-Arm, Portable Unit, 치과용 이동형 장치 및 이동형으로 제작된 엑스선 골밀도 측정기와 전산화 단층 촬영장치)의 방사선 방어시설

1) 방사선 방어시설은 필요하지 않지만, 제3호나목의 진료용 엑스선 방어앞치마(치과병원·치과의원의 경우는 치과진료용 엑스선 방어앞치마를 말한다)를 갖추어야 한다.

2) 수술실·응급실 또는 중환자실 이외의 장소에서 촬영할 때에는 이동형 진료용 엑스선 방어칸막이를 갖추어야 한다.

3) 이동형으로 제작된 전산화 단층 촬영장치는 수술실, 중환자실 및 「감염병의 예방 및 관리에 관한 법률」 제41조제1항·제2항에 따른 입원치료 병상에서만 사용할 수 있다. 이 경우 이동형 진료용 엑스선 방어칸막이를 갖추어야 하고, 해당 방어칸막이 바깥쪽에서의 방사선 누설선량은 주당 $2.58\times10^{-6}$ C/kg(주당 10mR) 이하여야 한다.

4) 1)에도 불구하고 이동형 진단용 방사선 발생장치를 단일(單一) 촬영실에서 사용하는 경우

에는 가목부터 다목까지의 기준에 따른 방사선 방어시설을 갖추어야 한다.

바. 유방촬영용 장치의 방사선 방어시설: 유방촬영용 장치는 가목1)에 따른 방어벽이 설치된 촬영실에 설치해야 하고, 방사선 제어장치를 촬영실 내부에 설치하는 경우에는 가목2)나) 및 다)에 따른 진료용 엑스선 방어칸막이로 방어벽의 설치를 갈음할 수 있다. 다만, 유방촬영용 장치에 부착되어 있는 방어칸막이는 바닥으로부터 15cm 이상 떨어지지 않아야 하고, 크기는 가로 0.6m 이상, 세로 1.8m 이상이어야 한다.

2. 진단용 방사선 발생장치의 촬영실 설치 기준

가. 촬영실 1실에 1대를 설치해야 한다.

나. 가목에도 불구하고 촬영실 1실에 2대 이상을 설치하는 경우에는 변환 스위치 등 동시 동작 방지장치를 활용하여 동시에 2대가 가동되지 않도록 해야 한다.

다. 진단용 방사선 발생장치 중 전산화 단층 촬영장치(치과용 전산화 단층 촬영장치 및 이비인후과용 전산화 단층 촬영장치는 제외한다)는 전용 촬영실에 설치해야 한다. 다만, 이동형으로 제작되어 수술실, 중환자실 및 「감염병 예방 및 관리에 관한 법률」 제41조제1항·제2항에 따른 입원치료 병상에서 사용하는 전산화 단층 촬영장치는 제외한다.

3. 방사선 장해방어용 기구: 진단용 방사선 발생장치를 사용할 때 방사선으로부터 환자 및 방사선 관계 종사자를 방어하기 위한 기구(이하 "방사선 장해방어용 기구"라 한다)는 식품의약품안전처장이 정하여 고시하는 기준 또는 「산업표준화법」에 따른 한국산업표준(KS)에 맞아야 한다. 이 경우 의료기관당 진료용 엑스선 방어앞치마(치과병원·치과의원의 경우에는 치과진료용 엑스선 방어앞치마를 말한다) 1개를 포함하여 다음 각 목에 따른 방사선 장해방어용 기구 중 2개 이상을 갖추어야 한다.

가. 진료용 엑스선 방어칸막이

나. 진료용 엑스선 방어앞치마

다. 치과진료용 엑스선 방어앞치마

라. 환자생식기 방어용 기구

마. 그 밖의 방사선 장해방어용 기구

[별표 3]

## 방사선관계종사자의 선량한도

| 피폭구분 | 선량한도 |
|---|---|
| 유효선량 | 연간 50 mSv(5 rem) 이하이어야 하며, 5년간 누적선량은 100 mSv(10 rem) 이하이어야 한다. |
| 등가선량(수정체) | 연간 150 mSv(15 rem) 이하이어야 한다. |
| 등가선량(피부 · 손 및 발) | 연간 500 mSv(50 rem) 이하이어야 한다. |

1. 유효선량이란 인체 내 조직 간 선량분포에 따른 위험정도를 하나의 양으로 나타내기 위하여 방사능에 노출된 인체의 모든 조직에 대하여 각 조직의 등가선량에 해당 조직의 조직가중치를 곱한 결과를 합산한 양을 말한다. 이 경우 전신피폭된 조직가중치의 합은 1로 한다.
2. 등가선량이란 인체의 피폭선량을 나타내기 위하여 흡수선량에 해당 방사선의 방사선가중치를 곱한 양을 말한다. 이 경우 진단용 엑스선의 방사선가중치는 1로 한다.
3. 방사선관계종사자의 선량한도 측정방법 등 측정에 필요한 세부 사항은 식품의약품안전평가원장의 승인을 받아 측정기관의 장이 정한다.
4. 연간 선량한도는 연도 중 처음 피폭선량을 측정한 시기와 관계없이 매 연도 12월 말일을 기준으로 하되, 티 · 엘배지를 사용하는 방사선관계종사자의 선량한도는 매 분기 말일마다 측정한 양을 합산한 것으로 한다.
5. 5년간 누적 선량한도는 처음 피폭선량을 측정한 시기와 관계없이 2008년 1월 1일을 기준으로 매 5년간의 누적선량으로 한다.

[별표 4]

## 검사기관 및 측정기관의 등록기준

1. 검사기관(진단용 방사선 발생장치 및 방사선 방어시설을 검사하는 기관)은 진단용 방사선 발생장치의 품질관리와 관련이 있는 법인, 기관 또는 단체, 자체 기관의 검사를 위하여 일정한 검사능력을 갖춘 기관(이하 "자체검사기관"이라 한다)으로서 다음 각 목의 기준에 맞아야 한다. 다만, 자체검사기관의 경우에는 질병관리청장이 정하는 바에 따라 다음 각 목의 기준 중 일부기준을 면제할 수 있다.
   가. 검사기관은 진단용 방사선 발생장치의 제조, 수입 또는 수리 업소와 이해관계가 없는 독립된 기관일 것
   나. 국제적 기준에 맞는 품질보증시스템을 구축·유지할 것
   다. 검사업무에 필요한 시설, 검사장비 보관시설 및 비교측정 시설을 갖출 것
   라. 별표 1의 진단용 방사선 발생장치의 검사기준의 시험항목 및 별표 2의 방사선 방어시설 검사기준의 방사선 차폐시설과 방사선 장해방어용 기구를 측정·검사할 수 있는 장비를 갖출 것
   마. 검사장비는 표준물질 또는 교정을 통하여 정확·정밀도가 국가측정표준 또는 국제측정표준과 일치되도록 연관성이 유지될 것
   바. 다음의 어느 하나에 해당하는 자격을 가진 기술책임자를 둘 것
      1) 방사선과전문의 또는 4년제 대학의 물리학·전기·전자·기계공학·방사선학·의공학과·원자력공학과 또는 관련 이공계학과를 졸업한 사람(법령에 따라 이와 같은 수준의 학력이 있다고 인정되는 사람을 포함한다)으로서 4년 이상 진단용 방사선 발생장치 검사와 유관한 기술업무에 종사한 사람
      2) 전문대학의 1)에 규정된 학과를 졸업한 사람(법령에 따라 이와 같은 수준의 학력이 있다고 인정되는 사람을 포함한다)으로서 6년 이상 진단용 방사선 발생장치 검사와 유관한 기술업무에 종사한 사람
      3) 방사선사로서 진단용 방사선 발생장치 검사와 유관한 기술업무에 4년 이상 종사한 사람
   사. 1년 이상 실무분야에 종사한 경험이 있는 2명 이상의 검사요원으로 구성된 검사팀을 둘 것
   아. 기술책임자와 팀장급 검사요원은 다음 분야의 기술능력과 관계 법령에 대한 지식을 갖출 것
      1) 방사선 물리
      2) 방사선 안전
      3) 진단용 방사선 발생장치의 검사
   자. 그 밖에 질병관리청장이 정하여 고시하는 기준에 맞을 것
2. 측정기관(방사선 관계 종사자의 피폭선량을 측정하는 기관)은 「국가표준기본법」 제14조에 따라 국가교정기관(방사선 분야)으로 지정된 기관 또는 「원자력안전법」 제78조에 따라 판독업무의 등록을 한 기관, 자체 기관의 측정을 위하여 일정한 측정능력을 갖춘 기관(이하 "자체측정기관"이라 한다)으로서 다음 각 목의 기준에 맞아야 한다. 다만, 자체측정기관의 경우에는 질병관리청장이 정하는 바에 따라 다음 각 목의 기준 중 일부기준을 면제할 수 있다.

가. 국제적 기준에 맞는 품질보증시스템을 구축 · 유지할 것
나. 측정업무에 필요한 시설을 갖출 것
다. 개인의 피폭선량 측정기 및 판독장치를 구비하여 측정 결과를 종합 · 분석 및 처리할 수 있는 기기를 구비하되, 고장 등으로 측정업무가 중지되지 않도록 대체 기기를 보유할 것
라. 검사장비는 표준물질 또는 교정을 통하여 정확 · 정밀도가 국가측정표준 또는 국제측정표준과 일치되도록 연관성이 유지될 것
마. 다음의 어느 하나에 해당하는 자격을 가진 기술책임자를 둘 것
 1) 방사선과전문의 또는 4년제 대학의 물리학 · 전기 · 전자 · 기계공학 · 방사선학 · 의공학과 · 원자력공학과 또는 관련 이공계학과를 졸업한 사람(법령에 따라 이와 같은 수준의 학력이 있다고 인정되는 사람을 포함한다)으로서 4년 이상 진단용 방사선 발생장치 검사와 유관한 기술업무에 종사한 사람
 2) 전문대학의 1)에 규정된 학과를 졸업한 사람(법령에 따라 이와 같은 수준의 학력이 있다고 인정되는 사람을 포함한다)으로서 6년 이상 진단용 방사선 발생장치 검사와 유관한 기술업무에 종사한 사람
 3) 방사선사로서 진단용 방사선 발생장치 검사와 유관한 기술업무에 4년 이상 종사한 사람
바. 2명 이상의 측정인력을 상용종사자로 확보할 것
사. 그 밖에 질병관리청장이 정하여 고시하는 기준에 맞을 것

[별표 5]

**방사선구역 표시**

방사선구역
(진단용 방사선발생장치 사용실)

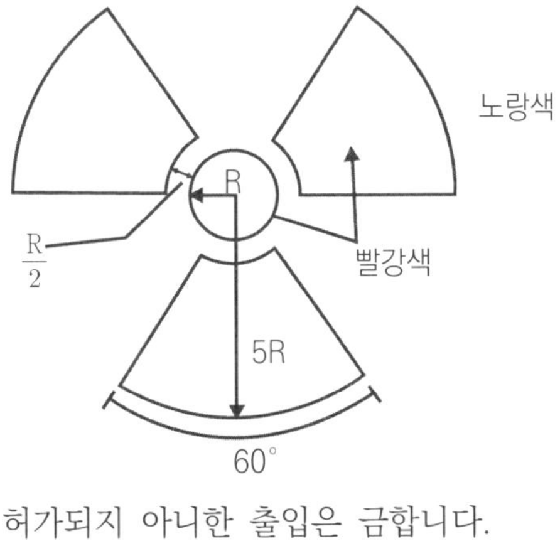


허가되지 아니한 출입은 금합니다.
(R=2.5cm 이상)

[별표 6]

## 진단용 방사선 안전관리책임자의 자격기준

| 의료기관의 종류 | 선임기준 |
|---|---|
| 종합병원<br>병원<br>치과병원<br>한방병원(법 제43조제2항에 따라 관련 의과과목을 추가로 설치한 경우만 해당한다)<br>영상의학과 전문의원 | · 영상의학과 전문의, 의사 또는 치과의사(치과병원만 해당한다)<br>· 이공계(물리, 의공, 전기, 전자, 방사선) 석사학위 소지자로서 진단용 방사선 분야의 실무경력이 1년 이상인 자<br>· 방사선사로서 진단용 방사선 분야의 실무경력이 3년 이상인 자 |
| 치과의원 | · 치과의사<br>· 방사선사<br>· 치과위생사로서 진단용 방사선 분야의 실무경력이 3년 이상인 자(파노라마 및 세파로를 설치한 치과의원은 제외한다) |
| 의원<br>보건소<br>보건지소<br>그 밖의 기관 | 의사, 치과의사 또는 방사선사 |

[별표 7]

## 진단용 방사선발생장치등에 관한 서류

| 작성기관 | 기록사항 | 보존기간 |
|---|---|---|
| 1. 시장 · 군수 · 구청장 | 진단용 방사선관리대장(별지 제7호서식) | 해당 장치 폐기 후 1년 |
| 2. 검사 · 측정 기관의 장 | 가. 제8조제1항에 따른 각종 성적서<br>1) 방사선관계종사자의 피폭선량 측정서<br>2) 방사선방어시설의 검사에 관한 서류<br>3) 진단용 방사선발생장치의 검사에 관한 서류 | <br>30년<br>10년<br>5년 |
| | 나. 검사 및 측정에 필요한 기기의 품질관리에 관한 서류 | 해당 장치 폐기 후 1년 |
| 3. 의료기관의 개설자 또는 관리자 | 가. 진단용 방사선발생장치 사용기록(환자의 성명, 성별, 연령, 촬영부위 또는 촬영명칭) | 5년 |
| | 나. 제4조 및 제8조에 따른 방사선관계종사자의 피폭선량 측정과 제13조에 따른 방사선관계종사자에 대한 건강진단에 관한 사항 | 해당 종사자 퇴직 때까지(퇴직 시 당사자에게 발급한다) |
| | 다. 진단용 방사선발생장치 검사성적서 및 장치 점검기록(수리명세서 및 관련 자료를 포함한다) | 해당 장치의 철거 후 1년 |
| | 라. 방사선방어시설 검사성적서(차폐벽 두께 및 재료명을 표시한 설계도를 포함한다) | 해당 시설의 철거 후 1년 |
| | 마. 방사선관계종사자 현황(성명, 성별, 연령 및 의료인 등 종별) | 5년 |
| | 바. 진단용 방사선발생장치의 설치 및 사용신고 증명서 | 해당 장치 및 시설 철거 후 1년 |

[별표 9]

# 제어소 방어벽의 배치구조

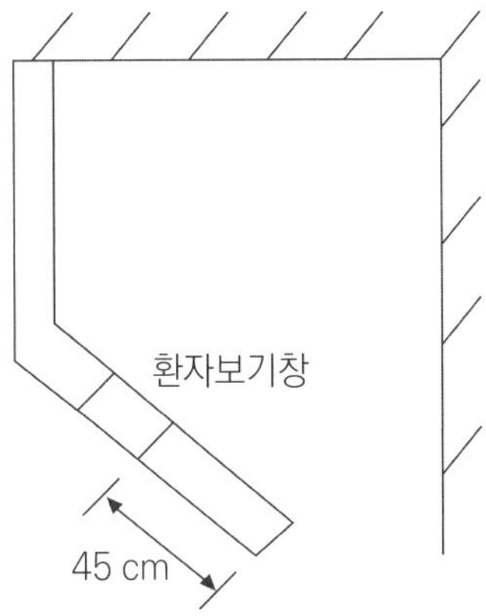


(환자 보기창이 꺾여진 면에 있는 경우)

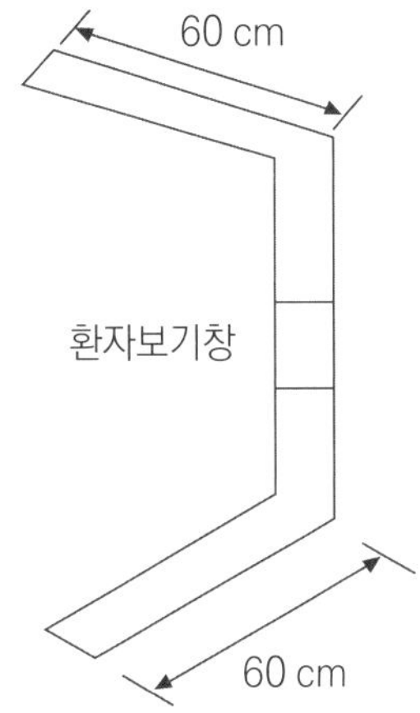


(환자 보기창이 정면에 있는 경우)

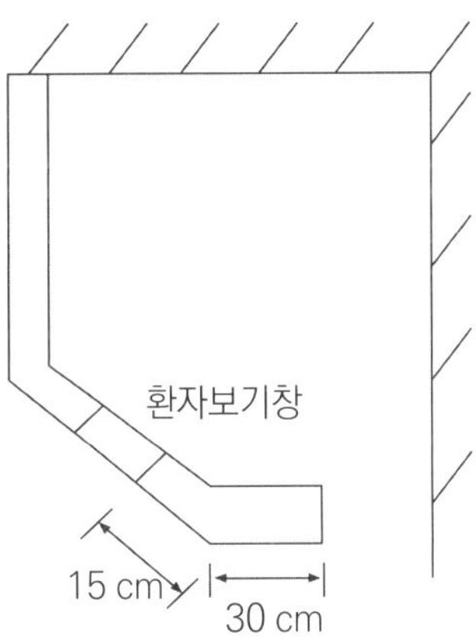


(환자 보기창이 꺾여진 면에 있는 경우)

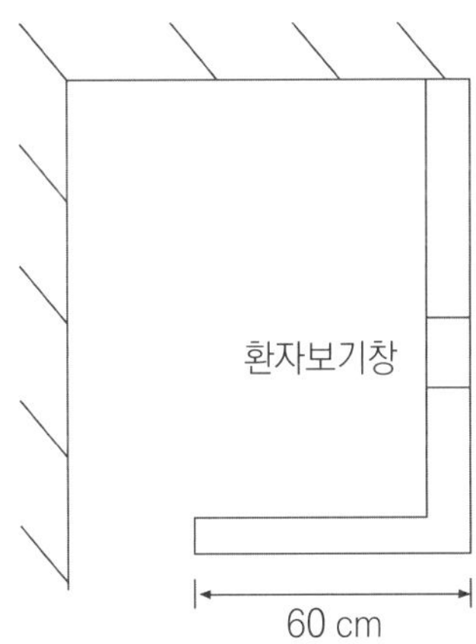


(환자 보기창이 정면에 있는 경우)

# 7. 사용시설 및 방사선관리구역의 차폐물에 대한 설계기준

## 1) 사용시설

(1) 1주당 : 1 mSv/w (원자력안전법), 100 mR/w (진단용 방사선발생장치안전관리 규칙)
(2) 1시간당 : 1 mSv (1,000 μSv) / 40 h = 25 μSv/h, 100 mR / 40 h = 2.5mR/h

## 2) 방사선구역 및 방사선관리구역

(1) 영상의학과 (진단용 방사선발생장치안전관리 규칙) : 방사선구역
① 1주당 : 0.3 mSv/w, 300 μSv/w
② 1시간당 : 0.3 mSv/40h = 0.0075 mSv/h = 7.5 μSv/h
300 μSv/40h = 7.5 μSv/h
(2) 핵의학과, 종양학과 (원자력안전법) : 방사선관리구역
① 1주당 : 0.4 mSv/w, 400 μSv/w
② 1시간당 : 0.4 mSv/40 h = 0.01 mSv/h = 10 μSv/h
400 μSv/40 h = 10 μSv/h

## 3) 거주구역 : 1주당 : 0.1 mSv/w

제6장

# 방사선방어의 한도 및 준위

# 06 방사선방어의 한도 및 준위

## 1. 방사선방어의 한도

ICRP는 방사선방어의 한도를 그림 6-1과 같이 일차(기본)한도, 이차(보조)한도, 유도한도, 인정한도로 구분하고 있다. 기본적인 한도는 선량한도로 1차한도 또는 기본한도(basic limit)라 한다. 기본한도를 적용하기 위해 필요한 2차한도(secondary limit)와 1차 및 2차 한도로부터 방사선방어의 실무에 편리하도록 설정된 유도한도(derived limit)가 있다. 그리고 규제당국이나 운영자가 상위 한도내에서 자체적으로 재 설정한 인정한도(authorized limit)로 구성된다.

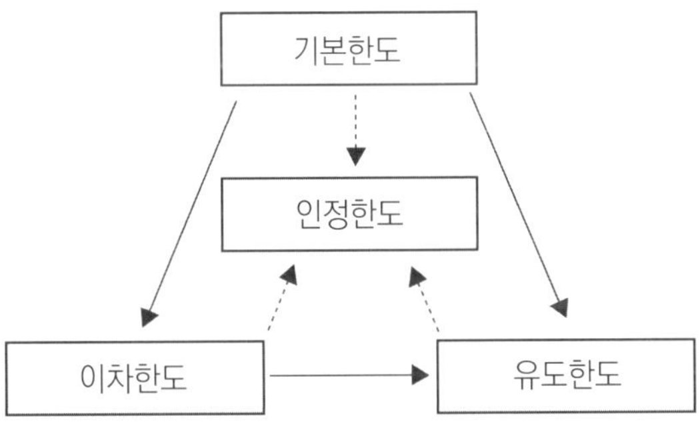


**그림 6-1. 한도량과 연관성**

### 1) 기본한도

가장 기본적인 한도로 확률적영향의 제한목적으로는 유효선량, 결정적영향의 방지 목적으로는 등가선량을 사용한다. 원자력안전법에 의하면 선량한도는 외부에 피폭하는 방사선량과 내부에 피폭하는 방사선량을 합한 피폭방사선량의 상한 값으로 명시되어 있다.

### 2) 이차한도

일차한도를 직접 적용할 수 없을 때 일차한도와 부합하는 것을 입증하기 위하여 사용되는 한도이며 일명 보조한도라 한다. 이차한도는 내부피폭 관리를 위한 연간섭취한도(annual limit of intake : ALI)와 외부피폭 관리를 위한 선량당량지수(dose equivalent index) 한도로 구분된다.

## 3) 유도한도

방사선방어실무에 편리하도록 이차한도로부터 유도되며 이 한도를 준수하면 기본한도가 만족된다. 기본한도를 반영하는 것으로 작업장소의 선량당량률한도, 공기오염 한도, 표면오염 한도 및 환경물질오염 한도로 구분되며 대표적인 것으로는 유도공기중 농도(derived air concentration : DAC)가 있다.

## 4) 인정한도

감독관청이나 시설관리 책임자가 정하는 한도로서 예를 들면 A라는 회사에서 취급하는 방사선 작업의 정도에 비해 연간 선량한도인 20mSv가 불필요하게 높다고 인정될 때 사내 내규(장해방어 규정 등)에 의해서 10mSv를 자체의 관리목표로 설정하였다면 이것이 인정한도의 예가 될 수 있다. 인정한도를 분류하면 개인 및 환경 모니터링, 방사성물질의 방출한도 등이 있다. 표 6-2는 방사선방어 한도를 요약한 것이다.

**표 6-2 방사선방어 한도**

| 한도의 분류 | 정 의 | 관 련 양 |
|---|---|---|
| 기본한도 | 가장 기본적인 한도로 개인이나 결정집단에 적용된다. | 등가선량<br>유효선량 |
| 보조한도 | 1차한도를 직접 적용할 수 없을 때 1차한도와 부합하는 것을 입증하기 위해 사용되는 한도이다. | 개인 외부선량한도<br>연간섭취한도<br>공기(수)중최대허용농도 |
| 유도한도 | 보통 모델링에 의해 유도된 한도로서 방사선 실무에 적용이 용이하도록 유도된 양으로서 이 한도를 만족하면 기본한도를 만족한다. | 유도공기중농도<br>표면오염한도<br>선량률한도<br>유도방출한도 |
| 인정한도 | 국가나 규제기관에 의해 상위한도의 범위내에서 자체적으로 재설정하는 한도이다. | - |

## 2. ICRU 구

국제 방사선 단위 및 측정위원회(ICRU)의 Report 39에 규정된 것으로서 밀도가 $1g/cm^3$의 조직등가(phantom)인 구(sphere)로서, 산소(76.2%), 탄소(11.1%), 수소(10.1%) 및 질소(2.6%)의 성분으로 구성된 직경이 30 cm인 구이다.(그림 6 - 2 )

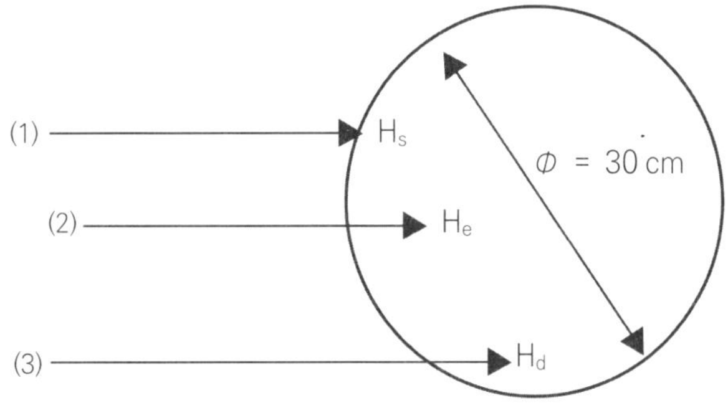


**그림 6 - 2 ICRU 구의 모형도**

(1) Hs(shallow dose equivalent) : 피부가 받은 선량을 대표(d = 0.07 mm)
(2) He(shallow dose equivalent) : 눈의 수정체가 받은 선량을 대표(d = 3 mm)
(3) Hd(deep dose equivalent) : 조직이 받은 선량을 대표(d = 10 mm)

개인모니터링에서 선량당량은 실질적으로 직접측정이 불가능하여 2차양을 측정하도록 되어 있다. 체외피폭일 때 문제가 되는 이 선량당량은 인체의 표면에서 10 mm (1 cm), 3 mm 및 0.07 mm 깊이에서의 선량이다. 이것을 측정하기 위해서는 인체와 같은 복잡한 구조가 아닌, 인체의 조직대용(조직등가물질)으로 사용하는 팬텀을 이용하여 간접적으로 측정하는 것이 ICRU 구이다.

### 1) 10 mm 선량당량

선량당량 표시는 ($H_{10mm}$)이며 유효선량 측정에 이용된다. 즉, 인체의 전신 피폭선량을 측정하기 위한 기준점이 되며 ICRU 구에 엑스선 및 감마선 등을 조사할 때 입사면에서 10 mm 깊이에서의 선량당량을 말한다.

### 2) 3 mm 선량당량

선량당량 표시는 ($H_{3mm}$)이며 눈의 수정체에 대한 선량당량이다. ICRU 구에 X선 및 $\gamma$ 선을 조사할 때 입사면에서 3 mm 깊이에서의 선량당량을 말한다.

### 3) 0.07 mm 선량당량

선량당량 표시는 ($H_{0.07mm}$)이며 피부에 대한 선량당량이다. ICRU 구에 엑스선 및 감마선을 조사할 때 입사면에서 0.07 mm 깊이에서의 선량당량을 말한다. 단, 눈과 피부를 제외한 체간부의 조직선량당량은 10 mm깊이를 기준으로 하여 평가한다(표 6-3).

**표 6-3. ICRU 구에 의한 선량당량**

| 측 정 량 | 기 호 | 평 가 대 상 |
|---|---|---|
| 10 ㎜선량당량 | $H_{10mm}$ | 외부피폭에 의한 유효선량당량, 눈, 피부를 제외한 체간부의 조직선량당량 |
| 3 ㎜선량당량 | $H_{3mm}$ | 눈의 수정체의 조직선량당량 |
| 0.07 ㎜선량당량 | $H_{0.07mm}$ | 피부, 손, 팔뚝, 발, 복사뼈의 조직선량당량 |

## 3. 방사성핵종의 섭취한도

ICRP Pub. 26 권고에서는 방사선방어의 기본원칙인 행위의 정당화, 방어의 최적화 및 선량한도의 제한을 권고하고 있지만 이 3원칙에 의해 방사선작업종사자의 체내피폭관리를 위해 방사성핵종 취급을 제한하는 것으로 연간섭취한도(ALI)와 유도공기중농도(derived air concentration : DAC)가 있다. 여기서 DAC는 ALI에서 유도된 것이다.

### 1) 연간섭취한도(ALI)

연간섭취한도는 방사성물질의 체내섭취로 인하여 연간 선량한도를 초과하여 피폭되지 않도록 연간 섭취가 허용되는 최대량을 말하며, 내부피폭에 의한 이차한도에 해당한다. 이 한도를 준수하면 기본한도를 만족한 것으로 본다. 연간섭취한도는 방사성물질이 한꺼번에 섭취되든 연간 균일하게 섭취되든지 상관이 없다. ICRP Pub. 26 권고에서는 방사성핵종의 연간섭취한도를 다음의 개념으로 유도하였다.

(1) 방사성물질이 체내에 섭취되면 핵종의 물리적, 화학적 특성과 인체의 신진대사 및 생물학적 반감기 등에 따라 변화한다. 그러므로 방사성물질의 체내대사, 분포에 관한 자료를 확보한다.
(2) 단위 방사능(1 Bq) 섭취당 ALI1(확률적 영향)과 ALI2(비확률적 영향)을 계산한다.
(3) 계산된 값 중 작은 값을 ALI로 채택한다.

$$ALI_1 = \frac{50\times10^{-3}\cdot Sv}{\Sigma H_{50T}\cdot W_T} \qquad ALI_2 = \frac{500\times10^{-3}\cdot Sv}{H_{50T}}$$

그러나 ICRP Pub. 60 권고에서는 $ALI_1$(확률적 영향)만을 계산하여 ALI로 결정하였다. 그 이유는 확률적 영향에 대한 계산만으로도 결정적 영향을 방지할 수 있다고 생각하였기 때문이다. 표 6-4는 ICRP Pub. 26 과 60권고에서 ALI를 계산하는 방법을 비교한 것이다.

**표 6-4. ICRP Pub. 26 과 60권고의 ALI 계산 방법**

| ICRP Pub. 26 권고 | ICRP Pub. 60 권고 |
|---|---|
| $ALI_1 = \frac{50\times10^{-3}\cdot Sv}{\Sigma H_{50T}\cdot W_T}$ <br> $ALI_2 = \frac{500\times10^{-3}\cdot Sv}{H_{50T}}$ | $ALI1 = \frac{20\times10^{-3}\cdot Sv}{\Sigma H_{50T}\cdot W_T}$ |
| $ALI_1$(확률적 영향)과 $ALI_2$(비확률적 영향)을 계산한 후 그 중 작은 값을 ALI로 선택한다. | 선량한도를 20 mSv로 적용하여 계산하였다. |

## 2) 유도공기중농도(DAC)

연간섭취한도는 단지 방사성핵종의 섭취한도를 말할 뿐 환경중의 방사능농도에는 상관없다. 그러나 실제로 방사선관리에 있어서 환경에 존재하는 방사능농도를 규제함으로서 체내방사선 피폭의 통제를 용이하게 할 수 있다. 공기중 방사성오염이 존재하는 곳에서는 오염공기의 호흡섭취로 인한 체내피폭의 가능성이 높기 때문에 선량한도나 연간섭취한도만으로는 방사선안전관리를 수행하는 것이 곤란하다. 따라서 이러한 문제점을 해소하기 위하여 연간섭취한도 값을 만족하는 유도공기중농도를 설정함으로서 오염공기에 의한 인체의 피폭을 제한할 수 있다. 그러므로 유도공기중농도를 준수하면 이차한도인 연간섭취한도를 준수하는 것으로 간주한다. 작업자의 연간 작업시간을 2,000시간/년(40시간/주×50주/년), 작업 중의 표준호흡률을 1.2 m3/h로 하면(중노동이 아닐 경우) 다음과 같다.

$$\mathrm{DAC} = \frac{\mathrm{ALI}}{(\text{주간작업시간})(\text{연간작업주})(\text{작업시간당호흡량})}$$

$$= \frac{\mathrm{ALI}}{(40\text{시간/주})(50\text{주/년})(1.2\mathrm{m^3/hr})}$$

$$\therefore\ DAC = \frac{ALI(Bq)}{2.4\times10^3(m^3)}$$

그러나 기본원칙은 ALARA 유지라는 사실을 명심하지 않으면 안 된다. DAC는 또한 ALI를 유도하는 과정에서 피폭대상을 표준인과 심한 차이가 있는 경우에는 ALI 와 DAC를 직접 적용할 수 없다. 따라서 유아, 어린이 등과 같은 집단의 구성원에 대해서는 별도의 배려가 필요하다. 공기 중 방사능농도가 1 DAC 인 환경에서 연속체류하면 연간섭취량이 연간섭취한도에 이르며 이로 인한 피폭선량은 기본한도량이 된다. 표 6 - 5는 원자력안전위원회 고시에서 제시한 주요 핵종별 연간섭취한도, 유도공기중농도, 배출관리기준을 나타낸 것이다.

## 4. 방사성물질의 표면오염한도

표면오염은 다음과 같이 구분한다.

(1) 제거하기 힘든 표면오염(fixed contamination)

(2) 제거하기 쉬운 표면오염(loose contamination)

여기서 (1)은 오염된 표면의 접촉에 의한 외부피폭의 원인이 되고 (2)는 오염된 표면에서의 흡입, 섭취에 의해 몸속으로 들어가는 내부피폭의 원인이 된다. 그러므로 표면오염 한도는 외부피폭과 내부피폭을 함께 고려하여 정할 필요가 있으며 일반적으로 일정한 한도의 값이 없으며 각 나라마다 적절하다고 생각되는 한도를 적용하고 있다.

방사성물질의 표면오염한도는 표면오염의 특성상 방사선방어의 한도라기보다는 방사선관리의 목적에 필요한 것으로 이 한도이하로 유지되면 ALI 및 DAC가 기준 한도를 넘지 않을 것으로 본다. 표면오염의 제거에는 많은 시간과 노력이 필요하므로 먼저 표면오염이 생기지 않도록 작업하는 것이 가장 좋은 방법이며, 만약 표면오염이 발생하면 제거하기 쉽게 비닐시트 등을 깔아 두면 좋다. 원자력안전법에 의한 허용표면오염도는 물체 또는 인체 표면의 방사성오염도로서 원자력안전위원회가 정하는 허용오염도를 말한다.

(1) $\alpha$선을 방출하는 방사성물질에 대하여는 0.4 Bq/cm$^2$

(2) $\alpha$선을 방출하지 않는 방사성물질에 대하여는 4 Bq/cm$^2$

### 표 6-5. 방사성물질의 연간섭취한도, 유도공기중농도 및 배출관리기준

| 1 란 | 2 란 | 3 란 | 4 란 | 5 란 | 6 란 | 7 란 | 8 란 |
|---|---|---|---|---|---|---|---|
| | 흡입 | | | | 섭취 | | |
| 핵종 | 화학적 형태 | 연간 섭취한도 | 유도 공기중농도 | 배기중의 배출관리기준 | 화학적 형태 | 연간 섭취한도 | 배수중의 배출관리기준 |
| | | Bq | Bq/$m^3$ | Bq/$m^3$ | | Bq | Bq/$m^3$ |
| H-3 | G, 삼중수소가 결합된 물 (피부흡수 포함) | 1E+09 | 3E+05 | 3E+03 | 삼중수소가 결합된 물 | 1E+09 | 4E+07 |
| | G, 유기적으로 결합된 삼중수소 | 5E+08 | 2E+05 | 2E+03 | 유기적으로 결합된 삼중수소 | 5E+08 | 2E+07 |
| | G, 원소상태의 삼중수소 | 1E+13 | 5E+09 | 4E+07 | | | |
| F-18 | F; H, Li, Na, K, Rb, Cs, 및 Fr 원소와의 불화물 | 4E+08 | 2E+05 | 2E+03 | 모든 화합물 | 4E+08 | 1E+07 |
| | M; Be, Mg, Ca, Sr, Ba, Ra, Al, RE 원소와의 불화물 | 2E+08 | 9E+04 | 1E+03 | | | |
| P-32 | F, 기타 모든 화합물 | 2E+07 | 8E+03 | 9E+01 | 모든 화합물 | 8E+06 | 3E+05 |
| | M; Zn2+, S3+, Mg2+, Fe3+, Bi3+ 및 란탄계열 원소와의 인산염 | 7E+06 | 3E+03 | 2E+01 | | | |
| Co-60 | M, Co-55와 동일 | 3E+06 | 1E+03 | 7E+00 | Co-55와 동일 | 6E+06 | 2E+05 |
| Kr-87 | 불활성 기체 | | 7E+04 | 8E+02 | | | |
| Rb-87 | F, Rb-79와 동일 | 3E+07 | 1E+04 | 1E+02 | Rb-78와 동일 | 1E+07 | 5E+05 |
| Sr-90 | F, Sr-80과 동일 | 7E+05 | 3E+02 | 3E+00 | Sr-80과 동일 | 7E+05 | 2E+04 |
| | S, Sr-80과 동일 | 3E+05 | 1E+02 | 5E-01 | Sr-80과 동일 | 7E+06 | 3E+05 |
| Y-90 | M, Y-86과 동일 | 1E+07 | 5E+03 | 5E+01 | Y-86과 동일 | 7E+06 | 3E+05 |
| | S, Y-86과 동일 | 1E+07 | 5E+03 | 5E+01 | | | |
| Mo-90 | F, 기타 모든 화합물 | 7E+07 | 3E+04 | 4E+02 | 기타 모든 화합물 | 6E+07 | 2E+06 |
| | S, 황화 몰리브덴, 산화 및 수산화물 | 4E+07 | 1E+04 | 2E+02 | 황화 몰리브덴 | 3E+07 | 1E+06 |
| Tc-99 | F, Tc-93과 동일 | 5E+07 | 2E+04 | 2E+02 | Tc-93과 동일 | 3E+07 | 9E+05 |
| | M, Tc-93과 동일 | 6E+06 | 3E+03 | 2E+01 | | | |
| Tc-99m | F, Tc-93과 동일 | 1E+09 | 4E+05 | 6E+03 | Tc-93과 동일 | 9E+08 | 3E+07 |
| | M, Tc-93과 동일 | 7E+08 | 3E+05 | 4E+03 | | | |
| I-131 | F, I-120과 동일 | 2E+06 | 8E+02 | 9E+00 | I-120과 동일 | 9E+05 | 3E+04 |
| | G, 원소형 | 1E+06 | 4E+02 | 3E+00 | | | |
| | G, 메틸 화합물 | 1E+06 | 6E+02 | 5E+00 | | | |
| Cs-137 | F, Cs-125와 동일 | 3E+06 | 1E+03 | 1E+01 | Cs-125와 동일 | 2E+06 | 5E+04 |
| Ir-192 | F, Ir-182와 동일 | 9E+06 | 4E+03 | 4E+01 | Ir-182와 동일 | 1E+07 | 5E+05 |
| | M, Ir-182와 동일 | 5E+06 | 2E+03 | 1E+01 | | | |
| | S, Ir-182와 동일 | 4E+06 | 2E+03 | 1E+01 | | | |
| Au-198 | F, Au-193과 동일 | 5E+07 | 2E+04 | 3E+02 | Au-193과 동일 | 2E+07 | 7E+05 |
| | M, Au-193과 동일 | 2E+07 | 9E+03 | 9E+01 | | | |
| | S, Au-193과 동일 | 2E+07 | 8E+03 | 8E+01 | | | |
| Rn-222 | 딸핵종 제외 | 1E+08 | 6E+04 | 5E+02 | | | |
| | 딸핵종 포함 | 3E+06 | 1E+03 | 1E+01 | | | |
| Ra-226 | M, Ra-223과 동일 | 9E+03 | 4E+00 | 2E-02 | Ra-223과 동일 | 7E+04 | 2E+03 |
| Th-232 | M, Th-226과 동일 | 7E+02 | 3E-01 | 2E-03 | Th-226과 동일 | 9E+04 | 3E+03 |
| U-235 | F, U-230과 동일 | 3E+04 | 1E+01 | 1E-01 | U-230과 동일 | 4E+05 | 1E+04 |
| | M, U-230과 동일 | 1E+04 | 5E+00 | 2E-02 | U-230과 동일 | 2E+06 | 8E+04 |
| | S, U-230과 동일 | 3E+03 | 1E+00 | 9E-03 | | | |
| U-238 | F, U-230과 동일 | 3E+04 | 1E+01 | 1E-01 | U-230과 동일 | 5E+05 | 2E+04 |
| | M, U-230과 동일 | 1E+04 | 5E+00 | 3E-02 | U-230과 동일 | 3E+06 | 9E+04 |

## 5. 참조준위(reference level)

참조준위는 방사선방어의 한도는 아니나, 방사선방어 및 관리목적상 필요에 의하여 방사선 작업행위도중 사전에 설정된 기준 준위를 초과하거나 초과할 우려가 있을 경우에 취해져야 하는 특정조치 또는 절차를 결정하는데 적용된다.

### (1) 기록준위(recording level)

선량이나 다른 감시의 분석결과에 대한 일정한 값을 설정하고 그 설정치를 초과할 경우 방사선방어 관점에서 피폭선량을 기록·유지할 필요가 있다고 고려되는 준위이다. 이러한 목적으로 설정되는 준위가 기록준위이며 기록준위보다 낮은 측정치들은 장부에 기록준위 이하라고 기재하고 통계처리 할 때는 영(zero)으로 간주해도 무방하다.

### (2) 조사준위(Investigation level)

감시결과가 그 값을 초과하였을 경우에는 그 원인의 규명 등 필요한 조사를 할 충분한 이유가 있다고 판단되는 정도의 준위에 설정한다. 설정 기준으로 삼는 것은 정상준위이며 즉, 정상준위의 2배 또는 3배의 값에 조사준위를 설정하여 이 값을 초과한 경우에는 필요한 조치를 취한다.

### (3) 개입준위(Intervention level)

일명 간섭준위라고도 하며 일반적으로 도달하지 않을 것으로 예상되는 비교적 높은 준위에 설정한다. 즉 개입준위에 도달하면 시설이나 행위가 비정상적임을 의미하며 이 때 에는 시설의 가동을 중지하고 해당 작업자의 작업을 멈추고(개인 감시결과가 개입준위 초과시) 방사선 피폭에 대한 필요한 검사(피폭자의 경우에는 의학적 감시), 보수 등을 수행하며 안전한 상태로 회복된 다음 운전을 개시한다.

# 제7장

# 의료에서 방사선방호

# 07 의료에서 방사선방호

지난 10년간 ICRP는 전리방사선의 의료 이용에서 방사선방호와 안전관리에 대한 구체적 권고를 위해 제3분과 위원회(의료용 방사선방호)가 준비한 많은 문서를 발간해 왔다. 이들 간행물은 방사선원의 종류와 그들이 적용되는 의료 부문별로 규정된 구체적 주제를 논의하여 해당 의사나 기타 임상 종사자에게 도움이 될 수 있도록 작성하였다. 이들 간행물의 발행 순서를 정리하면 다음과 같다.

- ICRP Pub. 84: 임신과 의료방사선(ICRP, 2000a)
- ICRP Pub. 85: 중재적 방사선 시술에서 방사선 상해의 예방(ICRP, 2000b)
- ICRP Pub. 86: 방사선치료에서 사고피폭(ICRP, 2000c)
- ICRP Pub. 87: 전산화단층촬영에서 환자의 선량관리(ICRP, 2000d)
- 보조지침 2: 영상의학과에서 환자와 의사를 위한 지침(ICRP, 2001)
- 보조지침 2: 진단 참조준위의 검토와 추가 조언(ICRP, 2001)
- ICRP Pub. 93: 디지털 방사선진단에서 환자의 선량관리(ICRP, 2003a)
- ICRP Pub. 94: 개봉선원으로 치료한 환자의 퇴원(ICRP, 2004)
- ICRP Pub. 97: 고선량률 근접치료시 사고의 예방(ICRP, 2005a)
- ICRP Pub. 98: 영구이식 선원을 사용한 전립선암 근접치료의 방사선안전관리(ICRP, 2005b)
- ICRP Pub. 102: 다행검출기 전산화단층촬영에서 환자선량 관리(ICRP, 2007c)

## 1. 의료에서 전리방사선의 이용

다른 어떠한 인간의 활동보다 의료과정에서 많은 사람들이 전리방사선을 피폭하여 개인선량도 높게 나타난다. 의료시스템이 선진화된 나라에서는 연간 방사선 진단검사 횟수가 모든 국민마다 1회 또는 그 이상이 된다. 그리고 같은 유형의 검사에서 병원별로 환자의 피폭선량이 크게 차이가 있다. 의료에서 방사선피폭은 주로 진단검사, 중재적 시술, 또는 방사선치료를 받는 개인에게 일어난다. 진단검사는 의학과 치의학 목적을 포함한다. 이 과정에서 환자를 돌보거나 위안하는 다른 사람과 의료진 또한 방사선에 노출된다. 진단검사

중에 소아환자를 잡고 있는 부모나 방사성의약품의 투여 후 또는 근접치료 기간 동안 환자 가까이 접근하는 친구나 가족들이 이러한 다른 사람에 포함된다. 방사선의 의료 이용으로부터 일반 대중 구성원의 피폭도 발생하지만 대부분 매우 낮은 수준이다. 의료와 관련하여 종사자에 대한 방사선방호(직무 피폭)와 공중 구성원에 대한 방사선방호(일반인 피폭)는 ICRP의 다른 권고안에서도 일부 다루고 있지만, 이 간행물 이외에는 환자와 그 간병인 또는 위안자, 생물의학 연구 자원자에 대해 아래와 같은 의료피폭을 집중적으로 설명한다.

- 중재적 방사선시술, 치료 목적을 위한 개인의 피폭. 임신 중 또는 모유를 수유 하는 환자의 방사선 검사과정에서 그 태아나 유아가 받는 피폭
- 진단이나 치료를 하는 환자를 병원이나 가정에서 돌보거나 위안하는 가족, 또는 친구와 같은 개인이 받는 피폭(직무피폭 제외)
- 자원자에게 직접 이익이 없는 의생명 연구 프로그램의 일부로 자원자가 받는 피폭 진료과정에서 방사선의 이용으로 받는 피폭은 인공 방사선피폭의 95% 이상을 차지하며 그 다음이 자연방사선에 의한 피폭이다. 미국에서 2006년도 분석한 결과 환자의 의료피폭 기여도가 국민이 받는 자연방사선피폭과 거의 대등한 것으로 평가하고 있다. UNSCEAR(2,000)는 1985~1990년과 1991~1996년 기간의 평가를 비교한 결과, 세계적으로 인구는 10%밖에 증가하지 않은 반면에 환자의 의료피폭은 연간 1인 당 유효선량은 35%, 집단선량은 50% 증가하였다고 결론을 내렸다. 또한 전 세계적으로 해마다 대략 20억 건의 엑스선 연구와 3,200만 건의 핵의학 연구가 수행되며, 600만명이 넘는 환자가 방사선 치료를 받는 것으로 분석하였다. 이 수치는 향후 더 증가될 것으로 예상된다. 이와 같이 의료피폭이 증가하는 것은 선진국과 개발도상국 모두에서 CT 검사의 빈도가 급속히 많아지는 것이 주요 원인이 된다.

## 2. 방사선방호를 위한 생물학적 근거

방사선의 생물학적 영향은 결정적 영향(조직반응)과 확률적 영향(암과 유전적 영향)의 두 그룹으로 나눌 수 있으며, 이 영향들을 간단히 설명하면 다음과 같다.

### 1) 결정적 영향 (조직반응)

기관 또는 조직에서 많은 세포가 사멸할 때만 효과가 발생하는 영향이라면, 방사선량이 어떤 문턱을 넘을 때만 영향이 관찰될 것이다. 문턱의 높이는 선량률, 방사선의 에너지, 피

폭 조직이나 기관 및 피폭부위 등에 따라 의존한다. 문턱을 넘어 선량이 증가하면 발생 확률은 100%로 피폭한 모든 사람에서 영향이 나타난다. 또한 선량의 증가에 따라 영향의 심각도도 증가한다. ICRP는 이러한 영향을 '결정적(조직반응)' 영향이라 부르는데, 결정적 영향에 대한 상세한 정보는 ICRP Pub. 103에서 보고하였다. 이러한 영향은 방사선치료나 중재적 방사선 시술, 특히 검사과정이 복잡하여 긴 투시 시간을 요구하거나 영상을 다수 얻어야하는 방사선투시방법을 이용한 중재적 방사선 시술에 전리방사선을 사용하는 데서 발생할 수 있다.

## 2) 확률적 영향 (암과 유전영향)

단일 세포 DNA의 방사선 손상도 생식능력이 있는 세포의 변형 원인이 될 수 있는 것은 세포학적 또는 분자 생물학적으로 증거가 충분하다. 일반적으로 매우 효과적인 신체의 방어에도 불구하고, 발생한 이러한 유형의 손상이 반드시 방사선과 관련되지는 않은 다른 작용제의 촉진작용에 의해서 악성상태로 진행될 확률은 작지만 존재한다. 확률이 낮은 만큼 이러한 영향은 피폭한 사람의 매우 작은 수에서 발생한다. 처음 손상이 생식세포에 있었다면 유전영향이 일어날 수 있다. 방사선이 원인인 확률적 영향의 확률은 선량에 따라 증가하고 낮은 선량에서는 선량에 비례할 것이다. 또한 높은 선량과 선량률에서는 확률이 단순비례보다 높게 나타나기도 한다.

결정적 영향의 문턱에 가까운 높은 선량에서는 세포의 치사 때문에 확률의 증가는 완만해지고 감소하기 시작한다. 유전적인 이러한 영향을'확률적'영향이라고 부른다. 영향의 확률은 전리 방사선이 의료검사에 많이 사용될 때마다 증가한다. 한 번의 방사선 검사로 환자의 암 유발 증가는 매우 작지만, 선진국에 서는 평균적으로 매년 한 번 이상 검사를 받으므로 누적 리스크가 더불어 증가한다. 문턱 없는 선형모델을 가정한 계산은 일반인 집단에서 방사선 검사로 인한 피폭 때문에 발생 할 수 있는 암 사망 비율이 전체 암 사망률의 수% 수준에 이를 수 있다고 분석한다.

환자의 일부 그룹은 건강 상태 때문에 훨씬 더 자주 검사를 받는다. 어떤 그룹은 암 유발에 대해 평균보다 높은 감수성을 갖는다. (예: 태아, 유아, 어린아이, 유전적으로 취약한 사람 등) 더욱이 젊은 나이에 암이 발생한 사람의 수명 단축은 암이 늦은 나이에 발생한 사람보다 훨씬 크다. 이러한 모든 상황은 의료에서 방사선 이용의 정당화와 방사선방호의 최적화가 필수적이라는 방사선방호원칙을 재확인 한다. 낮은 선량에서 암 위험에 대한 ICRP의 보고는 ICRP Pub. 99에 있으며, 역학적 근거만으로는 100mGy 이하의 낮은 흡수선량에서 공중 구성원(일반인)에 암 위험 증가가 있는지 없는지를 확정할 수 없다고 본다. 낮은 선량이나 선량률에서 방사선방호의 목적을 위하여 신중하게 문턱 없는 선형모델을 유지하여야 한다. 그림 7-1은 확률적 영향과 결정적 영향의 선량-장해 발생확률 및 선량의 장해정도와의 관계를 나타낸 것이고, 표 7 - 1은 방사선영향에 따른 특성을 요약한 것이다.

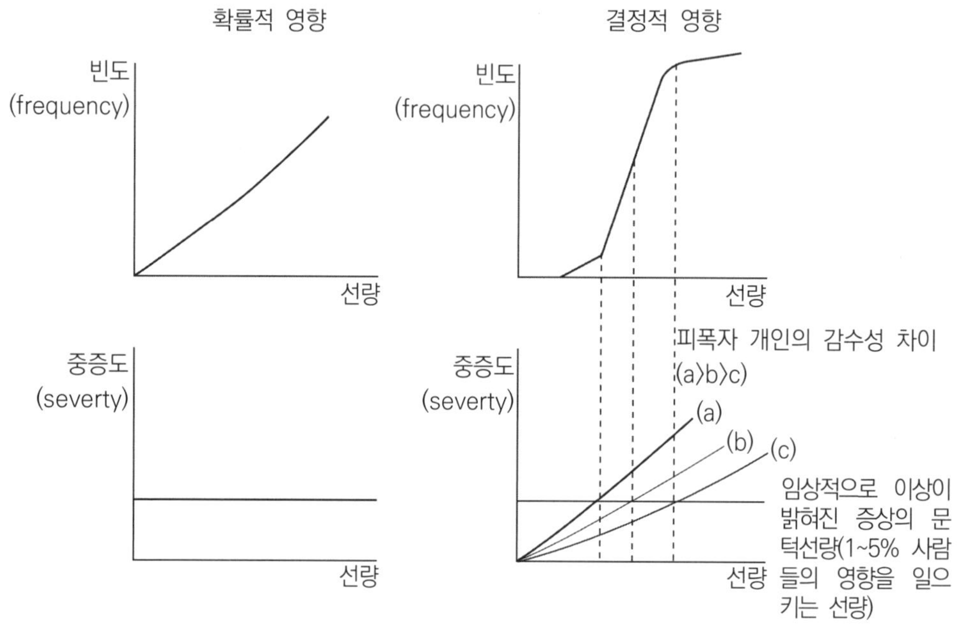


**그림 7 - 1. 확률적 영향과 결정적 영향**

**표 7 - 1. 방사선 영향의 분류 및 특성**

| 구 분 | 결정적 영향 | 확률적 영향 |
|---|---|---|
| 영향의 심각도 | 선량에 따라 심각도 변화 | 선량과 무관하게 일정함 |
| 발생확률 | 문턱선량이 있으며, 그 이하에는 발병이 없음 | 문턱선량이 없고, 낮은 선량에서도 작은 위험이 존재 |
| 특 징 | 1. 발단선량 존재<br>2. 원인(피폭)과 영향의 관계 분명<br>3. 급성(백내장)<br>4. 증상에 고유특성이 있음<br>5. 저 선량 피폭에서는 발생 않음<br>6. 심각도가 선량에 비례 | 1. 발단선량 없음<br>2. 인과관계가 확률적이어서 불분명함<br>3. 지발성(잠복기)<br>4. 타 원인에 의한 영향과 구분 안됨<br>5. 저 선량에도 해당되는 위험도 존재<br>6. 심각도는 영향자체에 의해 결정 |
| 증상 예 | 수정체의 혼탁, 피부의 비악성 손상, 골수의 세포감소, 불임효과 | 발암, 백혈병, 유전적 영향 등 |
| 방어목표 | 방지(발단선량 이하로 관리) | 감소(ALARA 유지) |

# 3. 태아의 방사선피폭

## 1) 태내 방사선피폭의 영향

임신 기간 태아의 방사선 관련 위험은 임신 단계와 태아의 흡수선량과 관련이 있다. 이들 위험에 대해 치명적 영향, 기형, 중추신경계 영향, 백혈병과 소아암 등에 대해 간단하게 설명한다. ICRP는 태내 피폭의 영향을 ICRP Pub. 90에서 상세히 제시하였다.

### (1) 치명적 영향

태아의 성정과정에서 착상 전기에는 방사선피폭에 의한 치명적 영향으로 태아의 방사선 감수성이 있다. 100 mGy 미만의 선량에서는 태아의 치명적 영향은 거의 없다고 보고, 출산 후 건강에도 큰 위험이 존재한다고 생각하지는 않는다.

### (2) 기형

보통 수태 후 3~8주 사이 주요 기관형성기 동안 장기에서 기형이 발생할 수 있다. 이 영향은 대략 100 mGy의 문턱선량을 갖는다.

### (3) 중추신경계 영향

수태 후 8~25주에는 중추신경계가 방사선에 높은 감수성을 보인다. 태아 선량이 100 mGy 미만일 때 지능지수 저하는 임상적으로 확인할 수 없다. 같은 기간에 1 Gy 정도로 태아가 피폭 받으면 중증 지능저하가 높은 확률로 나타난다. 감수성은 수태 후 8~15주 동안에 가장 높으며, 16~25주에서는 낮아진다.

### (4) 백혈병과 소아암

방사선은 성인과 유아 모두에서 백혈병이나 여러 종류의 암 확률을 증가시키는 것으로 보인다. 대부분 임신 기간에 태아 피폭의 잠재 발암영향 위험은 유아기 피폭과 거의 같은 것으로 본다(즉, 성인 위험의 약 3배). 임신한 환자가 전리방사선을 이용한 진단검사, 중재적 방사선 시술, 방사선치료를 받을 때에는 위에 제시한 영향들을 고려하는 것이 중요하다. 특정 방사선학적 검사에 수반되는 태아의 유해한 보건영향의 잠재성과 환자의 건강관리 사이에 균형이 이루어져야 한다.

# 4. 의료에서 환자를 위한 방사선방호의 특이사항

의료에서 환자의 방사선피폭 일부는 다른 유형의 방사선피폭과 약간 차이가 있는 방사선방호 접근을 요구한다.

## 1) 의도적 피폭

방사선진료에서 환자의 피폭은 의도적인 것이라 본다. 방사선치료 외에는 환자에게 선량부여를 목적으로 하지는 않으며, 진단정보를 얻기 위해 또는 중재적 방사선 시술을 시행하기 위해 방사선을 이용한다. 그러므로 방사선진료에서 원하는 결과를 얻기 위해서는 환자의 선량을 무한정 줄일 수는 없다.

## 2) 자원한 피폭

환자에게 방사선 이용은 그 환자의 직접적 의료상 이득과 결부되어 본질적으로 자신의 결정에 따른 것이다. 이 자발적 결정은 검사 후 얻을 수 있는 이득뿐 아니라 잠재적 위험(방사선위험 포함)까지도 포함한 내용을 환자에게 설명하고 동의(informed consent)를 얻어야 행위가 이루어진다. 설명과 동의를 얻기 위해 환자에게 제공되는 정보의 양은 피폭수준(가령 진단, 중재적 방사선시술 또는 치료 등)에 따라 달라진다. 일반적으로 흉부엑스선 검사와 같은 위험이 낮은 검사법에 대해서는 설명과 동의가 큰 의미가 없지만, 중재적 방사선 시술과 같은 검사에서는 설명과 동의가 필수적이고, 또한 방사선치료에서는 치료 전에 환자에게 충분한 설명과 동의를 얻어야 한다. 자원한 피폭이 직접적으로 개인의 의학적 이득을 가져오지 않는 예외적 경우는 의생명 연구목적으로 인체에 방사선을 사용하는 것이다. 이러한 상황에서는 자원한 피폭이 개인적 이득이 아닌 사회적 이득을 가져오는 것으로서 설명과 동의가 항상 필요하다.

## 3) 증상이 없는 환자의 검진(screening)

임상적 증상발현이 없는 질환을 확인하기 위한 목적으로 검진(스크리닝)이 수행된다. 조기 진단을 통해 보다 효과적인 치료로 이어져 삶의 질과 생존에 더 나은 결과를 얻으려는 것이 목표이다. 예를 들어 유방 촬영처럼 전리방사선을 이용한 검진도 합당하다고 보아 특정 집단에 대해서는 권고되고 있다. 반면에 최근 증상이 없는 사람들의 질병을 확인하기 위한 검진으로 CT 검사(본인의 의뢰 포함)나 양전자방출 단층촬영술(PET)의 시행 빈도가 증가추세에 있지만, 현대의 과학적 문헌에 근거할 때 이러한 대부분 검진은 정당화되지 않는다. 검진 과정에서 환자에게는 잠재적인 이득뿐만 아니라 방사선위험을 포함한 위험에 대해 충분히 설명해야 한다. 증상 이 없는 사람들에 대한 전리방사선을 이용한 모든 검진은 임상적 가치에 대해 평가되고 정당화되어야 한다.

### 4) 방사선치료

방사선치료는 악성종양의 표적조직을 사멸시키거나 환자의 증상을 완화시킬 목적으로 한다. 따라서 주변 조직에 약간의 결정적 상해(조직반응)나 피폭한 정상조직에 확률적 영향의 위험은 피할 수 없다. 방사선치료의 목적은 악성종양의 제어 확률과 정상조직의 합병증 사이에 관계를 최적화하는 것이다.

### 5) 방사선량의 관리

의료에서 환자의 방사선량을 의학적 목적에 맞도록 관리하는 것이 매우 중요하다. 환자의 선량관리 목표는 원하는 영상이나 치료를 얻기 위해 적절한 선량을 사용하는 것이다. 이러한 관점에서 ICRP는 의료영상 검사과정에 대해 진단참조준위를 도입하였다.

### 6) 환자 집단의 인구통계

ICRP가 개발한 위험 평가는 노동인구나 전체 인구집단에 적용되며, 방사선방호 지침을 마련하기 위한 목적으로 연령과 성별에 대한 평균집단을 위해 도출되었다. 다양한 연령 집단에 대한 위험은 피폭연령과 피폭한 조직이나 장기에 따라 다르게 나타난다. 아동 피폭의 경우 생애 사망(모든 암) 위험이 약 2~3배 정도 높을 것으로 본다. 단위 선량 당 위험은 이보다 더 높지만 일반적인 여러 유형의 진단 검사에서 성인이 받는 선량에 비해 상대적으로 선량이 낮음에 의해 상쇄될 수 있다. 피폭연령이 약 60세이면 위험이 1/3 정도로 낮아지게 되고, 더 높은 연령대가 되면 위험은 더욱 낮아지게 된다.

### 7) 의료에서 방사선 이용에 따른 위해의 범위

의료행위에서 환자 개개인에 대한 잠재적 방사선 위해의 범위는 넓다. 위해의 범위는 작은 위해부터 드문 경우에 치사까지 이른다. 작은 위해의 예로는 나이가 많은 환자의 흉부 엑스선검사를 들 수 있다. 이 경우 흡수선량이 낮으므로 결정적 영향의 가능성이 없으며, 그 환자 수명기간에 나타날 확률적 영향의 위험도 본질적으로 없다. 방사선 위해가 보다 유의한 예는 CT 검사일 수 있는데, 여기서는 환자에게 상당히 높은 선량이 피폭될 수 있다. 전신 CT 검사에서 조직의 흡수선량은 일반적으로 10~100 mGy 범위에 있다. 그러므로 만일 45세의 증상이 없는 성인이 이 연령부터 자발적으로 30년간 매년 전신 CT 검사를 받는다면, 상당한 수준으로 생애 누적 조직 흡수선량[즉, 300~ 3000 mGy(0.3~3 Gy)]을 축적할 것으로 본다. 이정도 누적 흡수선량은 사람에 대한 역학연구에서 암 확률의 증가가 관찰된 크기이다 (UNSCEAR, 2000). 또한 중재적 시술에 방사선투시 사용에서 불필요하게 높은 선량으로 인해 결정적인 상해(조직반응) 빈도가 증가하고 있다(ICRP, 2000b). 방사선종양학에서는 치료법으로부터 편차에 대한 허용도가 매우 작다. 대개 방사선치료시 10%의 과선량은 합병증 위험을 높이게 되고, 반면에 부족선량은 암 치료의 실패를 가져오며 예상보다 많은 암 사망을 초래할 수 있다.

### 8) 행위라는 용어에 대한 논의

ICRP Pub. 60에서는 방사선피폭은 선량을 증가시키는 '행위(practice)'와 선량을 감소시키는 '개입(intervention)'을 구분하였다. 이 두 상황에는 서로 다른 방사선방호원리가 적용되었다. 이러한 구분은 어려움을 초래할 뿐 아니라 자연스럽지 못하다. 그래서 ICRP는 그 권고가 적용되는 모든 상황 즉, 계획, 긴급 및 기존 상황에 대하여 단일 세트의 원리를 권고한다. 그러나 '행위'라는 용어가 방사선방호에서 널리 이용되어져 왔다. 의료에서는 전형적으로 '행위'라는 용어가 의사가 환자에게 제공하는 의학적 정보를 의미해 왔다. 가령 방사선종양학에서 이 용어는 환자에 대한 초기 상담, 정확한 진단으로 암의 진전 단계 규정, 치료계획, 치료 과정의 관리, 후속 추적 등을 의미하게 된다. 의료에서 전리방사선 이용에 관하여 ICRP가 의학계와 의사를 소통할 때에는, '행위'라는 용어를 의학계가 쉽게 이해할 수 있는 방법으로 제시할 필요가 있다. 의료에서 일반적인 의미의 행위와 구별하기 위해 '의료에서 방사선학적 행위'라는 용어를 권고한다. 이렇게 하면 의료인들이 ICRP의 방사선방호 개념을 더 잘 이해하는 데 도움이 될 것이다.

## 5. 의료에서 환자의 방사선방호체계

### 1) 의료에서 방사선학적 행위의 정당화

원론적으로 어떠한 인간의 행위를 선택하거나 지속하는 결정을 위해서는 가능한 여러 방안의 이득과 불이익을 검토해야 한다. 이러한 검토로부터 해로움보다 이로움이 크게 되는 여러 가지 선택적 절차를 얻게 된다. 엑스선 검사와 초음파 검사 의 선택처럼 여러 방안

가운데 어느 것이 '최선'인가를 판단하는 것이다. 이 중 해로움 즉, 위해는 방사선과 관련된 위해에만 한정되지는 않으며 그 행위로 인한 기타 위해와 경제적·사회적 비용을 포함한다. 대개 방사선 위해는 전체 위해 중 작은 부분이 될 것이다. 이러한 이유로 ICRP는 '정당화'라는 용어의 사용을 위 단계들 중 첫 단계에만 한정한다(즉, 정당화는 순이득이 있을 것만 요구한다). 국가의 보건의료제도에 따라 환자의 방사선 검사를 의뢰하는 데는 상업적 측면의 관심도 영향을 미칠 것인데 그 이유는 각종의 방사선 검사가 의료기관의 주요 수입원이 될 것이기 때문이다. 이러한 상황은 빈번한 방사선 검사를 의뢰하는 문제점이 초래될 수도 있다. 환자에게 정당화되지 않는 위험을 부과하는 그러한 의뢰는 의료윤리나 방사선방호 원칙에 어긋나기 때문에 ICRP는 이를 부정한다. 의료에서 방사선학적 행위의 정당화에 필요한 대부분 평가는 경험과 전문가 판단, 상식을 근거로 이루어진다. 그러나 정량적 의사결정 보조기법들을 사용할 수 있으므로 만일 필요한 데이터를 사용할 수 있다면 이를 고려해야 한다.

## 2) 의료피폭에서 환자 방호의 최적화

### (1) 일반 접근

의료에서 환자에 대한 방사선방호 최적화는 첫째 시설과 장비의 설계 및 적절한 선택 둘째 매일의 업무방법(즉, 업무절차)에 대한 두 단계에 대해 일반적으로 적용한다. 이러한 방호 최적화의 기본 목표는 순이득이 최대가 되도록 방사선원에 대한 방호수단을 조정하는 것이다. 의료에서 환자에 대한 방사선방호 최적화 개념은 단순한 용어로 설명될 수 있으나 실제로 이를 적용하는 데는 단순한 상식에서부터 복잡한 정량적 과정까지 이른다. 선원에 관련된 방호대책을 선택함에는 항상 선택 가능한 방안들이 있다. 방호 방안의 선택은 환자, 의료진 그리고 때로는 일반인의 피폭 준위를 직접 변경시킨다. 또한 선택은 방사선방호에 사용되는 자원의 규모도 바꾼다. 이러한 자원은 경제적 비용에 직접적으로 반영되겠지만 비용에는 의료진에 대한 기타 보건 위험처럼 정량화하기 어려운 사회적인 비용도 포함될 수 있다. 방사선방호의 최적화는 선량을 '경제적, 사회적 인자를 고려하여 합리적인 범위에서 최소'로 유지하는 것을 의미하는데 환자선량이 의료목적에 부합하도록 관리하는 것으로 설명하면 적당하다.

### (2) 진단참조준위(DRL)와 선량제약치의 사용

의료피폭에서는 위해와 이득을 동일한 개인이 받게 되는데, 환자 선량은 주로 의학적 필요에 의하여 결정된다. 그러므로 직무피폭 혹은 일반인 피폭에서 중요함과는 대조적으로 환자에 대해서는 선량제약치가 적절하지 않다. 그럼에도 불구하고 환자선량 관리는 중요한데 일반적으로 진단참조준위를 이용함으로서 진단 혹은 중재적 방사선시술에서 선량관리를 돕는다. 진단참조준위는 특정 의학적 영상검사에서 환자선량이 비정상적으로 높거나 낮은지를 평가하는 방법이다. 직업적이 아닌 간병인이나 위안자(병문안자)의 피폭이나, 자원자에게 직접 이득을 제공하지 않는 의생명 연구 프로그램에서 자원자 피폭에는 선량한도 형태로 추가 방호가 없기 때문에 선량제약치가 불평등을 제한하기 위해 적용 가능하다.

### (3) 의료피폭의 관리

진단 목적의 방사선 이용에서 선량을 감축하기 위한 방법으로 여러 가지 개념이 있다. 진단정보의 손실 없이 선량을 감축하는 단순하고 값싼 수단들이 있지만 이러한 수단들이 사용되는 정도에는 큰 차이가 있다. 의료피폭에서 방호 최적화가 반드시 환자선량을 감축함을 의미하지는 않는다. 예를 들어 진단을 위한 방사선 검사에서 격자를 제거하면 선량을 2~4배 감축할 수 있음에도 영상품질을 높이기 위해 종종 산란선 제거용 격자를 사용한다. 산란 방사선이 크게 영향을 미치는 성인의 복부 방사선 촬영에서는 격자를 제거하면 순 이득이 감소할 것이다. 격자를 제거할 때 영상품질 저하가 격자제거로 얻는 선량 감축의 이득을 상쇄하고도 남을 것이기 때문이다. 따라서 방호 최적화는 격자 제거를 요구하지 않는다. 그러나 신체가 작은 어린아이의 방사선 검사에서는 산란 방사선의 양이 작아 격자를 제거함으로써 발생하는 영상품질의 적은 저하가 선량 감축의 이득을 전부 상쇄하지 않는다. 이 경우 방호의 최적화는 격자제거를 통한 선량 감축을 요구할 것이다.

방사선 치료에서는 표적조직 선량과 신체의 다른 부위 선량을 구별하는 것이 필요하다. 만일 표적조직의 선량이 지나치게 적다면 치료 효과가 없을 것이다. 그러면 피폭이 정당화되지 않으며 방호의 최적화 또한 이루어지지 않는다. 그러나 표적 이외의 조직에 대한 방호는 선량계획의 필수 부분이며, 방호의 최적화와 같은 목표를 포함하는 것으로 간주할 수 있다. 환자를 돕고 병문안을 하는 사람들(직업적이 아닌)의 피폭에는 개봉 방사성핵종이나 이식한 밀봉 소선원을 이용한 근접치료, 핵의학 검사 후 퇴원한 환자의 가족이나 친지들의 피폭을 포함한다. 이들 그룹에 대한 방호 최적화 과정은 피폭이 선량한도로 제한되는 것이 아님을 제외하면 일반인 피폭에서와 동일하며 선량제약치도 적용 시킨다.

## 3) 진단참조준위

의료피폭에서 환자에 대한 진단참조준위 사용에 대한 지침은 ICRP Pub. 60, ICRP Pub. 73 및 보조지침 2(ICRP, 2001)로 제공되었다. 또한 진단참조준위의 개념 변화와 그 지침에 대한 설명은 다음과 같다.

### (1) ICRP Pub. 60과 73의 진단참조준위

ICRP Pub. 60에서 참조준위를 그 이상에서는 어떤 명시된 조치나 결정을 행해야 하는 측정된 양의 값으로 설명했다. 참조준위에는 그 미만은 무시하지만 그 이상에서는 결과를 기록해야 하는 기록준위(recording level), 그 이상에서는 원인이나 의미를 조사해야 하는 조사준위(investigation level), 그 이상에서는 시정조치를 고려해야 하는 개입준위(intervention level) 그리고 보다 일반적으로 그 이상에서는 어떤 규정된 조치를 취할 조치준위(action level)로 구분하였다. 이러한 준위들의 사용은 불필요하거나 비생산적인 일을 생략하고 자원의 효과적 배분을 돕는다. 또한 이들 준위는 잠재적으로 위험이 높은 상황에 주의를 줌으로써 방사선방호에도 도움이 된다. 참조준위의 특별한 한 형태인 진단참조준위가 의료 엑스선검사와 핵의학진단에 적용된다. ICRP Pub. 60에서 ICRP는 일부 공통적 진단절차에 적용하기 위해 적절한 전문기구나 규제기관이 선량제약치나 조사준위를 선정하여 사용할 것을 권고했다. ICRP Pub. 73에서 ICRP는 진단참조준위 개념을 선량제약 개념으로부터 분리하였고 아래와 같이 더욱더 상세히 설명하였다.

조사준위의 한 형태인 진단참조준위는 쉽게 측정되는 양, 즉 공기 중 또는 단순한 기준 모의체(팬텀)나 대표 환자의 표면에서 조직등가물질 중 흡수선량에 대해 적용된다. 핵의학검사에서는 통상 진단참조준위가 투여 방사능이 된다. 두 경우 모두에서 진단참조준위는 환자선량이나 투여 방사능의 수준이 비정상적으로 높거나 낮은 상황을 식별하는 단순한 시험으로 사용된다. 만약 해당 진단참조준위를 넘기는 것이 발견된다면 방사선방호가 적절히 최적화되었는가를 평가하기 위해 절차나 기기에 대한 현장 검토가 수행되어야 한다. 만약 최적이 아니라면 선량 감축을 위한 수단을 취해야 한다. 진단참조준위는 전문가 판단을 보조하는 것이며 좋거나 나쁜 의료의 경계선을 제시하는 것은 아니다. 진단참조준위의 수치는 조언 성격이지만 진단참조준위의 이행은 당국에 의해 요구될 수 있다(ICRP, 2001). 진단참조준위 수치를 규제 한도로 사용하거나 상업적 목적으로 사용하는 것은 적절하지 않다.

진단참조준위는 의료 엑스선검사나 핵의학진단 과정에서 환자의 방사선 피폭에 적용되며 방사선치료에는 적용되지 않는다. 진단참조준위는 ICRP의 선량한도나 선량제약치 수치와 직접적 연계를 갖지 않는다. 이상적으로는 진단참조준위는 방호의 일반적 최적화 결과이어야 한다. 실제로는 그것이 비현실적일 정도로 어려우므로 관찰된 환자선량 분포의 어떤 백분위점으로 초기값을 선정하는 것이 더 쉽다. 진단참조준위 값은 의료 전문단체(국가의 보건 및 방사선방호 당국과 연계하여)가 선정해야 하며 선량분포는 주기적으로 검토되어야 한다. 선정된 값은 그 국가나 지역에 특정적일 것이다. 원칙적으로 그 미만에서는 선량이 충분히 좋은 영상품질을 제공하기에 너무 낮은 최소의 진단참조준위를 선정하는 것도 가능할 수 있다. 그러나 선량 외에 여러 인자도 영상품질에 영향을 미치므로 그러한 진단참조준위를 설정하기가 매우 어려울 수 있다. 그렇지만 만약 관찰된 선량이나 투여 방사능이 진단참조준위보다 지속적으로 크게 낮다면 획득한 영상의 품질에 대한 현장 검토가 있어야 한다.

## (2) 보조지침 2의 진단참조준위

이후 보조지침 2(ICRP, 2001)에서 의료영상화 업무과정에서 진단참조준위를 수립하기 위해 의료 전문그룹과 협조하여 일한 공인 단체가 채택한 여러 접근법에 대한 조사도 포함하고 있다. 진단참조준위의 목적은 의료영상화 과제라는 임상목적에 기여하지 않는 환자선량을 회피함을 돕는 것이다. 환자의 적절한 참조그룹이나 적절한 기준 모의체에서 관찰되는 평균 또는 기타 적절한 값을 진단참조준위 값(해당 지역, 국가 또는 지방에서 도출된)과 비교함으로써 이를 달성할 수 있다. 환자의 참조그룹은 신체변수(예: 신장이나 체중)의 특정 범위 내로 통상 정의된다. 만약 환자의 선발되지 않은 표본이 참조그룹으로 사용된다면 관찰된 값이 진단참조준위와 비교하기 적절한 것인지 판단이 모호할 것이다. 진단참조준위는 주어진 의료 영상화 업무나 프로토콜에 대해 적용되는 것이며 개인 환자에게 적용되는 것은 아니다. 진단참조준위는 다음을 위해 사용될 수 있다.

- 정당화되지 않게 높거나 낮은 값의 빈도를 줄임으로써 일반 의료 영상화 업무에 서 지역, 국가 또는 지방에서 관찰된 분포를 개선함
- 구체적 의료 영상화 업무에 대해 모범관행을 반영하는 더 좁은 선량 값 범위의 달성을 조장함.
- 특정 의료 영상화 프로토콜에서 선량 값의 최적 범위 달성을 조장함.

주어진 의료 영상화 업무에서 선택된 임상적, 기술적 조건에 대한 사양의 정도에 따라 이러한 사용은 구분된다. 이 사용에 대한 정의와 해당되는 예는 보조지침 2(ICRP, 2001)에 주어졌다. 실제 관찰된 값이 일률적으로 선정된 상단과 하단 준위를 벗어날 때는 적절한 현장 검토와 조치를 취한다. 이러한 과정은 일반적으로 환자가 받는 불필요한 조직선량을 회피하도록 하여 관련된 확률적 방사선 보건영향의 불필요한 위험을 예방하도록 도울 것이다. 원칙적으로 방사선투시를 이용한 중재적 방사선시술에서는 불필요한 확률적 영향 위험의 회피와 관련해 환자선량 관리를 조장하는 데 진단참조준위가 사용될 수 있다. 그러나 어떤 절차의 각 수행마다 방사선 투시 시간이나 복잡성이 개인 환자의 임상적 여건에 강하게 의존하므로 관찰된 환자선량 분포가 심지어 특정 프로토콜에서도 매우 넓다. 가능한 접근법의 하나는 임상적, 기술적 인자만이 아니라 절차의 상대적 '복잡성'까지 고려하는 것이다.

진단참조준위는 투시를 통해 이루어지는 중재적 방사선시술에서 결정적 영향(조직반응, 예: 방사선 유발 피부손상)을 관리하는 데는 적용할 수 없다. 이 경우에는 정당화되었지만 시간이 걸리고 복잡한 절차를 거치는 개별 환자에게 결정적 영향을 예방하는 것이 목적이다. 여기서 필요한 것은 특정 개인 환자에게 수행되는 실제 절차에 대해 결정적 영향의 문턱선량에 접근하거나 초과하는지를 실시간으로 감시하는 것이다. 적당한 위험 지표량은 최대 누적 피부선량이 발생하는 위치에서 피부의 흡수선량이 된다. 유용한 접근은 (잠재적 방사선 유발 피부손상과 관련하여) 환자 기록이나 간호와 관련해 여러 임상적 조치를 취하는 피부에서 최대 누적선량에 대한 값을 선정하는 것이다(ICRP, 2000b). 또한 진단참조준위는 선량이 임상목적과 부합하도록 환자선량을 관리하는 것을 돕는 데 사용되어야 한다.
진단참조준위 개념은 현장 환경에 적당한 목표를 충족하기 위한 양이나 수치, 그리고 기술적, 임상적 사양의 선택에서 유연성을 허용한다. 진단참조준위를 설정하는 주된 원칙은 다음과 같다.

- 주어진 의료 영상화 업무에 대해 임상적, 기술적 조건의 사양 정도를 포함하는 목표를 지역, 국가 또는 지방 차원에서 분명히 규정한다.
- 선정된 진단참조준위는 해당 지역, 국가 또는 지방 데이터에 근거한다.
- 진단참조준위로 사용되는 양은 실제적 방법으로 얻을 수 있어야 한다.
- 진단참조준위로 사용되는 양은 환자의 장기나 조직에서 상대적 변화를 적절히 나타내어 주어진 의료영상화 업무에 의한 상대적 위험의 변화에 대한 척도가 되어야 한다.
- 실제에서 진단참조준위가 사용되는 방법이 분명히 제시되어야 한다.

국가 보건 또는 방사선방호 당국과 연계하여 구체적 수요에 가장 적합하고 적용될 지역, 국가 또는 지방에 어울리는 진단참조준위를 의료 전문단체가 설정하기를 권장한다.

## 4) 개인선량한도

환자의 의료피폭에는 선량한도를 적용하는 것이 적당하지 않은데 이는 그러한 한도가 종종 이로움보다 해로움을 증가시킬 수 있기 때문이다. 현재 진행되고 있고 심각하여 심지어 생명을 위협하는 의학적 상태가 방사선피폭보다 더 중요할 것이다. 그래서 의료피폭에서는 정당화와 방사선방호의 최적화가 강조되고 있다.

## 6. 방사선치료에서 사고 예방

방사선치료에서 사고예방은 치료기기나 시설의 설계, 그리고 방사선치료 업무과정에서 필수적이다. 오래전부터 사고 예방의 핵심은 실패 결과에 대비한 여러가지 안전대책을 강구하는 것이었다. 기기고장과 인간의 실수를 예방하고 이들이 발생한 경우 그 영향을 최소화하는 것을 목표로 한 이러한 접근을 "심층방어"라 부른다. 어떤 방어는 기기설계로 제공되며 어떤 방어는 작업절차로 제공된다. 방사선치료기기는 설계사양을 벗어나는 요구를 배척하고 종사자의 실수를 줄일 수 있도록 설계되어야 한다. 또한 구역 구획은 방사선치료 중 의료진을 격리하되 환자를 과도하게 고립시키는 구조가 되어서는 안된다. ICRP Pub. 86에 제시 한 것처럼 기기설치나 변경 후마다 방사선치료기기를 교정해야 하며, 성능에 유의한 변화를 발견할 수 있도록 표준 시험절차에 따라 정기적으로 점검해야 한다. 작업절차는 특히 방사선치료에서 중요한 결정사항이 독립적인 확인을 거치도록 해야 한다. 환자 신원 및 처방된 처치와 직접 연계가 올바른지 중복 점검해야 한다. 치료 핵의학에서는 방사성의약품과 그 방사능에 대한 이중 점검이 있어야 한다. 관련된 모든 의료진 사이의 소통이 이러한 과정에서 중요시 된다. 방사선치료에 사용하는 선원은 방치되거나 잘못 사용하면 매우 심각한 피폭을 초래할 수 있다. 근접치료 선원은 주기적이고 철저한 재고 점검을 받아야 하고 궁극적 안전한 처분대책도 마련되어야 한다. 사망 환자를 취급할 때는 이식선원이나 치료준위 방사성의약품 방사능의 존재 가능성을 고려해야 한다.

## 7. 교육훈련

중재적 방사선시술, 핵의학 및 치료방사선에서 방사선을 이용하는 의학 또는 치의학 검사를 의뢰, 수행하거나 보조하는 의사, 치과의사 및 기타 보건 전문가들에 대해서는 방사선방호 교육훈련을 받아야한다. 방사선피폭의 최종 책임은 의사에게 있으므로 이들은 해당 검사의 위험과 이득에 대해 유의해야 한다. 의료에서 방사선 이용에 관계하는 의사는 다음의 세 범주로 구분된다.

- 전리방사선 의료 전문분야에서 훈련받은 의사(예: 방사선의학자, 핵의학자, 방사선종양학자)
- 의료행위에 전리방사선 수단을 사용하는 다른 의사(예: 심장학자, 혈관외과 의사, 비뇨기과 의사)

- 전리방사선을 사용하는 의료절차를 처방하는 의사

의사 범주별로 그 역할에 적합한 교육훈련은 의과대학, 전공의 및 집중 전문과정에서 제공되어야 한다. 훈련을 평가하고 훈련과정을 성공적으로 수료했음에 대한 인증이 있어야 한다. 나아가 전리방사선을 이용하는 절차 수행에 참여하거나 전리방사선으로 진료를 받는 환자를 돌보는 다른 임상 전문가에 대해서도 적합한 방사선방호 훈련이 있어야 한다.

## 8. 기관대책

방사선진료를 의뢰하는 주치의, 절차를 수행하는 영상의학과 의사나 다른 전문 의사 지원을 제공하는 행정직원에 대해 각자의 책임을 명확히 하는 것이 특히 중요하다. 의학물리사의 역할도 포함되어야 한다. 향후 방사선 의료행위를 요구하거나 참여할 미래의 전문인력이나 기술인력에게 적합한 방사선방호 교육훈련을 제공하는 것도 또 하나 중요한 요소이다. 훈련 프로그램은 모든 신임 직원에 대한 초기훈련, 정기적 재교육 및 보수교육 그리고 훈련 증명을 포함한다. 기관의 모든 기능에 의도한 표준을 유지하기 위해서는 품질보증 프로그램이 중요하다. 품질보증 범위에는 방사선방호와 안전을 구체적으로 포함해야 한다. 품질보증과 감사 프로그램(환자선량이나 투여 방사능 포함), 그리고 당국에 의한 검사는 의료피폭이 양호한 방사선방호 조건에서 이루어짐을 보장해야 한다. 이러한 프로그램은 기기를 임상목적으로 첫 사용에 앞서 수행하는 수용시험과 이후 정기적 또는 중요한 보수를 거친 후의 성능시험을 포함해야 한다. 새로운 영상화 기술(예: 디지털)이나 방사선치료절차에는 특별 품질보증 프로그램이 채택되어야 한다.

모든 검증체계는 기록유지를 포함한다. 직무피폭 기록요건은 보통 규제기관이 정한다. 진단이나 중재적 방사선 시술에서 시술과 관련된 선량 양이 측정되면 진단참조준위와 비교한 기록을 유지해야 한다. 치료방사선에서는 선량계획 데이터, 투여 방사능(핵의학에서), 그리고 치료방사선 환자의 퇴원 당시 방사능이 환자기록에 포함되어야 한다.

## 9. 환자 아닌 사람의 방호를 위한 실제 방법

### 1) 직무피폭

의료를 포함하여 종사자를 전리방사선으로부터 방호하는 원칙은 ICRP Pub. 75에서 충분히 논의하였다. 이 원칙들은 엑스선, 핵의학 및 치료방사선 시설의 의료진에게도 적용된다. 직무피폭 관리는 작업장을 관리구역과 감시구역의 두 유형으로 구분하면 보다 단순하고 효과적이게 만들 수 있다. 관리구역에서는 경미한 불운의 발생 잠재성을 포함하는 정상 작업조건에서 특히 방사선피폭의 관리를 목적으로 하는 잘 수립된 절차나 관행을 종사자가 따르도록 요구한다. 감시구역은 통상 별도의 절차를 요구하지는 않지만 작업조건을 검토해야 하는 구역이다. 이러한 구역의 결정은 운영경험과 판단에 근거하는 것이 좋다. 개봉 방사성물질에 의한 오염문제가 없는 구역에서는 지정구역이 때때로 경계에서 선량률에 의해 결정된다.

외부피폭에 대한 개인감시는 충분히 단순하여 자원에 대한 큰 부담을 요구하지 않는다. 의료에서는 관리구역에 종사하는 모든 사람에게 외부피폭 개인감시를 수행해야 한다. 의료의 여러 분야에서 직무피폭 관리가 특별히 중요할 수 있다. 이러한 분야의 하나는 후 장전 기법을 사용하지 않고 선원을 이식한 근접치료 환자를 간호하는 것이다. 둘째 예는 투시를 이용하는 절차 중 환자를 촉진(觸診)하는 경우이다. 셋째 예는 심장 도관술처럼 방사선 투시를 이용한 중재적 방사선 시술에서이다. 넷째는 핵의학에서 의료진이 방사성의약품을 준비하는 일이다. 이러한 과정들에서는 신중한 차폐 및 시간제한이 필요하다. 개인감시와 그 결과에 대한 조사도 중요하다. 근접치료에서는 주기적으로 신중하게 선원 재고관리를 하여야 하다. 선원으로부터 의료진을 방호하기 위한 시스템(예: 차폐)은 환자가 고립되는 느낌을 최소화하도록 설계해야 한다. 이 점은 선원이 환자 몸속에 들어가는 핵의학이나 근접치료에서 특히 그렇다. 임신을 알린 후 임신한 종사자의 작업조건은 잔여 임신기간 동안 배태아의 추가 등가선량이 1 mSv를 초과할 우려가 없도록 하여야 한다고 ICRP는 권고한다. 이 권고의 해석에서 임신한 여성에게 불필요한 차별을 초래하지 않음이 중요하다. 임신을 알리기 이전의 임신기간은 종사자에 대한 정규 방호의 원칙에 따르며 이때는 본질적으로 남성과 여성이 동등하다.

### 2) 일반인 피폭

병원이나 진단방사선실에 일반인 출입은 제한되지만 산업계나 연구실험실 운영에서 보편적 수준보다는 더 개방적이다. 일반인이 지정구역이 아닌 장소에 출입함에 제한을 가할 방사선방호 근거는 없다. 일반인 출입 시간은 제한되기 때문에, 감시구역 일반인 출입이 환자나 방문자에 대해 도움이 되고 적절한 방사선방호 안전장치가 있다면 감시구역에 대해 출입을 용인하는 정책을 채택할 수 있다. 고방사능 선원(예: 근접치료 선원이나 기타 치료용 선원)이 있는 관리구역에 일반인의 출입은 필요한 행동요령에 대한 조언을 받은 환자 방문자에 한정된다.

### 3) 의생명연구 대상 자원자의 피폭

의생명연구 대상으로 자원자 이용은 의학과 사람의 방사선생물학에 지대하게 기여한다. 어떤 연구는 질병의 조사에 직접적 가치가 있고, 어떤 연구는 작업장이나 환경의 오염으로부터 흡수될 수 있는 방사성핵종이나 방사성의약품의 생리에 관한 정보를 제공한다. 이러한 모든 연구들이 의료기관에서 이루어지지는 않지만 ICRP는 이러한 모든 자원자의 피폭을 의료피폭 범주에 포함한다. 의생명 연구에서 자원자의 이용에 대한 윤리적, 절차적 문제에 대해서는 ICRP  Pub. 62에서 다루고 있다. 핵심 관점은 자원자에 의한 자유롭고 이해된 선택 을 보장할 필요성, 그 연구의 사회적 가치와 연계된 선량제약치 채택, 그리고 연구의 계획과 수행에 영향력을 행사할 수 있는 윤리위원회의 운영을 포함한다. 정신적으로 건강하지 않거나 결함이 있는 사람 또는 어린아이의 경우에서는 ICRP Pub. 62에서 다루었다. 윤리위원회가 방사선방호에 대해 자유롭게 조언할 수 있어야 한다는 점이 중요하다. 많은 나라에서 임신 여성이 의생명 연구 대상으로 방사선을 피폭하는 것을 구체적으로 금지하지는 않고 있다. 그러나 임신 여성이 그러한 연구에 직잡적으로 관계되는 일은 거의 없으므로 임신이 연구의 필수 부분이 아니라면 이를 억제해야 한다. 만약 연구에 참여하더라도 타아를 보호하기 위해 엄격한 관리가 이루어져야 한다.

### 4) 위안자(병문안자) 및 간병인의 피폭

환자를 돕거나 위안하는 친지나 친척도 역시 자원자이지만 이때에는 이들과 환자 모두에 직접 이득이 있다. 이들의 피폭은 의료피폭으로 정의되지만 환자 방문자나 핵의학 환자가 퇴원하여 집에 있을 때는 가족의 방호정책을 규정하는데 사용할 선량제약치는 수립해야 한다. 지금까지 ICRP가 선량제약치를 권고하지는 않았지만 성인에 대해 건 당(즉, 치료 후 관심 기간 끝까지) 5 mSv가 합리적이다. 그러나 선량제약치는 유연하게 사용되어야 한다. 예를 들어 심하게 아픈 어린이의 부모에게는 더 높은 선량이 적절할 수 있음은 당연하다. 유아, 어린이는 물론 직접 환자를 위안하거나 간호하지 않는 방문자는 일반인으로 취급되어야 한다(연간 1 mSv의 일반인 선량한도가 적용된다).

## 10. ICRP 권고 중 의료에서 방사선방호의 집중 평가

ICRP 제3분과위원회는 전리방사선의 의료 이용에서 방사선방호와 안전에 관한구체적 조언을 제공하는 여러 문서를 작성해왔다. 각개 문서는 주어진 의료전문분야에서 특정 방사선원에 초점을 두거나 주어진 유형의 환자에게 초점을 맞추고 있다. 각개 문서는 의료 방사선에 적용 가능한 현행 ICRP 권고 적용의 종합편이다. 특히 의료에서 방사선방호 및 안전과 관련하여 다음과 같이 설명한다.

- 의사소통은 해당 의료인을 지향하고 그들에게 친숙한 형태로 하며 적절한 권위기구 또는 전문기구를 통해 이루어져야 한다.
- 진단방사선이나 중재적 방사선 시술에서는 검사과정에 맞도록 환자선량을 관리하는 것이 방사선피폭을 줄이는 적절한 방법이다. 기기는 환자의 피폭을 줄일 수 있는 특성을 갖추어야 한다. 지역, 국가 또는 지방 수준에서 적절히 도출된 진단참조준위가 가장 효과적인 접근이 될 것이다.
- 치료방사선에서는 사고예방이 무엇보다 중요한 관점이다. 사고에 대한 검토와 사고예방을 위한 조언이 ICRP Pub. 86(2000c, 방사선 외부조사와 근접치료 선원에 대해), ICRP Pub. 97(2005a, 고선량률 근접치료 선원에 대한 추가 조언) 및 ICRP Pub. 98(2005b, 전립선암 근접치료에 사용되는 영구이식 선원에 대한 추가 조언)의 권고에 있다.

### 1) 임신과 의료방사선(ICRP Pub. 84)

매년 임신한 환자 및 방사선 관련 종사자 수 천 명이 전리방사선에 피폭된다. 불충분한 지식이 극도의 불안과 불필요한 임신중절의 원인이 되고 있다. 대부분 환자에서는 태아의 위험은 적절한 수준이지만 반면에 일부 환자에서는 피폭이 적절치 못할 수준일 경우도 발생한다. 전리방사선을 이용하는 모든 노출에 앞서 그 여성이 임신했거나 그 가능성이 있는지 결정하는 것이 매우 중요하다. 성장 중인 태아의 방사선감수성은 출생 후 보다 높기 때문에 임신 중 의료피폭에는 특별한 관리가 요구된다. 검사를 수행하는 방법은 태아가 직접 방사선속에 포함되는지, 그리고 검사가 상대적으로 고 선량을 요구하는지에 따라 다르다. 올바르게 수행된 대부분 진단검사에서 받은 태내 선량이 태내사망, 기형을 포함한 발달장애, 또는 지능발달 결손을 자연발생률 이상으로 측정 가능한 수준으로 증가시킬 위험은 없다. 방사선치료에 관계되는 선량처럼 높은 선량은 성장장애를 초래할 잠재력을 갖는다. 임신 환자나 종사자는 태내 피폭으로 발생할 수 있는 잠재적 방사선 영향의 유형과 크기에 대해 알 권리를 가진다. 방사선 진단검사가 의학적으로 요구된다면, 그 검사를 수행하지 않을 때 어머니에게 주는 위험이 이를 수행할 때 태아에게 줄 잠재적 상해위험 보다 높다. 대부분 핵의학 검사는 태아에게 높은 선량을 주지 않지만 핵의학에 사용되는 일부 방사성 의약품(예: 방사성옥소)은 태아의 위험을 초래할 수 있다.

방사선치료에 앞서 여성 환자가 임신했는지를 확인하는 것은 중요하다. 임신 환자에서도 골반으로부터 먼 위치의 암은 방사선으로 치료할 수 있지만 신중한 치료계획이 필요하다. 골반부위에 발생한 암을 적절하게 치료하기 위해서는 치료로 인해 태아의 심각한 피해 혹은 사망을 감수해야한다. 임신하지 않은 여성에 대한 직무피폭 관리원칙은 남성과 동일하다. 그러나 여성 종사자가 고용주에 대해 임신을 알리면 태아에 대한 방호수준을 일반인에 대한 수준과 대체로 같게 확보하기 위한 추가 관리를 해야 한다. 임신중절은 많은 인자의 영향을 받는 임신여성의 개인적인 의사결정이다. 그러나 성장 중인 개체에 100 mGy 미만 흡수선량은 임신중절 사유로 고려하지 않아야 한다. 이 수준을 넘는 태아 선량에서는 태아 선량의 추정 크기, 이에 따른 발달 중인 태아의 위험이나 후속 삶에서 암 위험을 포함하는 개별 상황들에 근거하여 충분한 정보를 제공 받은 후에 결정을 내려야 한다.

## 2) 중재적 방사선 시술에서 방사선 상해의 예방(ICRP Pub. 85)

방사선안전관리나 방사선생물학에 대해 적절히 훈련받지 않은 의사가 방사선투시방법을 이용한 중재적 방사선 시술을 수행하는 일이 증가하고 있다. 이러한 중재적 방사선시술자의 많은 수가 그러한 검사과정에서 생해의 잠재성이나 그 발생을 줄이는 간단한 방법들에 대해 유의하지 않고 있다. 많은 환자들이 방사선위험에 대해 상담을 받지 못하며, 어려운 검사과정에서 방사선량이 상해로 이어질 수 있는 경우에도 추적관리를 받지 못한다. 어떤 환자는 방사선 유발 피부손상을 겪기도 하며, 어린 환자는 장차 증가된 암 위험에 직면할 수도 있다. 중재적 방사선 시술자는 시술행위에 제한을 받기도 하고 상해를 입기도하며, 의료진이 높은 선량을 받기도 한다. 일부 중재적 방사선 시술에서는 환자 피부선량이 암을 치료할 때 치료방사선 분할조사에서 보는 선량에 근접한다. 부적절한 기기 사용과, 이보다 더욱 빈번한 미흡한 운영기술 때문에 환자에게 방사선 유발 피부손상이 발생하고 있다. 중재적 방사선 시술을 수행하는 의사나 의료진의 상해도 관찰되고 있다. 환자에게 급성 선량이 2 Gy일 때 홍반이, 2 Gy에서 백내장이, 7 Gy에서 표피 탈락이, 12 Gy에서 지연된 피부괴사가 유발될 수 있다. 눈에 분할된 선량(직무피폭 처럼)을 3개월 이내에 받으면 4 Gy에서, 3개월이 넘는 기간에 받으면 5.5 Gy에서 백내장이 유발될 수 있다.

환자와 의료진의 선량을 관리하는 현실적 조치들이 가능하다. 최대 선량을 받는 환자 피부영역의 흡수선량이 주요 관심사이다. 현장의 모든 프로토콜은 방사선투시를 이용하는 시술마다 누적 피부선량과 여러 부분 절차와 관계하는 피부 부위에 대한 설명을 포함해야 한다. 중재적 방사선 시술자는 피부선량과 이를 관리하는 기법에 대한 정보를 활용하도록 훈련받아야 한다. 1 Gy(반복될 수 있는 절차에 대해) 또는 3 Gy(모든 절차에 대해)에 접근하거나 초과하는 최대 누적 흡수선량은 환자기록에 입력되어야 하며, 이때에는 후속 추적 절차가 따라야 한다. 방사선 유발 상해의 위험이 상당한 경우에는 환자와 상담해야 하며, 환자의 개인 주치의 에게도 방사선 영향의 가능성에 대해 알려야 한다. 환자와 의료진 보호를 위한 훈련은 중재적 방사선시술을 사용하는 의사에 대한 교육에서 필수적이 되어야 한다. 모든 중재적 방사선 시술자는 방사선 상해에 대한 시술결과를 감시하고 검토해야 한다. 새로운 방사선 중재적 시술을 도입할 경우에는 방사선 위험을 포함한 위험과 이득을 고려해야 한다.

### 3) 방사선치료에서 사고피폭(ICRP Pub. 86)

방사선안전관리 관점에서 방사선치료는 다음과 같은 이유로 방사선 이용의 매우 특별한 경우이다.

- 매우 높은 선량(20~80 Gy)을 의도적으로 부여하기 위해 매우 강한 방사선속에 사람을 직접 노출시키거나(외부 방사선치료법) 조직에 직접 접촉시켜 방사선원을 둔다. (근접 방사선치료법).
- 과다선량 뿐만 아니라 부족선량도 심각한 결과를 초래할 수 있다는 점이다.

  ICRP Pub. 86은 외부 방사선치료법이나 근접치료 선원으로 치료를 받는 환자와 관련된 사고피폭의 예방을 돕고자 하였다. 이 간행물은 치료방사선 과정에 직접 관여하는 전문가, 병원 행정가 및 보건당국이나 규제당국까지 다양한 독자를 대상으로 하였다. 채택한 접근법은 심각한 사고들을 예시하고 이들 사건들의 원인과 기여 인자들을 논의하며, 때로는 곤혹스런 사건의 결과를 요약하고 그러한 사건의 예방에 관한 권고를 제공하는 방식이다. 논의되는 대책은 기관차원 배려, 직원 훈련, 품질보증 프로그램, 적절한 감독, 명확한 책임 규정, 그리고 즉각적 보고를 포함한다.

  ICRP Pub. 86에서 설명한 많은 사고피폭에서 단일한 원인은 확인되지 않는다. 일반적으로 사고에 기여하는 인자들(예를 들어 의료진 훈련 미흡, 독립적 점검 미실시, 품질관리 절차 미흡, 총체적 감독 부재)이 조합되어 있다. 이러한 조합은 종종 전반적 경영관리 부실로 포괄적 품질보증 프로그램 없이 환자치료가 이루어짐을 지적하여 보여주는 결과이다. 여러 사건에 공통적 인자를 식별하여 상세히 논의하고, 규정, 교육 및 품질보증의 관점에서 방사선치료 사고 예방을 위한 대책에 관한 명시적 권고들을 제시했다. 방사선치료 과정에서 받는 선량은 정상조직에 용인될 수 있는 선량의 최대값이다. 따라서 우발적 초과선량은 종종 곤혹스럽고 때로는 치명적 결과를 초래한다. 잘 훈련된 전문 의사는 환자에게 부작용이 비정상으로 높게 발생하는 것으로부터 10% 이상의 우발적 초과선량을 발견할 수 있다. 부족선량 사고는 임상적으로 발견되기 어려우며 암치료 효과(저조한 종양 제어효과)에 의해서만 밝혀질 것이다.

세계적으로 방사선치료 빈도는 증가하고 있어 사고예방을 위한 대책을 취하지 않으면 사고빈도도 증가할 것으로 예상된다. 다수의 심각하거나 치명적인 방사선치료 사고가 보고된 반면, 더 많은 사고들이 발생했지만 식별하지 못했거나 규제기관에 보고하지 않았으며 문헌으로 발행하지 않았을 것으로 보인다. 방사선치료에 사용하는 복잡한 기기나 기술은 사고예방을 위해 건실한 위험이해 규제, 병원 차원에서 경영진 의지, 적정 수의 훈련된 의료진, 충분한 자원, 품질보증 프로그램의 기능적 이행, 충분한 의사소통, 계속교육이 있어야 함을 요구한다. 현대 기기나 새로운 기술은 품질보증 강화와 고도로 자격 있는 유지관리를 필요로 함을 충분히 이해하지 못하는 위험이 있다. 방사선치료 설비에 책임 있는 사람은 새로운 기기의 올바른 가동과 사용하지 않는 기기나 선원의 올바른 폐기를 보장해야 한다.

### 4) 전산화단층촬영에서 환자의 선량관리(ICRP Pub. 87)

전산화단층촬영(CT) 검사는 환자에게 상대적으로 높은 선량을 줄 수 있다. 다수 CT 검사로부터 누적 조직 흡수선량(10~100 mGy/검사)은 역학 연구로부터 암 확률을 증가시키는 것으로 알려진 선량준위에 근접하거나 초과한다. CT 검사의 빈도는 세계적으로 증가하고 있고 CT를 사용하는 검사 유형도 점점 다양해지고 있다. 진단 영상의학 분야의 일반적 경향과는 반대로, CT검사의 빠른 발전이 환자선량의 감축으로 직접적으로 연결되지는 않고 있다. 따라서 환자선량 관리는 중요하다. 의뢰하는 의사는 각 검사 결과가 그 환자의 임상 관리에 영향을 미칠 것인지 평가해야 한다. CT 검사의 정당화에 방사선의학자가 동의해야 한다. 방사선의학자와 CT검사 담당 방사선사는 어린이 환자에게 특별한 주의와 함께 개별 환자와 수행할 검사에 대해 기술변수를 맞춤으로써 환자선량을 줄일 가능성에 대해 유념해야 한다.

의학물리사와 협조하여 기술변수를 적절히 선택하고 품질관리에 유의하며 진단참조준위를 적용함으로써 환자선량을 50% 이상 줄이는 것이 가능하다. CT 기기의 추가 개선은 불필요한 환자선량을 상당히 줄일 수 있게 돕는다. 가장 중요한 기능은 노출인자를 온라인으로 자동 조절하는 것과 다 절편 CT에서 새로운 영상 재구성의 접근이 될 것이다.

## 5) 디지털 방사선진단에서 환자의 선량관리(ICRP Pub. 93)

디지털 기술이 방사선의학 행위를 발전시킬 잠재력은 있지만 방사선 과용 위험도 있다. 디지털 영상화의 주요 장점(즉, 넓은 역동범위, 후처리, 다양한 영상관찰, 전자적 전송 및 기록보관)은 분명하지만 영상품질을 악화시키지 않고 과 노출이 가능하다. 전통적 필름영상에서는 과다 노출이"까만"필름을 만들었지만 디지털 영상에서는 넓은 선량범위에서 양호한 영상을 만든다. 디지털 투시 시스템에서는 영상을 얻거나 지우는 것이 매우 쉬워 필요 이상으로 영상을 얻는 경향이 있을 수 도 있다. 디지털 방사선의학에서는 보통 환자선량이 높으면 영상품질이 개선되므로 필요 이상으로 높은 환자선량을 사용하는 경향이 발생할 수 있다. 의료 영상업무에 따라 영상품질에서도 다른 수준이 필요하므로 임상적 목적에서 추가 이득이 없는 선량은 회피해야 한다. 부적절한 수준으로 데이터를 압축하거나 후처리 기법을 사용함으로써 영상품질이 나빠질 수 있다. 이러한 모든 새로운 도전들은 방호과정의 최적화의 일부이어야 하며 임상 및 기술 프로토콜에 포함되어야 한다. 디지털 영상화에 대해 현장 진단참조준위를 재평가해야 하며 환자선량 인자를 운전 제어반에 게시하여야 한다.

디지털 기술이 도입되면 빈번한 선량 감시를 수행해야 한다. 디지털 진단방사선에서 영상품질과 환자선량 관리에 대한 훈련이 이루어져야 한다. 디지털 방사선의학은 새로운 규제를 접할 것이며 의사에게 새로운 도전을 제기할 것이다. 디지털 영상은 얻고 전송하기 쉬우므로 정당화 기준도 보강되어야 한다. 디지털 시스템의 설치에는 임상전문가, 의학물리사 및 방사선사가 함께 참여하여 영상화 성능과 선량관리가 통합되도록 해야 한다. 품질관리에 새로운 절차와 프로토콜(영상의 가시화, 전송 및 보관)을 필요로 한다. 의료영상기기 업체는 디지털 시스템에서 노출 변수와 결과적 환자선량에 대해 방사선의학자, 방사선사 및 의학 물리사에게 알리는 도구를 발전시켜야 한다. 노출변수와 그에 따른 환자선량은 표준화하여 기록하고 알려야 한다.

## 6) 개봉선원으로 치료한 환자의 퇴원(ICRP Pub. 94)

진단에서는 거의 해당 없지만 개봉 방사성핵종으로 치료한 후 에는 다른 사람들에게 주는 선량을 제한하기 위해 주의가 필요하다. $^{131}$I이 의료진이나 일반인, 간병인 또는 친척에게 가장 많은 선량을 준다. 치료에 사용하는 다른 핵종(예: $^{32}$P, $^{89}$Sr, $^{90}$Y)은 보통 단순한 베타 방사체여서 부과되는 위험이 훨씬 작다. 개봉 방사성핵종 사용으로부터 의료진이나 일반인이 받는 피폭에는 선량한도가 적용된다. 집에서 친척, 문병자, 간병인에 대해서는 선량한도 대신에 건 당 수 mSv의 선원중심 선량제약치를 적용해야 한다고 ICRP는 이전에 권고했다(ICRP Pub. 73). 건 당(즉, 환자 치료 후 퇴원 한 건 동안) 선량제약치로 5 mSv가 무난할 것 같다. ICPR Pub. 94에서 ICRP는 어린 아동이나 유아, 그리고 간병이나 돌보기에 참여하지 않는 방문자는 일반인으로 취급(즉, 일반인 선량한도 연간 1 mSv를 적용)해야 한다고 권고하였다. 다른 사람에게 주는 피폭 형태는 외부피폭, 오염으로 인한 내부피폭, 그리고 환경 피폭경로를 포함한다. 환자가 다른 사람에게 주는 피폭은 주로 외부피폭이다. 환자 침(타액)으로부터 유아나 어린아이의 오염은 소아의 갑상선에 유의한 선량을 준다. 어린아이나 임신한 여성의 오염을 방지하는 것이 중요하다. 방사성옥소 치료를 받은 어머니는 모유 수유를 즉각 중지해야 한다. 개봉 방사성핵종을 사용하는 여러 유형 치료가 임신 여성에게는 사용할 수 없다. 또한 여성은 방사성핵종 치료 후 일정 기간(예: 방사성옥소나 보통의 방사성핵종에서 6개월) 임신해서는 안 된다. 다른 핵종들에 대해서는 길거나 짧은 여러 기간들이 ICRP Pub. 94에 주어져 있다.

핵의학 치료환자의 배설물로부터 환경 배출은 $^{99m}$Tc이 주원인이 되지만 반감기가 짧아 중요성은 낮다. 다음으로 많이 배출되는 $^{131}$I은 의료사용으로 환경에서 검출되지만 측정 가능한 환경영향은 없다. 방사성옥소 치료 후 환자 소변을 저장하는 것은 거의 이득이 없는 것으로 확인되었다. 현대 하수체계로 배출된 방사성옥소는 일반인 선량한도보다 매우 낮은 선량을 일반인이나 하수도 종사자에게 줄 것으로 본다. 치료환자를 입원시킬 것인지 퇴원시킬 것인지 결정은 사안별로 판단해야 한다. 결정에는 환자 체내 잔류방사능 외에도 여러 인자들을 함께 고려해야 한다. 입원은 가족, 친척이나 일반인 피폭을 줄이겠지만 병원 의료진 피폭은 증가될 것이다. 입원은 상당한 심리적 부담뿐만 아니라 금전비용이나 기타 비용을 유발하는데 이에 대한 분석과 정당화가 필요하다. 기간이 수 시간으로 한정된다면 방사성옥소 치료 후 환자의 이동으로 다른 승객에게 주는 위해는 거의 없다. 환경방사선 감시기나 기타 방사선 감시기는 치료 후 여러 주 동안 치료환자를 검출할 수 있다. 그러한 검출기를 운영하는 사람은 핵의학 환자를 식별하고 다루는 특별한 훈련을 받아야 한다. 병원은 개봉 방사성핵종으로 치료한 구체적 기록을 유지하고, 환자에게 서면 주의사항과 함께 제공해야 한다. 지난 수개월 사이에 개봉 방사성핵종으로 치료받은 환자가 사망한 경우는 특별한 주의가 요구된다.

## 7) 고선량률 근접치료 사고의 예방(ICRP Pub. 97)

선진국은 물론이고 개발도상국에서도 저선량률(LDR) 근접치료 기술을 대신하여 고선량률(HDR) 근접치료가 급속히 증가해 왔다. 연간 약 50만 건의 치료가 고선량률로 수행되는 것으로 추산된다. 여러 장비 제작자가 저선량률 기기 생산을 중단함으로써 고선량률이 주된 대안이 되었다. 고선량률 근접치료 기술은 1.6~5 Gy 정도의 매우 높은 선량을 부여하므로 종사자의 실수는 임상적 악영향 잠재성이 있는 과다선량이나 부족선량을 초래할 수 있다. 선원 포장에서부터 선량부여까지 일련의 절차에서 500건 이상(1명 사망을 포함하여)의 사고가 보고된 바 있다. 방사선 사건의 주된 원인은 사람 실수였다. 만약 의료진이 바로 작동하는 감시기를 사용했고 그 결과에 주의를 기울였다면 많은 사고들이 방지될 수 있었을 것으로 ICRP는 결론을 내렸다. $^{192}$Ir은 비교적 짧은 반감기를 가지므로 고선량률 선원은 약 4개월마다 교체를 필요로 한다. 연간 1만 개 이상의 고선량률 선원이 운송되고 여기에 사고 위험이 따르므로 해당 절차와 규정을 준수해야 한다.

ICRP Pub. 97에 절차와 기기에 대한 많은 구체적 권고가 주어졌다. 비상계획과 비상절차 실습 필요성도 강조하고 있다. 선원의 분실이나 도난 가능성도 유념해야 한다. 사고를 예방하기 위해서는 품질보증 절차를 따르는 특별히 훈련된 사람들의 팀 협력이 필요하다. 유지관리와 모범적이고 안전한 관행을 보강하고 잠재적사고 원인을 식별하는 절차의 감사가 품질보증의 불가결한 요소이다. 품질보증은 사건들에 대한 동료평가를 포함해야 한다. 유사한 실수를 방지하기 위해 사건과 사고를 보고하고 교훈을 다른 사용자와 공유해야 한다.

## 8) 영구이식 선원을 사용한 전립선암 근접치료의 방사선안전관리 (ICRP Pub. 98)

전립선암 환자 치료에 영구 방사능 이식($^{125}$I 또는 $^{103}$Pd 씨알)은 지난 15년 동안 세계적으로 빠르게 증가하고 있다. 세계에서 연간 5만명 이상의 환자가 이 치료를 받는 것으로 추산되며 앞으로도 계속 증가할 것으로 예상된다. 아직 의료진이나 환자 가족 구성원에게 악영향이나 사고가 보고된 바는 없지만 이 근접치료 기술은 여러 방사선안전 측면에서 이슈로 제기한다. ICRP는 시술 후 환자에 접근하는 사람들이 받는 선량에 관한 모든 데이터(자료)를 검토했다. 선량을 직접 측정하거나 계산한 것인데, 이 자료에서 대부분의 경우에 간병인이나 위안자 선량이 연간 1 mSv보다 훨씬 낮다는 것을 알았다. 이식한 시점에 환자 배우자가 임신한 드문 경우에만 특별한 예방조치가 필요할 수 있다. 소변이나 정액 또는 소화관을 통한 선원의 배출은 드물지만 이러한 사건을 적절히 다룰 수 있도록 환자에게 구체적으로 특별한 권고를 제공해야 한다. 개별 씨알(소선원)의 방사능이 낮고 에너지 역시 낮아 씨알 분실로 인한 사건이나 사고는 보고된 바 없다. 이식 후 첫 수개월 동안 시신(사체)의 화장은 몇 가지 문제점을 발생시킨다. 우선 시신의 화장처리 후 재에 남은 방사능과 다음은 장례업무를 담당하는 직원이나 일반인이 잠재적으로 흡입함으로써 받는 선량이 문제가 된다.

가용한 데이터를 검토한 결과 $^{125}$I이식 후 12개월($^{103}$Pd 경우는 3개월)이 지나면 화장할 수 있는 것으로 나타났다. 환자가 이 기간 이내에 사망했다면 특별한 대책을 강구해야 한다. 이식 후 골반이나 하복부 수술을 할 경우를 대비해 외과의사에게 정보를 제공할 수 있도록 환자에게 구체적인 권고를 주어야 한다. 이식에 관한 모든 관련 정보를 수록한'지갑카드'가 유용하다. 대부분 경우 근접치료는 환자를 불임으로 만든다. 치료에 따른 정액의 변화가 임신 가능성을 낮추지만 환자는 그러한 영구 이식 후 임신시킬 수 있는 가능성과 제한적이지만 아이에게 유전영향 위험이 있음에 유념해야 한다. 영구이식 환자는 일부 방사선 보안감시기 경보를 작동할 수 있음에 유의해야 한다. 이 경우 이식에 관한 주요 정보를 수록한'지갑카드'가 도움이 될 것이다. 경험적으로 보면 근접치료나 외부조사 치료 후 방사선 유발 2차암 위험은 극히 낮다. 근접치료의 입증된 이득은 방사선 유발 암 위험의 매우 제한된 증가(대개는 이론적)를 크게 상회함이 분명하다.

## 9) 다행검출기 전산화단층촬영에서 환자선량관리 (ICRP Pub. 102)

현대 엑스선 CT스캐너는 다중 검출기의 배열의 수가 증가함에 따라 넓은 영역을 신속하게 촬영한다. 모든 신형 CT스캐너는 다중 검출기(MDCT)와 단일 또는 이중 엑스선원을 갖추고 있으며, 여러 새로운 선량감축 도구가 상용화 되어있다. 단행 CT스캐너(SDCT)에 비해 환자선량을 체계적으로 증가 혹은 감소시키는 여러 가지 고유 특성이 MDCT에 있다. 초기에는 MDCT가 SDCT에 비해 환자선량을 증가시키는 것으로 나타났으나 최근 보고에서는 환자선량이 비슷하거나 감소함을 보이고 있다. 만약 사용자가 MDCT 세팅을 SDCT와 동일하게 한다면 환자선량이 증가할 것이다. 따라서 특정 스캐너 모델에 적합한 세팅을 결정해야 한다. MDCT로 선량을 감축할 잠재력이 있지만 실제로 환자선량 감축은 시스템을 어떻게 사용하는가에 달려있다.

방사선의학자, 의학물리사, 순환기 내과 등 임상 진료의사 및 방사선사가 환자선량과 영상품질 사이의 관계를 이해하고 CT에서 영상품질이 종종 진단 확신에 필요한 수준 이상으로 높다는 것을 인식하는 것이 중요하다. 모든 영상진단에서 최상의 영상품질이 항상 중요한 것은 아니며 품질 수준(예: 저잡음, 중 또는 저선량)은 진단목표에 따라 다르다. 노출 인자들을 어떻게 채택하는가가 환자선량 관리에 기여함에 대한 인식이 높아지고 있다. 그러나 기술발전 속도는 환자선량 관리에 지속적 주의를 요구한다. 자동노출제어(AEC) 시스템은 영상품질에 관련된 척도를 이용하여 촬영 프로토콜이 적용될 수 있게 한다. 사용자가 영상품질을 적합하게 명시하고 품질이 임상 업무에 부합하다면 뚱뚱한 환자를 제외한 모든 경우에 환자선량 감축이 있다. 뚱뚱한 환자에서는 영상품질을 높이기 위해 선량을 증가한다. AEC가 스캔변수 선정에서 방사선사를 완전히 자유롭게 하지는 않으므로 개별 시스템에 유의하는 것이 중요하다.

AEC시스템에서 영상품질 변수의 선택도 간단하지 않다. 영상품질을 어떻게 명시해야 하는 지에도 합의가 부족하며 회사마다 노출조절을 달성하는 방법에도 큰 차이가 있다. 그러므로 시스템에 대한 방사선사의 지식이 중요하다. CT 사용의 정당화는 의뢰 진료의사와 방사선의학자의 공동 책임이다. 정당화에는 주어진 의뢰에 대한 CT연구의 정당화와 그 임상 의뢰를 표준 선량 CT 요구와 저선량 CT 요구로 분류하는 것을 포함한다. 촬영검사의 변수는 연구의뢰, 환자의 신체크기, 촬영하는 신체부위에 근거를 두어 환자선량이 이들 변수를 바탕으로 관리될 수 있도록 해야 한다. 부적절한 검사를 피할 수 있도록 지침(CT검사를 위한 선별 기준)이 필요하다. 또한 가능하다면 방사선의 사용이 아닌 영상 기술의 선택도 고려해야 한다. 심장 MDCT 적용의 출현으로 많은 심장진료의사가 MDCT 사용자가 되고 있다. ICRP는 심장진료의사에 대해 적절한 방사선방호 훈련을 권고한다. 검사 의뢰 의사와 CT 의료진의 훈련은 CT 검사 의뢰, 프로토콜과 환자선량 관리를 돕게 될 것이다.

제8장

# 방사선방어의 기술

# 08 방사선방어의 기술

## 1. 방사선피폭 형식

사람이 방사선에 피폭받는 형식은 크게 두가지 유형으로 나누어 외부피폭(external exposure, 체외피폭)과 내부피폭(internal exposure, 체내피폭)으로 구분한다.

### 1) 외부피폭

방사선을 방출하는 선원이 인체의 외부에 있고, 이 선원으로부터 방출된 방사선에 인체가 노출되는 경우를 말한다. 이것은 방사선원이 인체 외부에 있으므로 사람이 선원으로부터 피하면 피폭은 중지된다. 외부 피폭은 투과력이 강한 방사선을 내는 방사성물질이 원거리에서 전신에 균등하게 피폭 받는 전신피폭(total body exposure)과 투과력이 약하거나 강한 방사선이 신체의 근거리에서 조사될 때 피부의 일부분만 피폭 받는 국소피폭(partial exposure)이 있다. 외부피폭은 방사선이 제일먼저 인체의 피부(skin)를 통과한다. 피부는 표피, 진피, 피하조직으로 구성된다. 표피는 피부의 최상층에 있는 상피조직으로 위에서부터 순서대로 각질층, 과립층, 유극층, 기저세포층의 4층으로 나누어진다.

각질층은 편평상피의 두꺼운 층으로서 세포는 건조되어 조금씩 탈락되어 간다. 두께는 신체의 부위마다 다소 차이가 있으며 손바닥에서 0.4 mm, 발등에서 0.8 mm이고 기타 부위에서는 0.05 ~ 0.1 mm 정도이다. 각질층은 방사선에 대한 감수성이 없고 인체를 방사선으로부터 보호하는 역할을 한다. 또한 유극층과 기저세포층을 아층이라고 한다. 이 층은 피부의 세포분열이 일어나는 층으로서 방사선의 감수성이 높으며 특히 기저세포층은 피부조직 중에서 가장 감수성이 높은 곳이다. ICRP에서 피부 감수성층의 깊이를 0.05 ~ 0.1 mm 정도로 피부의 피폭선량을 계산할 때는 평균치로서 0.07 mm의 값으로 정하였다. 그림 8-1은 피부의 단면도를 나타낸 것이다.

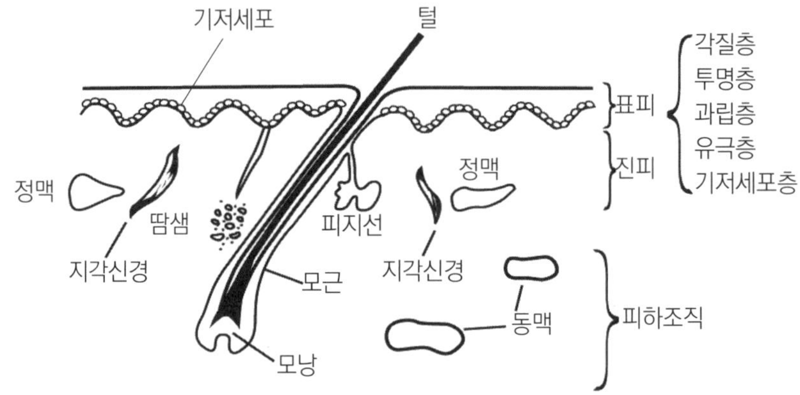


**그림 8-1. 피부의 단면도**

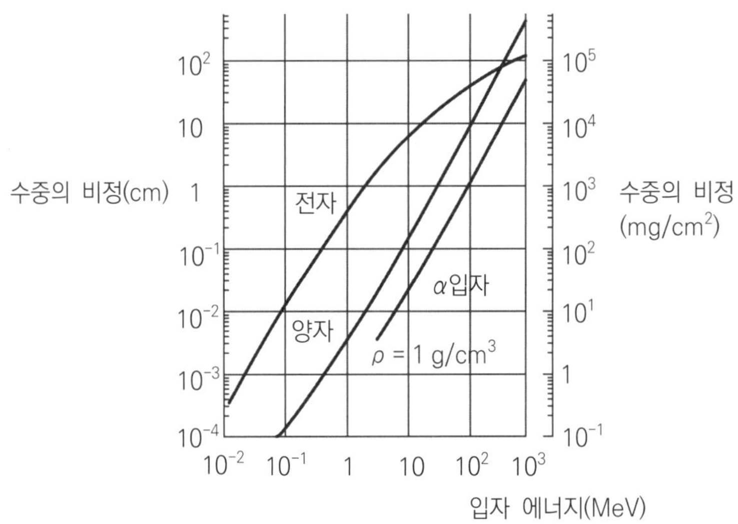


**그림 8-2. 전자, 양자 및 알파선의 수중에 대한 비정**

이와 같이 피부 표면에서는 방사선에 대하여 감수성이 없는 층이 있으며, 입사 방사선의 에너지가 작은 경우는 이 층에서 대부분 흡수된다. 그림 8-2는 전자·양자 및 알파선의 수중에 대한 비정을 나타낸 것이다. 5 MeV 정도의 알파선은 수중에서 비정이 0.05 mm 정도이며 이것은 피부와 밀도가 동일하므로 전체가 피부의 각질층에서 완전히 흡수된다고 볼 수 있다(알파선의 에너지는 4~5 MeV가 가장 많이 사용된다). 알파선은 중하전입자로 그 비정이 극히 짧아 외부피폭은 거의 문제가 되지 않으므로 방사선 방어의 대상에서 제외시킨다.

## 2) 내부피폭

### (1) 내부피폭의 개념

방사선을 방출하는 방사성물질 또는 방사성핵종이 호흡기나 소화기 등을 통해 체내로 섭취 되었을 때, 이 핵종들은 신체내의 각 부위에 분포하게 되는데 이렇게 인체내에 있는 방사선원으로부터 피폭하는 경우를 내부피폭이라 한다. 방사성물질이 체내에 들어가는 것을 방사성물질에 의해서 체내가 오염(contamination)되었다고 한다. 방사성 물질이 체내에 들어가는 것은 호흡, 경구 및 피부를 통하는 3가지 경로가 있다. 예를 들면 의료에서 주사에 의해 직접 체내로 투입하는 경우나, 방사성핵종에 의해 오염(방사성 먼지)된 공기를 호흡하거나 오염된 음식물을 섭취 또는 오염된 손을 입에 대는 행위 등이다.

특히 피부는 상처가 없으면 피부를 통하여 체내로 방사성물질이 들어가는 경우는 거의 없다. 방사성물질이 체내에 들어가는 것을 섭취(intake)라 하고 체내로 들어간 방사성물질은 전신에 균등하게 분포하는 경우와 특정의 조직이나 장기에 선택적으로 흡수하는 경우가 있다. 또한 방사성물질이 체내의 세포외액(fluid)으로 들어가는 것을 흡수(up take)라 하며 특정의 장기나 조직에 흡착되는 것을 침착(deposition)이라 한다.

그리고 침착되어 있는 물질의 양을 잔유량이라 하고 예를 들면 $^{131}$I은 갑상선, $^{90}$Sr은 뼈에 침착하지만, $^{137}$Cs은 뼈에 약 수 %, 근육에 80%, 나머지는 간장 및 기타조직이나 장기에 침착한다. $^{137}$CS과 같이 전신에 균등하게 방사성물질이 분포하는 것을 전신피폭이라 하며 어느 조직이나 장기에 국한하여 침착되는 것을 국부피폭이라 한다. 조직이나 장기에 침착된 방사성물질은 영구적으로 남아 있는 것이 아니며 다른 조직이나 장기로 전이되거나 땀이나 소·대변 그리고 호기 중에서 배출되어진다. 이때에는 선원을 인체로부터 용이하게 제거(배설)시킬 수 없기 때문에 이 사람이 어디에 있으나 피폭을 받게 된다. 그렇다고 이 피폭이 영구히 지속되는 것은 아니다. 왜냐하면 체내의 방사성물질도 인체의 신진대사 작용에 의해 외부로 배출되거나 자체적으로 붕괴하여 감소하기 때문에 시간이 경과하면 점차 소멸하게 된다.

생물학적 과정에 의해 처음 방사성 물질의 양이 반으로 배출되기까지의 걸리는 시간을 생물학적 반감기(biological half life : $T_b$)라 한다. 또한 방사성물질은 원소 자체의 물리적 반감기(physical half life : $T_p$)에 의해서도 감쇄된다. 따라서 인체내 조직, 장기에서 침착되어 있던 방사성 물질은 자연붕괴(물리적 과정)와 생물학적 과정의 양 측면에 의해 방사능이 소멸되어간다.

이 두 과정에 의해서 처음에 존재하고 있던 방사성 물질이 반(1/2)으로 줄어들기까지 걸리는 시간을 유효반감기(effective half life : $T_{eff}$)라 하고 다음과 같이 쓸 수가 있다.

$$\frac{1}{T_{eff}} = \frac{1}{T_b} + \frac{1}{T_p}$$

조직이나 장기에 영향을 미치는 방사선의 피폭은 유효반감기와 관계된다. 방사성 물질이 체내의 어느 장기에 침착 되는 경우 그 조직 장기를 선원기관(source organ : S)라 하고 선원기관에서 방사선에 의해 피폭 받는 장기를 표적기관(target organ : T)라 한다. 내부 피폭은 방사성물질을 섭취 또는 흡입하여 신체내에 침착하였을 때 그 물질의 방사능이 물리적으로 감쇄하든가, 또는 체외로 배설되어 버릴 때까지 체내의 각 기관이 방사선에 피폭 되는 것을 말하며 다음과 같은 특징이 있다.

① 비정이 짧은 알파, 베타선도 모두 유해하다.
② 섭취 핵종의 유효반감기가 문제가 된다.
③ 핵종에 따라서는 특정장기에 모이는 경향이 있다.
④ 체내에 섭취된 방사성물질의 양, 분포, 그리고 선량을 정확히 평가하기가 힘들다.

일반적으로 외부 피폭은 선원과 사람과의 거리가 클수록 급속히 감소한다. 따라서 가능한 한 방사선원으로부터 거리를 멀리하는 것이 방어의 첫걸음이다. 내부피폭으로부터 방호하는 것은 내부오염을 예방하는 것이 최선이다. 따라서 공기나 식품의 방사성 핵종에 의한 오염을 방지하고 불가피한 경우에는 방독면을 사용하는 등의 보호조치를 취할 수 있다. 또한, 의복의 오염은 방사성물질을 작업장 밖으로 이송하며 그 옷을 입은 사람이 피폭 받게 되므로 오염 우려가 있는 작업장에서는 항상 방사선관리구역에 필요한 작업복을 착용한다.

### (2) 방사성물질의 대사

방사성물질이 체내에 들어간 경우의 선량분포를 이해하려면 생리학적 지식이 필요하다. 인체는 각각의 기능을 가져 서로 관련된 계(소화기계, 호흡기계 등)로 구성되어 있다. 그래서 사람은 방사성물질을 섭취할 때 주요계통은 순환기계, 호흡기계 및 소화기계로 구분한다. 그림 8-3은 방사성물질이 체내에 들어가는 경로와 장기의 침착 및 배설되는 주요 대사(metabolism) 과정을 분석한 것이다.

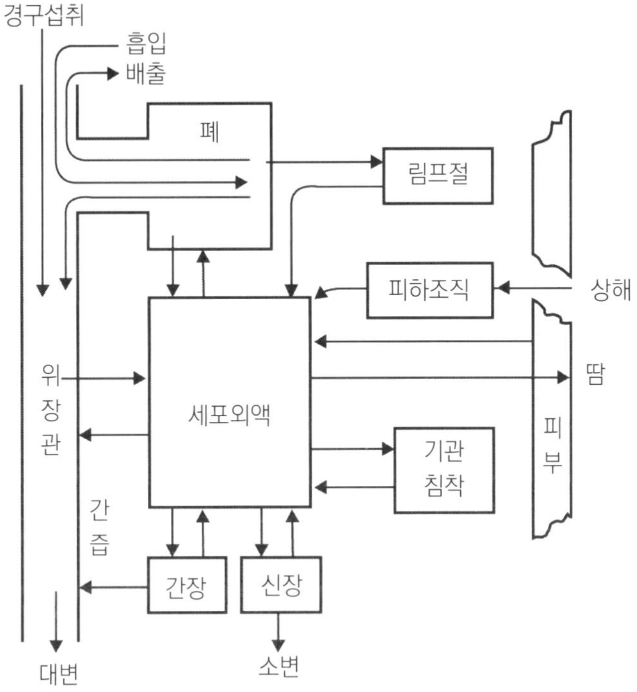


**그림 8-3. 체내에서 방사성물질의 주요 대사경로**

## (3) 흡입

공기 중에 있는 가스형태의 방사성물질, 혹은 입자상의 방사성물질「작은 입자에 방사성 물질이 흡착된 것으로 방사성 먼지(dust) 또는 에어로졸(aerosol)이라 한다」이 호흡과 더불어 폐 속으로 깊숙히 들어가지만 재채기나 호기에 의해서 체외로 방출되며 일부는 체내에 남아 있게 된다. 이들 중 가스형태의 방사성물질은 폐포까지 들어가 용해도에 따라서 혈액 중으로 흡수된다. 입자상의 방사성물질은 비공, 목, 기관지 및 폐포에 침착된다.

침착 량은 방사성물질의 물리적, 생화학적 특성 등에 의존하지만 주로 입자의 크기에 의해서 침착되는 부위가 결정된다. 그림 8-4는 입자의 크기에 따른 인체의 침착 부위를 나타낸 것이다. 그림에서 보면 입자의 직경이 작으면 폐의 깊숙한 곳까지 들어가는 것을 알 수가 있다. ICRP pub. 30에 의하면 호흡기를 비인강(nasal pharyngal, N-P).

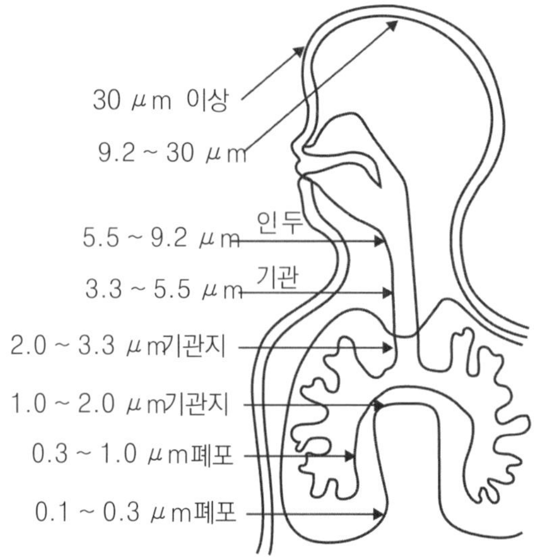


**그림 8 - 4. 입자의 크기에 따른 침착 부위**

기관 - 기관지(tracheo-broncheal, T - B) 및 폐포(pulmonary, P)의 3개의 부분으로 나누었다. 입자의 직경을 알면 각 부위의 침착율의 측정이 가능하나 입자의 직경을 모를 때는 1 μm로 가정한다. 각 부위에 침착한 방사성물질은 생물학적 작용에 의해 지수 함수적으로 제거(clearance)되는데, 이때 제거 반감기(폐포에 침착한 방사성물질이 혈액에 흡수되는 것에 의한 반감기 기준)는 1일(D), 1주(W), 1년(Y)으로 구분되며 D는 10일미만, W는 10 ~ 100일이고, Y는 100일 이상이다. 각 부위의 침착율, 제거에 의한 감소율, 체액에 흡수되는 비율, 위장계통에 흡수되는 비율 등으로부터 각 부위의 예탁선량 계산이 가능하다.

### (4) 경구섭취

경구섭취는 방사성물질에 오염된 음식물을 통하여 체내로 들어가 위, 장을 포함한 각 장기에 섭취되는 것을 말한다. 만약 체내에 들어간 방사성물질이 타 장기로 침투(이동)하지 않으면 대부분 방사성물질이 위장관을 통해 대변으로 배출된다. 이 경우에는 체류시간에 관계되고 위장관의 피폭이 주로 문제시된다. 만약 체내에 들어간 방사성물질이 타 장기로 침투(이동성)하게 되면 소장을 통과할 때 거의 모두가 혈액으로 흡수된다(표준인에서 약 4시간). ICRP pub. 26 권고에 의하면 위장관이 피폭된 경우에는 위, 소장, 대장상부 및 대장하부를 4개의 별도의 장기로 구분한다. 이때 각 부위에 있어서 체류시간 및 소장에서 혈액으로 흡수되는 양에서 각 부위마다 등가선량을 계산하여야 한다. 이 계산을 위한 위장계통에 대한 선량평가 모델은 그림 8 - 5와 같으며, 위장 관에 대한 평균 체류시간은 표 8-1에 나타내었다.

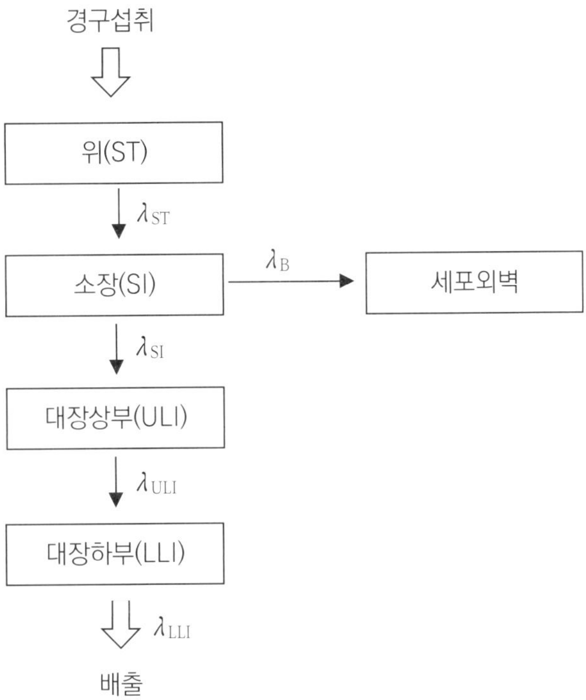


**그림 8-5. 위장관 계통에 대한 선량평가 모델**

**표 8-1. 위장관의 평균체류 시간**

| 위장관 | 벽의 질량 (g) | 내용물의 질량 (g) | 평균 체류시간 (일) | λ day-1 |
|---|---|---|---|---|
| 위(ST) | 150 | 250 | 1/24 | 24 |
| 소장(SI) | 640 | 400 | 4/24 | 6 |
| 대장상부(ULI) | 210 | 220 | 13/24 | 1.8 |
| 대장하부(LLI) | 160 | 130 | 24/24 | 1 |

## (5) 피부를 통한 흡수

피부에 상처가 없으면 거의 모든 방사성물질은 체내로 들어가지 못한다. 그러나 액체 또는 기체 상태의 산화 트리듐, 증기 또는 용액상태의 요오드 및 요오드 화합물은 제외된다. 반면에 피부에 상처가 있으면 방사성물질은 조직에 쉽게 침투하고 이들이 들어가는 양도 상처부위의 크기, 깊이, 출혈 정도에 따라 좌우된다. 혈액 중의 방사성물질의 일부는 신장, 간장, 장, 피부 또는 폐에서 배출되며 나머지는 방사성물질과 친화성을 가진 조직이나 장기에 침착 된다.

## 2. 외부피폭에 대한 방어

체외방사선에 의한 장해는 방사선원(밀봉선원, 엑스선발생장치 등)이 체외에서 조사 될 때 생기고 반면에 방사성물질(비밀봉선원)이 체내로 들어가면 체내방사선에 의한 장해가 발생한다. 체외방사선에 의한 장해를 방지하기 위해서는 인체에 조사되는 방사선을 방어해야 되며, 이것을 외부피폭에 대한 방어라 한다. 외부피폭에 대한 방어에서 알파선은 투과력이 약하기 때문에 방사선관리가 불필요하나, 베타선, 감마선, 엑스선 및 중성자선 등을 취급할 때는 방어에 충분한 고려가 필요하다. 이들의 방사선은 체내의 기관에 도달할 수 있는 투과력을 가지고 있기 때문이다. 외부피폭 방어를 위한 3원칙은 다음과 같다.

(1) 시간(time control) : 작업시간을 최소로 단축한다.
(2) 거리(distance control) : 선원에서 인체사이의 거리를 가능한 멀리한다.
(3) 차폐(shielding control) : 선원과 인체 사이에 차폐물을 설치한다.

방사선 작업시 위의 3원칙을 최대한 활용하면 체외방사선에 의한 인체의 피폭을 최소화할 수 있다.

### 1) 피폭시간의 단축

방사선의 선량률과 피폭선량의 개념을 구분할 필요가 있다. 선량률은 단위 시간당 흡수한 방사선량(Gy/h, mGy/h 등)이며, 어떤 작업자가 피폭 받은 양을 표현하는 것이 아니고, 주어진 위치에서 방사선장(radiation field)의 세기를 나타낸 것이다. 방사선 피폭선량은 어떤 방사선장내에서 일정시간 동안 작업하면서 받은 피폭의 양을 의미하므로 동일한 방사선장의 조건에서 작업을 하더라도 작업시간을 단축하면 피폭선량을 줄일 수 있다.

$$\text{방사선 피폭선량} = \text{방사선량률} \times \text{작업시간}$$

예를 들어 방사선의 선량률이 50 μSv/hr인 위치에서 5시간동안 작업한 종사자는 50 μSv/hr × 5 hr = 250 μSv의 선량을 받게 됨을 간단히 알 수 있다. 작업시간을 단축시킬 수 있는 방법으로는 작업 전에 체류시간을 줄이기 위해 면밀한 계획을 수립하고 그 계획에 따라 모의훈련(mock-up trainning)과 반복훈련(cold-run trainning)을 실시하여 기능을 숙달한 후 실제작업에 투입한다. 또한 한사람에게 집중적인 피폭을 방지하기 위하여 작업시간을 여러 명에게 분배시킨다. 이 경우 작업대기 장소는 방사선의 선량률이 낮은 곳이어야 한다.

## 2) 선원과의 거리 유지

### (1) 거리역자승의 법칙

방사선이 공간 중을 진행하는 성질은 빛과 같다. 즉 선원(광원)으로부터 거리가 가까우면 피폭의 정도가 크고(밝고), 거리가 멀면 피폭도가 낮아(어두어짐)진다는 원리로서 선원에서 멀리 떨어질수록 피폭선량은 적게 된다. 선원 주위의 물질(공기포함)에 의한 감약을 무시한다면 점선원으로부터 방사선의 선량률은 거리의 제곱에 반비례한다. 이것을 거리역자승의 법칙이라 한다.

$$X_2 = \frac{X_1}{r^2}$$

여기서 $X_2$ : 선량률, $X_1$ : 점선원의 강도, r : 선원으로부터의 거리이다. 예를 들면 선원에서 거리가 2배이면 선량률은 1/4, 3배로 하면 1/9로 되고, n배로 하면 $1/n^2$로 감소한다. 또한 거리가 $r_1$인 곳의 선량률은 $X_1$, 거리가 $r_2$인 곳의 선량률은 $X_2$로 하면 다음과 같은 식을 얻을 수 있다.

$$X_1 : X_2 = {r_2}^2 : {r_1}^2$$

$$X_1 \, {r_1}^2 = X_2 \, {r_2}^2$$

$$\frac{X^1}{X_2} = \frac{{r_2}^2}{{r_1}^2}$$

방사선의 세기는 선원으로부터 거리의 제곱에 반비례하여 감소한다. 매초 S개의 방사선을 방출하는 점선원에서 거리 r(cm)에 있는 구형 공간의 단위표면적 $dA(cm^2)$를 통과하는 방사선의 수를 입자플루언스율 또는 선속밀도(flux density, $\Phi$)라 정의하는데 입자플루언스율은 다음식과 같이 주어진다(그림 8 - 6).

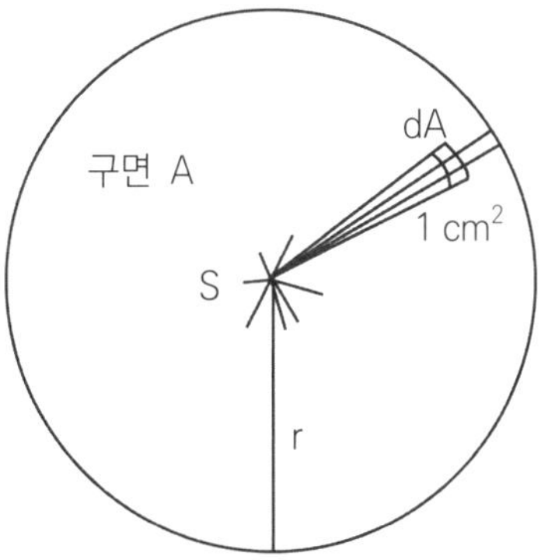


**그림 8 - 6. 점선원의 선속밀도**

$$\phi = \frac{\text{매초 단면적 } dA\text{를 통과하는 방사선의 수}}{\text{구표면의 단면적}}$$

$$\phi = \frac{S}{4\pi \, r^2}(\sec^{-1} \cdot \mathrm{cm}^{-2})$$

$\phi$ = 점선원을 구심점으로 하는 구면에서의 선속밀도

S = 선원의 강도($\sec^{-1}$)

r = 선원으로부터의 거리(cm)

일반적으로 점선원의 경우 “역자승의 법칙”에 따라 선속밀도는 선원의 강도에 비례하고 선원으로부터 거리(r)의 제곱에 반비례한다.

## (2) 조사선량률 정수

감마선 방출 핵종에 대해 1 Ci의 선원에서 1 m 거리에 있어서 1시간당의 선량률을 Rhm[$\Gamma$]으로 나타내며, Rhm은 「Roentgen per hour at one meter」의 약자이다. 점선원의 핵종에서 1붕괴당 에너지 E(MeV)의 감마선 광자를 1개씩 방출한다고 가정하면 Rhm의 근사값은 다음과 같다.

$$\Gamma = 0.5 \sim 0.52E(R/h)$$

여기서 $\Gamma$는 조사선량률 정수(감마방사 정수)라 부르고 이 값을 안다면 방사선 측정기로 계측하지 않더라도 각 거리에서의 피폭선량 및 선량률을 대략 계산 할 수 있다.
점선원에서 1붕괴 당 에너지 E(MeV)의 광자를 1개씩 방출하는 Q(Ci)의 감마선원에서, 거리 r(m) 떨어진 곳의 선량률 X(R/h)은 다음식에 의해 구할 수 있다.

$$X(R/h) = \frac{0.52(QE)}{r^2} \quad \frac{Q\Gamma}{r^2}$$

대표적인 감마선 핵종에 대한 반감기와 조사선량률정수(Rhm)의 값은 표 8-2와 같다.

**표 8-2. 주요 방사성핵종의 조사선량률 정수**

| 핵 종 | 반감기 | 조사선량률정수 $Rm^2h^{-1}Ci^{-1}$ | 핵 종 | 반감기 | 조사선량률정수 $Rm^2h^{-1}Ci^{-1}$ |
|---|---|---|---|---|---|
| $^{24}Na$ | 14.9h | 1.84 | $^{85}Kr$ | 10.7y | 0.001 |
| $^{42}K$ | 12.4h | 0.14 | $^{99m}Tc$ | 6.04h | 0.07 |
| $^{51}Cr$ | 27.8d | 0.016 | $^{131}I$ | 8.05d | 0.22 |
| $^{54}Mn$ | 303d | 0.47 | $^{137}Cs$ | 30.0y | 0.33(+$^{137m}Ba$)* |
| $^{56}Mn$ | 2.58h | 0.83 | $^{140}Ba$ | 12.8d | 1.24(+$^{140}La$) |
| $^{59}Fe$ | 45.6d | 0.64 | $^{170}Tm$ | 134d | 0.0025 |
| $^{57}Co$ | 270d | 0.09 | $^{192}Ir$ | 74.4d | 0.48* |
| $^{60}Co$ | 5.26y | 1.32* | $^{198}Au$ | 2.70d | 0.23 |
| $^{64}Cu$ | 12.8h | 0.12 | $^{203}Hg$ | 46.9d | 0.13 |
| $^{65}Zn$ | 245d | 0.27 | $^{226}Ra$ | $1.62\times10^3$y | 0.825** |

* 조사선량률 정수는 기억할 필요가 있다.
** 방사평형(0.5 mm Pt 캡슐봉입)

### (3) 거리를 두기 위한 기구

점선원에서 방사선의 강도는 거리역자승의 법칙에 의해서 감약되므로 선원을 직접 손으로 취급하는 것을 피해야 한다. 만약 베타선원을 손으로 잡는 경우는 불필요한 많은 피폭을 받게 된다. 따라서 선원과의 거리를 멀리하기 위해서는 원격조작기구를 사용하여 취급할 수 있으며 고방사능 측정시 자주 이용되는 텔레텍터(teletector)도 이 범주에 속하며 그 이외 핀셋류, 텅그류, 도가니집게, 머니플레이터(manipulator) 및 막대기 등도 활용할 수 있다.

#### ① 핀셋류(pincette)

비교적 약한 선원이나 용기를 잡을 때 사용된다. 길이 10 ~ 30 cm 정도의 핀셋 또는 도가니집게 등이 이용되고 있다.(그림 8 - 7) 무거운 선원을 취급할 때는 떨어뜨리지 않도록 단단히 끼워서 집을 수 있는 것을 사용한다. 미끄러짐을 막기 위하여 핀셋 끝에 폴리에칠렌 튜브, 고무 등을 끼우면 좋다. 특히 알파선원 및 저에너지의 베타선원은 방사창이 매우 얇으므로 파손되지 않도록 주의해야 한다.

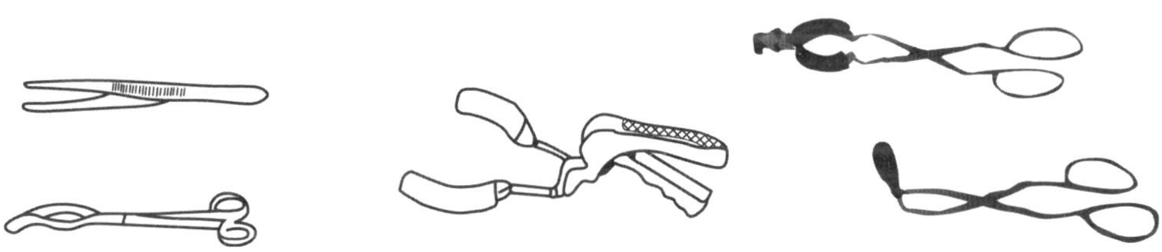

**그림 8 - 7. 핀셋의 종류**

#### ② 텅그류(tongs)

방아쇠를 담김에 의해서 선단의 집게 부근이 선원을 잡도록 되어 있으며 길이는 10 cm에서 1.5 m까지 여러 종류가 있다. 또한 취급하는 종류에 따라 선단부분을 교환할 수 있도록 되어 있으며 베타선을 차폐하기 위해 플라스틱판의 칼날을 부착한 것도 있다.

그림 8 - 8은 텅그류의 모형을 나타낸 것이다.

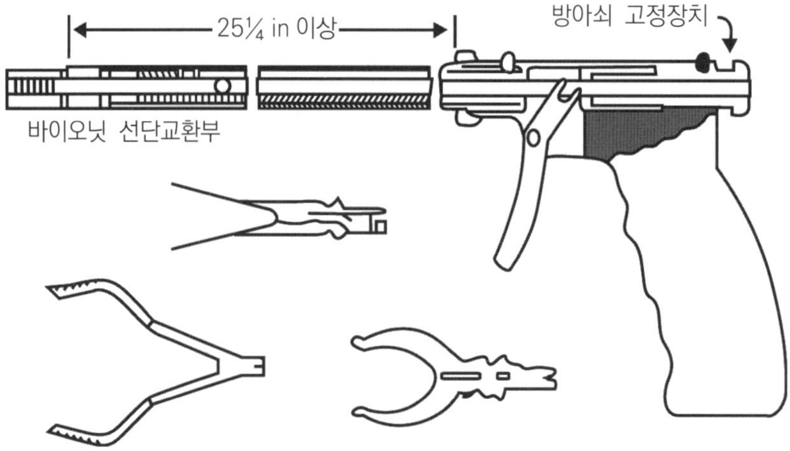


**그림 8-8. 텅그류**

### ③ 머니플레이터(manipulator)

강한 방사능을 가진 물질을 방사선 위험성이 없는 안전한 장소에서 원격 조작하는 장치이다. 일반적으로 큐리(Ci) 정도 이상의 선원에서는 텅그류로는 불충분하므로 master sleeve manipulator를 사용한다. master와 sleeve 사이에는 두꺼운 차폐벽을 두고, 무거운 물질을 다룰 때에는 power manipulator를 사용한다. 종류에는 기계식과 전동식이 있다.

## 3) 차폐의 활용

방사선차폐는 외부방사선의 3대 기본원칙인 거리의 효과, 시간의 효과, 차폐의 효과중의 하나로서 방사선피폭선량을 저감시키는 하나의 수단이다. 즉, 방사선원과 인체 사이에 적절한 방사선방어 장벽(차폐체)을 설치함으로써 인체가 받을 피폭을 차폐체가 대신하여 받는 것이 된다. 이것은 방사선량을 저감시켜 보다 안전한 작업조건을 만들어 작업종사자를 보호하고 기자재에 대한 방사선장해를 방지할 수 있도록 하는 것이 차폐의 목적이다. 차폐체를 설계하기 위해서는 방사선의 종류, 방사선의 에너지, 방사선원의 형태, 차폐체가 위치할 공간의 특성, 차폐 재료에 대한 물성 등 매우 다양하고 전문적인 지식이 요구된다.

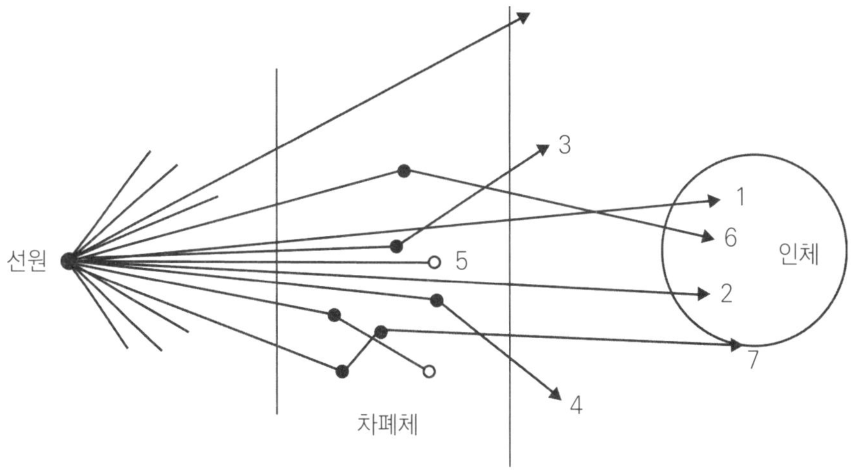


**그림 8-9. 차폐의 효과**

① 1, 2 : 차폐체 투과
② 3, 4 : 충돌(산란)로 인해 인체에 도달 없음
③ 5 : 흡수로 인해 인체에 도달 없음
④ 6, 7 : 차폐체가 있어서 인체에 도달함(산란)

차폐효과의 기본 원리는 그림 8-9에서 보듯이 방사선 1과 2는 차폐체를 투과하고, 3과 4는 충돌로 인하여 인체에 도달하지 못한다. 만약 차폐체가 없었다면 방사선 1~5는 인체에 도달하고 그 외의 방사선(6과 7)은 인체를 벗어날 것이다. 선원과 인체 사이에 차폐체를 설치하므로 방사선 3~5는 인체에 도달하지 못한다. 이런 효과를 감쇠(attenuation)라 한다. 또한 차폐체를 설치하므로 방사선 6과 7은 차폐체에서 산란하여 인체에 도달하고 있다. 이것은 산란선 효과로서 일반적으로 축적효과(build up effect)라 부른다. 실제로는 감쇠효과가 축적효과보다 월등히 크기 때문에 차폐체를 설치할 경우 그 후방에서의 선량률은 대폭 낮출 수가 있다.

차폐체의 두께는 방사선의 종류 및 에너지에 따라 투과력이 다르기 때문에 차폐물의 재료와 두께도 차이가 있다. 차폐에서 문제가 되는 방사선은 감마선, 엑스선 및 중성자선이지만 경우에 따라서는 베타선도 문제가 된다. 방사선의 차폐 방법은 선원자체에 행하는 것(선원용기, 콜리메이터 등)과 작업자측에서 행하는 경우(납장갑, 납 치마, 방어용 안경 등)가 있고, 선원과 작업자 사이에 차폐벽을 설치할 경우는 작업상황이나 경제성을 고려하여 적절히 한다.

# 3. 방사선종류에 따른 차폐방법

## 1) 알파선의 차폐

### (1) 알파선의 비정

알파선은 물질속에서 비탄성 충돌을 반복하면서 조금씩 에너지를 잃는다. 알파선의 질량은 전자에 비하면 매우 크기 때문에 전자와 충돌해도 거의 그 방향을 바꾸지 않으므로, 알파선의 비정은 거의 직선적이며 비정은 명확하게 결정된다. 알파선의 에너지는 4 ~ 8 MeV 정도가 보통 취급되며, 이 에너지 범위에서는 다음과 같은 실험식이 주어진다. 공기중에서 알파선의 비정은 R(cm)이고, 알파선의 에너지를 $E_\alpha$선(MeV)라 하면

$$R = 0.318\ E_\alpha 1.5$$

가 된다. 여기서 공기 중에서 알파입자 에너지와 비정과의 관계는 그림 8 - 10과 같다. 또한 공기 이외의 물질 속에서 질량수 A인 경우의 비정을 RA(mg/cm$^2$)라 하면

$$RA = 0.56A^{1/3}R$$

라는 관계식이 된다.

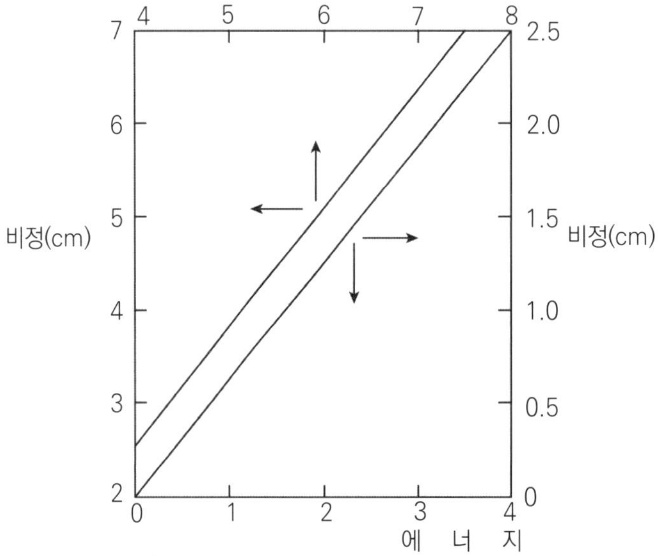


**그림 8 - 10. 알파입자의 공기 중 비정**

【예제】 알파선의 에너지가 5 MeV일 때 공기중에서의 비정은 얼마인가?

【풀이】 $R = 0.318\ E_{\alpha}^{1.5}$ 에서

$= 0.318 \times 5\sqrt{5}$

$= 3.56\text{cm}$

【예제】 알파선의 에너지가 5 MeV일 때 알루미늄(Al) 속에서의 비정은 얼마인가?

【풀이】 RA = 0.56×A1/3×R 에서

$= 0.56 \times (27)^{1/3} \times (3.56) = 6\text{g/cm}^2$

이때 Al밀도($\rho$)를 $2.7 \times 10^3\ \text{g/cm}^3$로 하면 RA/$\rho$에서 $R_{Al} = 0.022\ \text{mm}$가 된다. 따라서 5 MeV 정도의 알파선만을 차폐하는 데는 0.022 mm Al이 필요하게 된다.

### (2) 알파선의 차폐방법

알파선의 비정은 위의 계산된 결과에서 보듯이 공기 중에서 수 cm 정도로 투과력이 약해서 종이 한 장으로 차폐가 가능하다. 손으로 취급할 때는 고무장갑(보통 두께 약 0.25 mm)을 착용하면 거의 완전하게 차폐되고 오염방지에도 도움이 된다. 알파선 자체의 차폐에 관해서는 특히 유의할 필요가 없다. 알파선 방출 핵종에는 감마선을 수반하는 경우가 많고, 핵반응으로 중성자를 방출하는 경우가 있으므로 주의를 요한다. 방사선방어 측면에서 보면 인체의 표피를 덮고 있는 사멸 세포층(각질층)에서 대부분의 알파선을 차단하기에 충분한 두께임으로 알파선에 대한 외부피폭은 고려하지 않아도 된다.

그러나 알파선을 계속 방출하는 방사성물질이 호흡기관이나 음식물 등을 통해서 체내로 들어가게 되면 문제는 달라진다. 체내에는 인체 표피처럼 사멸 세포층이 없고 모두가 살아 있는 세포이기 때문에 알파선이 가지는 에너지가 여기에 전달된다. 또한 알파선은 투과력이 짧아 가지고 있던 에너지를 모두 국부적으로 체내에 전달하게 된다. 따라서 내부피폭관리 측면에서는 알파선의 방어에 세심한 주의를 해야 한다.

## 2) 베타선의 차폐

### (1) 베타선의 비정

베타선은 하전입자이므로 비전리능이 커서 물질 내에서 쉽게 흡수되어 이를 차폐하는데 큰 어려움은 없다. 베타선이 어떤 물질에 입사되면 물질내의 입자와 수많은 충돌을 거쳐 결국 에너지를 잃게 된다. 즉, 베타선이 어떤 매질에 입사되어 그 매질 내에서 에너지를 완전히 잃을 때까지의 거리를 그 매질에서 베타선의 비정(R)이라 한다. 이 비정이 베타선을 차폐하는데 필요한 두께이다.

베타선의 비정은 알파선의 비정과 같이 명확하게 알 수는 없다. 이것은 베타입자가 가볍기 때문에, 원자와의 1회 충돌로 그 방향을 크게 바꾸기 때문이다.

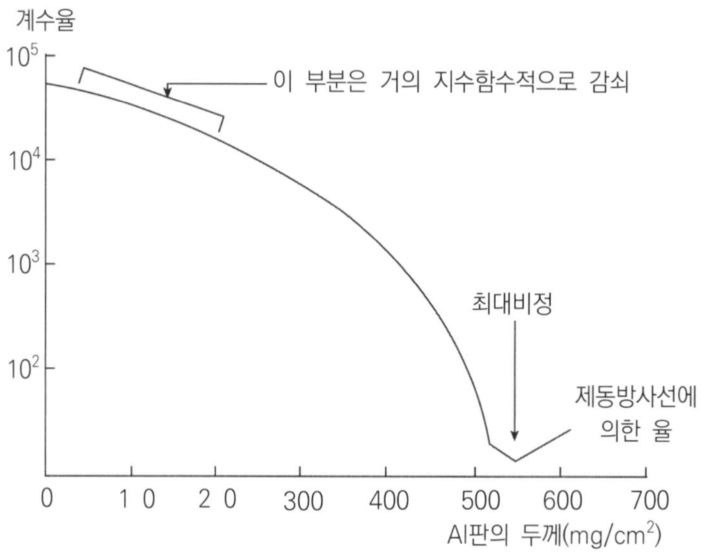


**그림 8-11. 베타선의 Al판에 대한 흡수곡선**

알파선은 전술한 바와 같이 같은 에너지를 갖는 $\alpha$입자는 거의 같은 직선상의 비정을 나타내지만 베타선은 같은 에너지를 갖는 베타입자일지라도 각 개의 베타입자는 꼬불꼬불한 비정을 나타내며, 또한 방사성 물질에서 방출되는 에너지가 영(zero)에서 최대치까지의 연속분포를 하고 있기 때문에 비정의 개념은 더욱 복잡하다. 그림 8-11은 베타선의 Al판에 대한 흡수곡선을 나타낸 것이다. 베타선의 흡수곡선에서 알 수 있는 것과 같이 베타선의 경우는 최대비정이라는 것을 채택하고 있다. Al 속에서의 최대비정을 R(mg/cm²)이라 하고 베타선의 최대에너지를 $E_\beta$ (MeV)라 하면 다음과 같은 실험식이 주어진다.

$$R = 0.54E_\beta - 0.133 \qquad 3\ \text{MeV} > E_\beta > 0.8\ \text{MeV}$$
$$R = 0.407E_\beta 1.38 \qquad 0.8\ \text{MeV} > E_\beta > 0.15\ \text{MeV}$$

으로 된다.

여기서 $E_\beta$는 최대에너지(MeV)이고, R은 최대비정(mg/cm²)이다.

【예제】 베타선의 최대에너지 $E_\beta$가 1.16 MeV일때 최대비정은 얼마인가?
【풀이】 R = $0.542E_\beta$ - 0.133에서
= 0.542 × (1.16) - 0.133 = 496 $mg/cm^2$

이때 Al 밀도를 $2.7 \times 10^3\ mg/cm^3$이라 하면, 1.84 mm가 되어 이것이 베타선의 최대에너지 1.16 MeV에 대한 Al 차폐 물질의 두께가 된다. 보통 취급하는 베타선 방출체는 2 MeV의 에너지를 초과하는 것이 적다. 2 MeV 베타선에 대한 Al속에서의 최대비정은 0.95 $mg/cm^2$이다. Al의 밀도가 약 $2.7 \times 10^3\ mg/cm^3$이므로, 차폐에 필요한 Al 두께는 약 3.5 mm 정도로 되어, 베타선의 차폐는 비교적 용이하다는 것을 알 수 있다. 보통 베타선 방출체를 취급하는 작업에는 작업하기 쉬운 투명한 두께 1.0 ~ 1.5 cm 정도의 플라스틱 판을 사용한다. 베타선은 차폐물에 대한 에너지를 잃어버리는 비율이 차폐체의 밀도만으로 정해지기 때문에 베타선의 차폐 계산은 간단하다.

베타선은 투과력이 감마선보다 작기 때문에 부주의하게 방심하여 에너지가 높은. $^{90}Sr$의 베타선원을 직접 손으로 취급하면 매우 위험하며 베타선원일지라도 국부적으로는 비교적 높은 선량률로 된다. 이러한 베타선을 차폐하는데 있어서 중요한 것은 고속의 베타입자가 차폐물과 충돌하여 갑자기 감속될 때 엑스선 (제동방사선)이 방출되는 것에 주의하지 않으면 안 된다.

### (2) 제동 방사선

전자가 원자핵이 형성하는 전장으로 인해 그 경로가 휘어진 전자는 속도의 변화를 받음으로써 전자파를 방출하는데 이러한 현상을 제동방사라 하며 엑스선관에 발생되는 엑스선과 유사하다. 제동방사는 베타선의 에너지가 높을 수록, 상호작용하는 원자번호가 클수록 많이 발생한다. 따라서 진로가 바뀌는 정도에 따라 0에 가까운 아주 작은 값에서 부터 베타선의 최대에너지까지 모든 에너지를 가질 수 있다. 즉 제동방사선의 에너지스펙트럼은 베타선과 마찬가지로 연속스펙트럼이 된다.

제동 방사율(w) = $3.5 \times 10^{-4} E_{max}\ Z$
Z = 흡수물질의 원자번호, $E_{max}$ = 베타선의 최대에너지

위 식으로부터 알 수 있듯이 제동방사선 발생비율을 줄이기 위해서는 원자번호가 낮은 물질을 사용하여야 한다.

### (3) 베타선의 차폐방법

원자번호가 낮은 물질(플라스틱, 알루미늄 등)로 내부를 차폐한다. 이것은 베타선이 금속 차폐물질과 반응하여 에너지를 잃으면서 발생되는 제동방사선 또는 제동 엑스선(braking radiation, bremsstrahlung)을 방지하기 위함이다. 그리고 외부에는 발생된 제동엑스선을 차폐하기 위하여 콘크리트 등 원자번호가 높은 물질을 사용한다.

단, 베타선만을 차폐하려면 10 ~ 15 mm두께의 플라스틱 판으로 충분한 효과가 있다. 또한 이 선원이 양전자를 방출하게 되면 그 소멸에 따라 0.51 MeV의 감마선이 2차로 나오기 때문에 이것을 차폐할 물질이 필요하다. 그림 8 - 12는 베타선에 대한 방어 용구의 한 예이다.

## 3) 감마선, 엑스선의 차폐

### (1) 지수 감쇠법칙

감마선은 일반적으로 투과력이 크기 때문에 차폐물로서는 밀도가 큰 물질, 예를 들면 콘크리트, 철 및 납 등이 사용된다. 감마선은 물질 속에서 광전효과, 콤프톤효과, 전자쌍생성에 의해서 감쇠되고 그 세기는 지수 함수적으로 약해진다. 감마선원과 검출기의 사이에 여러 두께의 차폐물을 놓고 선량률을 측정한 경우 그림 8 - 13과 8 - 14에서 보듯이 좁은 선속(narrow beam)과 넓은 선속(broad beam)에 따라 그림 8 - 15과 같이 다르게 나타난다.

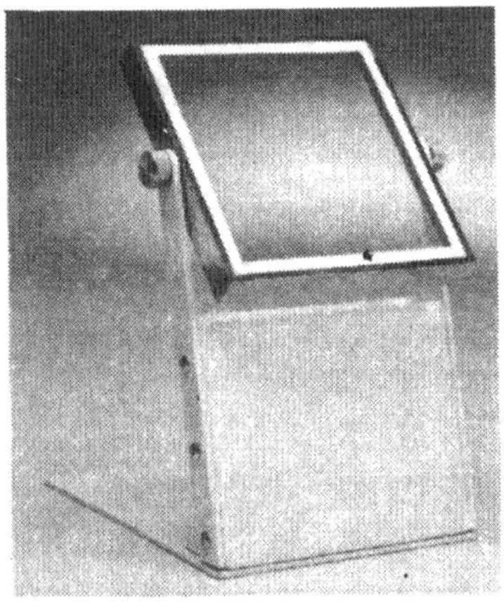

**그림 8 - 12. 베타선 방어용 기구**

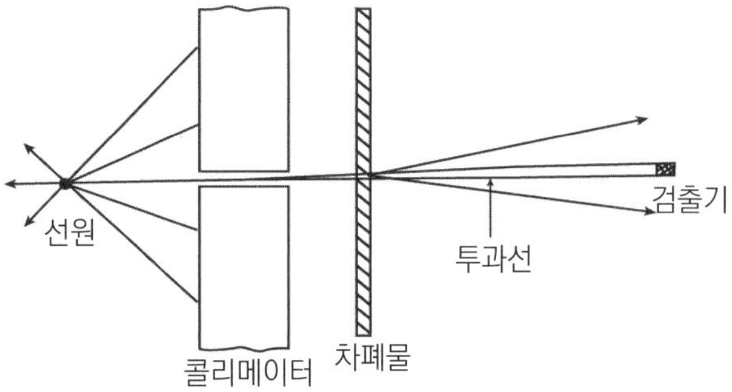


**그림 8 - 13. 좁은 선속(narrow beam)**

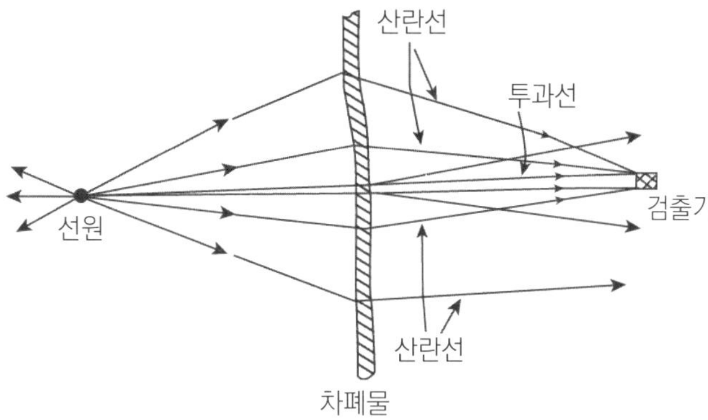


**그림 8-14. 넓은 선속(broad beam)**

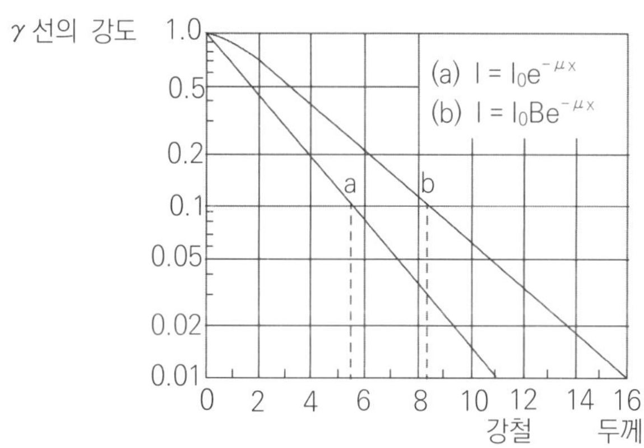


**그림 8-15. $^{60}Co$ 감마선 강철에 의한 감약곡선**

좁은 선속의 경우에서 두께 $\chi$(cm)인 물질에 입사하기 전의 감마선의 강도(선량률)를 $I_0$, 그 물질에 대한 선감약계수를 $\mu(cm^{-1})$라 하면 그 물질을 통과한 후의 감마선 세기 I는 다음과 같이 주어진다.

$$I = I_0 e^{-\mu \chi}$$

이 식은 산란선이 포함되지 않은 좁은 선속 감마선의 경우에 적용된다. 그러나 실제로 감마선의 사용에는 대부분이 넓은 선속이기 때문에 콤프톤 산란으로 에너지가 낮아진 산란선의 일부가 투과한 감마선과 합쳐지므로, 재생계수(build-up factor)라는 보정계수 B를 고려하여 다음과 같은 식을 사용한다.

$$I = I_0 B e^{-\mu \chi}$$

여기서 재생계수(B)는 차폐물 내에서 산란선에 의한 선량의 증가분을 나타낸 것으로서 차폐물의 재질($\mu$와 관계), 두께($\chi$), 감마선의 에너지($\mu$와 관계) 또는 선속의 퍼짐 등에 따라 크게 변화된다. 재생계수(B)는 계산에 의해서 구하는 것은 극히 어렵지만 근사치로서 다음과 같이 나타낼 수 있다.

$\mu\chi > 1 \qquad B \fallingdotseq \mu\chi$

$\mu\chi < 1 \qquad B \fallingdotseq 1$

그러나 감마선의 에너지가 2 MeV보다 크고 납(Pb)처럼 원자번호가 높은 차폐물에 대해서는 다음과 같이 쓸 수가 있다.

$$B \fallingdotseq 1 + \mu\chi$$

여기서 $\mu\chi$는 (감약계수)×(차폐체의 두께)이다.

이 감약계수($\mu$)는 에너지의 함수이지만, 차폐물질에 의해서 크게 변화될 수 있는 값이다. 차폐물질의 두께($\chi$)를 (g/cm$^2$)으로 나타내면 감약계수의 단위는 cm$^2$/g으로 된다.

이 때의 감약계수를 $\mu$m으로 표시하고 이것을 질량감약계수(mass attenution coefficient)라 한다. 감마선 에너지에 따른 질량감약계수는 그림 8-16, 17과 같다. 1~3 MeV 정도의 콤프톤 산란의 영역에서는 질량 감약계수는 차폐체의 물질에 의해 그다지 변화되지 않는다. 즉, 감약의 비율은 차폐체의 두께와 밀도의 곱에 비례한다. 선감약계수와 질량감약계수와의 관계는 다음 식과 같다.

$$\mu = \rho\mu m$$

여기서 $\rho$는 차폐체의 밀도이고, $\mu$는 선감약계수 그리고 $\mu$m은 질량감약계수이다.

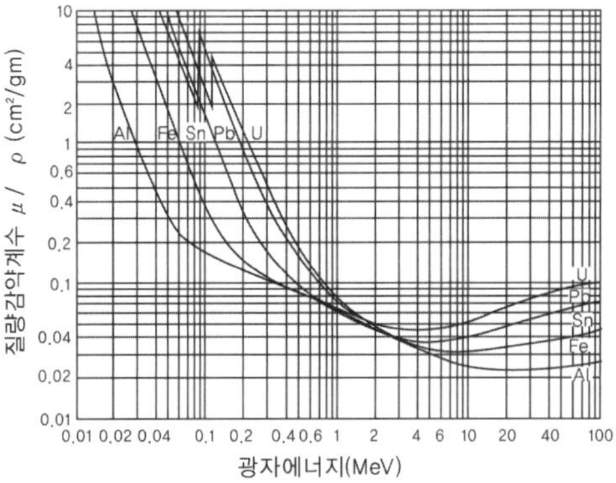


그림 8-16. 여러가지 원소에 대한 질량감약 계수

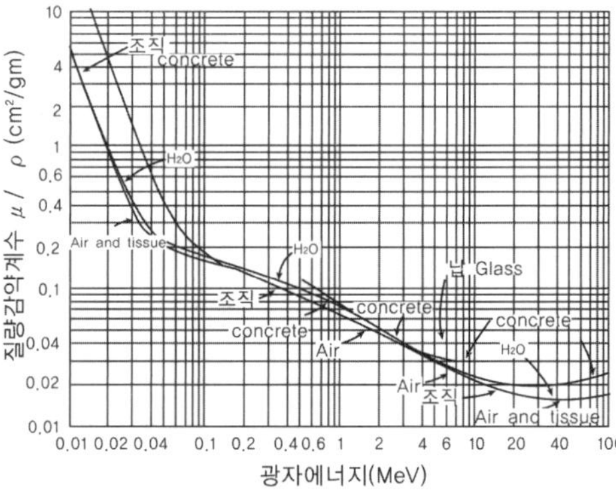


8-17. 여러가지 물질에 대한 질량감약 계수

## (2) 반가층(HVL), 1/10가층(TVL)

감마선(또는 X선)의 선량률이 1/2로 감약시키는 필요한 흡수 물질의 두께를 반가층(half value layer : HVL)이라 한다. 이 반가층을 $D_{1/2}$로 표시하면 다음과 같이 쓸 수 있다.

$$I = I_0 e^{-\mu x}$$

$$\frac{I}{I_0} = 0.5 = \exp(-\mu D_{1/2})$$

여기에다 양변에 자연대수(e)를 취하면

$$\log e\ 0.5 = -\mu D_{1/2} \qquad -0.693 = -\mu D_{1/2}$$

$$D_{1/2}(HVL) = \frac{0.693}{\mu}$$ 이 된다.

위의 식에서 볼때 1반가층이 선량률을 1/2로 감소시키면 2반가층(반가층의 2배 두께)은 1/4, 3반가층은 1/8로 감소된다. 이 $D_{1/2}$(HVL)의 값은 차폐물의 재질이나 방사선의 에너지에 의해서 정해진다. 또한 처음의 선량률을 1/10로 감약시키기 위해서 필요한 차폐체의 두께를 십가층(tenth value layer : TVL)이라 하며 표시는 $D_{1/10}$로 한다.

$$TVL = \frac{2.303}{\mu}$$

여기서 $\mu$(선감약계수)는 물질과 입사 감마선(광자)의 에너지로 결정되는 상수이며, 광자가 단위길이당 감약하는 비율을 의미한다. ICRP pub. 33에 제시되어 있는 엑스선과 감마선에 대한 반가층과 십가층의 관계는 표 8-3, 4와 같다.

**표 8-3. 엑스선의 반가층과 1/10가층**

| 엑스선원 | 반가층(cm) | | 1/10가 층(cm) | |
|---|---|---|---|---|
| | 납 | 콘크리트 | 납 | 콘크리트 |
| 50 kV | 0.005 | 0.4 | 0.018 | 1.3 |
| 70 | - | 1.0 | - | 3.6 |
| 75 | 0.015 | - | 0.050 | - |
| 100 | 0.025 | 1.6 | 0.084 | 5.5 |
| 125 | - | 1.9 | - | 6.4 |
| 150 | 0.029 | 2.2 | 0.096 | 7.0 |
| 200 | 0.042 | 2.6 | 0.14 | 8.6 |
| 250 | 0.086 | 2.8 | 0.29 | 9.0 |
| 300 | 0.17 | 3.0 | 0.57 | 10.0 |
| 400 | 0.25 | 3.0 | 0.82 | 10.0 |
| 0.5 MV | 0.31 | 3.6 | 1.03 | 11.9 |
| 1 | 0.76 | 4.6 | 2.52 | 15.0 |
| 2 | 1.15 | 6.1 | 3.90 | 20.1 |
| 3 | - | 6.9 | - | 22.6 |
| 4 | 1.48 | 8.4 | 4.9 | 27.4 |
| 6 | 1.54 | 10.2 | 5.1 | 33.8 |
| 10 | 1.69 | 11.7 | 5.6 | 38.6 |
| 20 | 1.63 | 13.7 | 5.4 | 45.7 |
| 30 | 1.57 | 13.7 | 5.2 | 45.7 |
| 38 | - | 13.7 | - | 45.7 |

**표 8-4. 주요 선원의 반가층과 1/10가층**

| 핵종 | 차 폐 물 질 | | | | | | | |
|---|---|---|---|---|---|---|---|---|
| | 우라늄(cm) | | 납(cm) | | 강철(cm) | | 콘크리트(cm) | |
| | 반가층 | 1/10가층 | 반가층 | 1/10가층 | 반가층 | 1/10가층 | 반가층 | 1/10가층 |
| $^{60}Co$ | 0.7 | 2.2 | 1.2 | 4.0 | 2.0 | 6.4 | 6.1 | 20.3 |
| $^{137}Cs$ | 0.3 | 1.1 | 0.7 | 2.2 | 1.5 | 5.0 | 4.9 | 16.3 |
| $^{182}Ta$ | - | - | 1.2 | 4.0 | - | - | - | - |
| $^{192}Ir$ | 0.4 | 1.2 | 0.6 | 1.9 | 1.3 | 4.3 | 4.1 | 13.5 |
| $^{198}Au$ | - | - | 1.1 | 3.6 | - | - | 4.1 | 13.5 |
| $^{226}Ra$ | - | - | 1.3 | 4.4 | 2.1 | 7.1 | 7.0 | 23.3 |

또한 반가층(HVL)과 십가층(TVL)의 식에 의해서 십가층은 반가층의 약 3.3배가 되는 것을 알 수 있다. 이것을 수식으로 표현하면 다음과 같다.

$$\text{TVL} = 3.3 \times \text{HVL}$$

로 된다. 차폐물의 두께를 결정하는 데는 반가층과 십가층 등을 활용하면 차폐체에 의한 감쇠효과를 쉽게 구할 수 있다.

### (3) 감마선, 엑스선의 차폐 방법

감마선, 엑스선은 투과력이 강하므로 차폐체로는 Pb, Fe, W, U, 콘크리트 등과 같이 원자번호가 크고, 밀도가 높은 물질을 사용한다. 차폐체를 설치 할 때는 공간적, 경제적인 면을 고려하여 일반적으로 콘크리트와 납을 조합하여 많이 설치하고 있다.

## 4) 중성자선의 차폐

### (1) 중성자와 핵과의 상호작용

중성자는 전하를 가지고 있지 않기 때문에 원자핵의 쿨롬장에 의해서 굴곡 되는 일이 없이 원자핵과 직접 충돌해서 상호작용을 한다. 이 상호작용을 핵반응(nuclear reaction)이라 하고 핵반응이 일어날 발생확률은 중성자의 에너지와 차폐물질의 종류에 따라서 차이가 있다. 이 반응이 일어날 확률은 단면적(cross section)이라 하고 단위는 barn 또는 $cm^2$로 표시한다. 1 barn은 $10^{-24}$ $cm^2$이다. 핵반응이 일어나는 방법을 구분하면 다음과 같다.

**① 탄성산란 : A(n, n) A반응**

중성자가 원자핵과 충돌할 때 에너지의 일부를 원자핵에 주고 감속하면서 저 에너지 중성자로 된다. 이 반응은 수소나 탄소처럼 가벼운 원소와의 상호작용에 의해 일어난다. 이 때문에 수소원자를 많이 함유하는 물이나 파라핀 등이 중성자의 차폐물로서 유효하다.

**② 비탄성산란 : A(n, n') A반응**

중성자와 원자핵의 충돌에 의해 저에너지 중성자로 되고 원자핵이 여기상태로 된 경우에 일어나기 쉽다.

**③ 중성자포획 : A(n, ɣ) A반응**

중성자가 원자핵에 포획되는 것으로 일반적으로 중성자의 에너지가 낮을수록 일어나기 쉽다. 이때 감마선이 방출되어 감마선에 대한 차폐가 요구된다.

**④ 하전입자방출 : A(n, p) B반응, A(n, α) C반응**

중성자가 원자핵에 포획되어 양자나 알파선의 하전입자를 방출하는 것으로 (n, $\alpha$), (n, p) 등의 반응을 일으킨다. 이것에 대한 예를 들면 다음과 같다.

$^{6}Li(n, \alpha)^{3}H$, $^{10}B(n, \alpha)^{7}Li$, $^{14}N(n, p)^{14}C$

## (2) 중성자선의 차폐방법

중성자는 원자번호가 작을수록 에너지를 잘 잃기 때문에(중성자 감속 및 감쇠 현상) 보통 물, 파라핀, 폴리에틸렌 등의 수소함량이 높은 물질을 사용하여 차폐한다. 또한 (n, $\gamma$) 반응에서 발생한 감마선은 납, 콘크리트 등으로 원자번호가 높은 물질을 이용하여 차폐할 필요가 있다. 이들 물질에 대한 중성자선의 감약 곡선은 그림 8 - 18, 19와 같이 나타난다.

여기서 방사선 종류별 차폐방법을 간단히 요약하면 알파선은 비정이 짧기 때문에(투과력이 약함) 방사선 관리상에 거의 문제가 되지 않는다. 종이 한 장으로 차폐가 가능하고 손으로 취급시는 고무장갑을 착용한다. 베타선은 내부에 원자번호가 낮은 플라스틱 물질로 차폐하고 외부에는 제동 방사선을 고려해서 원자번호가 높은 납(Pb)이나 철(Fe) 등으로 차폐한다.

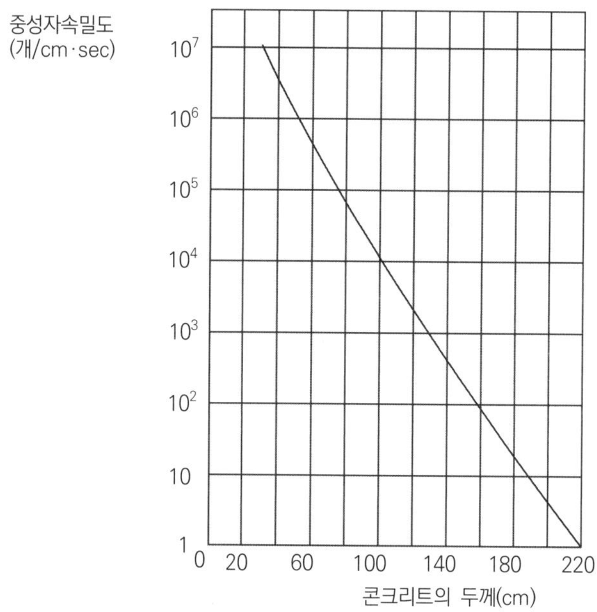


**그림 8 - 18. 콘크리트 안에서 고속 중성자의 감약**

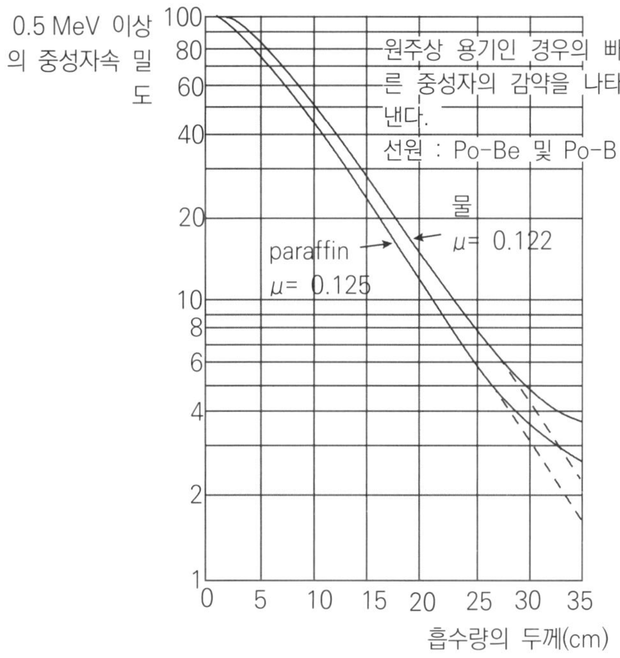


**그림 8-19. 물 및 파라핀 속에서 고속 중성자의 감약**

감마선 및 엑스선의 경우는 원자번호가 높은 물질이 바람직하며, 반대로 중성자선은 원자번호가 낮고 수소함유 물질인 물이나 파라핀 등으로 차폐한다. 특히 (n, $\gamma$) 반응에서는 방출된 감마선의 차폐도 고려한다. 표 8-5는 방사선의 종류에 따른 효율적인 차폐물질을 나타낸 것이며, 그림 8-20은 방사선의 물질에서 흡수정도를 나타낸 것이다.

**표 8-5. 방사선 차폐물질**

| 방사선 | 바람직한 물질 | 실용 차폐체 |
|---|---|---|
| 감마선, 엑스선 | 원자번호가 큰 것 | 납, 철, 콘크리트 |
| 중성자 | 원자번호가 작은 것 | 물, 파라핀, 폴리에틸렌 |
| 전자선(베타선) | 원자번호가 작은 것 | 플라스틱, 알루미늄, 유리 |

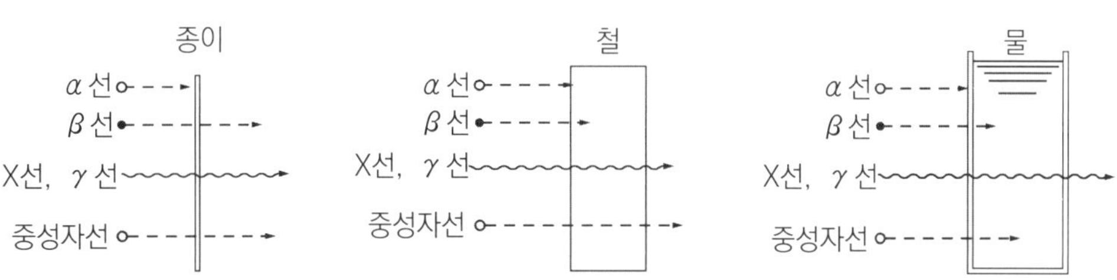


**그림 8-20. 방사선의 물질에서 흡수**

## 4. 내부피폭에 대한 방어

밀봉된 방사성물질의 부근에 있는 사람은 체외방사선에 의한 피폭을 받을 가능성 밖에 없다. 그러나 방사성물질이 밀봉되지 않은 비밀봉 방사선원은 인체 내로 들어가 체내방사선의 피폭을 수반하게 된다. 방사성물질이 체내로 들어가는 침입경로는 다음과 같다.

(1) 경구 : 입, 소화기관을 통한 섭취
(2) 호흡기 : 방사성 분진, 미립자, 가스 등 오염된 공기의 흡입
(3) 피부 : 상처를 통한 체내의 침입

위의 3가지 경로 중 발생빈도로 보면 공기오염에 의한 흡입섭취가 가장 문제시 된다. 이에 대한 대책은 다음과 같다.

(1) 기체상태의 방사성물질은 후드 내에서 취급하며, 가능한 흡수체 등으로 포집 한다.
(2) 분말상태의 방사성물질은 확산을 방지하고 환기가 잘 되는 실험실에서 취급한다.
(3) 피펫 등을 입으로 직접 빨지 말고 1회용 피펫을 사용하거나 안전피펫을 사용한다.

섭취나 호흡을 통하여 체내로 들어온 방사성물질로 인한 내부피폭을 방지하기 위하여 가장 기본적인 원리는 방사성물질의 체내섭취 및 호흡경로를 차단하는 것이나, 완벽한 차단이 불가능할 경우에는 적어도 체내섭취량을 최소화하는 내부피폭 관리프로그램이 필요하다. 체내피폭 방어의 수단에는 크게 선원의 격납, 농도의 희석 및 오염경로의 차단 과 블로킹(blocking)의 방법을 적용할 수 있다.

(1) 방사성물질을 격납하여 외부누출을 방지한다.
(2) 사람이 접촉하는 환경 방사성물질의 농도를 낮게 유지한다.
(3) 방사성물질의 섭취경로를 차단한다.

여기서 (1), (2) 방법은 전반적으로 내부피폭을 감소시키기 위한 적극적인 방법인 반면에 (3)방법은 개별적인 방어수단을 활용하는 소극적인 방법이다.

### 1) 내부피폭의 방어 원칙

#### (1) 선원의 격납

비밀봉 선원을 취급할 때는 항상 방사성물질의 외부확산 및 오염 가능성이 있으므로 이를 예방하기 위해서는 선원자체를 격납설비에서 취급한다. 격납용기의 예로는 원자력발전소의 격납용기, 폐쇄1차설비, 글로브박스와 같은 설비 등을 들 수 있다.

### (2) 농도의 희석

비밀봉선원의 완벽한 격납은 일반적으로 불가능하다. 따라서 그 오염의 정도를 최소로 유지하는 것이 2차적인 방어수단이다. 공기 중 오염도를 낮추기 위해서는 공기정화설비 또는 배기설비를 설치하며 또한, 공기오염과 표면오염은 상관성이 있으므로 표면오염의 발생을 줄인다. 시설외부로 방출되는 유출물은 방출에 앞서 정화설비를 거치게 함으로써 환경 중의 방사성농도를 낮춘다. 사람이 접촉하는 표면의 표면오염도는 곧 그것이 내부오염의 원인이 되므로 이를 적절한 한계치 이하로 유지하는 것이 중요하다. 청결한 작업환경의 유지도 이러한 범주에 속한다.

### (3) 내부오염 경로의 차단

작업환경에 안전한 준위의 유지가 어려울 때에는 방사성물질이 체내 침입경로를 차단하는 방법을 쓸 수 있다. 방사성물질의 인체 내 침입경로는 호흡기, 소화기, 피부·상처이다. 따라서 방사선작업장 내에서 공기오염도가 높은 작업장에서 작업을 할 경우 방독면, 마스크를 착용하고 작업하며, 작업장 내에서 음식물 및 음료수의 섭취, 흡연의 행위를 해서는 안 된다. 또한 방호복, 장갑 등을 착용하여 피부나 상처로 방사성물질이 체내로 침입되는 것을 막아야 한다. 상처가 있는 경우 원칙적으로 작업을 해서는 안 되지만 부득이한 경우 상처부위를 밀봉한 후 작업을 수행한다. 위의 3가지 방법을 일반적으로 내부피폭방어의 3원칙이라 한다.

### (4) 화학적 처치

위에서 전술한 세 가지 개념은 방사성물질의 체내침입을 제한함으로서 내부피폭을 줄이는 방법이다. 그러나 사고 등의 원인으로 이미 체내에 다량의 방사성물질이 섭취되었을 때는 절절한 방호약품을 투여하여 체내의 방사성물질을 외부로 배출시켜 내부피폭을 줄인다. 이러한 화학제로는 EDTA, TTHA, DTPA등이 있다. 또한 옥소에 의한 피폭을 줄이기 위해서 대량피폭이 우려될 때 옥소의 안정동위원소로 제조된 $KIO_3$를 투약하여 체내에 옥소의 양을 과량으로 유지함으로서 호흡으로 흡입된 방사성옥소가 폐에서 흡수되는 것을 방해하는 방법인 블로킹(Blocking)을 사용한다.

이 방법은 삼중수소로 오염된 환경에 들어가기에 앞서 다량의 물을 섭취함으로써 공기중의 수분(삼중수소를 함유한)이 체내에 침투하는 양을 줄이는 데에도 이용될 수 있다. 체내에 삼중수소의 오염이 우려되는 경우에는 다량의 물을 섭취하면 체내의 삼중수소를 제거하는데 도움을 준다. 이것도 좋은 화학적 처치법의 한 예가 된다. 표 8-6은 내부피폭에 대한 방어원칙을 요약한 것이다.

**표 8-6. 내부피폭에 대한 방어원칙**

| 구 분 | 방어 수단 | 특 징 |
|---|---|---|
| 선원의 격납 | 후드, 글로브박스, 격납 용기, Hot cell 등 | ▸ 방사성물질을 격납하여 외부의 누출방지<br>▸ 선원 자체를 격납 설비 내에서 취급 |
| 농도의 희석 | 공기정화설비, 배기(수) 설비, 표면오염 제거 등 | ▸ 사람이 접촉하는 환경 방사성물질에 대한 농도를 낮게 유지<br>▸ 작업장내 표면오염도의 농도를 낮게 유지 |
| 내부오염 경로의 차단 | 방독면, 방호복, 방호장갑, 방호화 등 | ▸ 인체에 유입되는 섭취경로의 차단<br>▸ 작업장내 음식물 및 음료수의 섭취, 흡연 행위 금지 |
| 화학적 처치 | 화학제(EDTA TTHA, DTPA)의 사용 등 | ▸ 화학약품을 인체에 투여하여 체내 방사성물질의 배설능력을 향상 |
| | 블로킹 방법($KIO_3$ 섭취, 다량의 물 섭취)의 활용 | ▸ 옥소 피폭 감소 : 옥소 안정동위원소 $KIO_3$ 투여하여 체내의 옥소 양을 과량 유지하므로 방사성 옥소의 폐 흡수 방지<br>▸ 삼중수소 오염 환경 작업 : 다량의 물을 섭취하여 공기 중에 있는 수분이 체내에 섭취 되는 양을 줄이는 방법 |

섭취된 방사성오염물을 방치한 결과 받게 될 피폭과 약품투약으로 우려되는 부작용을 비교해 볼 때 대부분의 경우 전자가 유리하다고 평가될 것이지만 그렇더라도 판단을 할 경우에는 방사선 및 의학전문가의 세심한 평가를 바탕으로 수행하여야 한다. 위의 서술에서 보듯이 방사성물질에 의한 체내피폭을 방지하기 위한 방어수단을 다음과 같이 표현할 수도 있다.

① 내부피폭의 원천을 만들지 말 것 : 방사성 기체의 방출, 표면오염 등을 막는다.
② 체내섭취에 이르는 경로를 차단할 것 : 환기를 충분히 하거나 표면오염이 생겼을 때는 곧 제염작업을 실시하고, 아울러 실험실내에서 금기사항을 준수해야 한다.
  ▸ 오염된 음식물의 섭취 금지 : 경구
  ▸ 오염된 공기의 흡입 차단 : 호흡기
  ▸ 피부의 외부 노출 금지 : 피부
③ 체내섭취가 인지되면 곧 그것을 제거할 것
④ 오염 구역내에서 금연, 화장, 음식물을 섭취하지 말 것
⑤ 방독면, 방호복 등의 보호용구를 착용할 것
⑥ 비밀봉선원의 관리를 철저히 할 것 등이 있다.

## 2) 방사성핵종의 배설

방사성물질이 체내로 들어오는 침입경로는 경구, 호흡기, 피부가 있다. 배출은 뇨(신장), 분뇨(소화관), 호기(폐), 땀(한선)에 의하여 이루어진다. 건전한 피부는 일반적으로 방사성 물질의 침입에 대하여 좋은 장벽으로서 작용하는데 옥소나 산화 트리듐과 같이 정상적인 피부 조직에도 침투하는 물질이 있기 때문에 주의가 필요하다. 상처가 있는 피부에서는 쉽게 방사성 물질이 체내로 침입한다. 침입된 방사성물질은 균등히 체내에 분포되어 전신을 거의 같은 비율로 피폭하는 경우도 있고 또는 특정장기와 친화성이 있어 집적되어 그 주변을 중심으로 장해를 가져올 경우도 많다.

**표 8-7. 인체와 관계 깊은 주요 방사성핵종의 결정기관과 유효반감기**

| 핵 종 | 기 관 | 반 감 기(d) | | |
|---|---|---|---|---|
| | | 물리적반감기 | 생물학적반감기 | 유효반감기 |
| $^{3}H$ | 전신 | $4.5\times10^{3}$ | 12 | 12 |
| $^{14}C$ | 전신 | $2.0\times10^{6}$ | 40 | 40 |
| $^{22}Na$ | 전신 | 950 | 11 | 11 |
| $^{32}P$ | 뼈 | 14.28 | 1155 | 14.1 |
| $^{35}S$ | 고환 | 87.4 | 90 | 44.3 |
| $^{45}Ca$ | 뼈 | 164 | $1.82\times10^{4}$ | 162 |
| $^{59}Fe$ | 지라(비장) | 44.6 | 600 | 41.5 |
| $^{60}Co$ | 전신 | $1.9\times10^{3}$ | 9.5 | 9.5 |
| $^{90}Sr$ | 뼈 | $1.0\times10^{4}$ | $1.8\times10^{4}$ | $6.4\times10^{3}$ |
| $^{131}I$ | 갑상샘 | 8.04 | 138 | 7.6 |
| $^{137}Cs$ | 전신 | $1.1\times10^{4}$ | 70 | 70 |
| $^{144}Ce$ | 뼈 | 284 | 1500 | 238.8 |
| $^{226}Ra$ | 뼈 | $5.9\times10^{5}$ | $1.64\times10^{4}$ | $1.6\times10^{4}$ |
| $^{239}Pu$ | 뼈 | $8.8\times10^{6}$ | $7.3\times10^{4}$ | $7.2\times10^{4}$ |

방사선에 대한 감수성이 높고 신체적 장해의 주원인이 되는 장기조직을 결정기관(critical organ) 또는 결정조직(critical tissue)이라고 한다. 체내로 들어온 방사성 물질의 양은 핵종의 붕괴 및 물질의 대사과정에 의한 배설에 따라 감소한다. 체내 또는 장기속의 방사성물질은 일반적으로 지수 함수적으로 감소한다. 방사성물질에 의한 내부피폭의 위험성은 유효반감기 및 핵종이 방출하는 방사선의 종류에 의해 좌우된다. 일반적으로 내부피폭에서 알파선은 침입된 세포에 손상을 주며 베타선은 침착한 조직에 흡수되어 장해를 주

며, 그리고 감마선은 투과력이 강하기 때문에 에너지의 일부가 침입된 조직에 흡수되는데 지나지 않는다. 또한 어떤 핵종은 특정장기에 모이는 친화성 핵종이 있어 배설되기 힘든 성질이 있다. 예를 들면 전신($^{60}$Co, $^{137}$Cs 등), 뼈($^{90}$Sr, $^{226}$Ra, $^{45}$Ca, $^{239}$Pu 등), 갑상선($^{131}$I), 신장($^{197}$Hg), 간장($^{198}$Au), 그리고 비장($^{59}$Fe) 등이 있다. 표 8-7은 핵종과 결정기관 및 유효반감기를 나타낸 것이다.

## 3) 내부피폭의 방어 3D, 2C원칙

### (1) 3D의 원칙

희석(dilute), 분산(disperse) 및 제염(decontamination)을 3D 원칙이라 한다. 공기중 방사성물질의 농도를 낮게 하기 위해서는 환기, 방사성 액체폐기물의 희석, 방사성물질로 오염된 것의 제염 등이 있다. 이 3D 원칙은 위험성이 낮은 방사성물질(반감기가 짧은 핵종 혹은 $^{3}$H, $^{14}$C 등)를 소량 취급하는 경우나 취급 빈도가 적은 작업에 적용된다.

### (2) 2C의 원칙

격납(containment) 및 집중(concentration)을 2C의 원칙이라 한다. 방사성 물질을 취급하는 경우는 가능한 집중시켜 사용하고, 즉 방사선원의 보관은 한 장소로 하고 용기 내에 수납하여 두는 것이 바람직하다. 이 2C의 원칙은 취급하는 방사성물질의 위험성이 클 때(예를 들면, 알파선 방출 핵종 혹은 반감기가 긴 핵종 등)나, 취급 량이 많으며, 작업이 상시 행해지는 경우에 적용한다. 표 8-8은 내부피폭의 방어원칙을 구분한 것이다.

**표 8-8. 내부피폭 방어원칙의 구분**

| 구 분 | 원 칙 | 특 징 |
|---|---|---|
| 3D | 희석, 분산, 제염 | ▸ 위험성이 낮은 물질<br>▸ 반감기가 짧은 핵종<br>▸ 취급 빈도가 적을 것<br>▸ 취급 량이 적을 경우 |
| 2C | 격납, 집중 | ▸ 위험성이 큰 물질<br>▸ 반감기가 긴 핵종<br>▸ 취급 빈도가 많을 것<br>▸ 취급 량이 많을 경우 |

### 4) 내부피폭의 특징

(1) 비정이 짧은 알파선의 장해가 크다. (비정이 긴 감마선 장해 적음)
(2) 물리적반감기 보다 유효반감기가 문제된다.
(3) 체내 방사성핵종의 양을 정확히 측정할 수 가 없다.
(4) 시간, 거리, 차폐의 개념 적용이 불가능하다. (차폐물 설정 불가능)
(5) 친화성에 따라 특정장기에 집중 축적된다.
(6) 침착된 방사성물질에 대한 제거가 곤란하다. (선원의 제어 불가능)
(7) 인체의 침착량은 방사성물질의 종류, 입자의 크기, 물리·화학적 성질 등에 따라 다르다.

제9장

# 진단용 엑스선의 방어시설

# 09 진단용 엑스선의 방어시설

## 1. 엑스선 촬영실의 설계시 고려사항

엑스선 촬영실의 설계에 있어서 반드시 고려되어야할 사항은 앞으로의 활용도와 시설확장에 대한 융통성이다. 엑스선장치는 촬영실보다 수명이 짧으며 대체될 장비는 기존의 장비보다 크거나 무겁고 많은 전력을 필요로 한다. 엑스선 촬영실의 구조는 새로이 개발된 장비와 기술들이 최소의 구조적 변화로서 수용할 수 있도록 충분히 융통성이 있어야 하므로 엑스선 촬영실의 설계단계에서 이러한 변화를 고려하여야 한다. 또한 엑스선촬영실 시설의 구조 설계시 환자, 방사선사 등의 이동형태를 고려하여야 한다. 방사선사와 의사의 이동형태는 매우 중요하며 최대의 효율을 얻기 위해 이들의 이동이 최소화 되어야하며, 비록 환자의 이동형태가 그리 중요하지 않더라도 방사선 진료서비스의 전체효율에 대한 그의 영향을 고려하여야한다.

## 2. 방사선 방어벽의 설계

방사선시설에서 필요한 방어벽은 장비유형과 방사선의 에너지에 따라 다르다. 따라서 진단 방사선실에 필요한 방어벽은 엑스선 관전압이 낮기 때문에(보통 150 KV 이하) 몇 mm정도의 납 또는 그와 동등한 콘크리트나 벽돌이면 된다. 한편 메가볼트(mega voltage)의 엑스선과 코발트 치료장치는 견고한 방어벽이 필요하며 일반적으로 1 m 이상 두께의 벽돌과 콘크리트를 사용한다. 또한 필요한 방어벽의 두께는 주변영역의 점유도에 따라 달라진다.

만일 납의 차폐가 충분하지 않다면 많은 공간을 차지하고 무겁다 하더라도 단단한 콘크리트 벽돌로 이루어진 벽이 사용되어져야 한다. 조사선량률은 거리의 제곱에 반비례하기 때문에 이를 잘 이용하면 경제적인 방어벽을 설계할 수 있다. 어떠한 물질이라도 충분한 두께로 사용된다면 차폐체로서 활용될 수 있다. 콘크리트가 건물구조나 방어벽 본래의 목적에 합당한 장점이 있긴 하지만 납이 일반적으로 진단장치와 저전압장치의 차폐체로서 주로 사용되고 있다. 고에너지 장치에서의 콘크리트 사용은 많은 비용을 절감해준다.

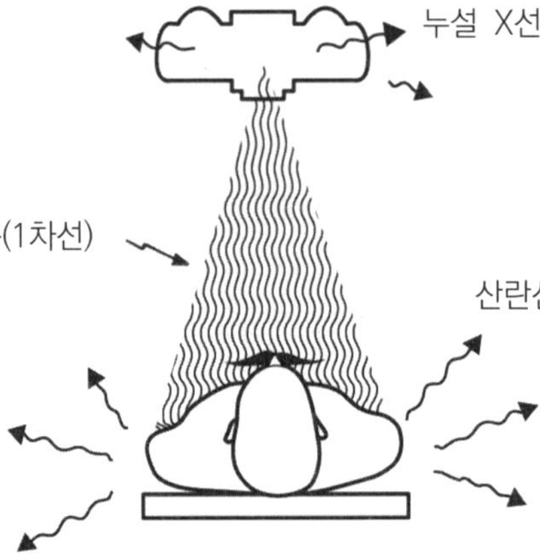


**그림 9-1. 방사선의 3가지 유형(누설선, 산란선, 이용선속)**

## 3. 엑스(감마)선 차폐의 개념

방사선 피폭선량을 줄이는 방법은 거리의 이용, 노출시간의 이용, 차폐물의 활용 등 3가지가 있다. 거리를 이용하는 방법은 선속의 강도가 거리역자승의 법칙에 의하여 감약되는 것을 이용하는 것이고, 시간의 이용은 발생장치의 가동시간을 제한하는 것 과 사용시설내 작업시간을 제한하는 방법 등이 있다.

장치를 새로 구입 설치할 경우에는 이러한 방법을 충분히 고려해야 하지만 장치가 들어갈 방과 구조 등이 결정되어 방어설계가 부적합한 상태이면 차폐물인 납 또는 콘크리트 두께 등을 보강시켜야만 된다. 차폐물은 주방사선(이용선속)을 차폐하는 1차 방어벽 과 누설선, 산란선 그리고 미로 방사선을 차폐하는 2차 방어벽으로 구분된다.

(1) 누설선(leakage radiation) : 엑스선관 용기를 투과하여 누설되는 엑스선이며 이용선속은 제외된다.

(2) 산란선(scattered radiation) : 엑스선 발생장치에서 방출된 엑스선이 피사체나 벽 등에서 산란되어 나오는 엑스선이며 2차선(secondary radiation)의 개념이다.

(3) 이용선속(useful beam) : 사용될 목적으로 엑스선 발생장치의 방사구(window)를 통하여 방출되는 엑스선이며 1차선(primary radiation)의 개념이다.

(4) 미로 방사선(stray radiation) : 누설선과 산란선을 합한 것을 의미한다. 그림 9-1은 이들 방사선에 대한 발생유형을 나타낸 것이다.

엑스선 발생장치에 대한 차폐는 두 가지로 구분된다. 즉 엑스선관 용기의 차폐 및 외부 차폐이다. 진단용 엑스선관 용기 차폐는 일반적으로 제조회사에서 책임을 지며 그 기준은 최대출력으로 가동 중 초점으로부터 1 m 거리에서 누설방사선의 선량률이 115 mR/h이하 이어야한다.

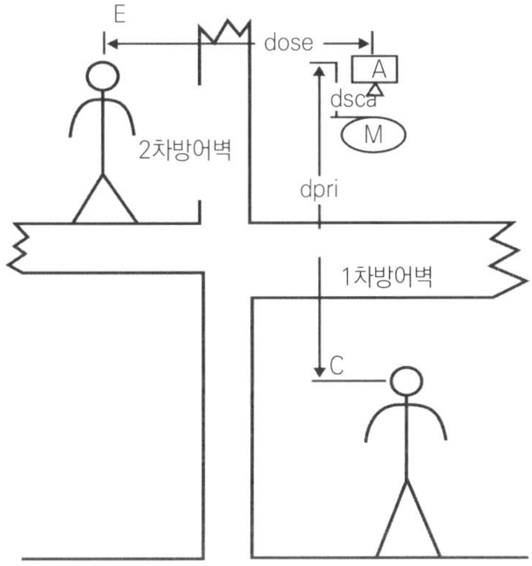


**그림 9-2. 엑스선 발생장치 시설의 기하학적 모형**
**(A : 선원, M : 목표물 혹은 환자, C, E : 사람의 위치)**

그림 9-2는 엑스선 진단장치의 설치를 위하여 1, 2차선 차폐를 어떻게 할 것인가 예상할 수 있다. 먼저 관심구역에 대한 노출량을 알아야 하며 이 값을 안다면 반가층 또는 차폐표를 이용하여 계산할 수 있다. 엑스선 발생장치의 차폐설계는 1차선속을 차폐하기 위한 1차 방어벽과 누설 및 산란선을 차폐하기 위한 2차 방어벽으로 구분하여 설계하고 이들 각각에 따른 설계기준은 방사선방어 측면에서 결정된다.

# 4. 방어벽 두께의 산출방법

## 1) 방어벽 두께의 산출에 필요한 인자

### (1) 주당선량한도(p)

주당 최대허용 선량한도로서 관리구역에 대해서는 0.1 R/wk이고, 비관리구역에서는 0.01 R/wk이다.

### (2) 거리(distance : d)

선원에서 차폐체까지의 거리를 말한다.

### (3) 주당부하량(work load per week : w)

엑스선 발생장치나 감마선 조사장치의 주당 가동량을 의미하며, 4 MV 이하의 엑스선은 mA·min/wk로 나타내고 감마선이나 4 MV 이상의 엑스선에 대해서는 R/wk at 1 m($R \cdot m^2/wk$)를 사용한다.

【예제】 진단용엑스선장치(관전압 150 kVp), 200 mA, 1 Sec의 조건으로 주당 20회 촬영하였다면 주당부하량은?

【풀이】 W = mA · min/wk
= 200 × 0.017(1/60) x 20/wk
= 68 mA · min/wk

【예제】 2,000 Ci의 $^{60}Co$ 조사장치에 있어서 1일 4시간, 주 5일 가동한다면 주당부하량은 얼마인가?

【풀이】 1 m 거리에서의 조사선량률은
2,000 × 1.3 = 2,600 R/h at 1 m
w = 2,600 × 4 × 5 = 52,000 R/week at 1 m

### (4) 사(이)용인자(use factor : U)

동작 부하 중에서 차폐체에 선속이 향하고 있는 비율을 의미한다. 사용인자에 대한 기준치는 표 9 - 1와 같으며, 구체적인 내용은 다음과 같다.

#### ① 상시사용(U = 1)

방사선실의 바닥(floor)이나 이용선추에 항상 조사되는 방사선실의 문, 벽부분 등을 의미한다.

#### ② 부분사용(U = 1/4)

일상적으로 거의 조사되지 않는 방사선실의 벽을 의미한다.

#### ③ 임시사용(U = 1/16)

일상적으로 거의 조사되지 않는 방사선실의 천장을 의미한다. 단, 회전조사장치에 대해서는 그 사용 상황 등에 의하여 일률적으로 정하기가 어렵다.

**표 9 - 1. 사용인자(U)**

| 구 분 | 진단용 장치 | | 치료용 장치 |
|---|---|---|---|
| | 1차 차폐 | 2차 차폐 | 1차 차폐 |
| 마루(floor) | 1 | 1 | 1 |
| 벽(walls) | 1/4 | 1 | 1/4 |
| 천장(ceilings) | 1/16 | 1 | 1/16 |

### (5) 점유(거주)인자(occupancy factor : T)

엑스선장치의 가동 중 장소에 따라 사람이 체류할 수 있는 시간의 비율을 의미한다. 차폐체 외곽부근에 사람이 항상 존재하는가의 여부에 따라 점유인자는 표 9 - 2와 같다.

**표 9 - 2. 점유인자(T)**

| 점유도 | 해 당 구 역 |
|---|---|
| 상시점유 (T = 1) | 작업실, 촬영실, 제어실, 사무실, 암실, 종사자 대기실, 거주에 사용되고 있는 방 등 |
| 부분점유 (T = 1/4) | 좁은 복도, 병실 및 환자가 사용하는 방, 엘레베이터 직원이 없는 주차장 |
| 임시점유 (T = 1/16) | 사람이 주거에 적합하지 않은 창고, 직업상 피폭되는 직원이 사용하지 않는 화장실, 계단, 도로 |

## 2) 1차선 차폐 방어벽

1차선에 대한 차폐체의 최대허용 투과율 Bp는 다음과 같은 식으로 주어진다.

$$Bp = \frac{Pd^2}{WUT}$$

P : 주당 최대 피폭선량한도(R/wk)
d : 선원에서 방어 벽까지의 거리(m)
W : 주당 최대 동작부하(mA·min/wk)
U : 사용인자
T : 점유인자
Bp : 1차 X선투과율

위 식에서 1차 엑스선투과율(Bp)를 계산하여 그림 9-3~8 에서 방어벽의 두께를 산출해낸다. 이 공식에서 방어벽의 두께를 구하는 데는 여러 가지 어려움이 따르고 있다. 그러므로 ICRP Pub. 33에서는 광자의 에너지, 주당 최대동작부하 와 선원에서 방어벽까지의 거리등을 조합하여 표 9-3에 나타내었다. 표 9-3은 선원과 방어벽까지의 거리 및 주당최대 피폭 한계를 표에 정하여 놓고 산출된 것이므로 엑스선장치 설치장소의 변동에 따른 방어벽의 두께 산출시에는 어려움이 있다.

【예제】 인가전압이 250 kVp인 치료용 엑스선장치의 2.5 m 떨어진 관리구역에서 콘크리트로 된 1차선 차폐벽의 두께를 구하라. 단 이 장치의 주당 부하량은 20,000 mA · min/wk이고 점유인자(T)는 1이며, 부하량은 1/2이다.

【풀이】 관리구역이므로 주당최대허용 선량한도(P)는 0.1R이 설정기준이고, 사용인자(U)는 1이며, 1차선 차폐에서의 최대허용 투과율(Bp)을 구하는 식에 대입하면 된다.

$$Bp = \frac{Pd^2}{WUT} \text{에서}$$

$$= \frac{0.1R/W \times (2.5m)^2}{(20{,}000mA\cdot \min/W \times 0.5) \times 1 \times 1} = 6.25 \times 10^{-5} \frac{R\cdot m^2}{mA\cdot \min}$$

여기서 $R \cdot m^2/mA \cdot min$은 R/mA · min at 1 m와 같으므로 위의 결과를 $6.25 \times 10^{-5}$ R /mA · min at 1 m라고도 쓸 수 있다. 위의 엑스선 투과율(Bp)의 값을 그림 9-3에서 찾아보면 차폐에 필요한 콘크리트 두께가 39 cm라는 것을 알 수 있다.

【예제】 200 kVp의 엑스선장치로 관전류 20 mA, 1일 5시간, 주 5일 가동하고 있다. 1차선 차폐에 필요한 납의 두께는 얼마인가? 단, 엑스선관에서 벽까지의 거리 4 m, 점유인자(T) = 1/4이라 한다.

【풀이】 주당부하량(W) = 20 × 5 × 5 × 60 = 30,000 mA · min/wk, 사용인자(U)는 1이 되고, 다음 식에 대입하면 된다.

위의 엑스선 투과율(Bp)의 값을 그림 15-6에서 찾아보면 차폐에 필요한 납의 두께는 0.42 cm가 됨을 알 수 있다.

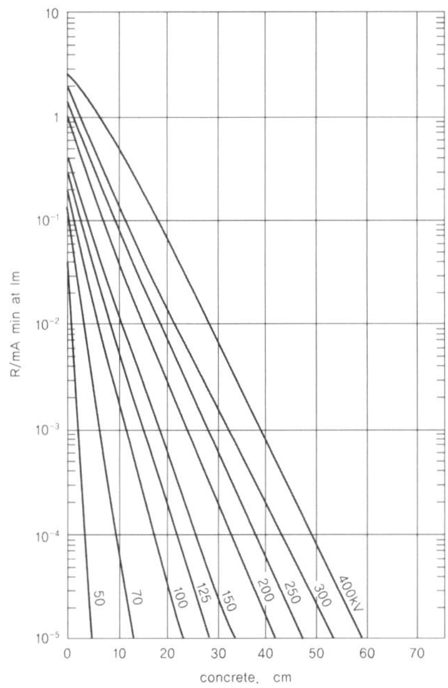


그림 9-3 Broad-beam transmission of x-rays through concrete, density 2.35 g/cm$^3$

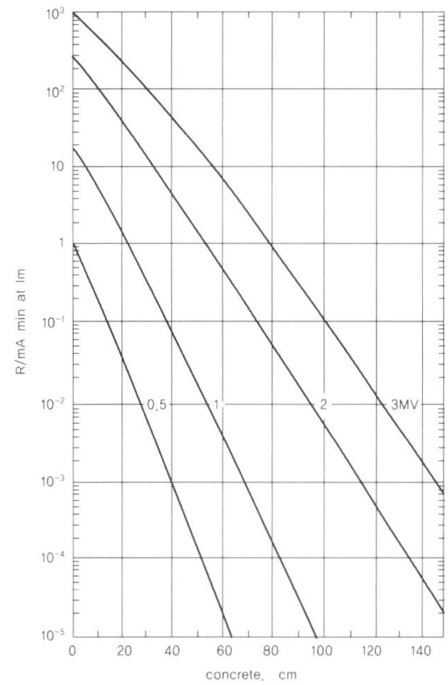


그림 9-4 Broad-beam transmission of x-rays through concrete, density 2.35 g/cm$^3$

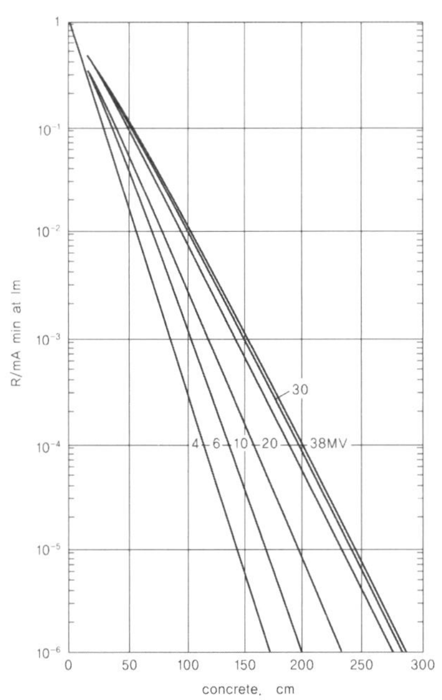


그림 9-5 Broad-beam transmission of x-rays through concrete, density 2.35 g/cm$^3$

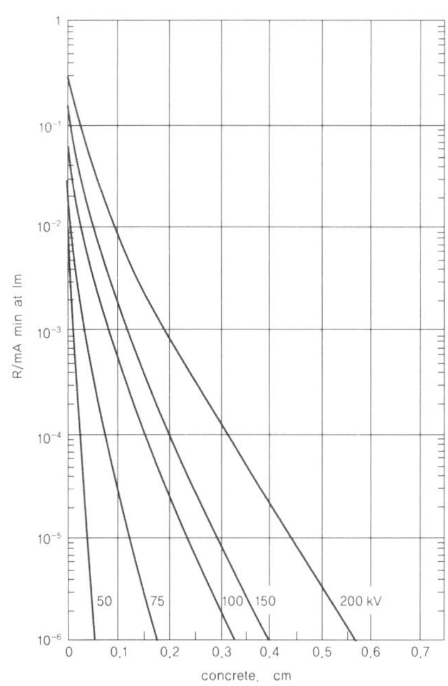


그림 9-6 Broad-beam transmission of x-rays through lead, density 11.35 g/cm$^3$

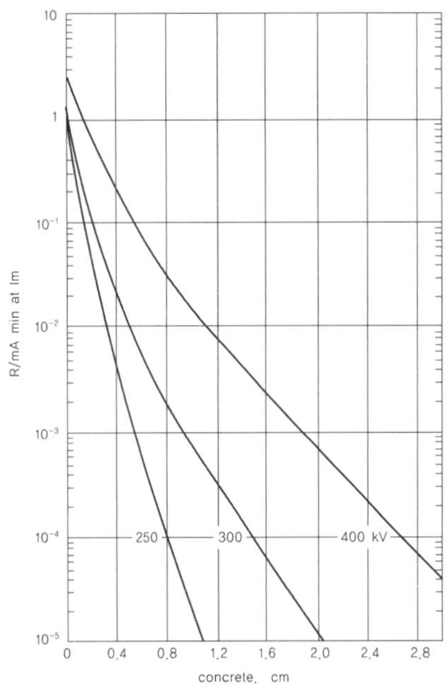


그림 9-7 Broad-beam transmission of x-rays through lead, density 11.35 g/cm$^3$

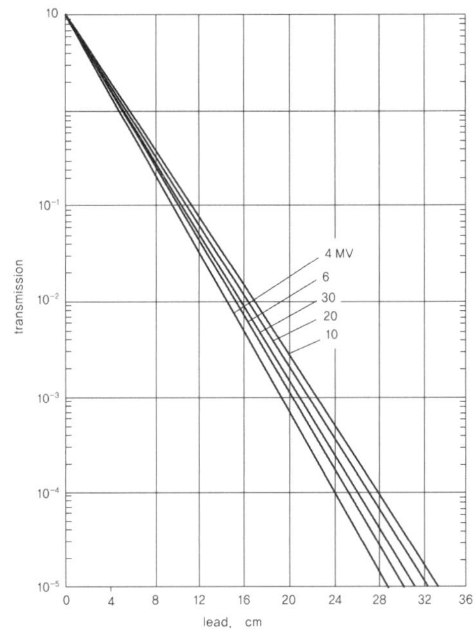


그림 9-8 Broad-beam transmission of x-rays through lead, density 11.35 g/cm$^3$

## 3) 2차선 차폐 방어벽

방사선이 선원에서 방출하여 물체 또는 인체에 조사될 경우 물체와 상호작용에 의해 산란되는 것을 산란선이라 하며 이를 방어하는 것을 2차선 방어라 한다. 2차선 방어벽이 필요한 장치는 고에너지장치 또는 조사방향이 일정한 장치(흉부 간접촬영용 등) 및 투시전용장치 등이 있다. 방어설계시 고에너지장치에서는 항상 경제성과 내부공간유효 면적 및 종사자의 이동 관계 등을 고려하지 않으면 안 된다. 누설선 차폐를 위한 방어벽은 주로 선원에서의 누설선 차폐를 위해 사용되고 있으며 작은 방사성 동위원소의 보관이나 저장을 위한 장소 및 저장함 설치시 많이 이용되고 있는 실정이다.

### (1) 산란선 차폐를 위한 방어벽 산출방법

$$Bs = \frac{100P \times d^2}{WTSPr}$$

P : 주당 최대 피폭선량한도(R/wk)

d : 선원에서 방어 벽까지의 거리(m)

W : 주당 최대 동작부하(mA·min/wk)

T : 점유인자

Pr : 선원 1 m 거리에서의 선량률

S : 선원에서 방어벽까지의 거리 1 m에서 물체면적에 대한 산란률(표 9-4에서"S"의 값을 찾는다)

Bs : 산란선 투과율

위 식에서 산란선 투과율(Bs)를 계산하여 그림 9-3~8에서 방어벽의 두께를 산출해낸다. 실질적으로 산란선에 대한 방어벽 두께산출은 복잡하므로 1차선 방어두께의 1/2로 간편히 사용할 수도 있으나 이 경우는 산란선 산출공식과 항상 비교검토를 요구하게 된다. ICRP Pub. 33 권고에서는 이와 같이 복잡성과 난이성을 제거하여 다음과 같은 표 9-5를 권고해 주고 있다.

### (2) 누설선 차폐를 위한 방어벽 산출방법

누설선을 차폐하기 위한 방어벽 두께산출은 십가층(tenth value thickness : TVT)로서 산출할 수 있다.

$$N_{TVT} = \log 10 \frac{W_L T}{d^2 P}$$

$N_{TVT}$ : Tenth Value Thickness

P : 주당 최대 피폭선량한도(R/wk)

d : 선원에서 방어벽까지의 거리(m)

T : 점유인자

$W_L$ : 주당 최대 누설선량률

이 공식에서 $N_{TVT}$를 구하여 다음 표 9-6에서 찾아 방어설계 및 시공을 한다. 그러나 실제 사용이 간편한 방법은 표 9-5에서 산란선과 같이 표시한 표를 사용하는 것이 간편하다고 ICRP는 권고하고 있다.

**표 9-3. Primary x-ray Beam shielding requirements for 0.1 rem/week**

| Potential, kV | Effective workload, mA. min per week | cm lead reuquired at source distances of | | | | cm concrete requied at source distances of | | | |
|---|---|---|---|---|---|---|---|---|---|
| | | 1 m | 2 m | 4 m | 8 m | 1 m | 2 m | 4 m | 8 m |
| 50 | 500 | 0.04 | 0.03 | 0.02 | 0.01 | 3.4 | 2.5 | 1.6 | 0.9 |
| | 125 | 0.03 | 0.02 | 0.01 | 0.01 | 2.5 | 1.6 | 0.9 | 0.4 |
| | 30 | 0.02 | 0.01 | 0.01 | 0.01 | 1.6 | 0.9 | 0.4 | 0cd |
| | 8 | 0.01 | 0.01 | 0.01 | 0d | 0.9 | 0.4 | 0cd | 0cd |
| 75 | 500 | 0.10 | 0.08 | 0.05 | 0.03 | 9.7 | 7.4 | 5.0 | 3.0 |
| | 125 | 0.08 | 0.05 | 0.03 | 0.02 | 7.4 | 5.0 | 3.0 | 1.2 |
| | 30 | 0.05 | 0.03 | 0.02 | 0.01 | 5.0 | 3.0 | 1.2 | 0.2 |
| | 8 | 0.03 | 0.02 | 0.01 | 0d | 3.0 | 1.2 | 0.2 | 0cd |
| 100 | 1,000 | 0.24 | 0.19 | 0.14 | 0.09 | 17.0 | 13.6 | 10.4 | 7.1 |
| | 250 | 0.19 | 0.14 | 0.09 | 0.05 | 13.6 | 10.4 | 7.1 | 4.1 |
| | 60 | 0.14 | 0.09 | 0.05 | 0.03 | 10.4 | 7.1 | 4.1 | 1.5 |
| | 16 | 0.09 | 0.05 | 0.03 | 0.01 | 7.1 | 4.1 | 1.5 | 0cd |
| 150 | 1,000 | 0.30 | 0.25 | 0.19 | 0.14 | 25.5 | 21.1 | 16.8 | 12.3 |
| | 250 | 0.25 | 0.19 | 0.14 | 0.09 | 21.1 | 16.8 | 12.3 | 8.0 |
| | 60 | 0.19 | 0.14 | 0.09 | 0.05 | 16.8 | 12.3 | 8.0 | 4.0 |
| | 16 | 0.14 | 0.09 | 0.05 | 0.02 | 12.3 | 8.0 | 4.0 | 0.8 |
| 200 | 40,000 | 0.66 | 0.58 | 0.51 | 0.43 | 46.3 | 41.0 | 35.9 | 30.6 |
| | 10,000 | 0.58 | 0.51 | 0.43 | 0.35 | 41.0 | 35.9 | 30.6 | 25.4 |
| | 2,500 | 0.51 | 0.43 | 0.35 | 0.28 | 35.9 | 30.6 | 25.4 | 20.1 |
| | 625 | 0.43 | 0.35 | 0.28 | 0.20 | 30.6 | 25.4 | 20.1 | 15.0 |
| 250 | 40,000 | 1.26 | 1.09 | 0.91 | 0.74 | 51.8 | 46.5 | 41.0 | 35.4 |
| | 10,000 | 1.09 | 0.91 | 0.74 | 0.59 | 46.5 | 41.0 | 35.4 | 29.8 |
| | 2,500 | 0.91 | 0.74 | 0.59 | 0.44 | 41.0 | 35.4 | 29.8 | 24.1 |
| | 625 | 0.74 | 0.59 | 0.44 | 0.31 | 35.4 | 24.1 | 24.1 | 18.6 |
| 300 | 40,000 | 2.38 | 2.04 | 1.70 | 1.36 | 58.4 | 52.5 | 46.3 | 40.2 |
| | 10,000 | 2.04 | 1.70 | 1.36 | 1.04 | 52.5 | 46.3 | 40.2 | 34.0 |
| | 2,500 | 1.70 | 1.36 | 1.04 | 0.76 | 46.3 | 40.2 | 34.0 | 27.8 |
| | 625 | 1.36 | 1.04 | 0.76 | 0.52 | 40.2 | 34.0 | 27.8 | 21.9 |
| 400 | 40,000 | 4.05 | 3.49 | 3.02 | 2.50 | 65.0 | 59.0 | 53.0 | 46.8 |
| | 10,000 | 3.49 | 3.02 | 2.50 | 2.02 | 59.0 | 53.0 | 46.8 | 40.6 |
| | 2,500 | 3.02 | 2.50 | 2.02 | 1.54 | 53.0 | 46.8 | 40.6 | 34.4 |
| | 625 | 2.50 | 2.02 | 1.54 | 1.12 | 46.8 | 40.6 | 34.4 | 28.5 |

**표 9-4. Precent absorbed rate due incident area radiation scattered to 1 m by a tissuelike phantom for 400 $cm^2$ irradiated area**

| Angle of scatter | 100 kV | 200 kV | 300 kV | $^{60t}CO$ | 6 MV |
|---|---|---|---|---|---|
| 15° | – | – | – | – | 0.65 |
| 30° | 0.02 | 0.24 | 0.34 | – | 0.30 |
| 45° | 0.03 | 0.23 | 0.26 | 0.18 | 0.14 |
| 60° | 0.04 | 0.19 | 0.22 | 0.14 | 0.08 |
| 90° | 0.05 | 0.14 | 0.19 | 0.07 | 0.04 |
| 120° | 0.12 | 0.23 | 0.26 | 0.05 | 0.03 |
| 135° | 0.17 | 0.30 | 0.33 | 0.04 | 0.03 |
| 150° | 0.21 | 0.37 | 0.48 | – | – |

**표 9-5. Scatter and leakage x-ray shielding requirements for 0.1 rem/week**

| Potential, kV | Effective workload, mA. min per week | cm lead reuquired at cm concrete requied source distances of at source distances of | | | | | | | |
|---|---|---|---|---|---|---|---|---|---|
| | | 1 m | 2 m | 4 m | 8 m | 1 m | 2 m | 4 m | 8 m |
| 50 | 500 | 0.02 | 0.01 | 0 | 0 | 1.0 | 0.3 | 0 | 0 |
| | 125 | 0.01 | 0 | 0 | 0 | 0.3 | 0 | 0 | 0 |
| 75 | 500 | 0.06 | 0.02 | 0.01 | 0 | 3.1 | 1.1 | 0.1 | 0 |
| | 125 | 0.02 | 0.01 | 0 | 0 | 1.1 | 0.1 | 0 | 0 |
| | 8 | 0.01 | 0 | 0 | 0 | 0.1 | 0 | 0 | 0 |
| 100 | 1,000 | 0.08 | 0.04 | 0.02 | 0 | 5.5 | 2.7 | 0.3 | 0 |
| | 250 | 0.04 | 0.02 | 0 | 0 | 2.7 | 0.3 | 0 | 0 |
| | 60 | 0.02 | 0 | 0 | 0 | 0.3 | 0 | 0 | 0 |
| 150 | 1,000 | 0.11 | 0.06 | 0.03 | 0 | 8.9 | 4.9 | 1.3 | 0 |
| | 250 | 0.06 | 0.03 | 0 | 0 | 4.9 | 1.3 | 0 | 0 |
| | 60 | 0.03 | 0 | 0 | 0 | 1.3 | 0 | 0 | 0 |
| 200 | 40,000 | 0.40 | 0.32 | 0.24 | 0.16 | 26.9 | 21.6 | 16.4 | 11.3 |
| | 10,000 | 0.32 | 0.24 | 0.16 | 0.09 | 21.6 | 16.4 | 11.3 | 6.4 |
| | 2,500 | 0.24 | 0.16 | 0.09 | 0.04 | 16.4 | 11.3 | 6.4 | 2.0 |
| | 625 | 0.16 | 0.09 | 0.04 | 0 | 11.3 | 6.4 | 2.0 | 0 |
| 250 | 40,000 | 0.78 | 0.61 | 0.45 | 0.28 | 30.6 | 25.1 | 19.4 | 13.9 |
| | 10,000 | 0.61 | 0.45 | 0.28 | 0.14 | 25.1 | 19.4 | 13.9 | 8.5 |
| | 2,500 | 0.45 | 0.28 | 0.14 | 0.05 | 19.4 | 13.9 | 8.5 | 3.4 |
| | 625 | 0.28 | 0.14 | 0.05 | 0 | 13.9 | 8.5 | 3.4 | 0 |
| 300 | 40,000 | 1.51 | 1.18 | 0.84 | 0.52 | 34.8 | 28.7 | 22.6 | 16.3 |
| | 10,000 | 1.18 | 0.84 | 0.52 | 0.25 | 28.7 | 22.6 | 16.3 | 10.2 |
| | 2,500 | 0.84 | 0.52 | 0.25 | 0.07 | 22.6 | 16.3 | 10.2 | 4.6 |
| | 625 | 0.52 | 0.25 | 0.07 | 0 | 16.3 | 10.2 | 4.6 | 0 |
| 400 | 40,000 | 2.33 | 1.85 | 1.37 | 0.91 | 40.8 | 34.7 | 28.7 | 22.5 |
| | 10,000 | 1.85 | 1.37 | 0.91 | 0.54 | 34.7 | 28.7 | 22.5 | 16.2 |
| | 2,500 | 1.37 | 0.91 | 0.54 | 0.23 | 28.7 | 22.5 | 16.2 | 9.6 |
| | 625 | 0.91 | 0.54 | 0.23 | 0.02 | 22.5 | 16.2 | 9.6 | 1.5 |

**표 9-6. Approximate half-Value-thicknesses and tenth-Value-thicknesses for heavily attenuated broad beams of x-ray**

| X-ray source | Half-value-thickness, cm | | Tenth-value-thickness, cm | |
|---|---|---|---|---|
| | Lead | Concrete | Lead | Concrete |
| 50 kV | 0.005 | 0.4 | 0.018 | |
| 70 | - | 1.0 | - | |
| 75 | 0.015 | - | 0.050 | |
| 100 | 0.025 | 1.6 | 0.084 | |
| 125 | - | 1.9 | - | |
| 150 | 0.029 | 2.2 | 0.096 | |
| 200 | 0.042 | 2.6 | 0.14 | |
| 250 | 0.086 | 2.8 | 0.29 | |
| 300 | 0.17 | 3.0 | 0.57 | |
| 400 | 0.25 | 3.0 | 0.82 | |
| 0.5 MV | 0.31 | 3.6 | 1.03 | |
| 1 | 0.76 | 4.6 | 2.52 | |
| 2 | 1.15 | 6.1 | 3.90 | |
| 3 | - | 6.9 | - | |
| 4 | 1/48 | 8.4 | 4.9 | |
| 6 | 1.54 | 10.2 | 5.1 | |
| 10 | 1.69 | 11.7 | 5.6 | |
| 20 | 1.63 | 13.7 | 5.4 | |
| 30 | 1.57 | 13.7 | 5.2 | |
| 38 | - | 13.7 | - | |

제10장

# 밀봉 방사성핵종의 취급 및 시설

# 10 밀봉 방사성핵종의 취급 및 시설

## 1. 밀봉선원의 정의

밀봉된 방사성동위원소는 기계적인 강도가 충분하여 파손될 우려가 없고, 부식되기 어려운 재료로 된 용기에 넣은 방사성동위원소로서 사용할 때에 방사선은 용기외부로 방출하지만 방사성동위원소는 누출하지 못하도록 되어 있는 것을 말한다. 방사성핵종을 밀봉선원과 비밀봉선원(개봉선원)으로 분류하는 것은 사용하는 입장에서 안전취급이 편리하기 때문이다. 따라서 이 분류는 물리, 화학적으로는 그다지 의미 있는 것은 아니다. 밀봉선원은 대부분 조사용 선원으로 이용되며 산업분야에 방사선멸균, 식품보존 등의 대선원(3,000 Ci 이상)과 의료분야의 방사선 근접치료에 이용되는 소선원으로 구분한다. 밀봉선원은 방사성동위원소 물질을 귀금속 등으로 밀봉시킨 것이고, 그 이외의 모든 선원을 비밀봉선원이라 한다.

## 2. 밀봉선원의 종류

밀봉선원은 방사성물질을 캡슐의 용기에 넣어서 밀봉하여 방사성물질이 외부로 유출되지 않도록 납 등으로 용접을 하여 사용하고 있다. 사용목적에 따라 이용하고자 하는 방사선이 잘 방출되어야 하며, 선원의 특성 및 에너지에 따라 캡슐(capsule)의 재료 및 두께가 결정되어 진다. 밀봉선원의 종류에는 알파선원, 베타선원, 고에너지 감마선원 등이 있다. 예를 들면 알파선이나 베타선처럼 투과력이 약한 방사선을 이용하려는 밀봉선원은 투과력이 강한 감마선용 밀봉선원처럼 캡슐이 단단해서는 안 된다. 캡슐의 구비조건에는 다음과 같은 2가지 방법이 만족되어야 한다.

### (1) 사용조건에 대한 내구성

캡슐은 사용 중에 기계적인 힘, 온도, 화학적 현상에 대해서 내구성을 갖추어야 한다.

### (2) 내용물의 변화에 대한 내구성

캡슐에 봉입된 물질에 의한 화학적부식, 봉입물질의 방사선에 의한 손상, 압력증가(수분이나 유기물 등은 방사선분해로 가스를 발생시키고, 알파선은 헬륨가스로 된다) 등에 대해서 내구성이 있어야 한다. 예를 들면 라듐선원 취급시는 알파붕괴로 인한 헬륨의 생성으로 용기내 압력상승, 그로 인한 누설 가능성 있으며, 라듐염의 탈수가 완전치 못하면 수분이 방사선원에 의하여 분해되어 산소와 수소가 발생한다.

이때 용기내 내압 증가로 인한 누설 가능성에 주의 하여야한다. 라듐선원의 누설유무를 확인하기 위해서는 탈지면이나 활성탄소로 라듐선원을 싸두었다가 이들을 방사능 측정기로 측정하면 된다. 이와 같은 이유로 캡슐의 재질은 귀금속이나 스테인리스강(stainless steel) 등이 주로 이용되고, 경우에 따라서는 알루미늄이나 티타늄, 황동 등이 사용된다. 밀봉선원에 필요한 내온도, 내압력 등의 기계적 강도의 특성은 그 선원의 사용조건에 따라 선택해야 한다. $\alpha$선원 및 기기의 교정에 사용되는 표준선원을 제외하고 대부분의 밀봉선원에는 규격화된 등급 분류 방식에 따라 그 선원의 특성이 표시되어 있어야 한다.

## 3. 밀봉선원의 사용목적에 따른 분류

### (1) 교정용 선원

각종 방사선 측정기의 검·교정용 선원으로는 3.7 MBq(100 $\mu$Ci) 이하의 선원이 대부분이다.

### (2) 계측기용 선원

두께측정기, 밀도측정기, 유황분석기, ECD(electron capture detector), 가스크로마토그라피(gas-chromatography), 방사선 이용 계측기선원 등이고 주로 수백 MBq수백 GBq 선원이 대부분이다.

### (3) 비파괴검사용 선원

방사선 투과 탐사용 선원으로는 $^{60}$Co, $^{192}$Ir 등이 주로 이용되며 수십 GBq ~ 수천 GBq을 많이 사용한다.

## (4) 조사용 선원

의료용선원, 식품보존, 방사선멸균 및 방사선 화학공업용선원 등이 있으며 대용량 선원으로서 $^{60}Co$이 주로 많이 사용된다. 표 10-1은 밀봉선원의 이용분야를 분류하였고, 이 표에는 전형적으로 다루는 방사능을 함께 나타내었다.

**표 10-1. 밀봉선원의 이용분야**

| 구 분 | 이 용 분 야 | 방 사 능 |
|---|---|---|
| 래디오 그래피시험 (비파괴검사) | ▸ 감마선 래디오그래피<br>▸ 베타선 래디오그래피<br>▸ 중성자 래디오그래피 | 100 ~ 1,000 GBq<br>10 ~ 100 GBq<br>10 ~ 100 GBq |
| 분 석 | ▸ 전자포획<br>▸ 중성자 방사화 분석 | <br>20 ~ 40,000 MBq |
| 게 이 지 | ▸ 투과형(베타 · 감마선)게이지<br>▸ 후방 산란형(베타 · 감마선)게이지<br>▸ 형광 엑스선 후방 산란게이지<br>▸ 액면 게이지(감마선)<br>▸ 선택적 감마선흡수 게이지<br>▸ 감마선 산란형 게이지<br>▸ 열중성자화 게이지(수분 함량검사 등)<br>▸ 중성자 투과형 게이지 | 0.04 ~ 40 GBq<br>0.04 ~ 4 GBq<br>1 ~ 100 MBq<br>2 ~ 80 GBq<br>0.04 ~ 1 GBq<br>1 ~ 100 GBq<br>1 ~ 800 GBq<br>10 ~ 40 GBq |
| 방사선 조사 | ▸ 방사선빔 치료<br>▸ 근접조사 치료<br>▸ 방사선살균, 가교, 경화 및 중합<br>▸ 식품보존 | 10 ~ 200 TBq<br>50 ~ 500 MBq<br>~ 600 PBq<br>~ 400 PBq |
| 기 타 | ▸ 정전기 제거<br>▸ 연기탐지(화재감지)기<br>▸ 검 · 교정 | 0.01 ~ 10 GBq<br>0.1 ~ 100 MBq<br>〈 3.7 MBq |

## 4. 밀봉선원의 구조 및 특징

밀봉선원의 종류는 다양하다. 밀봉선원을 안전하게 취급하기 위해서는 종류에 따라 적절한 차폐를 하는 이외에 선원의 구조 또는 밀봉성능 등에 대한 제조회사의 카달로그를 참고로 해서 그것에 대응하는 취급방법을 검토해 두어야 한다.

### (1) 알파선원

알파선원은 의료에 사용되는 일은 거의 없고 심장박동조율기(pace maker)의 에너지원으로 사용되고 있는 정도이다. 알파선방출 핵종들은 불용해성이고 불휘발성의 화합물을 소결(quenching)처리하여 고 순도의 금(Au) 또는 은(Ag)에 균일하게 분산시켜 만든다. 알파선의 유효이용 단면적의 두께는 0.003 mm 정도의 상자형태로 된 것이 많다. 원판상의 선원은 백금(Pt)원판의 표면에 $^{210}$Po, $^{242}$Cm, $^{238}$Pu, $^{241}$Am을 전착하고 그 표면을 마이카창으로 입혀 이를 알루미늄 손잡이를 붙여 취급이 용이하도록 만든다. 알파선원으로는 연기탐지기용 $^{241}$Am이 있고 진공도 측정용으로 $^{226}$Ra이 있으며 형광 알파선 분석용 선원으로 $^{210}$Po이 있다. 표 10-2는 알파선원의 물리적 특성을 나타낸 것이다.

알파선은 투과력이 약하므로 선원의 표면을 매우 얇은 막으로 덮고 있다.(약 2 μm의 금박) 알파선 방출핵종을 이용하는 밀봉선원의 취급에는 알파선의 투과력이 매우작기 때문에 알파선원에서 나오게 하기 위해 서는 창의 두께를 매우 얇게 한다. 따라서 창을 파손하지 않도록 세심한 주의가 필요하다. 또한 체내오염의 경우 알파핵종은 베타, 감마핵종에 비해 큰 장해를 일으킬 수 있다.

**표 10-2. 알파선원의 물리적 특성**

| 핵 종 | 반 감 기 | 알파선 에너지(MeV) |
|---|---|---|
| $^{210}$Po | 138.4 d | 5.305 |
| $^{241}$Am | 432.2 d | 5.44, 5.49 |
| $^{226}$Ra | 1600 y | 4.589, 4.777 |
| $^{238}$Pu | 87.7 y | 5.352, 5.450, 5.491 |
| $^{242}$Cm | 162.8 d | 6.07, 6.12 |
| $^{210}$Pb | 22.3 y | 5.305($^{210}$Po에서 방출) |

## (2) 베타선원

베타선원은 저 에너지 핵종에서 고에너지 핵종까지 있고 의료에서 베타선원의 이용은 감마선 만큼 흔하지는 않지만, 방사선 치료나 핵의학 분야에서 이용되고 있다. 베타선을 취급할 때는 방사선 피폭에 주의해야 할 것은 물론 얇은 창의 부식, 방사선 손상에 의한 오염도에 각별히 유의하여야 하며 정기적인 검사도 필요하다.

### ① 저 에너지 베타선원

저 에너지 베타선원으로는 $^{63}$Ni, $^{3}$H, $^{14}$C 등의 선원이 있고 이들은 가스크로마토그래피(Gas-chromatography)장치의 검사부 내부에 있기 때문에 직접 손으로 취급하는 일은 거의 없다. 표 10-3은 저 에너지 베타선원의 물리적 특성을 나타낸 것이다.

**표 10-3. 저에너지 베타선원의 물리적 특성**

| 핵 종 | 반감기 | 최대 에너지(MeV) | 평균 에너지(MeV) |
|---|---|---|---|
| $^{63}$Ni | 96 y | 0.067 | 0.018 |
| $^{3}$H | 12.262 y | 0.018 | 0.0055 |
| $^{14}$C | 5730 y | 0.156 | 0.049 |

### ② 중 · 고에너지 베타선원

중 · 고에너지 베타선원으로는 $^{147}$Pm, $^{85}$Kr, $^{204}$Tl, $^{90}$Sr/$^{90}$Y, $^{144}$Ce/$^{144}$Pr, $^{106}$Ru/$^{106}$Rh 등이 있으며 이것은 두께측정기, 비중측정기, 정전기 제거용 등으로 이용되며 내열성, 기계적 강도는 감마선원 만큼은 좋지 못하다. 표 10-4는 중 · 고에너지 베타선원의 물리적 특성을 나타낸 것이다.

**표 10-4. 중·고에너지 베타선원의 물리적 특성**

| 핵 종 | 반감기 | 최대에너지(MeV) | 평균에너지(MeV) |
|---|---|---|---|
| $^{147}$Pm | 2.62 y | 0.02 | |
| $^{204}$Tl | 3.78 y | 0.77 | 0.24 |
| $^{85}$Kr | 10.72 y | 0.687 | |
| $^{90}$Sr/$^{90}$Y | 27.7 y/64 h | 0.546 | 0.20/0.93 |
| $^{44}$Ce/$^{144}$Pr | 284 d/17.27 min | 0.32, 0.24, 0.19/2.98 | |
| | | 2.29, 0.8 | |
| $^{106}$Ru/$^{106}$Rh | 371.6 d/30 s | 0.039/3.53, 3.1, 2.4, 2.0 | |

## (4) 감마선원

현재 의료분야, 산업분야에 가장 많이 사용되고 있으며 고에너지 감마선원은 대부분이 금속 펠렛(pellet)으로 캡슐에 봉입되어 있다. 이 캡슐의 재질은 모두 스테인리스강이며, 2중으로 봉입되어 있어 기계적 충격에 강하고 내열성도 우수하다. 표 10-5는 감마선원의 물리적 특성을 나타낸 것이다. 감마선원은 밀도측정기 $^{60}$Co, $^{137}$Cs 비파괴검사용 $^{60}$Co, $^{137}$Cs, $^{192}$Ir, (γ, n)반응에 의한 방사화 분석용 선원 $^{124}$Sb가 사용된다.

방사선조사용 $^{60}$Co선원은 직경 9.5 mm 정도, 길이 152 mm 정도의 $^{59}$Co봉을 스테인리스로 봉하여 1~100 TBq 원자로 내에서 조사하여 만들어지며, 이 Co봉의 중량은 약 90 g 정도로 봉당 의 선원이 있다.

**표 10-5. 감마선원의 물리적 특성**

| 핵 종 | 반감기 | 붕괴양식 | 감마선의 에너지(MeV) |
|---|---|---|---|
| $^{137}$Cs | 30 y | $\beta^-$ | 0.662(Ba$^{137}$m에 의함) |
| $^{124}$Sb | 60.2 d | $\beta^-$ | 0.603~2.088 |
| $^{60}$Co | 5.263 y | $\beta^-$ | 1.17, 1.33 |
| $^{226}$Ra | 1,600 y | $\alpha$ | 0.186~2.43 |
| $^{228}$Th | 1.910 y | $\alpha$ | 0.084~2.62 |
| $^{192}$Ir | 74.2 d | $\beta^-$, EC | 0.296~0.612 |
| $^{134}$Cs | 2.046 y | $\beta^-$ | 0.561~1.365 |

## (5) 중성자 선원

중성자 선원은 이공학 분야에서 많이 사용되고 있다. 의료에서는 주로 사용되지 않았으나 최근에 와서 $^{252}$Cf 선원으로 강내조사에 이용되고 있다. 중성자 선원은 핵반응 형태로 보아 (α n) 반응에 의한 중성자 선원, (γ, n) 중성자 선원, 자발핵분열에 의한 중성자 선원으로 구분할 수 있다. 표 10-6은 중성자 선원의 물리적 특성을 나타낸 것이다.

**표 10-6 중성자선원의 물리적 특성**

| 핵반응 | 방사성핵종 | 반감기 | 속중성자 수율 n/MBq c·s | $10^6$n/s당의 γ선량율 mR/h at 1m |
|---|---|---|---|---|
| (α,n) | $^{227}$Ac-Be | 21.77 y | 4.10 | 8 |
| | $^{241}$Am-Be | 432.2 y | 68 | 1 |
| | $^{242}$Cm-Be | 162.9 d | 68 | 1 |
| | $^{210}$Po-Be | 138.4 d | 68 | 〈 0.1 |
| | $^{226}$Ra-Be | 1,600 y | 350 | 60 |
| | $^{228}$Th-Be | 1,600 y | 540 | 30 |
| (γ,n) | $^{226}$Ra-Be | 1,600 y | * | 826 g |
| | $^{228}$Th-Be | 1,910 y | * | 700 |
| 자 발 핵분열 | $^{252}$Cf | 5.626y | $2.31 \times 10^{12}$/g ($2.2 \times 10^3$ rem/h/g at 1 m) | $1.6 \times 10^2$ rad/h/g |

# 5. 밀봉선원의 안전성 시험

밀봉선원은 이용하는 방사선의 종류와 선원의 용도에 따라 밀봉상태가 다르다. 따라서 밀봉선원은 그 이용 조건에 따라 밀봉성이 확보되어야 하고 제조시 및 사용중에 있어서 여러 가지 시험이 행하여진다. 밀봉선원의 안전성 시험에는 선원제조시의 시험과 사용 중의 시험 방법으로 크게 나눌 수 있다.

## 1) 선원제조시의 시험

선원제조시의 시험방법을 구분하면 표 10-7과 같다. 밀봉선원의 안전성에 관하여 국제적인 관심이 높아지고 있으며 국제표준기구(International Standard Organization : ISO)에서는 시험방법과 용도에 대한 항목별 등급을 정하기 위한 심의가 진행되고 있고 또한 일부 나라들에 있어서는 규격에 대한 개별적인 기준이 마련되고 있다. 주요한 실험방법에 대한 몇 가지 예를 들면 다음과 같다.

### (1) 누설시험

#### ① 기포시험(bubble test)

에틸렌 그리콜(ethylene glycol)과 같은 부식성이 없는 용액에 선원을 침적시킨 후 이용액의 외압을 대기압 보다 낮게 하여 수초 내지 수분동안 관찰하여 기포가 연속적으로 분출되면 누설이 있는 것이다.

**② 헬륨 누설시험(helium leak test)**

소량의 He의 존재여부를 질량분석기로 검출할 수 있기 때문에, 선원을 밀봉하기 전 캡슐내부에 He 가스를 주입시켜 밀봉 후, 진공장치에서 이것을 누설시켜 질량분석기로 검출하는 방법이다. 검출감도가 $10^{-8}$ cc/sec 이하이므로 이 시험 전 밀봉선원에 상당한 큰 누설여부를 점검하는 것이 좋다. 또한 선원내부에 He 가스를 넣기 위한 공간을 만들어 두어야 한다. 이 시험방법은 시험장치가 고가이고 시험시간이 오래 걸리는 것이 결점이다.

**③ 라듐 시험(Ra test)**

라듐을 포함하고 있는 선원은 오래 전부터 붕괴생성물인 라돈 가스를 활성탄과 폴리에치렌(polyethylene)에 흡착시켜 누설 여부를 측정해 왔다. 검출한계는 12시간에 $10^{-8}$ Ci 정도이다. 새로운 방법은 선원을 진공 중에서 형광체의 용액 및 유기용매에 침적시켜 액체 섬광측정기로 측정하는 방법이 있고 이 방법은 24시간당 $5 \times 10^{-11}$ Ci까지의 누설률을 측정할 수 있다.

**④ 침수(적)시험(immersion test)**

비파괴검사용 $^{137}$Cs 선원과 같은 염화세슘 및 유산세슘과 같은 수용성화합물을 밀봉한 선원은 50℃ 수중에서 4~8시간 동안 침수한다. 이 방법의 검출한계는 0.005~0.05 μCi이다. 최근에는 물에 대한 용해도가 없는 화합물을 사용하는 기술이 발달되어 이 방법을 사용할 수 없는 경우가 있다.

**⑤ 문지름 시험(wipe test)**

이 시험방법은 선원내부에 공기 틈이 없거나 불용성화합물을 밀봉한 선원에 이용된다. 또한 이 방법은 캡슐의 표면오염 검사에 사용되며, 누설이 있는 경우에는 이 시험을 반복하여도 오염이 감소하지 않는다. 캡슐에 재질을 상하게 하지 않고 표면의 방사성 물질을 효과적으로 닦아낼 수 있는 헝겊이나 종이를 사용하여 이 검사를 한다.최근에는 닦아낸 방사성 물질을 처리하여 액체 섬광 측정기로 시험하는 방법을 취하고 있다.

### (2) 오염시험

#### ① 침수(적)시험(immersion test)

누설시험시의 침수검사방법과 동일하다.

#### ② 문지름 시험(wipe test)

캡슐의 재질을 상하게 하지 않고 표면의 방사성물질을 효과적으로 닦아낼 수 있는 헝겊이나 종이를 사용하여 이 검사를 한다. 최근에는 닦아낸 방사성물질을 처리하여 액체섬광 측정기로 시험하는 방법을 취하고 있다.

## 2) 사용 중의 시험

밀봉선원은 제조회사에서 철저한 검사를 수행하여 그 안전성을 입증하고 있으나 이용자가 이들 선원을 취급도중 부주의로 인하여 손상의 우려가 있으므로 정기적으로 간단한 누설검사 및 오염검사를 실시하여야 한다. 밀봉선원 사용 중 정기적으로 제조회사에서 지시한 시험을 행하거나 일정기간이 경과하면 교환하거나 반납 및 폐기하여야 한다. 기타 전문적인 시험과 검사는 제조회사나 전문기관에 의뢰하는 것이 좋다.

**표 10-7. 선원 제조시의 시험 방법**

| 구 분 | 시 험 방 법 |
|---|---|
| 누설시험 | 기포시험(Bubble test)<br>헬륨누설시험(He leak test)<br>라듐시험(Ra test)<br>침수시험(Immersion test)<br>문지름시험(Wipe test) |
| 오염시험 | 침수시험(Immersion test)<br>문지름시험(Wipe test) |
| 수송을 위한 시험 | 충격시험(Impact test)<br>타격시험(Percussion test)<br>가열시험(Heating test)<br>침수시험(Immersion test) |
| 특수시험 | 가열시험<br>외압시험<br>충격시험<br>진동시험 |

## 3) 방사선원의 누설점검에 관한 기술기준(위원회 고시)

### • 용어의 정의

#### (1) 방사선원

「원자력안전법 시행령」제2조제3호에서 정의된 밀봉된 방사성동위원소(이하 "밀봉선원"이라 한다)로서 이 기준에 따라 누설점검을 하여야 하는 선원을 말한다. 다만, 다음 각 목에서 정하는 방사선원은 제외한다.

가. 베타 및 감마선을 방출하는 밀봉선원으로서 방사능량이 3.7 MBq 이하의 것
나. 알파선을 방출하는 밀봉선원으로서 방사능량이 0.37 MBq 이하의 것
다. 물리적 반감기가 30일 이하의 것

#### (2) 누설점검

밀봉선원의 밀봉성능을 확인하기 위하여 이 기준에서 정하는 바에 따라 누설여부를 시험하는 것을 말한다.

### • 누설점검의 시기

(1) 방사선원에 대한 누설점검의 시기는 다음 각 호와 같다.
  ① 방사선원을 신규로 인수하였을 경우에는 취득일로부터 30일 이내
  ② 사용 중인 방사선원에 대해서는 매 1년
  ③ 최근 6개월 이내에 누설점검을 실시하지 아니하고 보관 또는 저장하고 있는 방사선원에 대해서는 사용을 재개하기 직전
(2) 제(1)항의 규정에 불구하고 방사선원의 제작자가 서면으로 누설점검의 시기 및 유효기간을 지정한 경우에는 이에 따를 수 있다. 다만, 이 경우에 사용자는 관련 증빙서류를 확보하고 있어야 한다.

### • 누설점검의 방법

(1) 방사선원의 누설점검의 방법은 **별지 1** 내지 **별지 3**과 같다.
(2) 방사선원의 제작자가 서면으로 누설점검의 방법을 지정한 경우에는 이에 따를 수 있다. 다만, 이 경우에 사용자는 관련 증빙서류를 확보하고 있어야 한다.

## • 누설점검의 안전관리

방사선원의 누설점검은 해당선원의 방사선안전관리자의 지시·감독 하에 수행하여야 한다. 다만, 누설점검업무를 업무대행자에게 위탁하는 경우에는 해당선원의 방사선 안전관리자 또는 관련책임자가 누설점검에 입회하여야 한다.

## • 기록 및 품질보증

(1) 누설점검을 실시한 경우에는 다음 각 호에서 정하는 서류를 작성하여 5년간 보관하여야 한다.
  ① 방사선원의 핵종, 방사능량, 제작사 및 모델 등 제원
  ② 방사선원의 일련번호 및 관리번호
  ③ 점검일시 및 장소
  ④ 점검방법 및 점검에 사용한 장비의 목록
  ⑤ 점검책임자 및 점검에 참여한 자의 인적사항
  ⑥ 점검결과

(2) 누설점검의 품질을 보증하기 위하여 방사선원의 사용자는 다음 각 호의 서류를 확보하고 있어야 한다.
  ① 누설점검의 절차서
  ② 누설점검의 평가에 필요한 계측장비 등 소요품목의 목록 및 확보여부
  ③ 누설점검의 평가에 사용하였던 계측장비 등의 검·교정 내역

## • 누설선원에 대한 조치

누설점검의 실시결과 **별지 1** 내지 **별지 3**에서 규정된 기준 또는 방사선원의 제작자가 제시하는 기준에 미달하여 누설이 확인된 방사선원은 사용의 정지 등 필요한 안전조치를 취하고 원자력안전위원회에 즉시 보고하여야 한다.

[별지 1]

# 문지름 시험

(1) 시험조건

시험실시전에 방사선원은 청결한 상태이어야 하며 방사선원의 표면은 방사능오염이 없는 상태를 유지하여야 한다.

(2) 시험절차

가. 습기보유능력 및 흡수 능력이 양호한 종이필터 또는 이와 유사한 문지름 재료를 준비한다.

나. 종이필터 등에 방사선원의 표면물질에 손상을 주지 아니하는 용매를 적시어 방사선원의 외부표면을 충분히 문지른다. 다만, 종이필터 등을 방사선기기에 내장된 방사선원에 직접 접촉시키는 것이 실질적으로 불가능한 경우에는 방사선원이 누설되어 방사선원 내부의 방사성물질이 묻어 있을 것으로 추정되는 부위를 문지르는 것으로 대신할 수 있다.

다. 방사선원의 외부표면 또는 방사선기기를 문지른 종이필터 등의 방사능을 계측 한다.

(3) 합격기준

계측결과, 해당 방사선원을 구성하고 있는 핵종의 총 방사능량이 200 Bq을 초과하지 아니하는 경우에는 방사선원의 누설이 없는 것으로 간주한다.

[별지 2]

## 건조 문지름 시험

(1) 시험조건

시험실시전에 방사선원은 청결한 상태이어야 하며 방사선원의 표면은 방사능오염이 상태를 유지하여야 한다.

(2) 시험절차

가. 건조한 종이필터 또는 이와 유사한 물질을 준비한다.

나. 건조한 종이필터 등으로 방사선원의 외부표면을 충분히 문지른다. 다만, 종이필터 등을 방사선기기에 내장된 방사선원에 직접 접촉시키는 것이 실질적으로 불가능한 경우에는 방사선원이 누설되어 방사선원 내부의 방사성물질이 묻어 있을 것으로 추정되는 부위를 문지르는 것으로 대신할 수 있다.

다. 방사선원의 외부표면 또는 방사선기기를 문지른 종이필터 등의 방사능을 계측한다.

(3) 합격기준

계측결과, 해당 방사선원을 구성하고 있는 핵종의 총 방사능량이 200 Bq을 초과하지 아니하는 경우에는 방사선원의 누설이 없는 것으로 간주한다.

[별지 3]

## 가열 및 침수 시험

(1) 시험조건

시험실시전에 방사선원은 청결한 상태이어야 하며 방사선원의 표면은 방사능오염이 없는 상태를 유지하여야 한다.

(2) 시험절차

가. 방사선원의 외부표면물질에 손상을 주지 않는 청결한 용매를 준비한다.

나. 용매에 방사선원을 침수시키고 10분간 가열한 후 선원을 꺼낸다.

다. 선원을 냉각시킨 후 깨끗한 용매로 방사선원의 외부를 닦아낸다.

라. 나목 및 다목의 시험을 3회 반복하여 실시한다. 이때, 용매는 처음의 것을 계속 사용하여야 한다.

마. 최초의 용매에 대한 총 방사능량을 계측한다.

(3) 합격기준

계측결과, 해당 방사선원을 구성하고 있는 핵종의 총 방사능량이 200 Bq을 초과하지 아니하는 경우에는 선원의 누설이 없는 것으로 간주한다.

# 6. 밀봉선원의 오염 대책

밀봉선원에 사용되고 있는 방사성 핵종은 그 핵종의 특성 즉, 방사능의 세기, 비방사능, 반감기, 핵종의 독성 등의 이유 때문에 조그만 누설이 있어도 아주 중대한 결과를 초래할 수 있다. 특히 주의하지 않으면 안되는 것은 알파선원, 저 에너지 베타선원, 라듐선원, $^{3}H$ 선원 등이다. 알파선원, 저 에너지 베타선원은 창면의 두께가 얇아 기계적인 강도가 약하므로 취급시 주의를 요한다.

## 1) Ra선원

라듐(Ra)선원은 제조회사에서 철저한 검사 후 판매되지만 제조 후 오랜 시간이 지나면 다음과 같은 이유 때문에 누설의 가능성이 있다.

(1) 알파붕괴로 인한 헬륨(He)의 생성으로 용기내의 압력이 상승한다.

(2) 라듐염의 탈수가 완전히 되지 않으면 수분이 방사선에 의해 분해되어 산소와 수소가 발생되어 이로 인하여 용기내의 내압이 증가한다.
따라서 오랜 시간(약 20~30년)이 지난 라듐선원을 취급시에는 주의가 필요하다. 라돈 가스가 누출되면 그 자핵종이 다른 물질의 표면에 흡착되어 오염이 확산되게 된다. 라듐선원의 누설시험 방법은 탈지면이나 활성탄으로 라듐선원을 싸 두었다가 이들을 휴대용 방사선측정기(서베이미터)나 다른 측정 장치로 측정한다. 만약 라돈 가스 등의 누출이 발견되면 충분한 강도를 가지고 있는 유리관에 넣어 독립된 방사성동위원소 저장용기나 저장함 및 저장시설에 보관, 저장한 후 폐기업자에게 연락을 취한

(3) 그림 10-1은 $^{226}Ra$의 붕괴도를 나타낸 것이다.

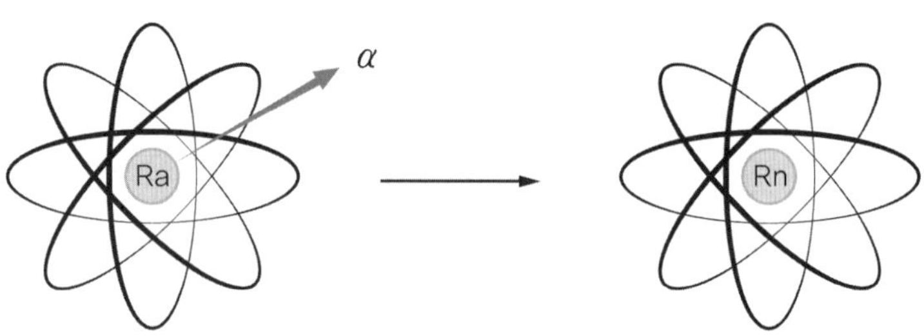


$$^{226}_{88}Ra \xrightarrow{T_{1/2}\ =\ 1620\ yr} {}^{226}_{88}Ra + {}^{4}_{2}\alpha$$

**그림 10-1. $^{226}$Ra의 붕괴도**

## 2) $^{3}H$선원

$^{3}H$(트리튬) 선원은 은(Ag) 등의 금속판 위에 티타늄(Ti)의 증착막을 만들고 여기에 $^{3}H$를 흡착시켜 만든다. 실온에서도 $^{3}H$ 가스가 방출되고 온도상승에 따라 방출량이 증가한다. $^{3}H$ 선원을 이용한 ECD(electron capture detector), 가스 크로마토그라피는 점차로 $^{63}Ni$ 선원으로 대체되고 있으나, $^{3}H$선원을 사용하는 경우는 후드(hood)를 통하여 배기 장치로 배기하여야 한다.

## 3) $^{137}Cs$선원

$^{137}Cs$ 선원은 보통 $Cs_2SO_4$, $CsNO_3$, CsCl 등의 형태로 사용되나 $CsNO_3$는 분해되기 쉽고 분해되어 산소를 발생하며 이로 인하여 내압이 증가되어 누설의 위험성이 있다. 그러나 Ra의 경우에 비교하면 그 위험도가 낮다.

## 4) $^{60}Co$선원

방사선조사용으로 사용되는 수천 Ci~수십만Ci의 $^{60}Co$ 밀봉선원 등은 보통 펠렛 형태로 되어 있으며, 스테인리스와 같은 금속제의 캡슐에 봉입되어 있으나 캡슐의 불량부분으로 누출이 있을 수도 있고, 봉입조작의 부주의에 의해 표면오염이 발생할 가능성이 있으므로 사용 전에 스미어(smear)방법으로 오염검사를 할 필요가 있다. 또한 다른 검사방법은 선원을 캡슐에서 빼내어 문제점이 있는 부분의 표면오염을 조사하는 방법도 있으나 이는 대선원의 경우 그 취급설비가 갖추어진 장소에서만 가능하다. 밀봉선원을 사용하는 경우에는 일정기간마다 스미어법에 의한 간단한 검사가 수행되어야 할 것이다.

# 7. 밀봉선원의 의학적 이용

## 1) 근접치료의 개념

1898년 큐리 부부에 의해 라듐이 발견된 이후 바로 암 치료에 이용되었으며, 밀봉 소선원을 종양에 근접시켜 치료하는 방법을 근접치료라 한다. 근접치료에 사용되는 동위원소는 종양의 표면에 직접 근접시켜 치료하거나, 또는 특별히 고안된 기구를 이용하여 체강 내에 삽입하여 치료하는 강내치료, 인체 내의 여러 장기에 삽입하여 치료하는 체관내치료, 또는 종양에 직접 침(needle) 등을 삽입하여 치료하는 조직내치료 등이 있으며, 이러한 치료방법들은 조직내로 방사성동위원소 물질이 이탈되지 않도록 밀봉되어 밀봉소선원 치료라고도 한다. 근접치료의 장점은 방사성동위원소를 근접시킬 수 있는 종양에 비교적 짧은 시간에 대 선량을 조사하면서 인접한 정상조직에는 조사선량을 최소화 할 수 있다는 것이다.

## 2) 방사선치료에 이용되는 방사선의 종류

방사성동위원소에서는 알파선, 베타선, 감마선 등의 방사선을 방출한다. 이 중 알파선은 투과력이 매우 약하여 종양치료에 효과적이지 못하고, 베타선은 알파선보다는 투과력은 크나 비정이 2~3 mm로 눈 등에 생긴 표재성 악성종양 치료에 주로 사용한다. 또한 감마선은 투과력이 커 근접치료의 주된 선원으로 사용한다. 한편 밀봉소선원은 치료효율의 향상 및 불필요한 방사선(베타선 등)을 제거하기 위하여 필터를 사용하는데, 이때 사용되는 필터는 백금 또는 백금과 이리듐의 합금으로 되어 있다. 밀봉선원의 크기나 모양은 사용되는 방법에 따라 needle, seed, tube, wire, plaque, 등으로 다양하며, 용액의 형태로도 사용한다.

## 3) 밀봉 소선원의 종류와 특징

방사선 치료에 사용되는 주요한 밀봉소선원의 종류와 특징은 표 10-8에 나타냈으며 일시삽입법에는 반감기가 긴 방사성물질을, 영구삽입법에는 반감기가 짧은 방사성물질을 사용한다. 밀봉 소선원을 이용한 방사선 치료의 대표적인 것은 설암, 구강저암, 자궁경부암 등이 있으며 암의 크기와 진행도에 따라 다르지만 설암의 경우에는 $^{137}$Cs 침 등을 이용한 일시삽입법, 구강저암 등에는 $^{125}$I seed와 $^{198}$Au grain을 조직 내에 매몰하는 영구삽입법이 행해진다. 이러한 밀봉소선원에 의해 병소부에는 대략 60~70 Gy의 흡수선량이 가해지게 된다.

**표 10-8. 주요 밀봉 소선원과 특징**

| | 선 원 | 사용 에너지 | 반감기 | 선원형태 |
|---|---|---|---|---|
| 일시삽입용 | $^{60}Co$ | 감마선 1.25 MeV | 5.26년 | tube |
| | $^{192}Ir$ | 0.37 MeV | 74.3일 | seed, wire |
| | $^{226}Ra$ | 0.78 MeV | 1,620년 | needle, tube |
| | $^{137}Cs$ | 0.66 MeV | 30년 | tube, needle |
| 영구삽입용 | $^{198}Au$ | 감마선 0.412 MeV | 2.7일 | seed, grain |
| | $^{222}Rn$ | 0.83 | 3.83일 | seed, grain |
| | $^{125}I$ | 0.082 | 60.2일 | seed, grain |
| | $^{32}P$ | 0.69 MeV | 14일 | 용액: 여과지 |
| | $^{166}Ho$ | 0.61 MeV | 26.8시간 | 용액: 키토산 용액 |

## 4) 의료용 소선원

방사성 물질을 금속 용기 안에 밀봉하고 이것을 종양에 접촉시키든가 종양 안에 삽입 할 수 있는 형태로 된 것을 밀봉소선원이라 한다. 이 목적으로는 우선 $^{226}Ra$을 백금용기에 봉입한 것이 주로 감마선, 일부는 베타선원으로서 이용되고 있다. 현재에는 원자로의 보급과 더불어 가격이 저렴하고 또한 대량을 제조할 수 있게 된 인공방사성 동위원소가 사용되고 있다. 표 10-9는 의료용 소선원을 이용한 방사선치료의 종류 및 특징을 설명한 것이다.

**표 10-9. 방사선치료의 종류 및 특징**

| 방사선 치료방법 (장치 등) | 특 징 | 흡수선량의 예 (Gy) | 적 용 |
|---|---|---|---|
| 체외조사법($^{60}Co$ 원격조사장치, Linac) | 체외에서 감마선 또는 고에너지 엑스선이나 전자선 조사 | 20~60 | 종양 전반 |
| 강내조사법 (Ralstron 장치) | 체강 내에 감마선원 삽입조사 | 15~50 (자궁경부암) | 자궁경부암 등 |
| 밀봉소선원치료 ($^{137}Cs$침, Au grain, $^{125}I$ seed) | 병소에 밀봉소선원을 자입 후 감마선 조사 | 60~70 (설암) | 설암, 유방암 등 |
| 핵의학 치료 ($^{131}I$, $^{32}P$, $^{198}Au$) | 방사성동위원소로부터 방출되는 감마선이나 베타선에 의한 조사 | 40~300($^{131}I$:갑상선기능항진증) | 갑상선 기능항진증, 백혈병, 암성복막염 등 |

## 5) 밀봉소선원 치료환자의 주의사항

밀봉소선원에 의한 방사선 치료는 밀봉소선원을 환자에게 삽입하기 전에 가이드(guide)의 삽입 등 준비하는 과정에서는 선원이 수납용기에 차폐되어 있기 때문에 방사선 피폭은 발생되지 않지만 환자에게 삽입하여 제거할 때까지의 기간(일시삽입시 약 1주간)에는 환자의 주위(bed side)의 선량률이 상승한다. 이 때문에 밀봉소선원을 이용한 방사선 치료 환자의 간호를 할 때는 다음과 같은 사항에 대하여 주의할 필요가 있다.

(1) 밀봉소선원의 치료를 하는 환자는 방사선 치료병실에 격리 수용하여 일반 환자와 분리한다. 치료병실의 벽면에는 원자력안전법에 정한 기준치를 초과하지 않도록 차폐하여야 한다.
(2) 환자를 간호 할 때는 납이 함유된 방어복을 착용한다.
(3) 환자 주위(bed side)의 방사선량률을 사전에 파악해 두며 불필요하게 방사선 치료실에 머무르지 않는다.
(4) 만약 환자에게 삽입한 밀봉소선원의 이탈이 있을 경우, 선원을 직접 손으로 잡아서는 안 된다.
(5) 환자 간호에 사용한 거즈 등을 처리할 경우에는 밀봉소선원의 이탈, 혼입이 없는지를 방사선측정기 등을 사용하여 확인한다.
(6) 환자에게 모의실험이나 예비훈련을 실시하고, 치료시 가족면회도 금지한다.
(7) 치료환자의 수용 병실은 방사선관리구역으로 설정하고, 내부에는 TV감시장치를 설치한다. 또한 방사선 치료환자는 진료실로 불러내어 진료할 수 없다.

## 6) 방사선치료에 의한 방사선장해

방사선치료에 의한 방사선장해로는 크게 나누어 조사 중에 일어나는 초기장해와 치료 후 6개월 이상 경과하여 조사부위에서 발생하는 만기장해가 있다. 초기장해는 전신적 반응으로서 일어나는 방사선 숙취가 있으며, 조사개시로부터 수일에 최고에 달하고 그 이후는 감약 또는 소실한다. 증상으로서는 두통, 현기증, 피로, 권태감, 식욕부진 등이 일어난다. 발생빈도로서는 조사부위가 상 복부에서 가장 많고, 말초일수록 적으며, 또한 고에너지 방사선일수록 적어진다. 혈액의 변화로서 백혈구 감소증, 혈소판 감소증이 있다. 전체 척수강 조사나 악성 림프종의 광범한 조사 이외에서는 드물며, 통상 일시적으로 감소하게 되는 경우가 많다. 조사 중지의 한계로서는 백혈구 수 $2000/m^3$ 이하이다. 국소반응으로는 피부의 탈모, 홍반, 수포형성이 있으며, 엑스선, 감마선에서는 홍반까지, 전자선에서는 수포형성이 일어나는 경우가 있다.

탈모는 통상 조사 후 2~3개월에 재생한다. 점막반응으로서는 구강, 인두, 종격, 장관 등이 조사되면 개시 2~3주에 국소에 충혈과 부종이 생기며 동통이 나타난다. 고도의 경우에는 미란(erosion), 궤양, 괴사가 나타나며 출혈을 수반한다. 특히 구강, 인두에서는 30 Gy 이상에서 타액선 기능저하로 인한 구강 건조감, 미각 저하 또는 탈실(exsorption)을 일으킨다. 종격에서는 식도통과 장해, 기침, 가래 등이 있다. 장에서는 설사, 복통이 주된 증상이며, 초기에는 변비와 설사가 번갈아 출현한다. 폐에서는 1~6개월 후에 방사선 폐염을 일으키나 때로는 고령자 등에서는 조사 중에 일으키는 경우도 있다. 두부에서는 조사초기에 뇌부종에 의한 뇌압항진을 일으킨다. 간에 있어서 전체조사에서 내용선량은 35 Gy이지만 부분적으로는 가벼운 증상으로 간 기능장해를 일으킬 정도이다.

만기장해는 피부에서 일어난다. 표피의 건조, 영구탈모, 반흔형성이 있다. 현재는 궤양형성을 일으키는 경우는 거의 볼 수 없다. 점막에서는 위, 소장, 대장의 점막에 45 Gy이상, 구강, 인두, 식도에 60 Gy이상에서 궤양형성을 일으키며, 고도에서는 천공을 일으키는 경우도 있다. 폐에서는 30 Gy이상에서 방사선 폐렴에 이어서 폐 섬유증이 2~6개월 후에 조사야와 일치하여 발생한다.

뼈(골) 및 연골에서는 발육장해와 뼈 괴사로 장관골 골단에 많으며 유아에서 10 Gy, 성인에서는 60 Gy이상에서 발생한다. 뇌에서는 50 Gy이상에서 뇌 괴사가 일어난다. 척수에서는 45 Gy이상에서 방사선척수염을 일으킨다. 고 에너지 방사선치료의 보급에 따른 경추, 흉추에서 발생이 증가하였다. 뇌 괴사와 함께 치료법이 없기 때문에 1회 선량을 2 Gy 이하로 적게 하거나 다문조사, 운동조사에 의해 척수선량을 적게 할 필요가 있다. 안구에서는 불가역성 수정체 혼탁에 의한 백내장이 있다. 5 Gy이상에서 발생한다. 타액선의 장해로서 타액선 기능저하에 의한 구갈증이 있으며, 30 Gy 이상 조사 중 일어나며 3개월간에 걸쳐 타액 분비량이 감소하지만 회복이 가능하다. 콩팥에서는 23 Gy 이상에서 콩팥기능 장애로 인한 무뇨증이 있다. 적어도 한쪽 콩팥은 조사야에서 제외한다. 발암은 피부암, 백혈병 등이 있으며, 잠복기간은 백혈병에서 5~6년, 피부암에서는 27년으로 길다.

## 7) 밀봉선원의 취급방법

(1) 선원의 소재가 분명하여야 하고 선원 목록도 유지관리 되어야 한다.
(2) 선원의 소재가 불분명하거나 분실한 경우에는 방사선안전관리자에게 즉시 연락하고 분실한 사실이 확인되면 원자력안전위원회에 신고해야 한다.
(3) 방사선 피폭선량이 최소가 되도록 모든 수단을 강구하여야 한다.
(4) 안전수칙이나 주의사항을 시설의 출입구 부근에 게시하고 끈이나 철책 등을 이용하여 불필요한 사람의 출입을 막아야 한다.

(5) 일반적으로 사람이 없는 시설 내에서 사용하여야 한다.
(6) 선원은 손으로 취급해서 안 되며 원격조작기구를 이용하여 취급하여야 한다.
(7) 작업 전에 면밀한 작업계획을 세워 가능한 짧은 시간 내에 작업을 끝내야 한다.
(8) 작업실시전 모의실험이나 반복실험을 실시해서 작업시간을 줄인다.

### 8) 밀봉선원 또는 방사선발생장치의 사용시 주의사항

(1) 사용 전 위험구역내 사람이 있는지 확인할 것
(2) 사용상태(사용 중 또는 비사용중)를 나타내는 표시판을 사람이 잘 볼 수 있는 위치에 부착하고 111테라베크렐 이상의 방사성물질을 사용할 때에는 자동표시판이나 인터록장치를 설치 할 것
(3) 한사람의 운전 책임자를 선정하고, 모든 조작도 운전조작자의 지시에 따라야 하고 휴대용 방사선측정기(survey meter)를 사용하여 안전성 유무를 확인할 것
(4) 위험구역에 출입한 경우에는 반드시 운전책임자의 지시에 따라야 하고 휴대용 방사선측정기를 사용하여 안전성 유무를 확인할 것
(5) 조사 중과 비조사중일 때의 공간선량률 측정 결과를 취급자에게 주지시킬 것
(6) 위험한 장소에는 울타리를 설치하여 취급자 이외의 자가 접근하지 못하도록 할 것
(7) 사용개시 및 종료시에는 반드시 휴대용 방사선측정기를 이용하여 방사선의 누출 여부를 확인 할 것
(8) 부근에 가연성 물질을 방치하지 않아야 하고 화재시를 대비한 조치를 강구해 둘 것
(9) 방사선원의 사용일지 및 점검일지, 기타 관리기록을 작성 할 것.
(10) 선원의 취급시에는 가능한 한 모든 수단, 즉 거리, 시간, 차폐의 수단을 강구하여 방사선피폭이 ALARA(합리적으로 가능한 낮게 유지)를 추구할 것
(11) 선원의 취급은 절대 손으로 해서는 안되며 적절한 도구를 사용하여야 한다. 또한 작업 전 계획을 수립하고 필요한 경우에는 모의훈련이나 반복훈련을 실시할 것
(12) 저장시설에는 시건장치를 하여 불필요한 사람의 접근 및 출입을 막을 것

# 8. 방사성동위원소 및 방사선발생장치의 안전관리

## 1) 밀봉선원의 시설기준

### (1) 사용시설 등의 위치

화재 · 침수 또는 지반붕괴의 우려가 적은 장소에 이를 설치하여야 한다.

### (2) 사용시설 및 분배시설

① 주요구조 부는 내화구조로 하거나 불연재료를 사용할 것

② 다음 각목의 1에 해당하는 방사선량이 선량한도 이하가 되도록 필요한 차폐벽이나 차폐물을 설치할 것

가. 사람이 상시 출입하는 장소에서의 방사선량

나. 사업소의 경계에 인접하는 구역에서의 방사선량

③ 111테라베크렐 이상의 밀봉선원을 사용 또는 분배하는 때에는 다음 각목의 시설을 갖출 것

가. 출입구에 밀봉선원의 사용 또는 분배중임을 자동적으로 표시하는 장치를 설치할 것

나. 밀봉선원의 사용 또는 분배여부에 따라 출입구가 개폐되는 연동장치를 할 것

다. 내부를 상시 감시할 수 있는 장치를 할 것

라. 사람의 출입을 제한하는 장치를 할 것

④ 시설의 경계에는 울타리 등 사람의 출입을 제한하는 시설을 하고 방사능 표지를 부착할 것. 다만, 방사선량이 선량한도 이하가 되도록 하는 데 필요한 차폐벽이나 차폐물이 설치되어 있는 경우에는 그러하지 아니하다.

⑤ 비상시 사용시설 또는 분배시설 안에 들어있는 사람이 신속히 탈출할 수 있는 구조로 하고, 반입구 · 비상구 등 사람이 상시 출입하지 아니하는 출입구의 문을 외부로부터 개폐할 수 없도록 할 것

### (3) 저장시설

① 저장시설의 구조는 다음 각목과 같이 할 것

가. 저장실의 주요 구조부 및 출입문은 내화구조로 하거나 불연재료로 할 것

나. 저장함은 내화구조로 하거나 불연재료로 할 것

② 기술기준에 적합한 차폐벽 이나 차폐물을 설치할 것
③ 문 · 덮개 등 외부로 통하는 부분에는 자물쇠 기타 도난 또는 분실을 방지하기 위한 시설 또는 기구를 설치할 것
④ 시설의 경계에는 울타리 기타 사람의 출입을 제한하는 시설을 설치할 것
⑤ 저장실 · 저장함 및 저장시설의 경계에 설치하는 울타리 등에는 방사능 표지를 부착할 것

### (4) 보관시설

① 내화구조로 하거나 불연재료로 할 것
② 외부와 구획된 구조로 할 것
③ 문 · 덮개 등 외부로 통하는 부분에는 자물쇠 기타 도난 또는 분실을 방지하기 위한 설비 또는 기구를 설치할 것
④ 기술기준에 적합한 차폐벽 이나 차폐물을 설치할 것
⑤ 시설의 경계에는 방사능 표지를 부착하고 울타리 기타 사람의 출입을 제한하는 시설을 설치할 것

## 2) 방사선발생장치의 시설기준

### (1) 사용 · 보관시설의 위치

방사선발생장치의 사용 · 보관시설은 화재 · 침수 또는 지반붕괴의 우려가 적은장소에 설치하여야 한다.

### (2) 사용시설

① 사용시설에는 다음 각목의 1에 해당하는 방사선량이 선량한도 이하가 되도록 필요한 차폐벽이나 차폐물을 설치할 것
가. 사용시설안의 사람이 상시 출입하는 장소에서의 방사선량
나. 사업소의 경계에 인접하는 구역에서의 방사선량
② 방사선발생장치를 사용하는 때에는 그 사용시설의 출입구에 방사선발생장치의 사용중임을 자동적으로 표시하는 장치와 사람의 출입을 제한하는 장치를 할 것
③ 방사선발생장치를 사용하는 때에는 방사선발생장치의 사용여부에 따라 사용시설의 출입구가 개폐되는 연동장치를 할 것
④ 시설의 경계에는 울타리 기타 사람의 출입을 제한하는 시설을 할 것. 다만, 제(1)호

가목에 해당하는 방사선량이 선량한도 이하가 되도록 하는 데 필요한 차폐벽이나 차폐물이 설치되어 있는 경우에는 그러하지 아니하다.

⑤ 사용시설 및 사용시설의 경계에 설치한 울타리 기타 사람의 출입을 제한하는 시설에는 방사능 표지를 부착할 것

⑥ 비상시 사용시설 안에 들어있는 사람이 신속히 탈출할 수 있는 구조로 하고, 반입구·비상구 등 사람이 상시 출입하지 아니하는 출입구의 문을 외부로부터 개폐할 수 없도록 할 것

### (3) 보관시설

① 문·덮개 등 외부로 통하는 부분에는 자물쇠 기타 도난·분실을 방지하기 위한 시설 또는 기구를 설치할 것

② 출입문에는 눈에 띄기 쉬운 곳에 방사선장해방지에 필요한 주의사항을 게시할 것

## 3) 밀봉선원의 취급기준

### (1) 사용

① 사용시설 안에서만 사용할 것

② 정상적인 사용 상태에서는 밀봉선원이 개봉 또는 파괴될 우려가 없도록 할 것

③ 다음 각목의 1에 해당하는 조치를 함으로써 방사선작업종사자 또는 수시출입자의 피폭방사선량이 선량한도를 초과하지 아니하도록 할 것

가. 차폐 벽이나 차폐물에 의하여 방사선을 차폐할 것

나. 원격조작장치 또는 집게 등을 사용하여 밀봉선원과 인체 사이에 적당한 거리를 확보하도록 할 것

다. 면밀한 작업계획 및 취급의 숙달·훈련 등을 통하여 인체에 방사선이 피폭되는 시간을 단축할 것

④ 사용시설 또는 방사선관리구역의 눈에 띄기 쉬운 장소에 방사선장해방지에 필요한 주의사항을 게시할 것

⑤ 밀봉선원을 이동 사용하는 경우에는 사용직후 그 밀봉선원의 분실 또는 누설 등 이상 유무를 점검하고, 이상이 판명된 때에는 탐사 기타 방사선장해방지를 위하여 필요한 조치를 할 것

⑥ 밀봉선원의 건전성을 확인하기 위하여 원자력안전위원회가 정하여 고시하는 바에 따라 누설점검을 실시할 것

▸ 누설점검의 종류(위원회 고시)
가. 문지름 시험
나. 건조 문지름 시험
다. 가열 및 침수 시험

⑦ 밀봉선원이 내장된 방사선기기의 건전성을 확인하기 위하여 원자력안전위원회가 정하여 고시하는 바에 따라 정기점검을 실시할 것

## (2) 분배

① 밀봉선원의 분배는 분배시설에서 할 것
② 방사성동위원소를 밀봉된 상태로 분배하는 경우에는 그 방사성동위원소를 규정에 적합한 상태에서 분배할 것
③ 분배시설안의 눈에 띄기 쉬운 곳에는 방사선장해방지에 필요한 주의사항을 게시할 것

## (3) 보관 · 저장

① 사용하지 아니하는 밀봉선원은 저장시설에 저장할 것
② 저장시설의 저장능력을 초과하여 방사성동위원소를 저장하지 아니할 것
③ 방사선작업종사자 및 수시출입자의 피폭방사선량이 선량한도를 초과하지 아니하도록 할 것
④ 저장함(방사성동위원소를 내화구조의 용기에 넣어 보관하는 경우에는 그 용기)에 방사성동위원소를 보관 · 저장중인 때에는 그 운반을 제한하도록 할 것
⑤ 보관 · 저장시설에는 눈에 띄기 쉬운 곳에 방사선장해방지에 필요한 주의사항을 게시할 것

## (4) 운반

밀봉선원을 사업소 안에서 운반하는 때에는 개봉선원 운반기준의 규정을 준용 한다.이 경우 "개봉선원 및 그에 의하여 오염된 물질"은 "밀봉선원"으로 본다.

▸ 밀봉선원의 보안관리등

밀봉선원을 생산 · 사용 · 분배 · 보관 · 저장 또는 운반하는 경우에는 원자력안전위원회가 정하여 고시하는 바에 따라 도난 · 분실 등을 방지하기 위한 방범 · 보안관리 등의 조치를 하여야 한다.

## 4) 방사선발생장치의 취급기준

### (1) 생산

▸ 방사선작업종사자 또는 수시출입자의 피폭방사선량이 선량한도를 초과하지 아니 하도록 할 것

가. 차폐 벽이나 차폐물에 의하여 방사선을 차폐할 것

나. 원격조작장치 · 집게 등을 사용하여 개봉선원과 인체 사이에 적당한 거리를 확보하고 차폐물을 이용하도록 할 것

다. 면밀한 작업계획 및 숙달 · 훈련 등을 통하여 인체에 방사선이 피폭되는 시간을 단축할 것

### (2) 사용

① 사용시설 안에서만 사용할 것

② 정상적인 사용 상태에서는 방사선발생장치가 파괴될 우려가 없도록 할 것

③ 다음 각목의 조치를 할 것

가. 차폐 벽이나 차폐물에 의하여 방사선을 차폐할 것

나. 원격조작장치를 사용하여 방사선발생장치와 인체 사이에 적당한 거리를 두게 할 것

다. 면밀한 작업계획 및 취급의 숙달 · 훈련 등을 통하여 인체에 방사선이 피폭되는 시간을 단축할 것

제11장

# 비밀봉 방사성핵종의 취급 및 시설

# 11 비밀봉 방사성핵종의 취급 및 시설

## 1. 방사성물질의 체내섭취 경로

비밀봉선원을 사용할 경우 방사성물질이 체내로 들어가 내부피폭의 원인이 된다. 그러므로 방사성물질이 체내로 들어가지 못하도록 방어가 필요하다. 방사성물질이 체내로 들어가는 경로에는 다음과 같은 3가지가 있다.

(1) 호흡기를 통한 흡입
(2) 입에서 소화기로 통한 섭취
(3) 피부, 특히 상처를 받은 자리에 침입

체내 섭취는 작업환경의 공기오염, 마루, 인체, 의복 등의 표면오염 그리고 부주의한 취급에서 발생한다. 체내로 섭취된 핵종의 거동(움직임)은 각 핵종의 종류에 따라 큰 차이가 있다. 즉 그 방사성핵종의 물리·화학적인 특성 등에 따라서 달라진다. 또한 같은 핵종일지라도 체내섭취의 경로 차이에 따라 체내 피폭의 양상은 변한다. 위의 3가지 경로 중 방사성물질의 체내 섭취의 발생빈도가 높은 것은 작업환경의 공기오염에 의한 흡입섭취이다. 이 공기오염의 발생원을 몇 가지 예를 들면 다음과 같다.

(1) 화학반응 또는 방사성 붕괴로 방출되는 방사성 기체
(2) 휘발성 방사성물질
(3) 분말형태 방사성물질
(4) 취급하는 유리 기구, 용기의 파손에 의한 방사성물질의 누출
(5) 방사성핵종의 농도가 높은 용액을 유리병에서 주사기로 옮길 때 등이다.

방사성핵종의 체내섭취에 의한 위험도는 같은 핵종의 외부피폭에 의한 위험도보다 훨씬 크다. 그 이유는 감쇄 또는 배설 제거될 때까지 조직이나 장기를 끊임없이 조사하여 특히 알파선, 저 에너지 베타선과 같이 투과력이 작은 방사선은 그 모든 에너지를 조직 내에서 흡수하기 때문이다.

## 2. 준위별 실험실의 구분

### (1) 저 준위 실험실

일반적으로 설비가 좋고 정돈된 화학실험실용이며, 노출표면은 오염되기 어려운 재질을 사용한다. 만약 오염이 되어도 가능한 한 확산이 되지 않도록 주의하여야 한다. 예를 들면 마루는 콘크리트나 합판을 피하고, 리노륨(linoleum) 등을 사용한다. 실험대 위에는 비닐 시트(vinyl sheet)를 깔고, 방사성핵종이 오염되어도 교환이 용이하도록 한다.

### (2) 중 준위 실험실

방사성핵종의 실험실용에 적합하고, 마루나 실험대 표면 그리고 천장이나 벽은 세정가능한 설비로 하고 이 정도 준위에서는 차폐가 필요한 경우가 많기 때문에 마루나 작업대, 그리고 후드 등은 차폐물의 중량에 충분히 견딜 수 있는 구조로 되어야 한다. 이 구역 내에서 착용한 작업복은 평상복과 구분하여 보관한다.

### (3) 고 준위 실험실

고 준위 방사성핵종을 안전하게 취급할 수 있도록 설비를 갖춘 특별히 설계된 시설이다. 이 준위의 방사성핵종은 완전히 밀폐된 공간에서 취급이 가능하다.

## 3. 시설설계상의 일반적인 고려사항

비밀봉선원을 취급하는 시설은 일반적인 시설요건 이외에도 방사선 장해방지의 관점에서 특별한 설계상의 고려가 필요하다. 특히 방사성 오염대책, 방사선 차폐 및 방화대책이 충분히 마련되어 있어야 한다. 취급시설에는 작업성격상에 따라 여러 가지의 종류가 있지만 화학실험실의 경우를 예로 들어 시설 설계상의 고려사항을 서술하면 다음과 같다.

### (1) 부지의 선정

지반이 견고하고 화재 또는 침수의 우려가 없어야 하고, 배기가스가 잘 희석되는 지역이어야 하며, 수도, 전기 등의 사용이 편리한 지역이어야 한다. 인구 밀집지역을 피하는 것이 좋으나 어려우면 충분한 안전설계가 되어야 한다.

### (2) 중앙집중화

경제적이나 방사선관리 측면에서 볼 때 부지내 시설은 집중관리를 할 수 있도록 설계하여야 한다. 그리고 가능한 독립적인 구조로 설계하여 만일의 사고시 다른 시설에 영향이 없도록 하여야 한다.

### (3) 부지내에서의 위치

부지경계선으로부터 되도록 멀리 떨어진 곳에 위치하는 것이 좋고, 사고시나 화재시를 대비하여 위치를 선정하여야 한다.

### (4) 방사성물질의 오염이 적은 구조

시설의 표면은 평활하고 파손이 어렵고, 화학적으로 안정하며 흡수성이 적어야 한다. 그러므로 방수성의 재질을 사용하고 만약 오염이 되었을 때 쉽게 제염이 가능하고 교환하기 쉬운 재질을 선택한다.

### (5) 상호오염의 방지

밀봉선원 및 방사선발생장치를 이용하는 시설과 비밀봉선원을 취급하는 시설과는 출입구를 분리하는 것이 좋으며, 저준위방사성핵종과 고준위방사성핵종을 취급하는 시설의 출입구도 분리하는 것이 좋다.

### (6) 방사선의 차폐

방사성핵종을 생성하는 가속기 시설이나 대용량의 방사성핵종을 취급하는 시설에서는 건물설계시 차폐가 고려되어야 하지만, 저용량의 방사성동위원소를 취급하는 방사화학 실험실에서는 보통 납 벽돌이나 콘크리트벽돌 등의 이동형 차폐체가 이용된다.

### (7) 작업실의 배치

방사능준위에 따라 배치되어야 한다. 이와 같이 배치하면 오염의 확대방지, 출입에 따르는 피폭선량의 감소가 가능하다. 배열순서는 입구에서부터 다음과 같다.

오염검사실 → 측정실 → 암실 → cold한 방(직접 방사성물질을 취급하지 않는 방) → hot한 방(직접 방사성물질을 취급하는 방)

### (8) 오염방지

건물의 구조나 표면 오염이 쉽지 않도록 되어 있어야 한다.

### (9) 환기설비

환기설비에는 입자상의 방사성물질을 여과 가능한 장치로 할 필요가 있다. 반면에 여과로 제거 불가능한 방사성물질은 적절히 확산 가능한 위치에 배출구를 설치한다.

### (10) 폐기물의 처리

적절한 폐기물처리시설이나 일시적인 폐기물 보관시설이 되어 있어야 한다.

### (11) 방화대책

주요 시설에는 내화구조(철근 콘크리트)나 불연재료(콘크리트, 벽돌, 철판, 유리, 석회 등)를 사용하고 화재에 대비한 방화문의 설치가 필요하다.

### (12) 취급시설의 입구

원칙적으로 한 개소로 하고 출입구 부근에 오염검사실을 설치하여야 한다.

### (13) 배수설비

적절한 배수설비가 되어 있어야 한다.

## 4. 취급시설의 필요한 구성

방사성동위원소를 취급하는 작업의 내용은 매우 다양하다. 그리고 각각의 시설 및 설비도 그 작업 내용 및 조건에 따라 특성을 가지고 있어야 한다. 방사선 안전관리에 필요한 구성에 관한 설명은 다음과 같다.

### (1) 관리실

시설 전체를 관리하기 위하여 출입구 부근에 설치하고 오염검사실과 근접시키는 것이 좋다. 방사성핵종 취급 시설내의 외부인의 무단출입을 방지하며 방사선작업종사자의 출입과 작업상황을 관리한다. 또한 방사선, 오염, 배기 및 배수 등의 관리를 위한 모니터 등을 효율성 있게 집중 배치하고 화재 및 비상경보기 등을 관리하는 곳이다.

### (2) 오염검사실

방사성핵종을 취급하는 구역을 떠나는 직원이나 물품의 오염을 검사하는 곳으로 시설의 출입구 부근에 설치한다. 오염 검사실에서는 화장실 및 갱의 설비가 필요하며 오염 검사를 위한 방사선 측정기 및 오염제거용 설비가 필요하다. 화장실 설비로는 손·발을 씻을 수 있는 설비(경우에 따라서 샤워실 설비)가 필요하다. 급수전은 발로서 조작하거나, 팔꿈치로 누루거나, 무릎을 이용하여 조작하도록 하면 좋다.

갱의 설비는 오염의 위험성이 있는 작업복과 평상복을 동일한 옷장에 두지 말고 분리하여야 하고, 손, 발, 옷 오염감시기(HFC monitor) 및 휴대용 방사선측정기(survey meter)를 설치하여 오염검사를 할 수 있도록 하여야 한다. 또한 오염검사실에는 오염제거용 약품이나 세척제, 요염 제거용구 및 구급약품 등을 준비해 두어야 하고 개인방사선 측정기를 비치하여 출입시 이를 착용하고 반납하기 쉽게 하여야 한다.

### (3) 측정실

매우 약한 방사선을 측정 가능한 곳으로 방사선의 영향이 적은 곳에 위치하고 필요하다면 방사선 차폐를 실시한다.

### (4) 작업실과 실험실

작업실과 실험실은 작업 및 실험의 유형에 따라 저, 중, 고준위 순으로 배치되어야 하고, 이들 시설내의 오염에 대한 대책이 마련되어야 한다. 작업실은 방사성 핵종의 사용실, 실험실, 치료실 및 분배실 등의 총칭을 말하며, 비밀봉선원의 취급시에는 오염에 위험이 있는 지역을 의미한다. 작업실 내는 마루바닥, 벽, 천장 및 실험대 등에 오염의 위험이 있는 부분은 표면이 평활하고 오염되기 어려운 재질을 사용한다. 그리고 충분한 환기설비, 즉 후드(hood), 글로브박스(glove box) 등을 설치하여 실내의 공기오염에 의한 내부피폭을 방지해야 한다.

### (5) 오염제거실

대량의 방사성핵종을 사용하는 시설에는 큰 기구 등의 오염 제거를 전문으로 하는 오염제거실을 마련해 두면 편리하다. 이 시설은 스테인리스 판으로 내장한 수조를 설치하여 오염이 쉽게 되지 않도록 하여야 하며 방 전체가 오염되지 않도록 특히 고려되어야 한다. 그리고 여기에는 초음파 세척기 및 작업복의 세탁기 등을 두면 좋다.

### (6) 약품 및 기구 창고

실제로 직접 필요하지 않은 기구 즉, 비방사성 약품이나 항상 사용하지 않은 기구는 가능한 한 작업실 내에 두지 않아야 한다. 이를 위해 작업실 이외에 적당한 보관장소를 마련해두면 좋다. 또한 오염제거실 근처에 반감기가 짧은 핵종에 의하여 오염된 기구 등을 보관해 둔 저장고가 있으면 편리하다.

### (7) 저장실

방사성 핵종을 저장해 두는 장소는 차폐와 오염대책이 충분하여야 하고 화재에 대한 대책도 마련되어 있어야 한다. 화재가 다른 곳으로 전파되지 않도록 내화성 건물로 하고 출입구에는 방화 장치가 설치되어 있어야 한다. 규모가 작은 작업실에서는 작업실의 일부에 저장고를 설치하여 저장실을 대신할 수 있다. 그리고 저장실에는 방사성 물질을 반·출입할 수 있는 출입구가 설치되어 있으면 좋다.

### (8) 폐기물 보관실

폐기물 보관실은 고농도의 액체, 고체 폐기물과 기타 여러 가지 폐기물 등을 폐기물 처리기관에 인도하기 전까지 일시적으로 보관하는 장소이며, 어느 정도의 감쇄 효과도 기대할 수 있다. 일반적으로 오염제거실 가까이의 시설내에 하는 경우가 많으나 별도의 독립된 건물로 하는 경우도 있다. 이 시설은 방사선 차폐와 방사성 오염대책은 물론 연동장치도 필요하다.

### (9) 기계실

방사성 핵종을 취급하는 시설에는 전용의 환기장치가 필요하고 이를 위한 기계실이 있어야 한다. 그리고 이들 장치가 설치되는 기계실은 통상 비관리 구역으로 분류되나 배기설비는 특수한 고성능 여과지가 설치되어 있어 오염의 위험이 있으므로 방사선 관리구역 내 설치한다.

### (10) 액체 폐기물 저장수조

액체 폐기물을 방출할 경우에는 방사성 농도를 측정하여 그 농도가 기준치 이하일 경우에는 가능할 뿐만 아니라 ALARA 원칙에도 부합되어야 한다. 이들 조건을 만족시키기 위해서 저장수조의 설치가 필수적이며 이 수조에서 폐기물을 일단 저장 감쇠시켜 우천시 등에 배출하는 것이 바람직하다.

# 5. 작업실 및 실험실의 배치

방사선 화학실험실내의 작업실이나 실험실의 배치는 방사능 준위(저, 중, 고 준위)순으로 결정하는 것이 바람직하다. 이렇게 함으로서 표면오염의 발생요인을 줄일 수 있을 뿐만 아니라 환기대책을 마련하는 것에도 효과적이며 사고시의 대피도 용이하게 할 수 있다.
방사화학 실험실의 취급시설에 대한 입구로부터 배치순서는 그림 11 - 1과 같다.

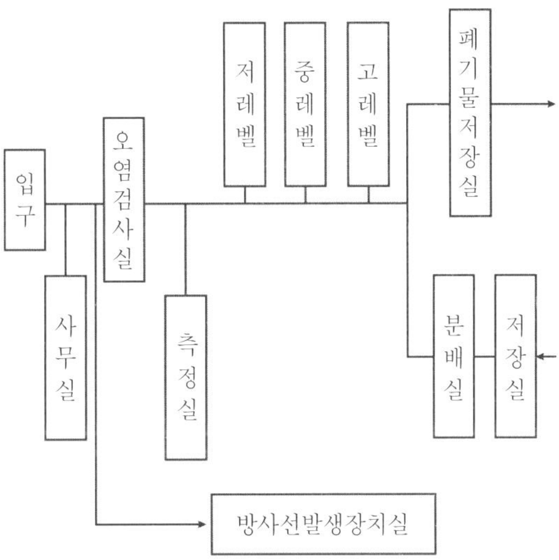


**그림 11 - 1. 방사선의 취급시설**

이와 같은 순서대로 배열하지 않으면 방사선 관리상의 제반 문제점들이 발생할 뿐 아니라 측정 및 실험결과에도 중대한 영향을 미칠 것이다. 종사자가 상시 출입하는 출입구는 1개소로 하는 것이 좋다. 저 준위작업실과 고 준위작업실은 별도의 시설로 하는 것이 좋고, 만약 동일 시설 내에 설치할 때에는 칸막이 등을 하여 완전히 격리시켜야 한다. 그리고 장비, 방사성물질 및 방사성폐기물 반출입구 등은 별도로 설치하여 필요시 관리 책임자의 지시 하에 개방할 수 있도록 하는 것이 좋다.

# 6. 벽면, 마루바닥 및 실험대의 표면 마무리

## 1) 표면 마무리의 구비조건

실내는 항상 청결을 유지할 수 있는 구조로 하며, 먼지 등이 쌓일 수 있는 요철형을 피해야 한다. 또한 마무리 재료의 이음매는 틈을 적게 하고 만약 틈이 있는 경우에는 왁스 등을 칠하고 여기에 오염물질이 정체되지 않도록 하여야 한다. 예를 들면 실험실에서 실험대가 놓여지는 부분과 실험실의 구석 등은 오염이 정체되기 쉬운 곳이므로 이를 방지하기 위한 구조로 하여야 한다. 마루바닥, 벽, 실험대의 표면은 적절한 표면 재료로서 깔거나 왁스칠을 하고, 사용 조건에 따라 적당한 재료를 선택할 필요가 있다. 일반적으로 다음과 같은 점을 착안해서 결정하는 것이 좋다.

① 표면이 평활할 것
② 기체 또는 액체가 침투하기 어려울 것
③ 이음매를 피할 것
④ 교환이 용이할 것
⑤ 열에 비교적 강할 것
⑥ 표면에 흠이 잘 나지 말 것
⑦ 화학적으로 활성이 없을 것
⑧ 차폐물질의 중량에 견딜 것

### (1) 표면이 평활할 것

표면이 평활하여 방사성핵종이 엎질러져도 흡착하기 어렵고 제염하기 쉬운 재료가 좋다. 예를 들면 목재, 콘크리트 등은 흡착성이 크기 때문에 부적당하다. 그러나 이들 표면에 에폭시(epoxy), 폴리에스테르(polyester) 등으로 마무리 작업을 행하여 사용하고 있다. 후드의 내면이나 실험대 표면 등에는 일반적으로 스테인리스강(stainless steel)을 많이 사용한다. 흠이 생기기 쉬운 재료는 평활성이 없기 때문에 부적당하다.

### (2) 기체 또는 액체가 침투하기 어려울 것

화학적으로 불활성이어서 방사성 핵종이 쉽게 반응하지 않는 재료이어야 한다. 여러 가지 약품을 취급하는 경우는 내약품성이 우수한 재료이어야 하고, 합성수지로 된 재료는 유기용제를 많이 사용하고 실험실에는 부적당하다. 그리고 이들 재료는 제염용으로 사용되는 약품에 대해서 내식성이 있어야 한다.

### (3) 이음매를 피할 것

오염의 우려가 큰 실험실은 리노륨과 같은 이음매가 없는 시트(sheet)형의 재료가 좋다. 예를 들면 타일과 같은 이음매(눈금)가 있는 경우에는 왁스 등을 칠하고 오염이 스며들지 않도록 하여야 한다.

### (4) 교환이 용이할 것

방사성오염이 있는 경우에는 일반적으로 완전한 오염 제거는 곤란하며 어떤 경우는 오염 제거 작업을 하여 오히려 오염된 부분을 확대시키는 일이 있다. 이와 같이 오염된 부분의 제거작업이 불가능할 때는 오염된 부분을 교환하는 것이 좋다. 콘크리트나 인조석으로 된 표면은 오염이 발생하면 흡착성이 크기 때문에 완전히 제거하려면 바닥을 깎아내어야 하므로 시간과 노력이 많이 필요하다. 아스팔트 등은 부드러운 단점이 있으나 오염제거가 쉽고 또 부분적으로 교환이 용이하므로 많이 이용된다.

### (5) 기 타

표면 마무리 재료의 표면은 흠이 잘 생기지 말아야 하고, 열에도 비교적 강해야 하며 차폐 물질을 설치할 경우 차폐물질의 중량에 견딜 수 있어야 한다. 실제 사용하는 재료의 구체적인 특성을 몇 가지 예를 들어 설명하면 다음과 같다.

#### ① 마루바닥

마루의 재료는 경제성, 시공의 난이도, 관리유지의 용이성 및 화학적 안정성 등을 분석하여 검토한다. 목재나 콘크리트는 오염물질의 흡착이 크기 때문에 그 위에 흡착이 어렵고 오염제거가 용이한 재료를 도포 한다. 일반적으로 사용되는 마루 재료를 리노륨, 경화고무, 비닐판, 아스팔트 타일 등이 있다. 타일의 종류로 시공할 경우는 타일간의 이음매를 왁스 등으로 칠하여 마루바닥 표면을 평활하게 한다.

#### ② 벽 및 천장

벽이나 천장의 표면에는 부식이나 방사성물질의 흡착을 방지하기 위하여 보조막을 도포한다. 이 보조막은 3층으로 구성되는데 제일 내면은 접착성으로 도장하고 그 위에 영구도장을 한다. 표면은 내식성이 강하고 오염물질이 잘 흡수되지 말고 만약 오염이 있을 시 에는 제거가 용이한 재료를 사용하여 마무리한다. 금속판이나 콘크리트로 된 칸막이 벽은 표면을 비닐 등을 이용하여 표면처리하고, 이음새가 있으면 왁스 등으로 틈을 없앤다.

#### ③ 작업대(실험대)

작업대 표면이나 후드 내면 등은 일반적으로 스테인리스강을 이용하여 왔으나 장기간 사용한 결과 표면이 거칠어져서 오염의 제거가 용이하지 않은 결점이 나타났다. 그래서 적당한 표면처리를 한 것이 작업대 표면의 재료로 양호하다. 현재에도 표면재료에는 스테인리스강이 많이 이용된다.

## 7. 배수계통

### 1) 배수설비 및 배수관

비밀봉선원을 취급하는 시설에는 오염폐액을 정화하고 배수할 수 있는 배수설비가 있어야 한다. 방사성물질이 아닌 일반 배수관과 오염폐액을 흘려보내는 배수관은 분리하여 배수설비를 하여야 한다. 그리고 고농도 폐액은 별도의 용기에 저장하여 저 농도 폐액과 혼합하지 않도록 하고, 방사성 폐액은 그 농도에 다라 분류하여 처리하는 것이 방사선 안전관리나 경제적인 측면에서 효율적이라 생각된다. 방사성 폐수의 배수관은 과거에 납이 함유된 관이 사용된 적이 있었으나, 그러나 스테인리스강이 가장 이상적이다.
최근에는 염화 비닐 등의 합성수지로 된 관이 많이 사용된다. 이관은 기계적인 강도가 작고, 유기용제에 약한 것이 단점이다. 방사성 폐수의 배관은 1개 작업실에 1개로 설비하는 것이 좋고 수도꼭지는 오염된 손으로 만지는 것을 피하기 위하여 발로 밟거나 팔로 미는 식이 좋다. 저 농도의 방사성 폐수라도 가능한 한 직접 배수관을 통하여 배수하지 않는 것이 원칙이고, 폐액 저장소에 일단 저장을 실시한 후 처리하여야 하며 이때 저장조의 오염누출여부를 정기적으로 점검하여야 한다. 배수설비 설계시 주의사항은 다음과 같다.

(1) 일반 배수관과 오염폐액의 배수관은 분리 설비한다.
(2) 방사성 폐액이 누설, 침투하지 않도록 설계 · 시공한다.
(3) 고농도 폐액에 대해서는 그 차폐에 대해서도 고려한다.
(4) 배수관의 재료는 스테인리스강, 납, 염화비닐 등이 사용된다.
(5) 관의 직경은 일반 배수관보다 크게 하고 밸브(valve)를 적게 하여 정체하는 장소를 적게 한다.
(6) 노출시켜 배관하고 사고 등으로 배수관이 파손되어도 그 장소를 알기 쉽게 한다.
(7) 저장조 이외의 장소에는 정체시키지 말고 다량으로 방출했을 때는 역류가 일어나지 않도록 한다.

### 2) 저장조

저장조의 목적은 폐액의 처리법에 pH값, 화학적인 성질 등에 따라 적절한 처리방법을 강구하고, 반감기가 짧은 핵종은 어느 정도의 감쇠 효과를 얻고 방류 전에 방사성 농도를 측정하여 제한치 이내인가를 확인하는 것이다. 그리고 중 준위 이상의 농도의 폐액은 저장조의 재질이 스테인리스강이 좋고 저 준위 폐액은 콘크리트로 하고 내부를 방수처리하면 된다.

일반적으로 배수는 실험에 사용한 시험관 등의 1차 또는 2차 세정수이고, 폐액은 배수설비로 흐르게 하지 않고 다른 용기를 준비하여 보관폐기를 하고 있다. 1차, 2차의 세정수는 저장조에서 반감기가 짧은 방사성 동위원소의 감쇠를 기다려 방류한다. 반감기가 비교적 긴 핵종은 희석조에서 희석하고 있으나 거의 병용하고 있는 경우가 많다.

## 8. 환기 및 공기 조정

방사성핵종 취급시설의 환기 및 공기정화는 첫째 취급시설에 종사하는 종사자를 보호하고, 둘째 시설에서 누출되는 방사성물질을 억제한다는 측면에서 고려되어야 한다.

### 1) 환기방법

#### (1) 방사성물질 취급 종사자의 보호

작업환경에서 공기의 오염을 막기 위해서는 공기오염을 일으킬 수 있는 작업은 특정구역에 국한하며 오염구역의 확대를 방지하고 적절한 방어 장비를 사용하여 작업자를 보호하여야 한다. 그리고 공기오염이 발생된 구역에 청결한 공기를 주입시켜 오염을 제거하거나 희석시켜야 한다. 실험 및 작업실내의 공기를 청결하게 유지하기 위한 환기방법은 다음과 같다.

① 각방의 사용목적이나 공기 오염의 가능성에 따라 준위별로 구분하고 저 준위 구역에서 고 준위 구역으로 공기가 흐르도록 환기계통을 설치한다.
② 환기는 신선한 공기를 사용하여 원칙적으로 재순환하지 않으며 이들의 환기에는 후드를 사용한다.
③ 오염공기가 발생가능 한 작업은 후드나 글로브박스 내 에서 실시한다.
④ 후드나 글로브박스는 배기설비와 연결시키고 이 경우 실내의 천장에서 급기하고, 후드 등에서 배기하는 것이 일반적이다. 이때 후드 등에서 독립된 송풍기로 배기 하지

않는다. 그 이유는 송풍기가 정지되었을 때 시설내의 압력이 외기보다 음압으로 되기 때문에 후드 등에서 오염된 공기가 역류해서 실내로 들어와서 매우 위험하다.

⑤ 공기오염을 일으킬 수 있는 구역과 공기위험이 없는 구역의 환기계통은 별도로 설치한다.

⑥ 후드나 글로브박스를 통하여 실내의 공기를 배기할 때는 이들의 개폐에 의해 실내의 환기량이 변하지 않도록 적당한 우회배관(bypass line)을 설치한다.

⑦ 정전 등으로 배기계통이 정지했을 때는 오염된 공기의 역류를 막을 필요가 있다. 이를 위해 비상 전원공급 대책을 마련해 두거나 비상용 통풍조절기(damper) 등의 설비를 갖춘다.

⑧ 공기 배기용 송풍기는 가능한 배관(duct) 끝에 설치하고, 배관으로부터 실내로 오염된 공기가 들어가지 않도록 하여야 한다.

⑨ 공기 흡입구에는 적당한 여과지를 설치하고, 먼지 등이 실내로 유입되지 않도록 한다. 이는 배기장치의 기능을 저하시키고 나아가 고에너지의 가속기 등을 가동할 때에 실내의 공기 중의 먼지가 방사화 될 우려가 있다.

### (2) 거주구역에 대한 안전대책

방사성핵종을 사용하는 시설의 배기구에서 방출되는 방사성물질의 양 및 허용농도가 법정치 이내로 하기 위해서는 다음과 같은 사항들을 고려하여야 한다.

① 급기구와 배기구는 분리해 놓고 급기구는 지상에서 3 m 이상으로 하고 배기구는 그것보다 5 m 더 높게 하고 건물의 최고부보다 3 m 이상 높이 한다.

② 급기계통과 배기계통은 항상 균형을 유지시키고 배기 송풍기가 시동한 다음 급기송풍기가 움직이고 또 배기 송풍기가 정지하면 모두가 정지하도록 안전장치(interlock system)로 하는 것이 바람직하다.

③ 배기정화 장치로는 방사성 가스, 먼지, 에어로졸 등을 제거하고 배기구에서의 농도가 허용농도 이하가 되도록 하여야 한다.

④ 오염농도가 큰 공기는 이와 같은 오염을 발생시키는 장치에서 오염공기를 포집하고, 건물전체의 배기정화 장치에 직접 유입되지 않도록 하여야 한다.

⑤ 일반적으로 저 준위 화학실험실에서의 공기중 방사성 물질의 농도는 허용농도 이하이므로 일일 최대사용량과 환기속도 등을 평가하여 문제점이 없으면 별도의 배기정화 장치는 설치할 필요가 없다.

⑥ 대규모 시설에서는 배기 농도를 자동적으로 측정 기록할 수 있는 모니터를 설치하여야 하고 소규모 시설에서는 배기 공기를 주기적으로 샘플링(sampling)하여 측정 감시하는 것이 좋다. 이때 샘플링을 편리하게하기 위해서 별도의 배관을 해두면 좋다.

## 2) 배기정화 장치

배기정화 장치에는 다양한 것이 있으나 건물전체에 대한 배기정화 장치는 여러 가지 특색 있는 것들을 조합하여 설치하는 것이 좋다. 예를 들면 먼지 상태의 방사성 물질은 습식 필터(glass wool) 등의 필터에 물을 뿌린 것 등)를 통과시킨 후 수분을 제거하고 그 다음 고성능 필터(HEPA : high efficiency particulate air)를 통과시키면 가스 상태의 방사성 물질 이외에는 제거된다. 가스 상태의 방사성물질은 활성탄 필터나 공기세정장치(scrubber) 등을 많이 이용한다. 배기정화 장치에 대한 몇 가지를 설명하면 다음과 같다.

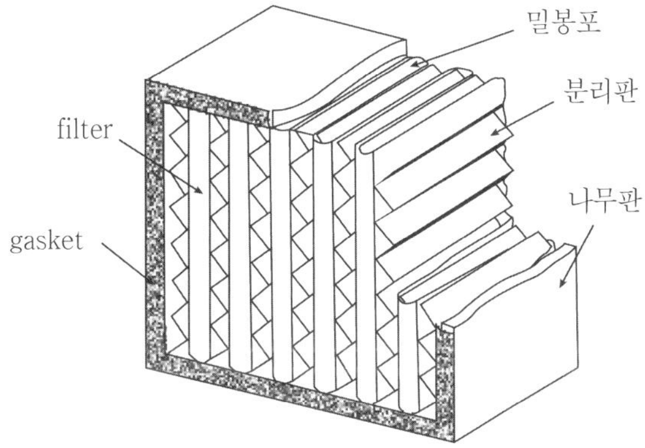


**그림 11 - 2. HEPA filter의 구조**

### (1) 고성능 공기여과지(HEPA filter)

1 $\mu$m 이하의 입자상의 부유물질에 대해서 포집효율이 높은 필터가 개발되어 이를 고성능 공기여과지(HEPA filter)라고 부른다. 또한 HEPA 필터는 미국의 원자력위원회(atomic energy commission : AEC)에서 개발되었기 때문에 AEC 필터라고도 한다.

이 필터는 주름 모양으로 접어(여과면적 확대) 사용하는데 이것은 단위면적당의 여과속도를 줄이기 위한 것이다. 현재 일반적으로 이용되고 있는 것은 정격처리중량 28 $m^3$/min, 0.3 $\mu$m의 분진에 대한 여과효율은 99.97% 이상이며, 압력손실은 20 mmHg 정도이다. 비교적 가격이 비싸기 때문에 먼지농도가 높은 시설에서는 앞 단계에 유리솜(glass wool filter) 등을 넣어서 수명을 길게 하는 방식을 취하고 있다. 그림 11 - 2는 고성능 공기여과지의 단면도를 나타낸 것이다.

### (2) 습식 집진법

공기세척기(airwasher), 습식충전함  및 습식 공기여과기(air filter) 등이 있으며, 어느 것이나 물과의 접촉 면적은 크게 되어 있고 이것들은 압력 수에 의하여 가용성 가스체나 방사성 연무체, 방사성 먼지 등을 제거한다.

### (3) 전기 집진기

고전압(15,000 V 정도)의 코로나(corona)방전에 의해서 먼지를 대전시켜 전극판에 흡착시키며 1단형과 2단형으로 구분된다. 방사성핵종 취급시설 내에서는 주로 2단형이 사용되지만, 그 집진효율은 1 ㎛이하의 분진에 대하여 90~95 % 정도이며 고 준위 시설에서는 사용되지 않는다. 그리고 이 장치의 단점은 전원이 정전시에는 집진기능을 상실한다는 것이다.

### (4) 공기 세정장치(Scrubber)

물 또는 약품용액(수산화나트륨 용액이 자주 이용된다)을 오염 공기와 접촉시켜서 오염을 제거하는 장치이다. 이 장치의 간단한 구조는 그림 11 - 3과 같다. 이것은 물을 뿜어 오염된 공기중의 먼지를 씻어내는 방법이다. 이 장치는 특히 물이나 약품 용액에 녹아있는 기체를 제거하는데 가장 유효하다. 현재 방사성 핵종의 취급시설에서는 보다 더 발전된 장치인 모세공 여과지(capillary filter)가 많이 이용되고 있다.

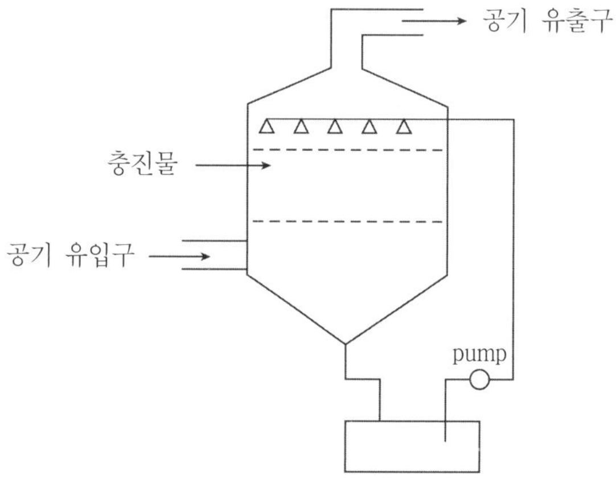


**그림 11 - 3.  공기 세정장치(scrubber)**

### (5) 가스 흡착장치

방사성가스의 제거장치는 가스의 종류에 따라 여러 가지가 있으며, 활성탄 필터를 이용한 장치가 주로 많이 사용되고 있다. 이 장치는 방사성가스를 흡착·제거하는 것도 있고 또한 일시적으로 가스를 흡착시켜 반감기에 의한 감약 효과를 얻는 것도 있다. 흡착제로서 활성탄이 가장 많이 이용되며 옥화메틸(methyl)의 포집에 매우 효과가 있다.

### 3) 배기설비의 오염대책

배기설비의 오염대책을 수립하는 문제에 있어서 고려하여야 할 사항은 다음과 같다.

(1) 배기설비에서 특히 배관은 기체가 새지 않는 구조로 한다.
(2) 배기설비에서 특히 배관의 내면은 부식되지 않는 스테인리스강의 재료를 사용한다.
(3) 오염 시에는 용이하게 제거하거나 교환이 용이한 구조로 한다.
(4) 오염이 많이 발생되고 실험실 등은 별도의 배기정화 장치를 설치하여 배관 내의 오염을 방지한다.
(5) 배기정화장치의 오염된 여과지 등을 교환하는데 편리하도록 설계한다.

## 9. 비밀봉선원의 안전취급 기구

공기 중에 방사성물질에 의한 오염이 발생되면 그 장소에서 작업을 하는 작업자는 호흡에 의해서 방사성 물질을 체내로 들어 마신다. 이것이 내부피폭의 원인 중에서 제일 많은 경우가 된다. 그래서 실험실 등에서 비밀봉선원을 취급할 때는 필히 후드나 글로브 박스 내에서 작업을 실행하여야만 된다. 그리고 작업자는 마스크를 착용하면 오염된 공기의 흡입을 방지할 수 있다.

### (1) 후드(hood)

후드는 일반적으로 화학실험실에서 많이 이용되고 있으며 방사성핵종을 취급하고 있는 시설에서는 오염방지를 위하여 필요한 장비이다(그림 11-4). 방사성핵종 취급시설에 사용되는 후드는 공기의 역류를 방지하기 위하여 일반적인 화학실험실에서 사용되는 것에 비하여 더욱 정밀하게 설계되어야 하고 엄밀한 검토·평가를 한 후 사용해야 된다.

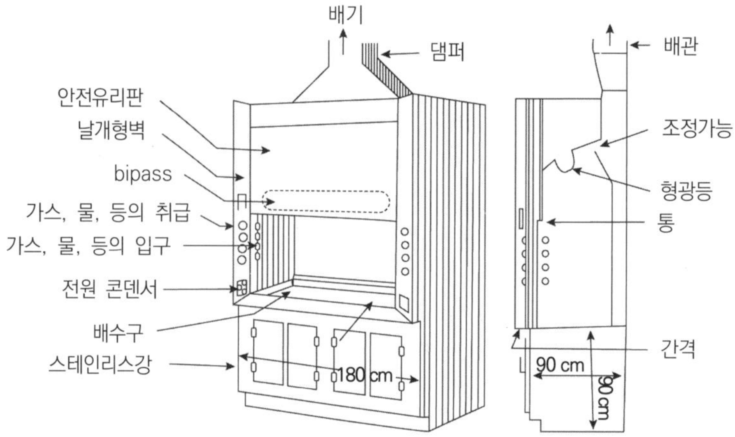


그림 11-4. 후드

후드내의 공기의 흐름은 정상이어야 하고, 내부의 재료는 스테인리스강이 많이 사용된다. 특히 금속류는 녹슬기 쉬우므로 주위 해야 한다. 그림 11-5는 후드의 배치 방법을 나타낸 것이다. (a)는 실험실내의 공기가 후드내로 잘 유입될 수 없는 위치에 후드가 설치되어 있고 (b)는 후드의 배치가 잘된 한 예이다.

그림 11-6은 한 실험실에 두개의 후드가 설치되어 있을 때 한 후드를 정지시키고 다른 후드는 동작시키면 정지된 후드내의 오염된 공기가 역류되는 것을 보여주고 있다.

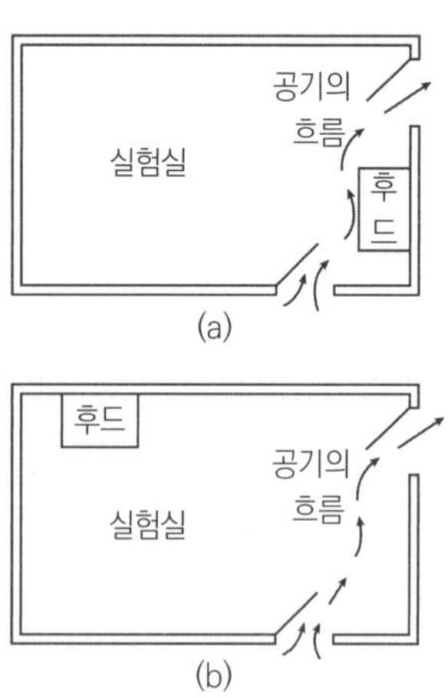


그림 11-5. 후드의 배치

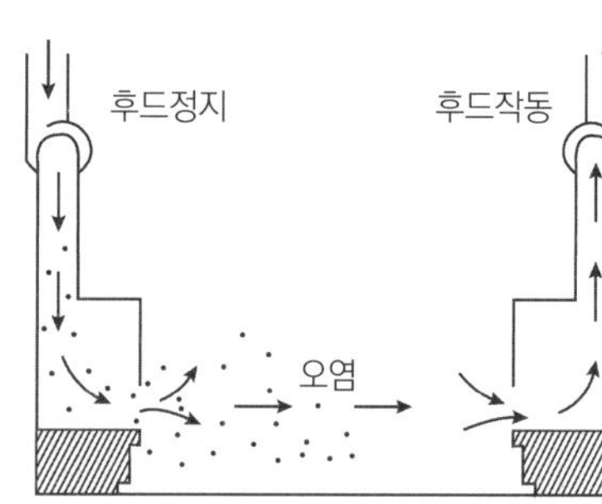


그림 11-6. 후드의 작동

### (2) 글로브 박스(glove box)

위험도가 높은 방사성 물질, 휘발성 또는 분말성 방사성 물질을 취급하는데 유용하다. 작업은 완전히 차단된 상자 가운데서 행하여지기 때문에, 시료 및 방사성 물질의 반출시에 많은 시간이 걸린다. 그리고 고무 장갑속에 손을 집어넣어서 조작해야 하기 때문에 사용하려면 숙련된 기술이 필요하다(그림 11 - 7).

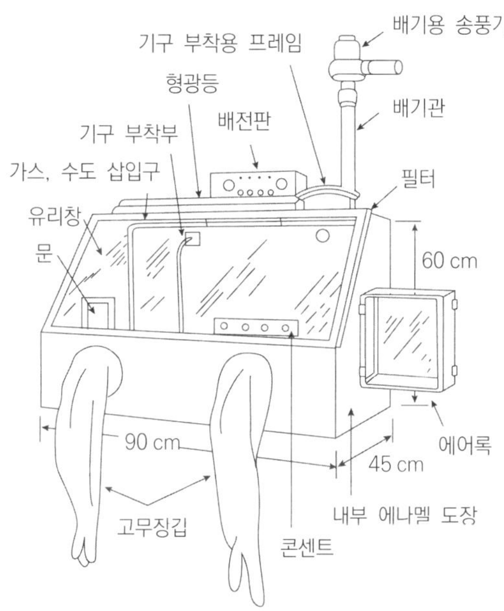


**그림 11 - 7. 글로브박스**

### (3) 마스크(mask)

방사성물질에 오염된 장소에서 작업을 할 경우는 오염 방지를 위하여 각종 마스크를 착용하면 좋다. 종류로는 반면마스크, 전면마스크, 연속공기 공급마스크 및 자체공기 공급마스크 등이 있다. 이것은 작업환경에 따라 마스크의 종류를 선택해야 하며, 반면 마스크는 입과 코 부분만 보호가 가능하고 전면 마스크는 머리전체를 보호할 수 있는 장점이 있다. 이들 마스크의 형태는 그림 11 - 8과 같으며, 호흡방호용 마스크의 성능은 표 11-1에 나타내었다.

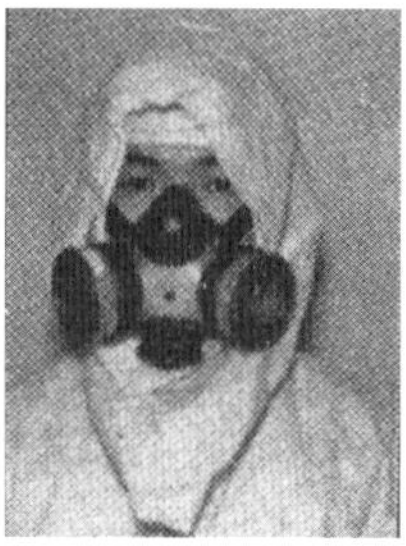
전면마스크의 착용으로 작업에 지장이 있을 경우에는 허가를 받아 반면마스크를 착용할 수도 있다.

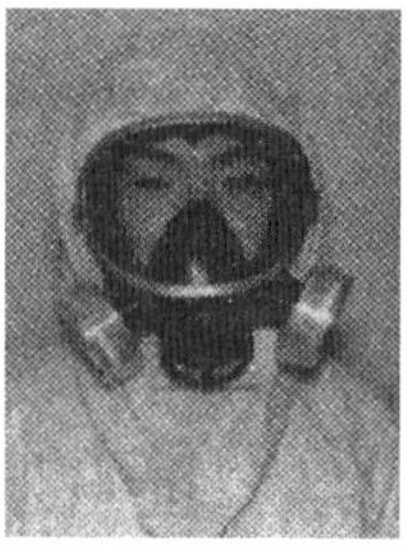
공기중 방사성물질 농도(Bq/cm$^3$) (DAC)~(DAC)×10 표면오염밀도(Bq/cm$^2$) 4~40

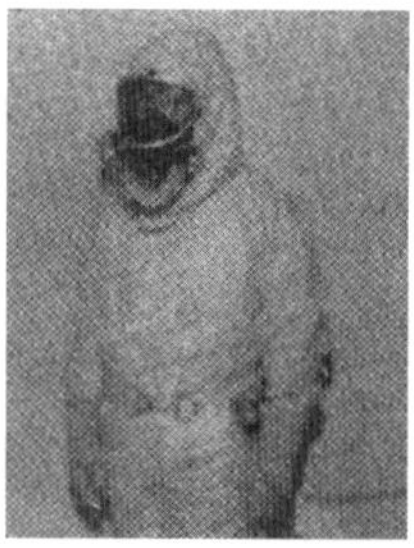
공기중 방사성물질 농도(Bq/cm$^3$) (DAC)×10이상 표면오염밀도(Bq/cm$^2$) 40이상

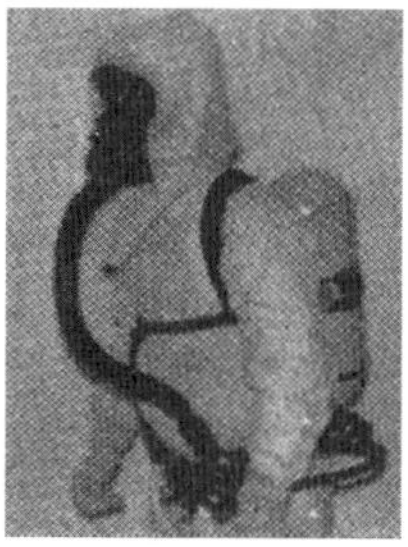
공기중 방사성물질 농도(Bq/cm$^3$) (DAC)×10이상 표면오염밀도(Bq/cm$^2$) 40 이상

**그림 11-8. 방사성물질 호흡 방호용 마스크**

**표 11-1. 호흡 방호용 마스크의 성능**

| 종 류 | 사용농도(DAC) | 차단대상 | 비 고 |
|---|---|---|---|
| 반면 마스크 | 1 ~ 10 | 입자 및 옥소 | 1/10까지 방사능제거 |
| 전면 마스크 | 10 ~ 50 | 입자 및 옥소 | 1/50까지 방사능제거 |
| 연속공기공급마스크 | 2,000 | 입자 및 기체 | 장시간 작업시 사용<br>(좁은 지역) |
| 자체공기공급마스크 | 10,000 | 입자 및 기체 | 넓은 지역 작업시 사용<br>(30분 이내 짧은 시간) |

# 10. 비밀봉선원의 안전취급 방법

## 1) 안전취급의 목표

방사성핵종에 의한 체외, 체내 피폭을 가능한 한 ICRP가 권고하는 선량한도 보다 낮게 유지한다. 그리고 취급시설내의 방사성물질 오염을 방지하고 실험목적을 최대한 달성한다.

## 2) 방사선관리구역 출입시 주의사항

(1) 방사선작업종사자는 전용실험복, 실험화 또는 필요시에는 실험모를 쓴다.

(2) 필름배지 또는 열형광선량계, 포켓선량계 등의 개인피폭선량계를 착용한다(체외피폭 방지를 위해).
(3) 서적류, 가방 등은 가지고 들어가지 않는다. 반입된 물건은 예를 들면 종이 한장 일지라도 오염이 없다는 것을 확인한 후, 방사선 관리구역 외로 방출한다. 또 연필은 방사선관리구역내 전용인 것을 사용하고 방사능 표지 테이프를 붙여 구별하여 반출하지 않는다.
(4) 작업실에서는 음식, 흡연, 화장 등 체내오염의 우려가 있는 행위를 하지 않는다. 또한 사물인 손수건, 타월도 사용하지 않는 것이 바람직하다.
(5) 관리구역을 나올 때는 전용모니터(HFC monitor)나 서베이미터로 손, 발, 실험복 등에 오염유무를 확인한다. 또한 방사선관리구역에 들어갈 때도 측정하는 것이 바람직하다.

## 3) 취급개시 전 주의사항

(1) 처음으로 방사선관리구역 내에 들어가는 사람은 혈액검사 및 기타 건강진단을 실시하며 개인의 정상치를 파악해 둔다.
(2) 방사성물질의 취급상의 지식 및 조작법을 숙지해둔다.
(3) 사용하는 방사성핵종의 특성, 사용량(필요 최소량), 차폐, 거리, 시간 등에서 피폭선량 및 선량률을 추정한다.
(4) 작업복, 고무장갑, 필름배지, 열형광선량계, 포켓선량계, 서베이미터, 스미어 시험용 여과지, 납블럭, 원격조작용구, 기타 필요한 실험용구, 시약류, 메모지 등을 준비한다.
(5) 방사성핵종을 사용하지 않는 실험(cold run)을 하여 조작을 익혀둔다.
(6) 필요한 서베이미터나 스미어 여과지 등을 준비한다(체외, 체내피폭 방지 위해)
(7) 원격조작 용구는 정확히 동작하고 손쉽게 사용할 수 있는 것을 준비한다(핀셋트, Tongs 등)

## 4) 취급시 주의사항

(1) 손에 상처가 있을 때는 방사성물질을 취급하지 않는 것이 좋다.
(2) 원칙적으로 두 사람 이상 실험하고 방사성물질을 취급하는 자와 보조자로 나눈다. 사람이 많을 경우는, 방사성물질을 취급하는 자는 한 두 사람으로 제한하고, 보조자는 방사성물질의 취급자를 중심으로 하여 작업하면 오염될 기회는 적다.

(3) 취급은 후드 또는 글러브박스 속에서 한다. 공기를 오염시킬 우려가 없을 경우에는 실험대로 사용할 수 있다. 방사성물질을 취급하는 작업대의 표면에는 폴리에칠렌 여과지와 같은 것을 깔고, 오염이 확대되지 않도록 한다.
(4) 고 준위방사능 또는 분말형태 방사성물질로 흩어지기 쉬운 작업에는 마루바닥에 폴리에칠렌 여과지를 깔아준다.
(5) 방사성핵종의 종류, 양에 따라 필요시에는 차폐한다. 차폐물은 되도록 이면 선원에 가깝게 설치하고 오염되지 않도록 한다.
(6) 방사성물질 취급자는 보호안경을 사용하여 분말상 방사선물질로부터 눈을 보호한다.
(7) 방사성물질을 취급할 때는 반드시 고무장갑을 낀다. 고무장갑이 오염되었을 때는 곧 제거하거나, 고무장갑을 교환한다. 그래도 방치해두면 뜻하지 않은 오염확대 또는 피폭을 받을 때가 있다.
(8) 고무장갑을 낀 채, 전원스위치, 가스밸브, 수도꼭지, 앞면유리, 찬장, 서랍의 손잡이 등을 잡아서는 안 된다. 오염 확대의 우려가 있기 때문에 보조자에게 시키거나, 종이타월을 이용하여 조작한다.
(9) 입으로 직접 피펫을 빨아서는 안 되며, 안전피펫을 사용한다. 기구에 직접 입을 대서는 안 된다.
(10) 액상의 방사성물질은 트레이에 여과지를 깔고, 그 안에서 취급한다.
(11) 분말상의 방사성물질은 글러브 박스 안에서 또는 투명한 플라스틱 상자를 후드내에 놓고 그 안에서 취급한다.
(12) 후드 안에 사용한 기구류를 꺼낼 때는 반드시 서베이미터로 조사한다. 후드내에는 시약병을 넣어서는 안 되며, 후드의 유리문은 함부로 크게 열지 말며, 머리를 넣어서는 안 된다.
(13) 방사성 물질을 넣은 용기에는 핵종명, Ci(Bq)수, 일시 등을 적는다.

## 5) 취급종료 후 주의사항

(1) 사용 후의 방사성물질은 저장고에 보관하거나 폐기한다. 폐기물은 가연물, 액체물, 고체물 등으로 분류한다.
(2) 후드, 글러브박스, 실험대, 마루 등의 오염을 검사한다. 깔아 놓은 시트에 오염이 있으면 그 부분은 접착테이프, 페인트 등으로 비산하지 않도록 덮은 후, 시트를 걷어낸다. 시트를 통해서 오염되어 있으며 제염하여 재검사한다.
(3) 기계기구의 오염을 조사하여, 오염되어 있으면 제염한다.
(4) 오염 확대를 방지하기 위하여 제염은 저 준위로부터 고 준위의 순으로 한다.

(5) 고농도 방사성물질의 싱크대는 오염되기 쉬우므로, 항상 주의하여 제염에 노력한다.
(6) 손 또는 옷의 오염을 검사하여, 필요시에는 제염한다.
(7) 체내오염의 우려 및 제염할 수 없는 피부오염이 생기면, 방사선 안전관리담당자에게 신고한다.
(8) 보관, 사용, 폐기에 대하여 기록한다.

## 11. 비밀봉선원의 의학적 이용

### 1) 밀봉선원과 비밀봉선원

밀봉선원은 사용시에 개봉, 파손의 위험이 없으며 내부의 방사성물질이 누설, 확산되지 않도록 밀봉된 선원이며 취급시에는 외부피폭만이 문제가 된다. 그러나 비밀봉선원은 밀봉되어 있지 않은 액체나 기체 또는 분말상의 방사성물질이고 외부피폭 외에 방사성물질에 의한 오염 등이 문제가 된다. 또한 경우에 따라서는 취급하는 방사선종사자 또는 일반인에 대한 내부피폭의 가능성이 있다.

핵의학 검사에 사용되는 방사성의약품은 비밀봉선원이다. 엑스선 발생장치에서는 스위치가 ON 상태에서만 엑스선이 방출되지만 방사성물질은 스스로 방사선을 방출하는 성질이 있다. 따라서 방사성물질을 취급하는 동안에는 주위에 항상 방사선이 방출되며, 방사선 피폭의 위험성이 있다는 것을 알아야 한다. 방사성의약품을 환자에게 투여할 때는 사용한 주사기나 탈지면 또는 환자의 배설물에 의한 방사성 오염이 발생할 가능성이 있기 때문에 핵의학 검사에서는 외부피폭과 오염관리의 두 가지 관점에서 방사선방어를 시행할 필요가 있다.

### 2) 비밀봉선원 치료시 주의사항

방사성의약품을 이용한 핵의학 진단이나 치료의 경우에는 그 선원을 취급할 때 피폭을 피할 수 없기 때문에 다음과 같은 피폭감소를 위한 대책을 강구해야 한다.

(1) 치료량의 방사성물질을 투여시킨 환자는 그 자신이 방사선원이 되므로, 밀봉선원인 경우와 같은 방어상의 주의가 필요하다. 방사성의약품을 투여 받은 환자로부터 가능한 한 떨어져서 진료를 하여야 한다.
(2) 동시에 배설물에 있는 방사능 오염이 있으므로 폐기물 처리 및 오염측정 장치가 있는 방사선 치료실에서 실시해야 한다.

(3) 특히 $^{131}$I은 공기의 오염 우려가 있으므로 배기처리가 필요하다.
(4) 방사성물질의 주사에는 특수한 방어주사기(납 차폐 부착) 등을 사용한다.
(5) 사용 후는 주사바늘과 주사 통을 분리하여 각각 방사성고체 폐기물로 처리한다.
(6) 경구 투여시 특히 방사성물질이 액체인 경우 복용할 때 액을 흐르지 않도록 주의하고 만일 구토에 대비하여 주변에 폴리에칠렌 여과지를 깐다.
(7) 방사성의약품이 들어 있는 유리병은 차폐용기에 넣어 운반하고 준비가 완료 될 때까지 꺼내지 않는다.
(8) 투여에 사용한 주사기나 거즈 등 방사성의약품으로 오염된 물건들은 정해진 용기에 회수하고 선원의 불필요한 방치에 의한 방사선 피폭 또는 방사능 오염의 확대방지에 노력한다.
(9) 입원 치료환자는 물론, 외래환자, 일반 병실환자에 대해서도 방사성의약품 투여 후의 처음 배뇨는 핵의학 검사시설 내의 전용 화장실을 사용하도록 하고, 일반환경으로 방사능 오염이 확대되지 않도록 주의한다. 즉, 비밀봉선원 투여환자는 오염에 의한 소·대변 관리가 필요하다.

**표 11-2. 치료에 사용되는 방사성핵종**

| 핵 종 | 반감기 | 주요 베타선 에너지 (MeV) | 주요 감마선 에너지 (MeV) | 적응 질환 |
|---|---|---|---|---|
| $^{131}$I | 8일 | 0.61 | 0.36 | 갑상선기능항진증 |
| $^{198}$Au colloid | 2.7일 | 0.96 | 0.41 | |
| $^{32}$P colloid | 14.2일 | 1.71 | 방출없음 | 암성흉막염, 암성 복막염 |
| $^{90}$Y colloid | 2~6일 | 2.25 | 방출없음 | |
| $^{177}$Lu colloid | 6.7일 | 0.5 | 0.11 ~ 0.21 | |
| $^{32}$P | 14.2일 | 1.71 | 방출없음 | 진성적혈구증다증 |

치료용 비밀봉선원에 이용되는 방사성핵종와 내용요법에 쓰이는 핵종은 표 11-2과 같이 일부 한정되어 있다. 베타선만 방출하는 핵종으로는 $^{32}$P와 $^{90}$Y이 있고 기타 핵종은 베타선 및 감마선을 방출하는 핵종이다.

## 3) 비밀봉선원 폐기물의 처리

비밀봉선원을 사용하는 데 있어서 가장 문제가 되는 것 중 하나가 폐기물 처리이다. 그러나 이러한 방사성폐기물의 처리가 안전하고 정확히 이루어지지 않으면 시설의 종업원, 환자뿐만 아니라 일반 공중까지도 장해문제가 미치는 경우를 항상 고려하지 않으면 안 된다. 방사성폐기물을 크게 분류하면 기체, 액체, 고체 및 슬러지(sludge)로 구분할 수 있다.

### (1) 기체 폐기물

배기설비의 배기구는 방사성물질의 농도가 문제되므로 일반적으로 작업실 등의 공기를 배기시설까지 유도하며, 배기설비에서는 전단필터(prefilter), 고효율 필터(absolute filter), 활성탄 필터(charcoal filter) 3종류의 필터를 통하여 허용농도 이하로 하여 배기를 시행한다. 기체에는 고체의 미립자가 발생하는 것은 적고 연무체의 제거에는 고효율 필터로 99.9 % 제거효율이 있으나, 방사성요오드, $^{133}$Xe의 포착에는 거의 역할을 하지 못하기 때문에 이러한 방사성물질의 제거에는 활성탄 필터가 사용된다.

#### ① 전단필터(Pre filter)

여과 재료가 유리섬유나 부직포이며 3~30 ㎛의 입자를 대상으로 설계된 것으로 60~80 %의 제거효율을 갖고 값도 싸다. 특히 미세 먼지를 제거하는 것으로서 고성능 필터의 수명을 연장시키는 역할을 한다.

#### ② 고성능 필터(HEPA filter)

고성능필터는 0.3 ㎛의 입자에 대해서 99.97 % 이상의 제거 효율을 갖고 있다. 여과면적을 크게 하기 위해 주름상자(accordion)형에 필터를 굴곡 시켜 여과지와 여과지 사이에 파형의 알루미늄의 분리판(separator) 끼워 여과면적을 외관 단면적의 60배정도 크게 하고 있다. 또한 고온, 다습에도 견딜 수 있는 것이 만들어지고 있다.

#### ③ 활성탄 필터(charcoal filter)

활성탄필터는 방사성 기체폐기물처리에 이용되며 활성탄 흡착층의 두께는 보통 50 mm와 25~50 mm가 있다. 흡착층의 두께에 따라 제거율은 50 mm는 약90 %, 25~50 mm는 약 80 % 정도이며, 불활성기체인 Kr, Xe의 통과시간을 지연시켜 방사능을 감쇠시키는 역할을 한다. 핵의학 시설에서 $^{131}$I 처리하는데 사용하고 있다.

### (2) 액체 폐기물

의료기관에서 나오는 액체 폐기물은 자체의 시설에서 희석하여 규정이 정하는 농도 이하가 되는가를 확인하고 폐기하는 방법을 취하고 있다.

### (3) 고체 폐기물

사용한 피펫 등의 불연성 물질은 20 ℓ 정도의 비닐 봉투에 넣어 이것을 드럼통에 넣는다. 의료기관에서는 녹색 드럼통에 넣는다. 또한 가연성 물질의 폐기물, 나무 조각 등도 마찬가지로 드럼통에 넣고 가연물 표시가 필요하다.

#### (4) 슬러지 폐기물

반죽 형태의 진흙 등, 병원에서 반출되는 슬러지의 대부분은 수세 변소의 부패조의 침전물이다. 이것은 슬러지용 용기에 넣어 수집한다.

## 12. 비밀봉선원 취급시 안전관리

### 1) 비밀봉선원의 시설기준

#### (1) 사용시설 등의 위치

지반이 견고하고 화재 또는 침수의 우려가 적은장소에 이를 설치하여야 한다.

#### (2) 사용시설 및 분배시설

① 주요구조 부는 내화구조로 하거나 불연재료를 사용할 것. 다만, 원자력안전위원회가 정하여 고시하는 것은 그러하지 아니하다.

▸ 설비기준 예외 규정에 대한 방사성동위원소의 수량(위원회 고시)
"원자력안전위원회가 정하여 고시하는 것" 이라 함은 다음 각 호와 같다.
가. 내화구조 및 불연재료 시설을 요하지 아니하는 한도량은 별표 5의 제2란의 당해 방사성핵종에 대하여 제3란에 규정된 수량의 1,000배
나. 오염검사 또는 배기설비의 설치를 요하지 아니하는 한도량은 별표 5의 제2 란의 당해 방사성핵종에 대하여 제3란에 규정된 수량의 100배

② 사용시설은 개봉선원을 취급하기 위한 장비의 설치 및 작업 수행에 필요한 공간을 확보할 것

③ 다음 각목의 1에 해당하는 방사선량이 선량한도 이하가 되도록 필요한 차폐벽이나 차폐물을 설치할 것
가. 사용시설 안 및 분배시설안의 사람이 상시 출입하는 장소에서의 방사선량
나. 사업소의 경계에 인접하는 구역에서의 방사선량

④ 다음 각목과 같은 작업실을 설치할 것

가. 작업실 내부의 벽·바닥 기타 개봉선원에 의하여 오염될 우려가 있는 부분의 표면은 평탄하고 매끄러우며 빈틈이나 구멍이 없도록 하고, 기체 또는 액체가 침투할 수 없는 내식성이 강한 재료로 할 것

나. 작업실에 설치한 후드·글로브 박스 등 기체상의 방사성동위원소의 확산을 방지하는 장치는 배기설비에 연결시킬 것. 다만, 원자력안전위원회가 정하는 것은 그러하지 아니하다.

⑤ 다음 각목의 1에 해당하는 오염검사실을 설치할 것. 다만, 인체 및 작업복·신발 등 인체에 착용하는 물건의 표면이 방사성동위원소에 의하여 오염될 우려가 없도록 밀폐된 장치 안에서 개봉선원을 사용 또는 분배하는 경우와 원자력안전위원회가 정하여 고시하는 경우에는 그러하지 아니하다.

가. 오염검사실은 사람이 상시 출입하는 출입구 부근 등 개봉선원에 의한 오염검사를 실시하기에 가장 적합한 장소에 설치할 것

나. 오염검사실 내부의 벽·바닥 기타 개봉선원에 의하여 오염될 우려가 있는 부분은 제④호 가목의 기술기준에 적합한 것으로 할 것

다. 오염검사실에는 세정·탈의설비, 오염검사를 위한 방사선측정기 및 오염제거에 필요한 기재를 갖출 것

⑥ 경계에는 울타리 기타 사람의 출입을 제한하는 시설을 할 것. 다만, 방사선량이 선량한도 이하가 되도록 차폐벽 이나 차폐물이 설치되어 있는 경우에는 그러하지 아니하다.

⑦ 사용시설·분배시설·작업실·오염검사실의 경계에 설치한 울타리 기타 사람의 출입을 제한하는 시설에는 방시능 표지를 부착할 것

### (3) 저장시설

① 저장시설의 구조는 다음 각목과 같이 할 것

가. 저장실의 주요구조부 및 출입문은 내화구조로 하거나 불연재료를 사용할 것

나. 저장함은 내화구조로 하거나 불연재료를 사용할 것

② 저장시설에는 기술기준에 적합한 차폐벽이나 차폐물을 설치할 것

③ 저장시설에 비치하는 용기는 다음 각목의 기준에 적합할 것

가. 외부의 공기를 오염시킬 우려가 있는 개봉선원을 넣는 용기는 기밀구조일 것

나. 액체상의 개봉선원을 넣는 용기의 구조는 액체가 누출되지 아니하도록 하고, 그 재료는 액체가 침투할 수 없는 것으로 할 것

다. 액체상 또는 기체상의 개봉선원을 넣는 용기가 균열 또는 파손될 우려가 있는 때에는 밑받이·흡수재 기타 개봉선원에 의한 오염의 확산을 방지하기 위한 시설 또

는 기구를 설치할 것

④ 저장시설의 문·덮개 등 외부로 통하는 부분에는 자물쇠 기타 도난 또는 분실을 방지하기 위한 시설 또는 기구를 설치할 것

⑤ 저장시설의 경계에는 울타리 기타 사람의 출입을 제한하는 시설을 설치할 것

⑥ 저장실·저장함, 저장시설에 비치하는 용기 및 저장시설의 경계에 설치하는 울타리 기타 사람의 출입을 제한하는 시설에는 방사능 표지를 부착할 것

## (4) 보관시설

① 주요구조 부를 내화구조로 하거나 불연재료로 할 것

② 기술기준에 적합한 차폐벽이나 차폐물을 설치할 것

③ 다음 각목의 기준에 적합한 보관설비를 갖출 것

가. 외부와 구획된 구조로 할 것

나. 문·덮개 등 외부로 통하는 부분에는 자물쇠 기타 도난 또는 분실을 방지하기 위한 설비 또는 기구를 설치할 것

다. 저장시설에 비치하는 용기의 기술기준에 적합한 용기를 비치할 것. 다만, 방사성동위원소에 의하여 오염된 대형기계 등으로서 용기에 넣기가 곤란하여 오염확산을 방지하기 위한 조치를 취한 경우에는 그러하지 아니하다.

④ 보관설비, 저장시설에 비치하는 용기 기타 사람의 출입을 제한하는 시설에는 방사능 표지를 부착할 것

## (5) 처리시설

① 주요구조 부를 내화구조 또는 불연재료로 할 것

② 기술기준에 적합한 차폐벽 이나 차폐물을 설치할 것

③ 방사성동위원소 및 그에 의하여 오염된 물질을 소각하는 경우에는 원자력안전위원회가 정하여 고시하는 바에 따라 소각설비를 설치할 것

④ 방사성동위원소 및 그에 의하여 오염된 물질을 콘크리트 기타 고형화 재료에 의하여 고형화하는 경우에는 다음 각목에 정하는 바에 따라 고형화처리 설비를 설치하는 외에 오염검사실 및 기준에 적합한 배기설비를 설치할 것

가. 고형화처리 설비는 방사성동위원소 및 그에 의하여 오염된 물질이 누설되거나 넘쳐흐르지 아니하고 분진이 확산되지 아니하는 구조로 할 것

나. 고형화처리 설비는 액체가 침투하지 아니하고 부식에 강한 재료로 할 것

⑤ 소각로·오염검사실 기타 사람의 출입을 제한하는 시설에는 방사능 표지를 부착할 것

## (6) 배출시설

① 주요구조 부를 내화구조 또는 불연재료로 할 것

② 기술기준에 적합한 차폐벽이나 차폐물을 설치할 것

③ 액체상의 방사성동위원소를 정화하거나 배출하는 경우에는 다음 각목에 정하는 바에 따라 배수설비를 설치할 것. 다만, 원자력안전위원회가 정하여 고시하는 경우에는 그러하지 아니하다.

가. 배수설비는 배수구에서 채취한 배출액의 방사성동위원소 농도를 배출관리기준의 제한값 이하로 하는 능력을 갖추도록 할 것. 다만, 배수구에서의 배수중 방사성동위원소의 농도를 배출관리기준의 제한값 이하로 하기가 곤란한 경우로서 배수중 방사성동위원소의 농도를 감시하기 위한 배수감시설비를 하고 사업소의 경계외부에서의 수중 방사성동위원소의 농도를 배출관리기준의 제한 값 이하로 하는 경우에는 그러하지 아니하다.

나. 배수설비의 구조는 배출액이 누설되지 아니하도록 하고, 그 재료는 배출액이 침투할 수 없고 내식성이 강한 것으로 할 것

다. 배수정화조는 배출액을 채취하여 배출액의 방사성동위원소 농도를 쉽게 측정할 수 있도록 이를 설치하고, 그 주위에는 울타리 등 사람의 출입을 제한하는 시설을 설치할 것

④ 기체상의 방사성동위원소를 정화하거나 배출하는 경우에는 다음 각목에 정하는 바에 따라 배기설비를 설치할 것. 다만, 원자력안전위원회가 정하여 고시하는 경우에는 그러하지 아니하다.

가. 배기설비는 작업실안의 사람이 상시 출입하는 장소에서의 공기중 방사성동위원소의 농도를 유도공기중농도 이하로 하는 능력을 갖출 것

나. 배기설비는 배기구의 배기 중 방사성동위원소 농도를 배출관리기준의 제한 값 이하로 하는 능력을 갖출 것. 다만, 배기구에서의 배기중 방사성동위원소의 농도를 배출관리기준의 제한 값 이하로 하기가 곤란한 경우로서 배기중 방사성동위원소의 농도를 감시하기 위한 배기감시설비를 하고 사업소 등의 경계외부에서의 공기 중 방사성동위원소 농도를 배출관리기준의 제한 값 이하로 하는 경우에는 그러하지 아니하다.

다. 배기설비의 구조는 배기구 외로 기체가 누설되지 아니하도록 하고, 그 재료는 내식성이 강한 것으로 할 것

라. 배기설비에는 고장이 발생한 경우 방사성동위원소에 의하여 오염된 공기의 확산을 신속히 방지할 수 있는 장치를 할 것

⑤ 배수설비 · 배기설비와 기타 사람의 출입을 제한하는 시설에는 방사능 표지를 부착할 것

## 2) 비밀봉선원의 취급기준

### (1) 사용 및 분배

① 사용시설 또는 작업실에서 사용 · 분배할 것
② 다음 각목에 해당하는 조치를 함으로써 방사선작업종사자 또는 수시 출입자의 피폭방사선량이 선량한도를 초과하지 아니하도록 할 것
　가. 차폐 벽이나 차폐물에 의하여 방사선을 차폐할 것
　나. 원격조작장치 · 집게 등을 사용하여 개봉선원과 인체 사이에 적당한 거리를 확보하고 차폐물을 이용하도록 할 것
　다. 면밀한 작업계획 및 숙달 · 훈련 등을 통하여 인체에 방사선이 피폭되는 시간을 단축할 것
③ 작업실안의 사람이 상시 출입하는 장소에서 사람이 호흡하는 공기중 방사성동위원소의 농도는 방사성동위원소에 의하여 오염된 공기를 정화하거나 배기함으로써 유도공기중 농도를 초과하지 아니하도록 할 것
④ 작업실 또는 오염검사실안의 사람이 접촉하는 물건표면의 방사성동위원소의 오염도가 허용표면오염도를 초과하지 아니하도록 할 것
⑤ 작업실 안에서는 작업복 · 신발 · 보호구 등을 착용하되, 이를 착용한 채 작업실을 나가지 아니하도록 할 것
⑥ 작업실을 나갈 때에는 인체 및 작업복 · 신발 · 보호구 등 인체에 착용하고 있는 물건표면에 대하여 방사성동위원소에 의한 오염상태를 검사하고 그 오염을 제거할 것
⑦ 사용 또는 분배시설에는 눈에 띄기 쉬운 장소에 방사선장해방지에 필요한 주의 사항을 게시할 것

### (2) 저장

① 용기에 넣어 저장시설에 저장할 것
② 저장시설의 저장능력을 초과하여 저장하지 아니할 것
③ 방사선작업종사자 또는 수시출입자의 피폭방사선량이 선량한도를 초과하지 아니 하도록 할 것
④ 저장함은 개봉선원의 보관 중에는 그 운반을 제한하도록 할 것

⑤ 저장시설안의 사람이 호흡하는 공기중 방사성동위원소의 농도가 유도공기중 농도를 초과하지 아니하도록 할 것

⑥ 저장시설안의 사람이 접촉하는 물건표면의 방사성동위원소의 오염도가 허용표면오염도를 초과하지 아니하도록 다음 각목의 조치를 할 것

가. 액체상의 방사성동위원소는 액체가 흘러 넘치지 아니하는 구조 및 액체가 침투할 수 없는 재료로 된 용기에 넣을 것

나. 액체상의 방사성동위원소를 넣은 용기가 균열 또는 파손될 우려가 있는 경우에는 밑받이 · 흡수재 기타 시설 또는 기구를 사용하여 방사성동위원소에 의한 오염의 확산을 방지할 것

⑦ 방사선관리구역에는 사람의 출입을 제한하는 조치를 할 것

### (3) 운반

▸ 개봉선원 및 그에 의하여 오염된 물질을 사업소 안에서 운반하는 경우의 기술기준은 다음 각 호와 같다.

① 용기에 봉입하여 운반할 것. 다만, 다음 각목의 조치를 하는 경우에는 그러하지 아니하다.

가. 방사성동위원소에 의하여 오염된 것(당해 물질에 함유된 방사성동위원소의 농도가 허용표면오염도를 초과하지 아니하는 것에 한한다)으로서 방사성동위원소의 확산 또는 누설의 방지조치를 하거나 기타 원자력안전위원회가 정하여 고시하는 방사선장해 방지를 위한 조치를 하여 운반하는 경우

나. 방사성동위원소에 의하여 오염된 것으로서 대형기계 등 용기에 넣어 운반하기 어려운 것을 원자력안전위원회의 승인을 얻어 운반하는 경우

② 방사성동위원소 및 그에 의하여 오염된 물질을 넣은 용기[제(1)호 가목 또는 나목의 규정에 의한 방사성동위원소에 의하여 오염된 것을 포함하며, 이하 이 조에서 "운반물"이라 한다] 및 이를 적재하는 차량이나 방사성동위원소 및 그에 의하여 오염된 물질을 운반하는 기계 · 기구(이하 이 조에서 "차량 등"이라 한다)의 표면으로부터 10센티미터 및 차량의 외부표면으로부터 2미터 떨어진 위치의 방사선량률이 각각 원자력안전위원회가 정하여 고시하는 방사선량률을 초과하지 아니하도록 하고 운반물표면의 방사성동위원소의 오염도가 허용표면오염도를 초과하지 아니하도록 할 것

③ 운반물을 차량 등에 실을 때에는 운반 중에 이동 · 전도 또는 전락 등에 의하여 운반물의 안전성이 손상되지 아니하도록 할 것

④ 동일한 차량 등에 위험물과 운반물을 혼재하지 아니하도록 할 것

⑤ 운반물의 운반경로에는 표지를 설치하거나 감시인을 배치하는 등의 방법으로 운반에

종사하지 아니하는 자와 운반에 사용되지 아니하는 차량 등의 출입을 제한할 것

⑥ 운반물을 운반하는 차량 등은 서행하도록 할 것

⑦ 방사성동위원소의 취급에 관하여 지식과 경험을 갖춘 자를 동행하게 하거나 방사선장해방지를 위하여 필요한 감독을 하도록 할 것

⑧ 운반물 및 차량 등에는 눈에 띄기 쉬운 곳에 방사능 표지를 부착할 것

⑨ 방사선작업종사자 외의 사람이 운반물의 운반에 종사하는 경우에는 그의 피폭방사선량이 선량한도를 초과하지 아니하도록 할 것

⑩ 용기 밖의 운반물 등을 오염시킬 우려가 있는 방사성동위원소 및 그에 의하여 오염된 물질은 기밀구조의 용기에 넣어 운반할 것

⑪ 액체상태의 방사성동위원소 및 그에 의하여 오염된 물질은 그 액체의 침투나 부식이 잘 되지 아니하는 재료로 만들어지고 전복되기 어려운 구조로 된 용기에 넣어 운반할 것

### (4) 보관 · 처리 및 배출

사업소 안에서 방사성동위원소 또는 그에 의하여 오염된 물질을 보관 · 처리 및 배출하는 경우에는 다음 각 호의 기술기준에 따르는 외에 개봉선원의 사용 또는 분배에 관한 기술기준(제37조, 단 제1호를 제외한다)의 규정을 준용한다. 이 경우 "사용 또는 분배시설"은 "보관 · 처리 및 배출시설"로 본다.

① 기체상의 방사성동위원소 또는 그에 의하여 오염된 물질은 이를 배기설비로 정화하거나 배출할 것

② 제①호의 방법으로 배출하는 경우에는 배기설비의 배기구에서의 배기중 방사성동위원소의 농도를 배출관리기준의 제한 값 이하로 할 것. 다만, 고형화처리 설비에 액체가 침투하지 아니하고 부식에 강한 재료를 사용한 경우에는 그러하지 아니하다.

③ 배기설비에 부착한 방사성동위원소를 제거하는 때에는 깔개 · 밑받이 또는 흡수재 기타 방사성동위원소에 의한 오염의 확산을 방지하기 위한 시설 · 기구 및 보호구를 사용할 것

④ 액체상의 방사성동위원소 또는 그에 의하여 오염된 물질은 다음 각목의 1의 방법으로 보관 · 처리 또는 배출할 것

가. 배수설비로 정화하거나 배출할 것

나. 용기에 넣거나 고형화처리 설비 안에서 콘크리트 기타 고형화 재료로 고형화하여 보관할 것

다. 방사선장해방지를 위하여 원자력안전위원회가 정하여 고시하는 기준에 따라 소각할 것

⑤ 제④호 가목의 방법으로 배출하는 경우에는 배수설비의 배수구에 있어서의 배출액중 방사성동위원소의 농도를 배출관리기준의 제한 값 이하로 할 것. 다만, 배수설비에 배수구에서 채취한 배출액의 방사성동위원소 농도를 배출관리기준의 제한 값 이하로 하는 능력을 갖춘 경우에는 그러하지 아니하다.

⑥ 제④호 가목의 방법으로 배출하는 경우 배출액을 처리하는 때 또는 동목의 배수설비의 부착물 또는 침전물 등의 방사성동위원소를 제거하는 때에는 깔개 · 밑받이 또는 흡수재 기타 방사성동위원소에 의한 오염의 확산을 방지하기 위한 시설 · 기구 또는 보호구를 사용할 것

⑦ 제④호 나목의 방법으로 보관하는 경우 액체상의 방사성동위원소 및 그에 의하여 오염된 물질을 넣는 용기는 액체가 흘러넘치지 아니하는 구조 및 액체가 침투할 수 없는 재료로 된 용기에 넣을 것

⑧ 제④호 나목의 방법 중 액체상의 방사성동위원소 또는 그에 의하여 오염된 물질을 용기에 넣어 보관하는 경우 당해 용기가 균열 또는 파손될 우려가 있는 때에는 밑받이 · 흡수재 기타 방사성동위원소에 의한 오염의 확산을 방지하기 위한 시설 또는 기구를 사용하여 방사성동위원소의 오염의 확산을 방지할 것

⑨ 제④호 나목의 방법 중 액체상의 방사성동위원소 또는 그에 의하여 오염된 물질을 고형화하는 경우에는 액체상의 방사성동위원소 또는 그에 의하여 오염된 물질의 확산 또는 누설을 방지할 수 있을 것

제12장

# 개인피폭 방사선 모니터링

# 12 개인피폭 방사선 모니터링

## 1. 방사선모니터링

### 1) 방사선모니터링의 정의

사람은 인체의 오감으로 방사선을 감지할 수 없으므로 방사선방어가 효과적으로 실시되고 있는지 판단하기 위해서는 방사선, 방사성오염을 측정할 필요가 있다. 방사선, 방사성물질에 관한 정보를 입수, 측정시료의 채집, 방사선(능)의 측정 및 결과에 따라서는 안전취급의 권고 혹은 지시 해석 등에 관한 각 과정의 작업을 총칭해서 방사선 모니터링(monitoring)이라 한다. 방사선모니터링은 방사선안전을 위해 측정하고 측정결과에 따라 이에 대응하는 의학적인 건강관리를 확보하기 위해 권고나 지시하는 것을 말한다.

### 2) 방사선모니터링의 분류

방사선모니터링은 그 목적에 따라 그림 12 - 1과 같이 분류할 수 있다. 표 12 - 1은 개인 및 환경방사선의 모니터링을 실행하는데 필요한 측정기를 나타낸 것이다.

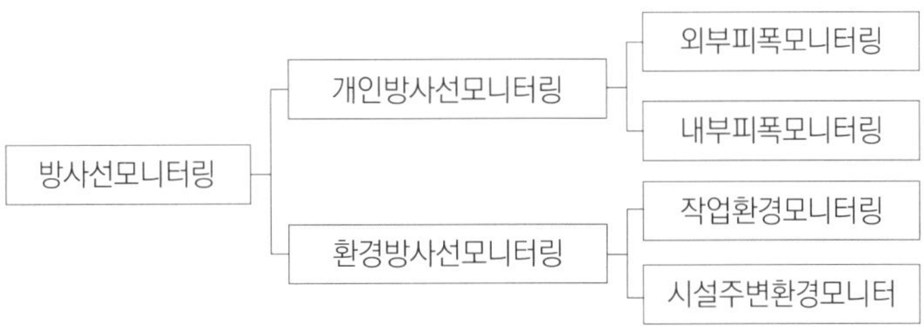


그림 12 - 1. 방사선모니터링의 분류

표 12-1. 방사선모니터링의 측정기

| 분 류 | 측정 내용 | 측정기 |
|---|---|---|
| 개인피폭 모니터링 | 외부피폭선량 | 필름배지, 열형광선량계, 포켓선량계<br>형광유리선량계, 경보계 |
| | 내부피폭선량 | 전신계측법, 생체분석법<br>비스미어법, 공기중농도 측정법 |
| 작업환경 모니터링 | 공간선량률 | 서베이미터, Area monitor |
| | 방사성표면오염도 | 스미어법, 서베이미터법,<br>HFC monitor, Floor monitor |
| | 공기오염도(가스, 입자) | 먼지, 가스 모니터<br>샘플러+방사능 측정장치 |
| | 수중오염도 | 수(물) 모니터<br>샘플러+방사능 측정장치 |
| 시설주변환경 모니터링 | 공간선량률 | 서베이미터, Area monitor, |
| | 공기오염도(가스, 입자) | 먼지, 가스모니터<br>샘플러+방사능 측정장치 |
| | 물, 농수산물, 토양 등<br>환경 시료내의 방사능 | 방사능 측정장치<br>감마선 스펙트로미터 |

## 2. 개인피폭 방사선모니터링의 목적

개인피폭 방사선모니터링(개인관리)은 방사선관리구역 내에서 작업하는 방사선작업종사자의 개인피폭선량을 측정하고 관리하는 것이다. 개인방사선 모니터링의 목적은 다음과 같다.

(1) 개인의 피폭선량 평가
(2) 선량한도와 비교하여 개인의 선량 제한
(3) 방사선피폭으로 인한 확률적영향의 발생 확률 제한
(4) 개인의 단기 또는 장기간에 걸친 피폭 선량평가
(5) 사고발생의 정확한 정보 획득
(6) 선량한도의 초과 유무 확인
(7) 법적 규제에 의한 기록 보존 등

위와 같은 목적으로 모니터링한 결과를 갖고 개인피폭선량을 분석하여 이것을 근거로 작업방법이나 작업환경의 개선에 활용한다.

방사선 관리의 최종목표는 사람을 보호하는 것이므로 방사선작업종사자 개개인에 대한 피폭관리가 중요하다. 이를 수행하기 위한 방법으로는 개인의 외부 및 내부피폭선량을 측정·평가하고 개인피폭선량의 측정결과를 분석해서 피폭된 작업환경이 잘 관리되는가를 평가한다. 개인피폭 모니터링에는 외부피폭 모니터링과 내부피폭 모니터링이 있다.

## 3. 외부피폭 모니터링

베타선, 감마선, 중성자선 등의 방사선을 체외로부터 피폭 받으면, 이것을 외부피폭이라 하고 그 피폭선량은 작업자의 작업복에 착용된 열형광선량계나 필름배지 등의 개인피폭선량계로 측정한다. 작업자 각개인의 피폭선량을 측정하여 선량한도의 초과유무 확인과 비정상적인 피폭이 생기지 않도록 하기위한 방사선방어 방법의 개선, 그리고 만일 비정상적인 피폭을 받았을 때는 의료처치법의 결정이 이루어진다. 작업자의 외부피폭선량은 정기적으로 적산선량을 측정하며 작업 중의 피폭저감을 목표로하여 단기측정도 하게된다. 정기적인 측정은 필름배지와 열형광선량계 등을 이용하고 단기적인 측정에는 주로 포켓선량계를 사용한다.

포켓선량계에 의해 관리 기준치 이상으로 피폭되고 있음이 확인되면 함께 착용하고 있는 열형광선량계 등으로 개인의 적산선량을 확인한다. 높은 방사선량률 환경에서 작업할 때 작업시간을 제한하여 작업하지 않으면 안 되는 경우에는 경보선량계도 착용한다. 이 경보선량계는 미리 설정한 선량에 도달하면 경보음이 발생하여 사고 장소로부터 대피를 할 수 있다. 선속 형태의 방사선을 이용하는 경우나 선원을 손과 가까운 곳에서 취급하는 등 손가락 등에 국부적인 피폭이 우려되는 경우에는, 그 부분에 국부 피폭측정용 선량계를 착용한다.

엑스선, 감마선, 중성자선은 투과력이 강하기 때문에 주로 전신피폭이며, 베타선은 주로 피부피폭이 문제가 된다. 이들 피폭선량이 원자력안전법에 정해진 선량한도나 사업소별로 정해진 관리기준치를 초과하지 않도록 방사선을 관리해야 한다.
만약 초과할 우려가 있으면 원인을 조사하여 방사선의 차폐나 작업방법 등을 분석하여 개선해야한다. 작업자에 대해서는 방사선관리구역의 출입제한이나 방사선 피폭 의 우려가 적은 업무로 전환 및 전문의사의 진단 등을 실시한다.

## 1) 방사선관리용 측정기의 종류

외부방사선에 대한 개인관리를 위해 사용되는 방사선 측정기에는 여러 가지 종류가 있다.

외부피폭에 대한 개인피폭선량 측정기에는 필름배지, 열형광선량계, 포켓선량계 그리고 경보선량계가 있다. 이들 선량계는 원리, 구조가 달라서 사용하는데 있어서 방사선의 종류 에너지 측정값에 따라 각각 특성들이 있다. 그러므로 측정하고자 하는 상황에 맞게 가장 적당한 측정기를 선택할 필요가 있다. 개인피폭선량계의 종류 중 법정 선량계(주 선량계)는 열형광선량계와 필름배지가 있고 보조 선량계는 포켓선량계, 유리선량계, 전자선량계 그리고 사고 선량계는 경보선량계가 있다. 이중 보조선량계의 역할은 고 선량 피폭을 방지하고 작업자에게 심리적인 안정을 도모하며 주 선량계의 고장시 대체 선량을 평가할 수 있다. 표 12-2는 개인피폭 방사선 측정기의 원리와 특징을 나타내었다.

**표 12-2. 방사선측정기의 종류와 특징**

| 종 류 | 필름배지 | 직독식 포켓 선량계 | 포켓 전리조 | 유리선량계 | 열형광 선량계 |
|---|---|---|---|---|---|
| 측정원리 | 사진작용 | 전리작용 | 전리작용 | 광형광작용 | 열형광작용 |
| 측정하한 mR($2.58 \times 10^{-7}$ C/kg) | ≥10 | 1 | 1 | ≤10 | 0.1① |
| 측정상한 R($2.58 \times 10^{-4}$ C/kg) | 600 | 0.1~0.2③ | 0.1~0.2③ | 107 | 104① |
| 에너지 의존성 | 크다② | 작다 | 작다 | 크다 | 크다① |
| 방향 의존성 | 크다 | 보통 | 보통 | 작다 | 보통 |
| 기록보존 | 유 | 무 | 무 | 무 | 무 |
| 착용 중 감시 | 불가능 | 가능 | 불가능 | 불가능 | 불가능 |
| 기계적 견고성 | 크다 | 작다 | 보통 | 보통 | 보통 |
| 습도영향 | 보통 | 크다 | 크다 | 작다 | 보통 |

① 소자에 따라 다르다.
② 에너지 의존성이 큰 것을 이용하여 평균에너지를 측정할 수 있다.
③ 가장 많이 이용되는 개인피폭선량계의 측청범위는 100~200 mR이다.

## 2) 방사선관리용 측정기의 선택

방사선관리용 측정기는 종류에 따라 여러 가지 특성을 갖고 있다. 이들 측정기는 측정 대상으로 하는 방사성물질, 방사선작업의 현황, 작업자의 지식정도, 측정후의 평가 방법 및 비용 등을 종합적으로 고려해서 선택해야 한다.

베타선, 감마선 및 엑스선의 혼합되어 있는 방사성물질 취급 작업장의 종사자를 위한 측정기는 베타선, 감마선 및 엑스선에 의한 피부선량과 엑스선 및 감마선에 의한 심부선량을 구분할 수 있는 측정기를 선택해야 한다. 또한 종사자의 누적선량 은 열형광선량계와 필름배지를 사용하고, 단 시간 작업을 할 때 피폭 감시는 포켓 선량계, 국소피폭은 TLD ring, Film ring, wrist badge, 초과 피폭을 방지하기 위해서는 경보선량계(alarm meter) 그리고 방사선관리구역 일시 출입자는 포켓 선량계를 선택한다.

중성자선에 대한 방사선측정기는 여러 종류의 것이 있으나 중성자선의 에너지 범위가 넓으므로 모든 에너지 영역의 중성자선에 대해서 기술적으로 만족한 결과를 얻을 수 있는 측정기는 적다. 중성자선은 일반적으로 감마선 등과 혼합되어 있으며 그리고 감마선에 대한 중성자선의 함유 비율이 낮은 것이 많다. 그래서 중성자선이 감마선의 방출선량에 비해 1/3 이상이 될 때만 중성자선의 모니터링을 고려하고, 그 이외는 작업환경의 중성자선에 대한 자료 등을 이용해서 선량을 평가하면 편리하다.

### 3) 방사선측정기의 착용부위

개인피폭선량계는 방사선작업종사자의 가슴부위에 착용하여 개인의 전신피폭선량을 측정하고, 임신된 여성 종사자는 복부의 전면에 착용한다. 손과 같은 국부피폭선량을 측정하기 위해서는 가락지 형태 또는 목걸이 형태로 만든 링 배지 등이 이용된다. 즉 국부적으로 집중 피폭될 우려가 있는 경우에는 그 부위에도 착용한다. 만약 종사자가 납 치마나 납 가운 등을 착용하는 경우에는 원칙적으로 안에 착용한다.

### 4) 외부피폭 방사선의 측정결과 기록

개인피폭선량의 측정결과에 대해 원자력관계사업자는 매 분기 경과 후 1개월 이내에 종사사의 피폭방사선량을 원자력안전위원회에 보고한다. 개인피폭선량의 기록 시기는 방사선작업종사자가 당해 업무에 종사하기 시작한 때부터이고, 이 기록부의 보존기간은 사용을 폐지할 때까지이다.

## 4. 개인피폭선량 측정기

개인피폭선량 측정기는 인체의 표면에 부착하여 전신 및 국부적인 피폭선량을 측정할 수 있는 것이다. 외부피폭에 의한 피폭선량의 측정에 주로 사용되며 종류에는 필름배지(film badge), 열형광선량계(TLD), 포켓선량계(pocket dosimeter), 형광유리선량계(glass dosimeter) 및 개인경보기(pocket alarm meter)가 있다. 다음과 같은 경우에는 개인피폭선량 측정기를 두 개 이상 혹은 두 종류 이상을 착용할 필요가 있다.

(1) 측정기구의 감도와 방향의존성이 문제가 있는 경우
(2) 한 개로는 문제가 되는 선량 범위를 측정할 수 없는 경우
(3) 방사선의 종류가 2종 이상이거나 에너지 범위가 넓어서 1개로는 모두 측정할 수 없는 경우
(4) 피폭이 매우 불균등한 경우
(5) 정확한 측정과 신속한 측정이 요구되는 경우 등

### 1) 필름배지

#### (1) 측정원리

감광유제 AgBr과 접착성 젤(gel)을 혼합한 것을 투명한 폴리에틸렌 또는 유리판에 도포한 것을 필름이라고 한다. 감광유제 결정입자의 크기는 보통 0.1~0.6 $\mu$m 정도이다.
방사선이 필름에 조사되면 AgBr의 이온결정에서 Ag원자가 석출되어 미시적으로 집합한다. 이것을 잠상이라 한다. 현상을 하면 환원작용으로 이 잠상을 중심에 두고 더 많은 Ag원자가 석출되어 가시정도의 흑화가 생긴다. 이 흑화된 정도를 측정하여 선량을 판독하는 것이다.

현상된 필름의 흑화도는 피폭선량에 비례하며, 피폭선량은 흑화도를 표준교정 필름과 비교함으로써 평가할 수 있다. 흑화도의 판독은 농도계(densitometer)를 사용하며, 일반적으로 0.1 mSv~18 Sv까지 측정이 가능하다. 중성자측정용의 경우에는 감광작용을 이용한 것보다는 방사선이 물질에 주는 물리적 충격을 검출하는 것이다. 따라서 이 경우에는 현미경으로 필름표면을 관찰하여 생성된 충격의 흔적을 계수화 하여 피폭선량을 판정한다.

#### (2) 필름배지의 구조

필름배지는 필름을 필름 케이스(badge case)에 넣은 것으로서 엑스선, 감마선, 베타선, 중성자선을 분리하고 각각의 적산선량이 측정가능하며, 측정 후의 필름은 장기간 보존이

가능하다. 그 때문에 필름은 언제라도 꺼내어 다시 평가할 수 있다는 특징이 있다. 그러나 암실 내에서 조작 처리하여야 하며 선량산출의 처리가 복잡하다는 단점이 있다. 그래서 큰 사업소를 제외하면 이들의 조작이나 처리를 전문 판독업체에 의뢰하고 있는 곳이 많다.

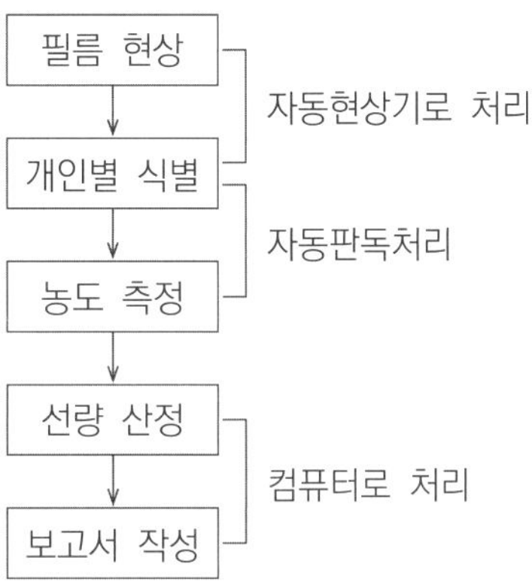


**그림 12 - 2 필름배지의 판독과정**

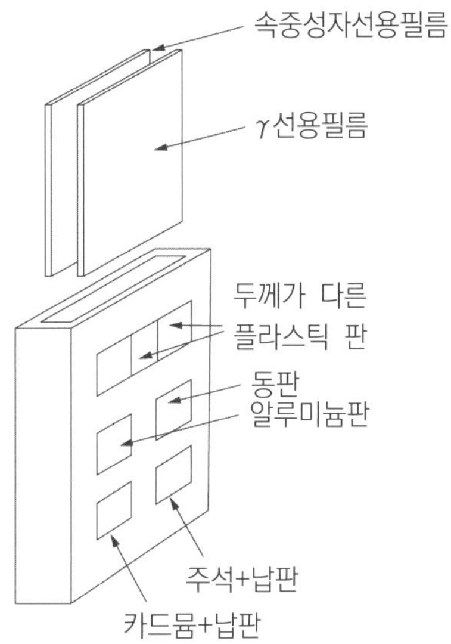


**그림 12 - 3 필름배지의 구조**

전문 판독업체도 측정처리 판독조작에 여러 단계와 시간이 많이 소요되기 때문에 자동화가 추진되어 컴퓨터로 처리하고 있다. 그림 12 - 2에는 필름 배지의 측정처리 판독과정을 나타낸 것이다. 필름배지는 그림 12 - 3과 같이 필름과 필름배지 케이스로 이루어져 있는데, 필름은 감마선용 필름과 속중성자용 필름이 있다. 감마선용 필름에 의해서 감마선은 물론 베타선, 열중성자선도 측정 할 수 있다.

사용 후 필름을 현상하면 피폭선량에 따라 흑화된다, 흑화도를 측정하므로서 피폭선량을 구하게 된다. 감도가 다른 3매의 필름이 들어있는 감마선용 필름은 10 mR에서 1,000 mR 범위의 선량을 측정할 수 있다. 필름배지 케이스의 전면에는 감마선, 베타선, 엑스선 또는 필요한 경우에는 열중성자선 등 각각의 피폭선량을 분리하여 측정할 수 있도록 카드뮴판, 알루미늄판, 두께의 차이가나는 플라스틱판 등의 필터가 부착되어있다, 열중성자선은 카드뮴에 흡수되었을 때는 감마선을 방출한다. 이 감마선에 의해서 필름이 감광된다. 베타선은 두께가 다른 플라스틱판에 의해서 베타선 에너지에 따라 흡수되어 필름에 입사하는 양이 달라진다. 이 흡수된 차로 베타선 에너지의 선량을 구할 수 있다.

속중성자는 감마선용 필름을 감광시키기 때문에 속중성자선의 측정에는 속중성자선용 필름을 사용한다. 이 필름은 입자 크기에 따라 유제를 두껍게 바르는 것으로 유제중에서 속중성자선에서 발생하는 반도전자의 비적을 약 500배의 광학현미경으로 세어 비적의 수를 통해 선량을 구하게 된다. 속중성자선에 피폭될 우려가 있는 경우에는 속중성자선용 필름을 감마선용 필름과 포개 필름배지 케이스에 넣어서 사용한다.

#### (3) 필름배지 착용시 주의사항

필름배지를 고습도나 산, 알카리 등의 환경중에 사용할 때는 플라스틱 봉지 등으로 밀봉해서 방습포장을 해야 하며, 오염되기 쉬운 장소에서 작업할 때는 필름배지를 플라스틱 시트에 넣어서 필름 배지가 오염되지 않도록 주의해야 한다. 트리튬 가스가 있을 때에는 트리튬에 의한 흑화에 유의하며, 사용하지 않은 필름은 백그라운드 방사선이 낮은 냉암소에 보관한다. 필름배지를 공동으로 사용하지 말아야하며, 직사광선이 있는 장소에는 두지 말고 사용 중인 필름배지와 제어용 필름배지는 가능한 한 동일조건으로 보관해야한다.

#### (4) 필름배지의 장·단점

저 선량의 측정이 가능하며 선량 측정 범위가 넓다. 소형이며 가볍고 현상된 필름은 피폭기록으로서 영구보존 할 수 있다. 또한 필터를 사용하면 여러 종류의 방사선을 측정할 수 있고 필터의 두께를 조절하여 전신선량, 피부선량의 측정이 가능하다는 장점이 있다. 단점으로는 에너지 의존성과 방향의존성이 크며, 온도, 습도의 영향이 크다(잠상퇴행 현상) 그리고 인체 등가물질이 아니므로 보정이 필요하다.

### 2) 열형광선량계

#### (1) 측정원리

Thermoluminescence Dosimeter(TLD, 열형광선량계)의 약칭이다. 방사선이 조사된 격자결함을 갖는 결정성물질에 열을 가열하였을 때 생기는 형광을 이용한 선량계이다. 방사선조사에 의해 결정 내에서 분리된 전자나 정공이 열자극에 의해 재결합될 때에 발광하는 원리를 이용한 것이다. $Mg_2SiO_4$, $CaSO_4$, LiF 등과 소량의 불순물(Mg, Ti, Tb, Dy 등)을 혼합시킨 소자에 방사선이 조사되면, 충만대(가전도대)에 있는 전자가 에너지를 얻어 전도대에 올라가고 이 전자는 불순물에 의해 형성된 포획중심(trap)에 들어간다.

이 소자를 가열하게 되면 전자는 전도대를 통해 충만대로 떨어지면서 빛을 방출한다. 이때의 발광을 이용하여 흡수된 방사선을 측정하는 것이 열형광선량 계이다. 열형광선량계는 소자의 종류에 따라 0.001 mSv ~ $10^3$ Sv의 측정이 가능하며, 조사 후 소자를 가열하여 전자를 전부 방출시키면 소자는 본래의 상태로 되돌아가므로 반복사용이 가능하다. 개인피폭 선량측정기로서 현재는 필름배지 대신 많이 사용되며 환경의 적산선량측정에도 이용된다.

## (2) 열형광선량계의 구조

열형광선량계는 소자와 홀더 및 리더로 구성되어 있다. 소자는 방사선량 측정에 편리하도록 열형광선량계 물질을 유리 캡슐에 봉입된 것, 또는 원판형 가는 막대형 등으로 형상화된 것이다. 현재 열형광선량계에 자주 사용되는 물질의 특성을 표 12-3에 나타내었다. LiF는 미국 등에서 많이 사용되고 있으며 그 특징은 생체의 원자번호에 가까우므로 방사선 측정용구에 적합하지만 감도가 떨어진다. $CaSO_4$(Tm)는 감도가 높으나 에너지 특성이 나쁘다.

**표 12-3. 열형광선량계의 물질과 특성**

| 특성 \ 물질 | LiF | $CaSO_4$ : Tm | $CaSO_4$ : Mn | $CaF_2$ (천연) | $CaF_2$ : Mn | BeO | $Mg_2SiO_4$ : Tb |
|---|---|---|---|---|---|---|---|
| 실효 원자번호 | 8.2 | 15 | 15 | 16 | 16 | 7.5 | 10 |
| 발생스펙트럼 (Å) | 4,000 | 4,500 | 5,000 | 3,800 | 5,000 | 4,100 | 5,400 |
| 주발광온도(℃) | 195 | 220 | 110 | 260 | 260 | 180 | 190 |
| 선량범위 | 10 μGy ~$10^3$ Gy (공기) | 1 μGy ~10 Gy (공기) | 0.5 μGy ~10 Gy (공기) | 100 μGy ~10 Gy (공기) | 10 μGy ~$10^2$ Gy (공기) | 20 μGy ~10 Gy (공기) | 50 μGy ~10 Gy (공기) |
| 에너지 의존성 | 1.25 | 10 | 13 | 13 | 13 | 0.9 | 8 |
| 패딩현상 | 5 %/3개월 | 5 %/년 | 8 %/월 | 5 %/년 | 8 %/월 | 6 %/월 | 5 %/월 |

그림 12-4는 각종의 열형광선량계 물질의 에너지 특성을 나타낸 것이다. 에너지 특성이 나쁜 소자는 필터에 붙은 홀더 중에 소자를 넣어서 에너지 특성의 보정을 하여야 한다. 홀더는 신체에 부착하므로 모양이 좋도록 소형, 경량으로 빛과 습도, 기계적 충격에 대해 소자를 보호하는 역할을 하도록 1개 내지 몇 개를 넣어 사용하도록 되어 있다. 형태는 포켓선량계 및 필름배지와 비슷한 것이 많이 있다.

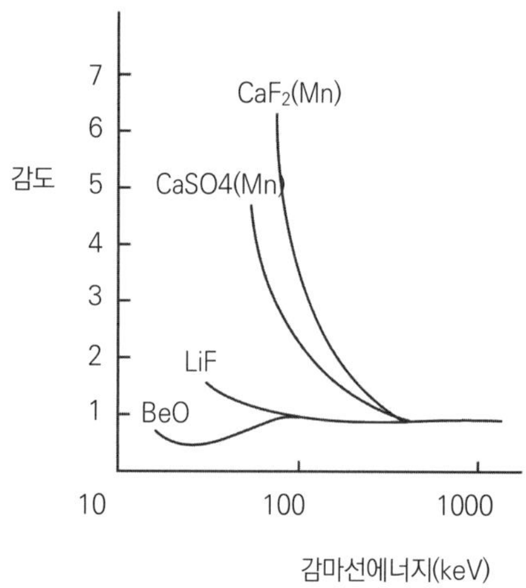


그림 12 - 4. 열형광선량계 물질의 에너지 특성

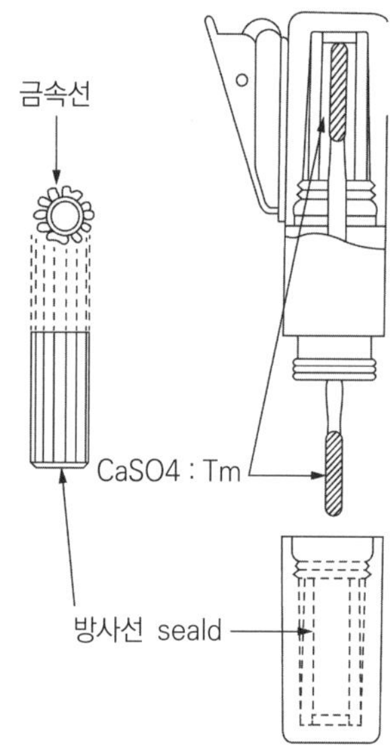


그림 12 - 5. TLD holder

그림 12 - 5는 포켓선량계와 같은 형의 TLD 홀더의 그림이다. 이 홀더에는 직경 1 mm의 주석과 납의 합금을 빗살무늬 모양으로 배치한 금속으로 차폐체를 내장하여 감마선의 에너지가 30 keV 이상의 범위에서 에너지 의존성이 ±40 % 이내로 보정하도록 되어 있다.
열형광선량계가 국소피폭 용으로서 그림 12 - 6과 같은 TLD ring도 사용되고 있다. 이 선량계는 소자와 소자 사이에 베타선의 흡수체가 들어 있으며, 엑스선, 감마선과 베타선의 분리 측정이 가능하도록 되어 있다.

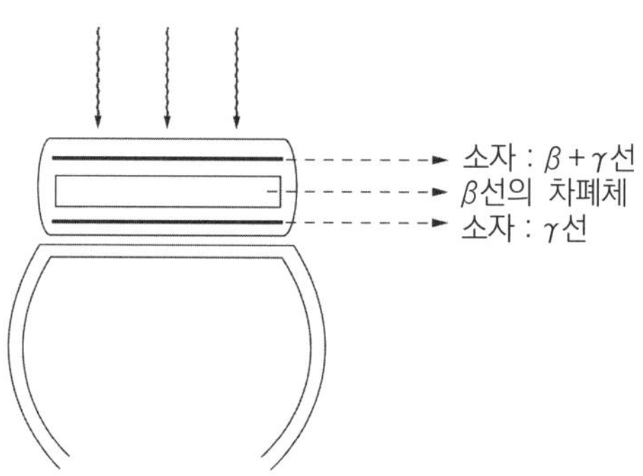


그림 12 - 6. TLD ring

### (3) 열형광선량계의 특성

#### ① 에너지 의존성

에너지의존성은 열형광체 물질에 따라 각기 다르며 특히 LiF가 제일 적다. 적당한 필터를 쓰는 경우에는 10 KeV~1.2 MeV까지 ±10 % 이내로 되며 엑스선 및 감마선의 개인피폭선량의 측정용으로 사용할 때는 보정은 거의 필요 없다.

#### ② 선량 - 열형광량의 관계

수 mR~100,000 R까지 거의 완전히 비례하여 측정범위가 넓다.

#### ③ 열형광량의 퇴행현상

열형광량의 퇴행현상에 대응하는 변화는 열형광물체에 따라 다르지만 LiF, $CaF_2$ 등에서는 필름에 비해 매우 적다. 특히 고온측의 피크에 대한 변화는 거의 무시할 수 있을 정도이다. 예를 들면 LiF의 경우 20 도씨로 1년간 보관 후에도 열형광량의 감소는 5 % 이하이고 40도씨의 경우에는 10 % 정도이다.

#### ④ 열형광선량계의 정도

1개의 선량계로 아주 큰 범위에 걸쳐 선량의 측정이 가능하며 수 mR의 저 선량에도 수 %의 오차 정도로 정확히 측정할 수 있다.

#### ⑤ 열형광선량계의 방향의존성

방향의존성은 일반적으로 양호하며 1회 가열하면 이전의 성장이력이 완전히 소거 되므로 재사용이 가능하다.

### (4) 열형광선량계의 장 · 단점

장점으로는 감도가 양호하며 신속하게 측정할 수 있고 퇴행현상이 적다. 또한 누적선량 측정 및 반복사용이 가능하며 방향의존성이 비교적 작다. 단점으로는 피폭선량의 중간치를 알 수 없으며 기록의 보존이 불가능하고 사용 전에 반드시 전열처리(annealing)를 해야 한다. 표 12 - 4 필름배지와 열형광선량계의 특성을 비교한 것이다.

## 3) 포켓 선량계

포켓 선량계는 만년필과 같은 형태로 전리상을 내장하며 이 전리상에 미리 충전해둔 전하가 방사선조사에 의해서 방전, 그 방전한 전하량을 검전기와 같은 원리로 측정할 수 있는 것이다. 즉 이것은 소형 전리함의 중심전극에 미리 충전하여 전압을 공급한 후, 방사선의 전리작용에 의하여 방전하는 정도를 방사선측정에 이용하는 것이다. 전압 강하량(방전량)은 조사선량에 비례한다. 기체전리를 이용한 검출기 중 전리함영역에서 작동하는 검출기로서, 공기와 유효원자번호가 유사한 물질, 즉 공기등가물질을 사용하여 크기를 최소화한 검출기이다.

이런 원리를 이용한 선량계로는 포켓 전리조(pocket chamber, PC형)와 직독식 포켓선량계(pocket dosimeter, PD형)의 2종류가 있다. 포켓선량계는 필름배지와 같은 현상 등의 조작을 요하지 않고 작업장에서 작업 중에 직접 선량의 확인이 가능하므로 작업 중 방사선작업자의 심리적 불안을 해소시켜 작업 능률을 향상시킬 수 있다. 진동이나 충격에 약하며, 환경(온도, 습도 등)의 영향을 많이 받는 것이 단점이다. 포켓선량계를 사용할 때 일반적인 주의사항으로는 다음과 같은 것이 있다.

① 진동이나 충격을 주지 말 것
② 절연물을 접촉하지 말 것
③ 자연의 누설에 대한 보정을 할 것
④ 사용하지 않을 때는 건조기 등에 보관할 것
⑤ 장기간 사용한 것을 재사용할 경우에는 충전해 둘 것
⑥ 습도가 높은 곳에서는 사용하지 말 것

### (1) 포켓 전리조(PC형)

포켓 전리조는 그림 12-7에 나타난 것과 같이 만년필과 같은 전리조형 선량계로 이 전리조에 충전 및 방전한 때의 값을 전위계로 내장한 관측 충전 장치인 charger reader로 읽어 측정한다. 전리조는 플라스틱 또는 에보나이트의 원통형 전극과 중심전극으로 되며 선단부에는 건조제가 들어간 보호 플러그가 붙어 있다. 충전 또는 방전한 때의 값의 판독을 보호 플러그를 charger reader에 끼워 넣어 행한다. 선량의 측정 범위는 0~1(2) mGy의 것이 많다. 이 선량계는 직독식 포켓선량계와 비교해서 다음과 같은 특징을 가지고 있다.

**표 12-4. 필름배지와 열형광선량계의 비교**

| 측정기 종 류 | 필 름 배 지 | 열형광선량계 |
|---|---|---|
| 측정원리 | 사 진 감 광 작 용 | 열 형 광 작 용 |
| 측정범위 | 10 mR - 1800 R | 0.1 mR - $10^5$ R |
| 장 점 | ▸ 가격이 싸다.<br>▸ 기록의 영구보존이 가능하다.<br>▸ 필름배지 케이스에 각종필터를 부착으로서 방사선의 종류와 에너지의 판별이 가능하다. | ▸ 반복사용이 가능하다.<br>▸ 방향의존성이 형태에 따라 다르지만 일반적으로 양호하다.<br>▸ 판독이 편리하고 자동화가 가능하다.<br>▸ 소자가 인체등가물질이므로 판독의 신뢰도가 높다.<br>▸ 환경(온도, 습도)의 영향이 비교적 적다. |
| 단 점 | ▸ 방향의존성이 크다.<br>▸ 암실에서 현상조작이 필요하다.<br>▸ 인체조직등가물질이 아니므로 정치의 보정이 복잡하다.<br>▸ 퇴행현상이 있다.<br>▸ 환경(온도, 습도)의 영향이 비교적 크다. | ▸ 가격이 비싸다.<br>▸ 일단조작하면 측정치가 소멸되어 영구 보존할 수 없다.<br>▸ 퇴행현상이 있다. |
| 공통점 | ▸ 계적으로 견고하다.<br>▸ 장기간 집적선량의 측정이 가능하며 착용중 감시는 불가능하다.<br>▸ 법적 기준(기본)선량계이다.<br>▸ 에너지의존성이 있다.(TLD는 소자에 따라 에너지의존성이 작으며 필름배지는 케이스의 두께나 재질에 따라 조절이 가능하다.) | |

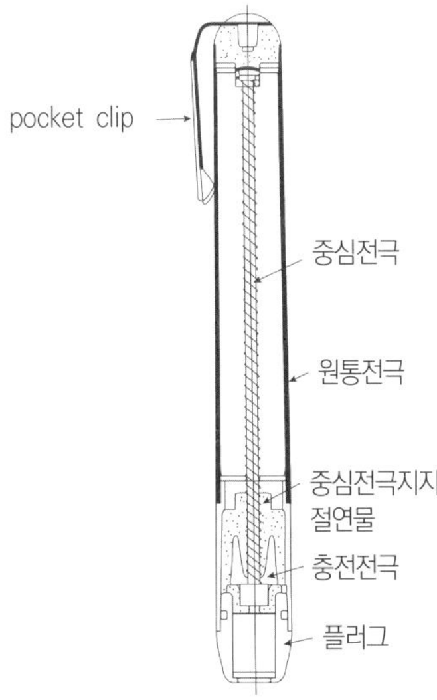


그림 12-7. 포켓전리조

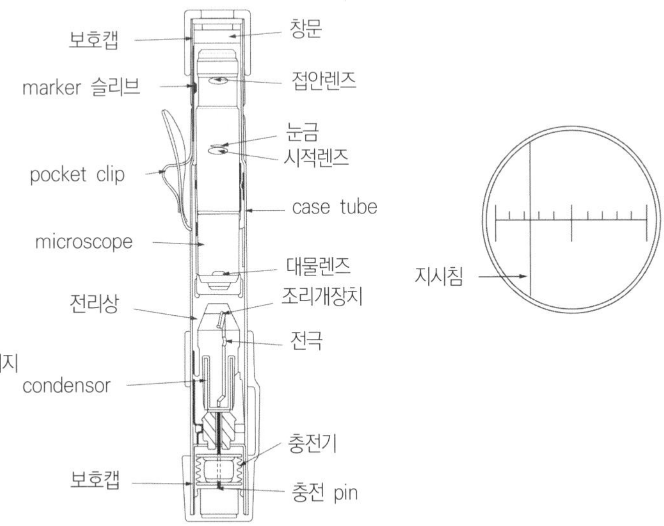


그림 12-8. 직독식 포켓선량계

## (2) 직독식 포켓선량계(PD형)

개인피폭선량계로서 작업자가 작업중 수시로 간편하게 선량을 확인할 수 있는 점이 기타 선량계와 다른 점이며, 장기간의 피폭선량 측정에는 부적절한 관계로 필름배지 또는 열형광선량계 등과 동시에 착용하여 개인피폭선량 측정에 활용되고 있다. 직독식 포켓선량계는 그림 12-8에 나타낸 것과 같이 만년필 정도의 크기의 내부에 부피 약 1 ml의 공기등가물질에 가까운 폴리스틸렌(polystyrene) 전리조와 검전기 및 눈금현미경이 삽입되어 있다. 검전기는 백금을 도금한 수정섬유(약 3 ㎛)가 loop로 늘어진 것이다. 이 수정섬유는 충전된 전하에 따라서 척력이 작용하여 움직이고 끝이 Y자 모양으로 열린다. 전리조내에 방사선이 입사한 경우 전리조내의 기체가 전리되어 그 결과 전하가 방전하여 Y자 모양의 검전기가 닫힌다. 이 모양을 현미경으로 판독하고 전리조에 입사한 방사선의 선량을 작업장에서 언제라도 간단히 계측할 수가 있다.

이 측정기는 피폭선량의 값을 수시로 언제라도 읽을 수가 있다. 그러나 포켓 전리조에 의해 내부의 검전기, 현미경 등을 삽입하였기 때문에 저에너지 측정에서는 에너지 특성은 조금씩 나쁘게 된다. 그림 12-9에서는 감마선용 포켓선량계의 에너지 특성을 나타낸다.

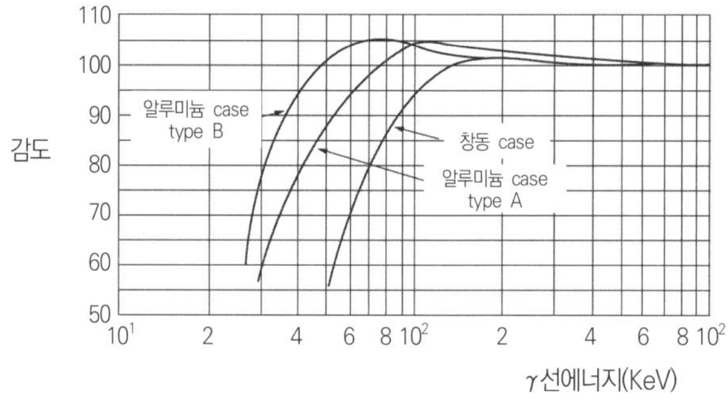


**그림 12-9. 감마선용 포켓선량계의 에너지 특성**

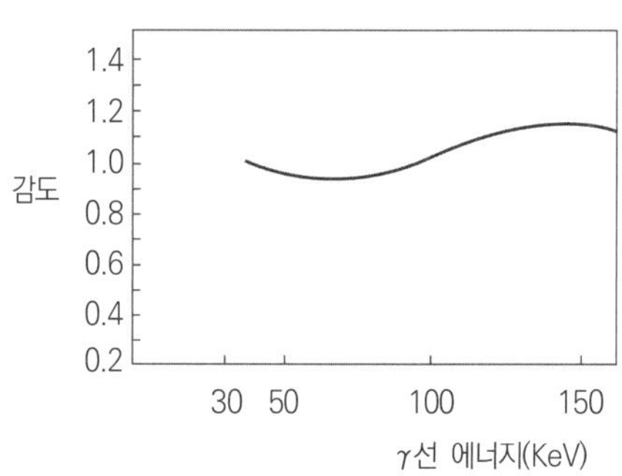


**그림 12-10. 저 에너지 포켓선량계의 에너지 특성**

### (3) 저에너지 포켓선량계

의료용 엑스선이나 형광 엑스선 등 저에너지의 엑스선을 취급할 경우에는 감마선 포켓선량계는 에너지 특성이 나쁘므로 저에너지 포켓선량계를 사용한다. 이 선량계는 전리조가 특수한 플라스틱으로 만들어져 있으며 그림 12 - 10에 나타낸 것과 같이 15 keV~100 keV까지의 선량 범위에서 ±10 % 이내의 정밀도로 측정이 가능하다.

### (4) 열중성자 포켓선량계

이 선량계는 감마선 상에서 열중성자를 측정 가능하도록 한 것으로서 전리조에 붕소를 도포하고 열중성자와 붕소의 핵반응 $^{10}B(n, \alpha)^{7}Li$에 의해 방출된 알파선을 이용하여 전리조의 전하를 방전시키는 것이다.

### (5) 고속중성자선 포켓선량계

고속중성자선에 대해서 감도가 좋은 선량계와 감도가 나쁜 선량계를 이용할 때 이 두 선량계의 측정값의 합과 차를 알 면 고속 중성자선 만의 측정이 가능하다.

### (6) 전자 포켓선량계

포켓 체온계와 같은 형의 선량계로 검출기에는 PN 접합형 실리콘 반도체검출기를 사용하고 있다. 측정결과는 디지털 액정표시로 측정범위는 1~9999 μSv(일반용)과 0.01 ~ 99.99 mSv(환경용)의 것이 있다. 이들과는 따로 의료용 엑스선을 취급하는 사업소용으로 20 keV 이상의 저에너지용의 것도 있으며, 측정범위는 1~9999 μSv 정도이다. 그림 12 - 11에 전자 포켓선량계의 외형도를 나타내고 있다.

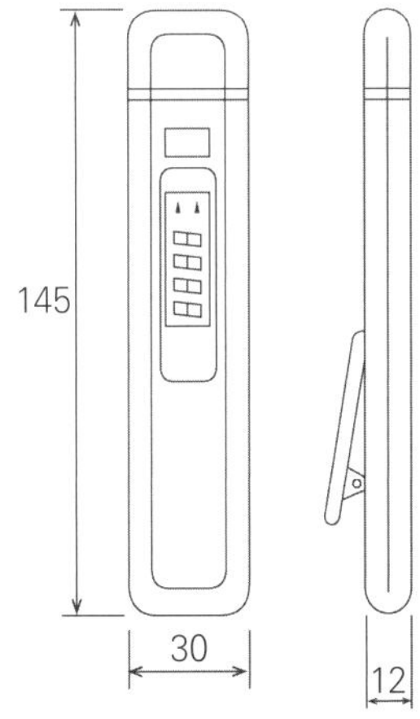


**그림 12 - 11. 전자 포켓선량계(단위 : mm)**

## 4) 형광유리선량계

### (1) 측정원리

은(Ag)이온으로 활성화된 인산 유리에 방사선을 조사시키면 흡수된 선량에 대응하여 색중심(color center) 이 형성되어 그 결과 이 유리에 자외선을 쪼이면 오렌지색의 형광이 생기는데 이것을 필터로 선택적으로 끄집어내어 광전자증배관(PM tube)에서 전기신호로 변환 · 기록한다. 이것을 형광유리선량계(fluores glass dosimeter)라 한다. 감마선으로 10 mR에서 1,000 mR의 선량을 측정할 수 있으며 측정 후 선량을 적산할 수 있다.

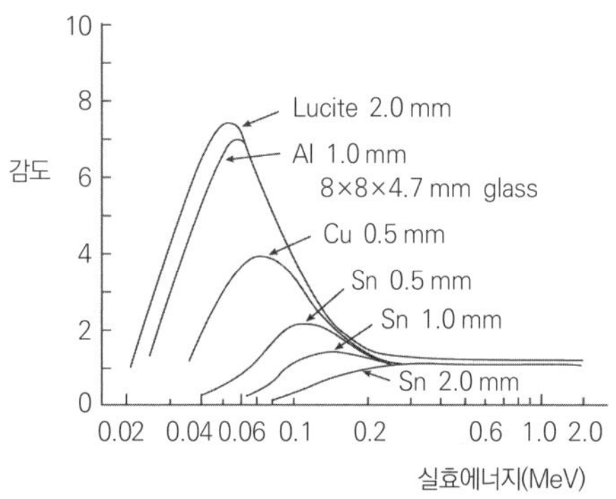


그림 12 - 12. 형광유리선량계의 에너지 특성

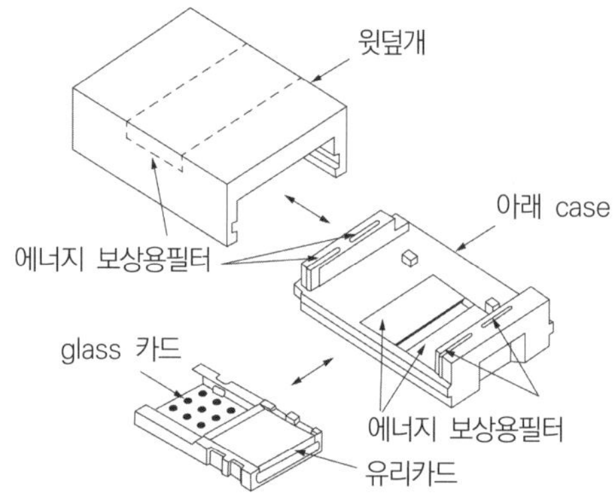


그림. 12 - 13 형광유리선량계의 외관도

### (2) 형광유리선량계의 구조

형광유리선량계는 형광유리(유리소자)와 홀더(holder) 및 형광량 측정기로 구성되어 있다. 형광 유리는 그림 12 - 12과 같이 에너지 특성이 좋지 않기 때문에 이것을 역으로 이용하여 복수의 유리 소자와 필터를 조합함으로 해서 1 cm 등가선량, 3 mm 등가선량, 70 μm 등가선량, 베타선 열중성자선량 등의 선종도 측정 가능하도록 되어 있다. 그림 12-13에는 형광 유리선량계의 단면도를 나타내고 있다.

### (3) 형광유리선량계의 특징

형광측정을 하여도 착색중심이 파괴되지 않으므로 필요에 따라 어떤 시점까지 집적선량을 측정할 수 있으며 필름배지와 같이 동일하게 기록을 보존할 수 있다. 전열처리(annealing)하여 사용하는 것이 가능하며 직사광선 등을 차단하여 퇴행을 극히 작게 할 수 있다. 또한 측정선량 범위가 극히 넓으며 자동측정이 가능하므로 측정치간의 오차가 적다. 소자의 크기가 작으므로 응용범위가 넓고 판독기의 자동화가 가능하며, 다수의 선량계 소자관리에 편리하다.

## 5) 포켓형 경보선량계

개인경보선량계(alarm meter라 한다)는 신체 외부에 착용해서 작업이 가능한 소형장치로 적산선량 또는 선량률, 에너지를 미리 설정된 값에 도달할 때 부자음이 발하여 경보를 발생하는 것이다. 특히 선량 및 선량률이 증가함에 따라서 경보음이 크게 되는 것도 있다. 검출기로는 소형 GM계수관이 많으며 일부 전리조, 실리콘반도체검출기가 사용되고 있다.

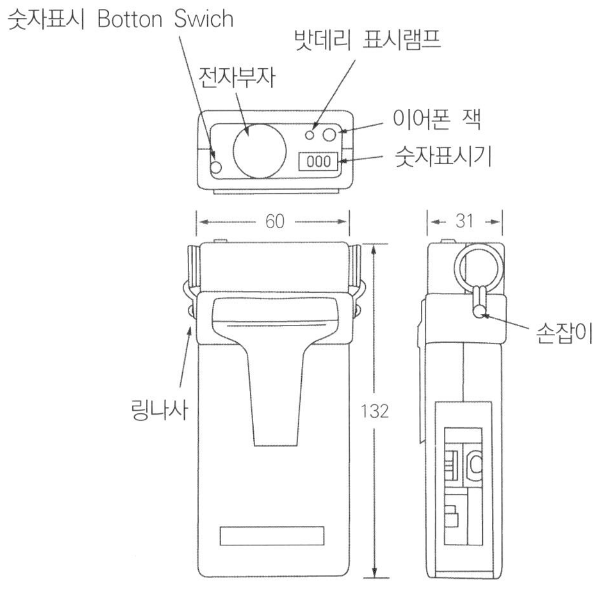


**그림 12 - 14. 포켓형 경보선량계의 단면도**

측정선량의 종류는 엑스선 감마선이 주로 이용되고, 선량률 및 적산선량의 지시는 소형메터 및 액정표시기로 지시되어 있는 것도 있다. 전원으로서는 건전지식과 충전식의 것이 있다. 현재 시판되고 있는 포켓형 경보선량계의 단면도는 그림 12 - 14와 같다. 이들 선량계는 일반적으로 소형, 경량으로 온도, 습도, 기압, 먼지, 진동 및 전기적, 자기적 유도에 영향을 받지 않는 정밀도가 높은 측정기이다. 그러나 정밀한 전자부품으로 구성되어 있으므로 강한 충격을 준다거나 수증기나 화학약품 등에 직접 손상되지 않도록 하고 또한 방사능이 오염될 위험이 있는 장소에서 사용할 때는 측정용 기기 전체를 비닐로 포장한 후에 사용하는 것이 바람직하다.

## 5. 개인 피폭방사선량의 평가 및 관리 (위원회 고시)

원자력관계사업자는 방사선작업종사자 및 수시출입자의 개인피폭선량이 선량한도를 초과하지 아니하도록 위원회가 정하는 바에 따라 피폭선량 평가 및 피폭관리를 하여야 한다.

### 1) 피폭방사선량 평가 및 관리

원자력관계사업자는 방사선작업종사자 및 수시출입자에 대하여 다음 각 호에 따라 피폭방사선량을 평가하고 관리하여야 한다.

(1) 방사선작업종사자가 방사선관리구역에 출입하는 때에는 방사선작업종사자의 피폭방사선량을 평가하기 위하여 원자력안전위원회가 정하는 개인선량계를 착용하도록 할 것
(2) 수시출입자가 방사선관리구역에 출입하는 때에는 수시출입자의 피폭방사선량을 평가하기 위하여 원자력안전위원회가 정하는 개인선량계를 착용하도록 할 것
(3) 방사선작업종사자가 착용하는 개인선량계는 원자력안전위원회가 정하는 기간마다 교체하여 판독하도록 할 것
(4) 개인선량계의 판독은 판독업무자가 수행하도록 할 것
(5) 방사선작업종사자 또는 수시출입자 중 판독특이자가 발생한 때에는 원자력안전위원회가 정하여 고시하는 바에 따라 필요한 조치를 할 것

### 2) 선량계의 구분

(1) 방사선작업종사자가 착용하는 선량계는 각 호의 어느 하나를 말한다. 단, 측정기와판독부가 일체형으로 구성되어 있어 측정결과를 즉시 확인할 수 있는 능동형 선량계는 제외한다.
① 감광 또는 흑화작용 등 화학작용을 이용한 선량계
② 형광 또는 섬광 등 여기 작용을 이용한 선량계
③ 분자구조결함 등 결함유발을 이용한 선량계

(2) 수시출입자가 착용하는 선량계는 제(1)항에 의한 선량계 또는 다음 각 호의 어느 하나를 말한다.
① 기체, 액체 및 고체전리 등 전리 작용을 이용한 선량계
② 섬광 원리를 이용한 선량계
③ 그 밖에 개인이 휴대할 수 있는 누적선량계

### 3) 선량계의 교체 및 선량판독

(1) 원자력관계사업자는 방사선작업종사자가 착용한 선량계를 다음 각 호의 기간에 선량판독하여야 한다.
① 감광 또는 흑화작용 등 화학작용을 이용한 선량계 : 1개월을 초과하지 않는 기간
② 형광 또는 섬광 등 여기작용을 이용한 선량계 : 3개월을 초과하지 않는 기간
③ 분자구조결함 등 결함유발을 이용한 선량계 : 3개월을 초과하지 않는 기간
(2) 수시출입자가 착용한 선량계의 선량판독은 제(1)항의 기간을 초과하지 않는 기간 내에서 출입 종료시에 수행한다.

### 4) 선량계 착용 등

(1) 선량계는 종사자등의 가슴 부위에 착용하는 것을 원칙으로 한다. 이 경우 종사자등의 신체조건 및 작업 조건을 고려하여 종사자등의 피폭방사선량을 대표할 수 있어야 한다.
(2) 사업자는 선량판독의 신뢰성을 확보하기 위하여 선량계의 착용 및 관리에 대한 절차를 마련하여야 한다.

### 5) 판독특이자에 대한 조치

(1) 판독특이자에 대한 판독업무자 또는 사업자의 조치는 다음의 각 호와 같다.
① 판독업무자는 판독특이자가 발생한 경우, 판독특이자의 인적사항 및 선량판독 결과 등을 즉시 한국원자력안전기술원장(이하 "안전기술원장"이라 한다)장에게 보고하여야 하며, 선량판독을 위탁받은 판독업무자의 경우 동시에 해당 사업자에게 그 사실을 통보하여야 한다.
② 판독특이자가 발생한 해당 사업자는 발생 사실을 인지한 날로부터 20일 이내에 규정 서식에 따라 보고서를 작성하여 안전기술원장에게 보고하여야 한다.
(2) 사업자는 판독특이자의 피폭방사선량이 피폭방사선량 평가위원회에서 확정될 때까지 선량한도가 초과하지 않도록 판독특이자에 대한 피폭을 최소화하기 위한 조치를 취

하여야 한다.

(3) 확정된 판독특이자의 해당 사업자는 다음 각 호의 내용을 안전기술원장에게 피폭방사선량 확정 후 1년간 반기별로 보고하여야 한다. 다만 안전기술원장은 판독특이자의 안전을 위하여 지속적으로 관리할 필요가 있다고 판단하는 경우에는 그 기간을 연장할 수 있다

① 건강검진 결과 등 방사선 장해 관련 사항

② 비방사선작업으로의 전환 등 조치내용 및 관리 현황

### 6) 판독특이자의 조사 · 평가

(1) 안전기술원장은 판독특이자 발생된 관련 보고서 내용을 기초로 하여 사업자 추정선량을 평가하여야 한다.

(2) 안전기술원장은 사업자 추정선량을 평가하기 위하여 필요하다고 판단될 때 에는 해당사업자 또는 판독업무자에게 추가 정보나 자료의 제출을 요구할 수 있으며 현장조사를 실시할 수 있다.

### 7) 피폭방사선량의 확정 · 관리

(1) 안전기술원장은 사업자 추정선량 평가 결과를 심의 · 확정하기 위하여 피폭방사선량 평가위원회(이하 "선량평가위원회"라 한다)를 구성하여 운영하여야 한다.

(2) 안전기술원장은 선량평가위원회에서 심의·확정한 종사자등의 피폭방사선량을 선량평가위원회에서 확정한 날로부터 10일 이내에 원자력안전위원회에 보고하고 해당 사업자에게 통보한다.

### 8) 판독의 기술적 능력

(1) 규정에 의한 기술인력 · 시설 및 취급기준에 적합할 것

(2) 판독시설 및 장비가「국가표준기본법」에 따른 소급성을 유지할 수 있을 것

(3) 개인선량계 패용기간 동안 자연적으로 증가 또는 감소하는 피폭선량의 영향에 대한 평가를 할 수 있을 것

(4) 피폭방사선량을 원자력안전위원회가 정하는 심부선량과 표층선량으로 구분하여 판독할 수 있을 것

(5) 판독시스템의 최저측정준위를 0.1 밀리시버트 이하로 유지할 수 있을 것

(6) 피폭방사선량의 기록에 대한 보안을 유지할 수 있을 것

# 6. 내부피폭 모니터링

방사성물질로 오염된 공기, 물, 음식물 등이 몸 안으로 들어옴으로서 체내에 들어온 방사성물질에서 나온 방사선에 의해 피폭되는 것을 내부피폭이라 한다. 피폭선량은 체내에 들어온 방사성물질의 양은 물론, 핵종, 반감기, 방사선의 종류와 에너지, 화학적 혹은 물리적 성질, 체내의 침착장소, 신진대사 등을 고려하여 계산한다. 내부피폭은, 피폭되지 않도록 하는 것이 원칙이지만 기체상, 휘발성 혹은 위험도가 높은 방사성물질을 취급하는 경우에는 정기적 또는 필요에 따라 체내에 오염검사를 한다.

내부방사선 피폭관리를 하기 위한 측정수단은 체내의 방사성물질로부터 방출되는 감마선을 체외에서 측정하는 전신계측법(체내방사능 측정), 대소변 등 배설물 속의 방사성물질의 양을 측정하는 생체분석법(bioassay 법 : 핵종의 배설물을 측정), 비강, 인두 닦아내기 시험(비 스미어법) 및 공기중 방사능농도를 측정하여 계산하는 방법 등으로 4가지가 있다. 플루토늄의 폐 침착량 측정에는 폐 모니터가 사용된다.

피부에 상처가 생겼을 때는 작업구역 내에 작업이 금지되지만, 만약 작업 중에 부상당하여 상처가 오염되면 상처에 묻은 방사성물질이 체내로 침투할 우려가 있다. 이때 상처에 대한 제염이 필요한데, 단순히 세정만으로 오염이 제거되지 않는 경우에는 외과적인 처치를 하는 것이 효과적인 경우도 있다. 이 경우 특히 중요한 것은 방사성 오염 부위를 정확히 파악하기 위해 사용되는 것이 상처용 모니터이다.

오염 핵종에 따라 알파선용 검출기 또는 베타선용 검출기를 사용한다. 검출기 유효창의 지름을 비교적 적게 한다. 검출부는 인체에 접촉되므로 감전, 오염제거, 소독대책도 중요하다. 방사선장해방지를 위해서는 다음과 같은 장소에 출입 할 때 내부오염의 모니터링이 필요하다.

(1) 방사성물질을 잘못하여 흡입 또는 경구섭취 한때
(2) 비밀봉 방사성핵종을 취급하는 작업실
(3) 방사성물질을 흡입 또는 경구 섭취할 우려가 있는 장소

## 1) 내부피폭선량의 측정

### (1) 전신계측기

체내에 들어온 방사성물질에 의한 내부피폭선량은 외부피폭선량과 같이 직접 측정할 수가 없다. 따라서 체내피폭은 체내에 있는 방사성물질의 양을 전신계측기(whole body counter)로 측정하여 체내량을 구한다. 체내의 방사능오염이 있을 때는 전신을 스케닝하여 체내의 어느 곳에 어느 정도의 방사성물질이 있는지 측정한다. 보통검출기 에는 대형 NaI(Tl) 신틸레이터를 사용하고 파고분석기와 조합하여 감마선을 방출하는 핵종에 대해서는 아주 좋은 감도로 체내량을 구할 수 있다. 백그라운드 방사선 영향을 적게 하기 위해 측정은 철로 차폐된 실내에서 하는 경우가 많다.

정밀검사의 경우에는 NaI(Tl) 검출기의 주위를 10~20 cm 두께의 철판의 내측에 2~3 mm의 납과 수 mm의 동판이 내장되어 있는 것을 이용해서 외부로부터의 방사선을 차폐함을 목적으로 하고 있다. 피검자를 그 위에 눕혀서 측정하도록 되어 있다. 원자력 발전소 등에서 이용되고 있는 것은 검출기의 주변부만을 차폐하고 피검자가 이동하도록 되어 있다. 그림 12 - 15은 전신계측기의 측정원리를 나타낸 것이다.

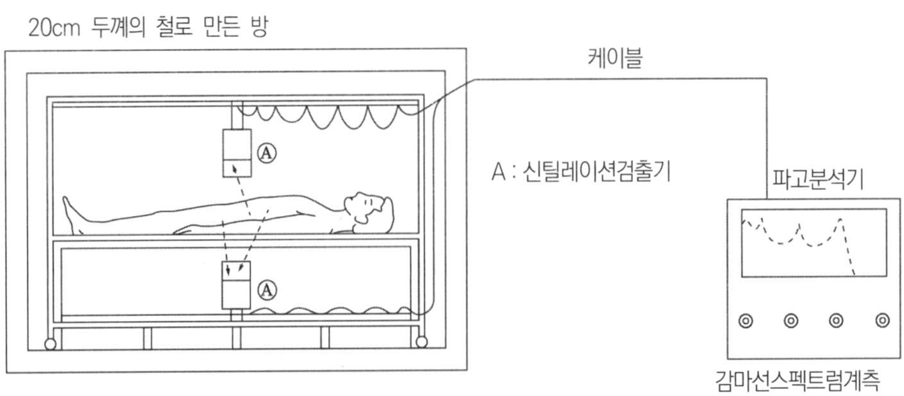


**그림 12 - 15. 전신계측기의 원리**

전신계측시 주의사항은 피검자의 체외오염과 체내오염을 구별해야하기 때문에 측정전에 샤워를 하여 체외오염을 제거하는 것이 필요하다. 계측실 출입시에는 의복이나 이물질의 교환, 공기의 정화 등 방사성오염에 의한 백그라운드 증가를 방지하기 위해 주의를 해야 한다. 전신계수기의 종류는 다음과 같다.

① NaI(Tl) 전신계수기 : NaI(Tl) 검출기로 인체 외부에서 전신을 주사하면서 인체내의 방사성물질의 양을 측정하는 전신계수기이다.

② Ge 폐모니터 : Ge 검출기를 인체의 폐 외부에서 접근하여 폐내에 집적된 방사성물질의 양을 측정하는 폐모니터(lung counter)로서 200 keV이하의 엑스(감마)선을 측정한다.

전신계수기로는 알파선은 검출할 수 없고, 베타선에 대해서는 $^{90}Sr+^{90}Y$ 나 $^{32}P$와 같이 베타선 에너지가 비교적 높아 제동방사로 변환되는 경우에 한해 검출할 수 있다.

## (2) 생체분석법(Bioassay법)

체내에 있는 방사성물질은 대소변 등을 통해서 체외로 배설된다. 흡입이 경구인가, 어떻게 하여 방사성물질이 체내로 들어오게 되었는지, 핵종이 무엇인지 알면, 배설물(소변, 대변, 타액, 호기)중의 방사성물질의 양에서 내부피폭선량을 평가할 수 있다. 이것을 생체분석법이라 한다.

이것은 인체내에서 배설되는 배설물인 소변, 대변, 땀, 침 등을 채취하여 전 처리한 후 방사능을 측정하여 인체 내에 존재하는 방사성물질의 양을 추적하여 내부방사선 피폭을 관리하는 방법이다. 그 순서는 다음과 같다. 시료채취 → 전처리 → 화학적 분리 → 방사능 측정 순으로 한다. 따라서 배설물 속의 핵종을 분석함으로써 내부피폭량을 추정할 수 있다. 체내에 있는 방사성물질로부터 피폭은 장시간 계속되므로, 내부피폭선량이 어느 정도인지 계산할 때는 이미 받은 선량뿐만 아니라 장차 받을 선량까지 포함된다. 이와 같은 선량을 예탁선량이라 한다. 방사선 작업을 하지 않는 일반인에게도 체내에는 어느 정도의 방사성물질이 있다. 그 양은 $^{40}K$이 1,000 Bq, $^{226}Ra$이 12~2 Bq 정도이다. 표 12-5는 생체분석법과 전신계측법의 특징을 비교 설명한 것이다.

**표 12-5 생체분석법과 전신계측법의 비교**

| 전 신 계 측 법(직접법) | 생 체 분 석 법(간접법) |
|---|---|
| 1. 체외에서 직접적으로 체내의 방사능을 계측한다.<br>2. 검출기로 인체상을 주사하여 오염핵종의 침착장소를 어느 정도 직접 알 수 있다.<br>3. 계측을 위해 피검자가 일정시간 직장을 이탈하게 된다.<br>4. 엑스, 감마선에 유리하며 베타 방사체도 어느 정도 계측이 가능하다.<br>5. 설비비용이 많이 든다.<br>6. 교정이 잘되어 있으면 정확한 체내량을 정량할 수 있다.<br>7. 오차가 적다.<br>8. 계측 시간이 빠르다. | 1. 배설물 기타 생체물질을 측정하여 그 값으로부터 간접적으로 체내량을 추산한다.<br>2. 오염핵종이 체내에서의 대사과정에 결정장기 및 그 부하량 추정에 불가하다.<br>3. 일반적으로 시료수집이 곤란하다.<br>4. 감마, 베타 방사체를 포함하여 모든 핵종에 적용 가능하다.<br>5. 화학실험실의 기구나 방사선계측기로 충분하다.<br>6. 설비비용이 적게 든다.<br>7. 자료(배설물중에 핵종량)의 해석이 일반적으로 곤란하여 체내량 추산에 오차가 크다.<br>8. 분석에 장시간이 소요된다. |

## (3) 비(코) 스미어(smear)법

비 스미어법은 흡입섭취의 유무를 판단하기 위한 가장 간편한 방법이다. 이 방식은 여과지가 부착된 면봉으로 비강 내를 스미어 해서 시료를 채취한다. 그다음 여과지상의 방사능을 계측기로 측정한다. 이 방법은 방사성물질에 대한 흡입의 위험이 있는 자에 대하여 실행하므로 간편하고 신속한 측정법이다.

## (4) 공기중 방사성물질의 농도 측정법

공기중 방사성핵종의 농도를 개인 시료채집기(personal air sampler) 및 공기감시기(air monitor, dust monitor 등)로 측정하며, 그 값으로 흡입 섭취량을 산출한다. 이 방법에 의한 섭취량 평가에는 관련 변수가 많고 정확도는 나쁘다. 그러므로 연간섭취한도의 1/10을 넘는 경우 체외계측법 또는 생체분석법을 이용해야 한다. 표 12-6은 내부피폭 모니터링의 산정방법을 비교한 것이다.

**표 12-6. 내부피폭 모니터링의 산정방법**

| 비교항목 | 전신계측법 | 생체분석법 | 계 산 법 |
|---|---|---|---|
| 측정대상 항 목 | • 감마(엑스)선 방출핵종 ($^{60}Co$, $^{137}Cs$, $^{131}I$, $^{54}Mn$ 등)<br>• 고에너지 $\beta$선방출 핵종도 어느 정도 측정가능하다. | 알파, 베타, 감마선 방출 모든 핵종 ($^{238}U$, $^{235}U$, $^{239}Pu$, $^{90}Sr$, $^{3}H$ 등) | 방사능측정기가 준비되어 있으면 측정대상 핵종에 관계없다. |
| 측정 장치 | • 전신계수기<br>• 폐 모니터 | • 분석설비 및 기구<br>• 방사능측정 장치 | • 공기시료채집 장치<br>• 방사능측정 장치<br>• 먼지 감시기 |
| 측정, 평가 | 방사성물질의 체내량을 직접 측정하는 것이 가능하다. | • $^{3}H$인 경우를 제외한 일반적으로는 화학분석 시간이 필요하다.<br>• 신진대사 지식이 필요하다. | 공기중 방사능농도의 측정은 비교적 용이하지만, 섭취량을 평가하는 경우에 불확정 요소가 많다. |
| 피검사자의 협 력 | 단시간 측정 등으로 피검사자의 협력을 얻기는 쉽지만, 피검자는 직장을 이탈해야 한다. | 배설물 시료의 채취시에는 피검자의 협력이 필요하다. | 특별한 것은 없다. |
| 설 비 | 설비에 비용이 많이 든다. | 기존 실험설비 이용가능하다. | 기존 실험설비 이용가능하다. |
| 선량평가 특 징 | 방사성물질의 체내분포나 시간적인 추적조사도 가능하다. | 체내오염이 있다는 확실한 정보를 제공한다. | 측정된 공기중 방사능 농도와 섭취량의 관계에 불분명한 것이 많다. |
| 평가정도 | 높 음 | 중 간 | 낮 음 |

## 2) 내부피폭 방사선량 측정 및 산출(위원회 고시)

### (1) 측정방법

① 방사성핵종의 농도 및 그 양의 측정 방법은 직접측정법 또는 간접측정법을 사용하는 것을 원칙으로 하여야 한다. 이 경우 사업자는 직접측정법 또는 간접측정법 중 사업소 및 방사성 핵종의 특성에 따라 가장 적합한 측정법으로 택일할 수 있다.

② 위의 측정방법을 이용하지 못할 경우에는 우선 사용시설 등의 공기 중 방사성 핵종의 농도를 평가하여 인체 내에 섭취된 방사성 핵종의 농도 및 그 양을 산출할 수 있다.

### (2) 측정대상

내부피폭방사선량의 측정대상은 다음 각 호와 같다.

① 원자력이용시설에 출입하는 자로써 내부피폭으로 인한 예탁유효선량이 연간 2 mSv를 초과할 우려가 있는 종사자 등

② 기타 사고 등으로 인하여 원자력안전위원회가 필요하다고 인정하는 피폭을 받은 종사자 등

### (3) 측정절차

원자력관계사업자는 규정에 의한 내부피폭 방사선량측정의 신뢰성을 확보하기 위하여 다음 각 호를 포함한 절차 및 방법을 마련하여야 한다.

① 측정 장비의 운영

② 측정 수행자의 능력(교육, 훈련, 경력 및 자질)

③ 장비의 교정, 점검절차, 측정 불확도, 검출 하한치 및 측정에 사용되는 기하학적 형태

④ 섭취량과 예탁유효선량을 계산하는 방법

⑤ 방사성 핵종의 유효반감기, 핵종별 섭취 잔류량, 배설률, 측정기기의 핵종별 검출하한치 등을 고려한 측정주기에 관한 사항

### (4) 시설 및 취급기준

내부피폭 방사선량 측정기관이 갖추어야하 는 시설 및 취급기준은 다음 각 호와 같다.

① 방사성 핵종의 체내섭취 또는 체액흡수를 직접측정법 또는 간접측정법으로 측정할 수 있는 장비를 갖추고 있어야 하고 이를 취급하는 절차서를 마련하여야 한다. 다만, 내부피폭 방사선량을 외부시설을 이용하여 측정하고자 하는 경우에는 측정대상, 범위,

기간 등을 명시한 서류를 비치하여야 한다.

② 내부피폭 방사선량을 측정하기 위하여 사용되는 측정 장비는 공인된 표준방사성물질을 이용하여 최소한 1년 주기로 교정하여야 한다.

### (5) 예탁 유효선량의 보고

원자력관계사업자는 측정대상자의 연간 예탁유효선량을 당해 연도 4/4분기 방사선작업종사자 피폭방사선량 보고에 포함하여 원자력안전위원회에 보고하여야 한다.

**방사선작업종사자의 피폭방사선량 보고(20□□년 □/4분기)**

기관명 : 기관코드 : □□-□□-□□□□

단위 : mSv

| 개인 | 성명 | 주민등록번호 | 피폭 선량계 | 월 | 월 | 월 | 3개월 합계 | 연간예탁 유효선량1) | 측정 방법2) | 측정 주기3) | 종사 개시일 | 퇴직일 | 업무 변경일 | 휴직 기간 |
|---|---|---|---|---|---|---|---|---|---|---|---|---|---|---|
| | | | | | | | | | | | | | | |

주1), 주2) 및 주3)은 내부피폭방사선량의 측정대상자에 한하여 기재함.

▸ 허가사용자

1/4분기 보고 : 4월 30일까지 제출

2/4분기 보고 : 7월 30일까지 제출

3/4분기 보고 : 10월 30일까지 제출

4/4분기 보고 : 1월 30일까지 제출(연간 예탁유효선량 포함)

방사선안전관리자 : (서명)

제13장

# 환경방사선 모니터링

# 13 환경방사선 모니터링

## 1. 환경방사선 모니터링의 분류

### 1) 작업환경 모니터링

방사선관리구역 내에서는 방사선량률, 표면오염도, 공기중 방사능 농도를 측정하여 작업자의 피폭선량 상한치를 파악함과 동시에 양호한 작업 상태에 있는지 항상 확인한다. 선량률 등이 비정상적으로 상승한 때에는 빨리 이를 방사선 안전관리자에게 알려 작업방법과 방어수단 등을 개선하여 비정상적인 피폭이 없도록 관리한다. 방사선관리구역에 출입하는 작업자와 휴대품, 선원 등 모든 것을 오염검사 하여야 한다. 방사선관리구역에서 옥외로 배출되는 공기는 필터를 통과시키고, 액체는 일단 배수통에 저장하여 방사능 농도를 측정하여 관리 기준치 이하인지 확인하고 방출한다.

### 2) 시설 주변환경 모니터링

환경방사선 모니터링은 인간이 거주하는 환경 내 전리방사선 및 방사선원이나 방사성물질 등의 취급 및 시설의 가동으로 인하여 시설의 외부환경으로 방출된 방사능 및 방사선준위를 감시하는 것이다. 환경중의 방사성오염과 방사선준위를 확인하고 그로부터 일반 주민이 받게 될 피폭선량을 평가하여 방사선원에 의한 피폭의 평가 원자력법 규정의 준수, 방사성핵종의 이동 및 잔류 등을 연구하여 환경안전성을 입증한다. 방사성물질의 환경방출은 일반적으로 행위의 계획단계에서 사전에 안전성평가나 환경영향평가를 수행하여 규제당국의 인정을 받아야 한다.

환경방사선의 감시는 주로 선정된 환경시료(토양, 물, 공기, 농작물 등)의 방사능의 농도 측정, 환경방사능의 변화 추이를 분석하여 수행되며, 환경시료의 선정은 방출될 수 있는 핵종의 물리적, 화학적 성질과 해당지역 환경의 특성(기상, 수리, 지질, 토지이용, 인구분포 등)을 면밀히 검토하여 수행되어야 한다.

# 2. 방사선관리구역

## 1) 방사선관리구역의 설정

외부의 방사선량률, 공기 중의 방사성물질의 농도 또는 방사성물질에 의하여 오염된 물질의 표면의 오염도가 원자력안전위원회 규칙으로 정하는 값을 초과할 우려가 있는 곳으로서 방사선의 안전관리를 위하여 사람의 출입을 관리하고 출입자에 대하여 방사선의 장해를 방지하기 위한 조치가 필요한 구역을 말한다.

## 2) 방사선관리구역의 설정기준

(1) 외부 방사선량률 : 400 μSv/주
(2) 공기중 방사성물질의 농도 : 유도공기중농도 초과
(3) 표면 방사성물질 농도 : 허용표면오염도 초과

외부방사선량률 등이 방사선관리구역의 설정기준 값을 초과할 우려가 있는 곳에 대하여는 사람의 출입을 관리하고 출입자에 대한 방사선의 장해를 방지하기 위하여 다음 사항의 조치를 취하여야 한다.

(1) 방사선관리구역을 설정한다.
(2) 벽 · 울타리 등의 구획 물로 구획하여 방사능 위험 표지를 부착함으로써 다른 장소와 구별하고 방사선작업종사자 외의 사람이 당해 구역에 출입하는 경우에는 방사선작업종사자의 지시에 따르도록 한다.
(3) 바닥 · 벽 기타 사람이 접촉할 우려가 있는 물체의 표면이 방사성물질에 오염된 경우 그 오염도가 허용표면오염도를 초과하지 아니하도록 한다.
(4) 방사선관리구역으로부터 사람이 퇴거하거나 물품을 반출하는 경우에는 인체 및 의복 · 신발 등 인체에 착용하고 있는 물품과 반출하는 물품(그 물품이 용기에 들어있거나 포장한 경우에는 그 용기 또는 포장) 표면의 방사성물질의 오염도가 허용 표면오염도의 10분의 1을 초과하지 아니하도록 한다. 그림 13 - 1은 방사선 관리구역에서 수행되는 모니터링 방법의 실 예를 나타내었다. 이 그림에서 밀봉 방사성핵종을 사용하는 경우에는 외부방사선 피폭선량만이 문제가 되므로 내부 및 오염에 관한 것은 생략해도 된다.

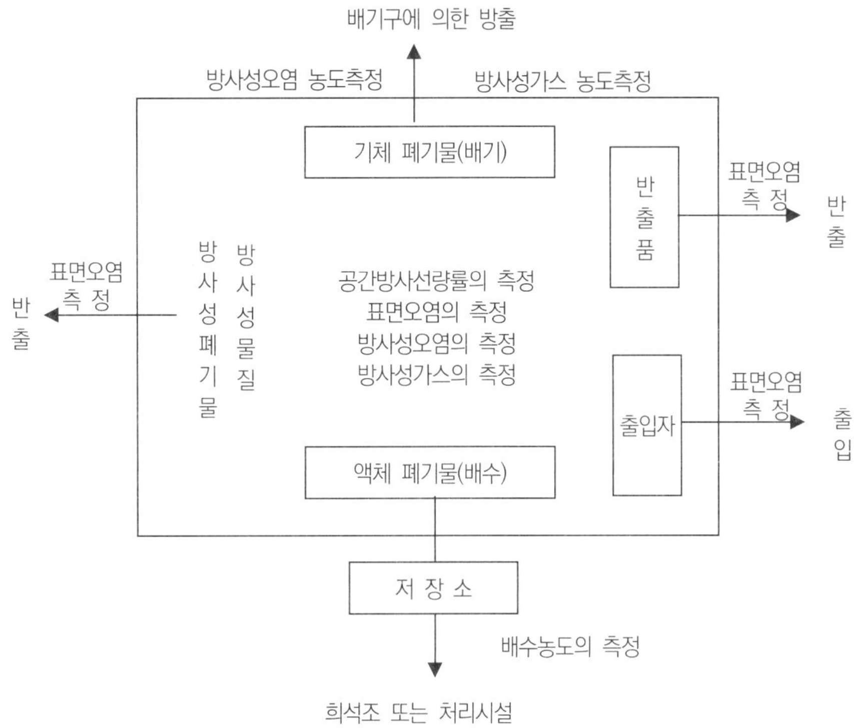


**그림 13 - 1. 방사선관리구역에서 수행되는 모니터링**

## 3. 환경 방사선관리용 측정기

방사선의 취급 장소나 방사선관리구역 내에서 사람이 상시 출입하는 장소의 공간선량률 분포를 수시 이동시켜 측정하는 것이 필요하다. 이 때문에 휴대용 공간선량률 측정기를 사용 한다. 휴대에 편리하도록 검출기, 전기회로 및 전원을 한곳에 집중시켜 부피를 작게 한 선량률 측정기를 휴대용 방사선측정기(survey meter)라고 한다.

이것은 주로 GM계수관식과 전리함식이 많이 사용되며 NaI(Tl) 섬광계수기도 이용한다. 환경관리 방법으로는 지역감시기(area monitor)를 이용한 연속적인 감시와 휴대용 방사선측정기를 이용한 주기적인 감시방법이 있다. 환경관리용 방사선측정기가 갖추어야 할 필수 조건은 다음과 같다.

(1) 소형, 경량으로 휴대에 편리하여야 한다.

(2) 견고하고 취급이 용이하여야 한다.

(3) 응답시간이 빨라야 한다.

(4) 에너지나 방향 특성이 좋아야 한다.

(5) 보수 교정이 용이하여야 한다.
(6) 온도 변화나 습기에 강해야 한다.
(7) 기압 변화나 진동 충격에 강해야 한다.
(8) 전기적, 자기적 현상에 영향이 적어야 한다.

## 1) 감마선 조사선량률의 측정기

환경 방사선인 감마선의 측정은 전리조식, GM계수관식, 신틸레이션식 서베이미터나 포켓 서베이미터를 주로 이용하고 있다.

### (1) 전리조식 서베이미터

현재 사용되고 있는 전리조식 서베이미터는 전리기체에 공기를 이용하여 방사선과 공기의 상호작용에 의해 생긴 전리전류를 전류계로 표시하고 선량률을 구하는 것이다. 즉 전리조식 서베이미터는 공기의 전리를 이용하기 때문에 조사선량을 직접 측정하게 된다. 전리조의 용적은 500 $cm^3$ 정도로 얇은 입사 창을 설치하여 베타선과 감마선을 선별 가능하도록 된 것이 많다. 이들 측정기의 에너지 특성은 그림 13-2에 나타내었고, 방향 특성의 예는 그림 13-3에 나타내었다.

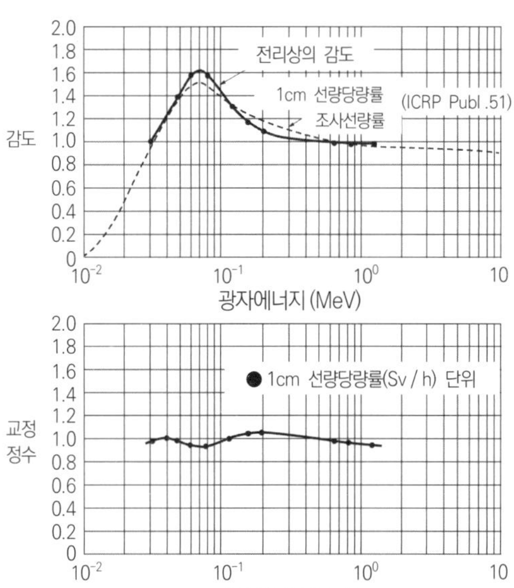


**그림 13-2. 전리조식 서베이미터의 에너지 특성**

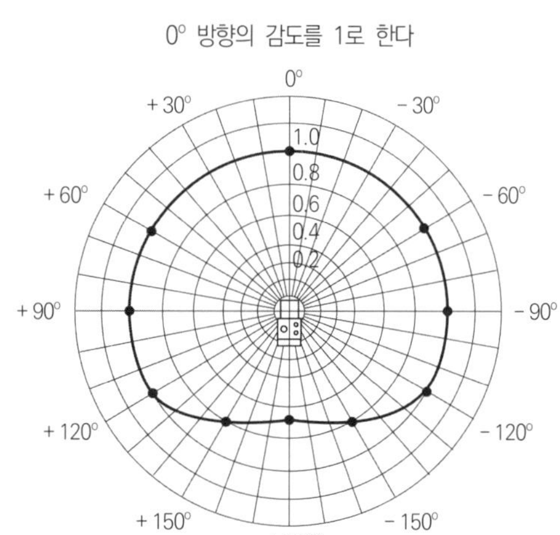


**그림 13-3. 전리조식 서베이미터의 방향 특성**

이 그림에 의하면 후방을 제외하면 매우 좋은 방향 특성을 보이고 있다. 일반적으로 서베이미터에는 방향의존성이 없는 것이 요구된다. 그러나 실제로는 주된 엑스선, 감마선이 전방으로 놓은 상태로(전리함의 중심축에 평행한 방향) 측정을 하는 것이므로 충분하다. 전리조식 서베이미터는 그 동작원리상 습도에 약하므로 사용 장소나 보관 장소에 주의를 하지 않으면 안 된다. 또한 전지 등의 접촉 불량에 의해 지시 값의 침이 떨어진다거나 전지의 단자에 부식을 일으키는 수도 있기 때문에 주의를 하여야 한다.

## (2) GM 계수관식 서베이미터

GM 계수관식 서베이미터는 검출기에 GM계수관을 사용한 것으로서 서베이미터 중에서 가장 많이 사용되고 있다. 이것은 GM 계수관내에 입사한 방사선에 의해 생긴 1차 이온이 가스증폭을 하고, 1차 이온의 수에 관계없이 일정출력의 펄스를 발생시켜 펄스의 값을 적분회로에서 적산하여 그 출력을 미터로 지시한다. 또는 디지털로 표시하는 것이다. 1차 이온의 수에 비례한 크기의 펄스를 발생시키는 검출기를 비례계수관이라 한다. 그 때문에 미터 눈금은 cpm(1분당의 count수)로 표시하지만, $^{60}$Co 및 $^{226}$Ra의 감마선으로 교정해서 $\mu$Sv/h 단위로 읽도록 이중으로 표시한 계수기도 많다.

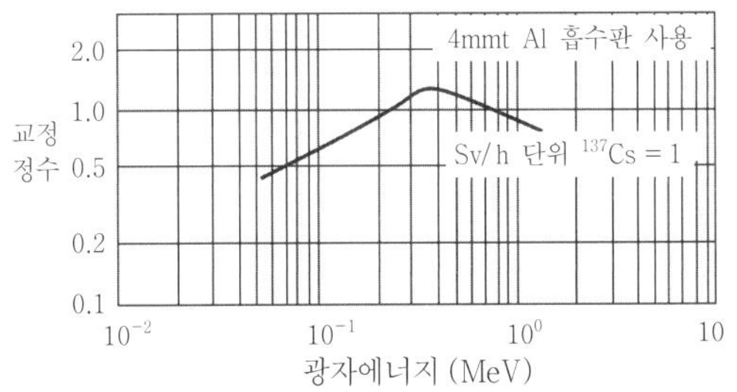


**그림 13-4. GM 계수관식 서베이미터의 에너지 특성**

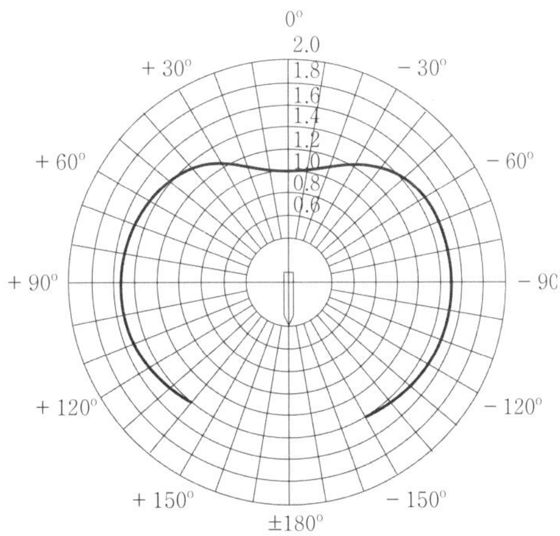


**그림 13-5 . GM 계수관식 서베이미터의 방향 특성**

GM 계수관식 서베이미터로 엑스선, 감마선을 측정할 경우 관내에 생긴 1차 이온은 엑스선, 감마선선의 에너지에 의존한다. 일반적으로 엑스선, 감마선에 대한 효율은 0.1~1 % 정도(단창형 GM 계수관에서는 베타선에 대한 효율은 거의 100 %)이다. 또한 μSv/h 단위로 나타낸 에너지의 특성은 그림 13 - 4처럼 0.2~0.6 MeV에서는 1보다 적다. 방향 특성의 그림은 13 - 5에 나타내고 있는데 전방 후방이 나쁘며 측면에 대한 감도는 좋은 것을 알 수 있다.

### (3) 신틸레이션식 서베이미터

신틸레이션(scintillation)식 서베이미터의 검출부는 신틸레이터와 광전자증배관을 조합시킨 것이다. 감마선을 측정하기 위한 신틸레이터는 NaI(Tl)의 결정이 자주 이용되며 형태는 직경 25.4 mm, 길이 25.4 mm(1″×1″ ℓ)의 것이 많다. 신틸레이터는 엑스선, 감마선선에 의해 형광을 발하고 이 형광을 광전자증배관에서 전기 펄스로 변환한다. 그리고 펄스로 적분회로에서 집적하고 그 출력을 미터로 표시 또는 디지털로 표시한 것도 있다. 펄스의 크기는 결정 내에서 흡수된 엑스선, 감마선의 에너지에 비례하고 있다.

보통의 신틸레이션식 서베이미터는 출력 펄스와 잡음을 구별하기 위해 일정 크기의 펄스 이상만을 계수 하도록 선별회로가 사용되고 있다. 선별 에너지는 보통 100 keV 정도이지만 장치에 의해서 20 keV, 50 keV, 200 keV로 나누어 선별 가능한 것도 있다. 미터의 표시는 원칙적으로는 cpm이지만 $^{60}$Co의 감마선으로 교정해서 μSv/h로 표시되어 있는 것도 있다. 신틸레이션식 서베이미터의 특징은 감마선에 대한 감도가 좋다. 분해시간이 짧기 때문에 고 선량률의 측정이 가능한 것 등이 있다. 그러나 에너지 특성은 나쁘다.

신틸레이션식 서베이미터의 에너지 특성은 그림 13 - 6에 나타내었다. 0.1 MeV 이상에서 교정상수는 거의 1에 가깝지만 0.1 MeV보다 작게 되면 급격히 감소하고 있다. 그림 13 - 7은 신틸레이션식 서베이미터의 방향특성을 나타내었다. 그림에서 보면 후방으로 갈수록 방향특성이 나쁜 것을 알 수 있다.

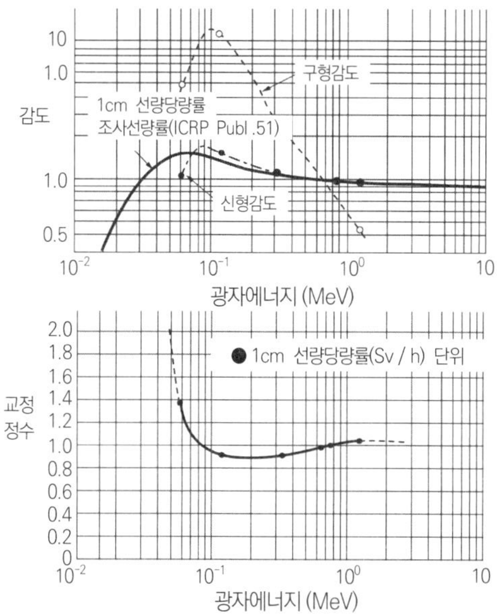


그림 13 - 6. 신틸레이션식 서베이미터의 에너지 특성

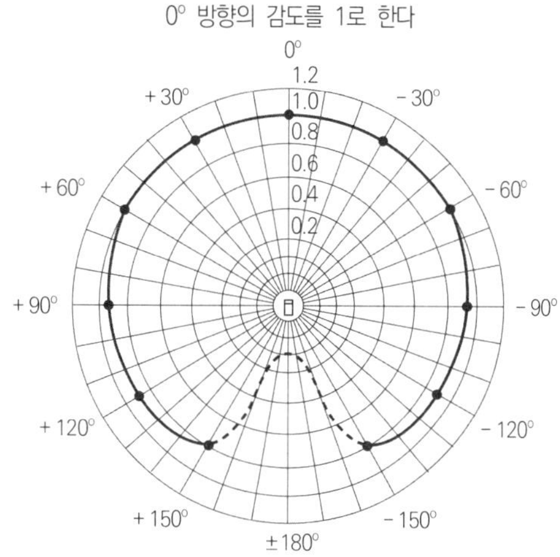


그림 13 - 7. 신틸레이션식 서베이미터의 방향 특성

## (4) 포켓 서베이미터

소형이며 경량의 디지털 액정표시의 서베이미터로 검출기에는 PN접합형 실리콘 반도체를 사용하고 눈금 표시로 0.01 ~ 199.9 mSv/h와 0.001 ~ 19.99 mSv/h의 것이 있다. 이것들은 어느 것이나 자동으로 눈금 전환이 가능하다. 또한 에너지 특성은 전자의 장치에서는 50 keV ~ 3 MeV의 범위에서 30 % 이내, 후자의 장치에서는 70 keV ~ 1.5 MeV의 범위에서 30% 이내이다. 이들 장치의 단면도는 그림 13 - 8에 나타내었다.

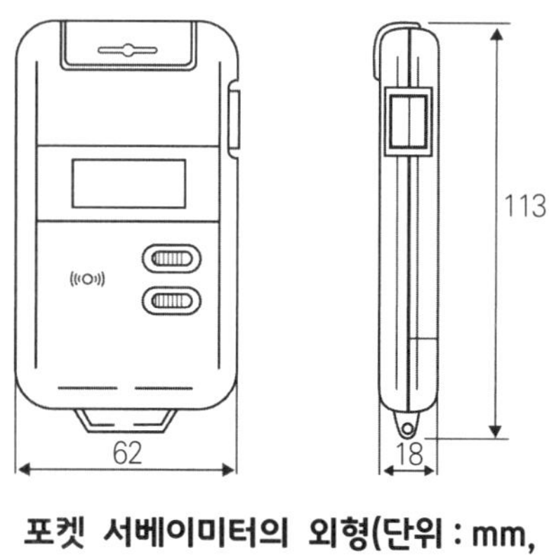


그림 13 - 8. 포켓 서베이미터의 외형(단위 : mm, 중량 : 120 g)

## 2) 베타선 흡수선량률의 측정기

방사선 관리의 목적으로 베타선 흡수선량을 간단하게 측정 할 수 있는 선량계는 적다. 베타선의 피부에 대한 흡수선량을 측정함에는 베타선의 에너지, 플루언스(fluence) 및 피부의 각질층의 두께를 모르면 안 된다. 피부에 각질층이 있으면 이것이 여과의 작용을 한다. 측정 방향에는 입사 창에 의한 흡수가 있다. 그래서 검출기 입사창의 두께는 피부의 각질층(7 mg/cm$^2$)이하로 하지 않으면 안 된다.

### (1) GM 계수관식 서베이미터

엑스선, 감마선용 서베이미터 검출부에 캡을 부착하면 베타선용 GM 서베이미터로 된다. GM 계수관은 단창형으로 입사방향의 창의 두께는 1.5~3 mg/cm$^2$의 것이 많고, 피부의 각질층인 7 mg/cm$^2$ 보다도 충분히 얇다. 또한 입사창이 큰 대 면적 GM관(50Φ)도 자주 사용되고 있다. 이들 장치의 미터 지시 값은 cpm(또는 cps)와 μSv/h로 눈금 되어 있는 것이 많다. 그림 13-9는 GM 계수관식 서베이미터에 대한 계수효율을 나타낸 것이다.

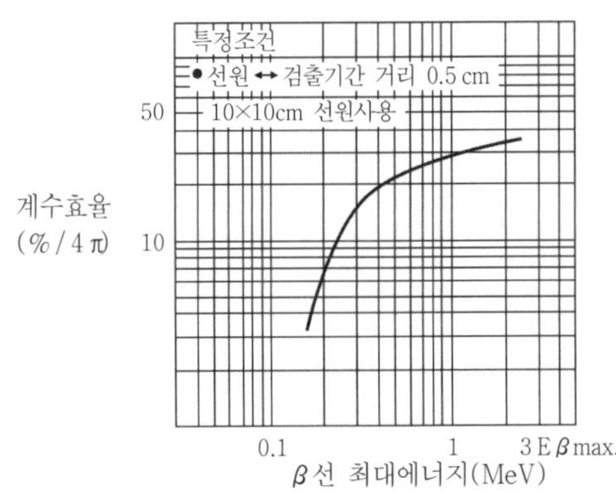


**그림 13-9 GM 계수관식 서베이미터의 계수효율**

### (2) 전리조식 서베이미터

GM 계수관식 서베이미터와 같은 형식으로 검출기의 입사 창을 개폐함으로 해서 베타선을 검출하는 것이 가능하다. 이 때 창의 두께는 피부의 각질층과 같은 7 mg/cm$^2$로 되어 있는 것이 많다. 이 선량계로 측정한 결과는 전리조의 깊이에 등가인 생체 조직을 나타내고 있다. 그러므로 전리조에 베타선이 입사한 경우 투과 길이에 의해서 측정값이 변하기 때문에 일반적인 장치는 아니다. 또한 선량계에 표시되어 있는 μSv/h는 베타선에 의한 μ

Gy/h을 표시하고 있지 않기 때문에 주의하지 않으면 안 된다. 그래서 표준선원으로 비교해서 사용하게 된다.

### (3) 신틸레이션식 서베이미터

신틸레이터에 안트라센이나 플라스틱 신틸레이터를 사용하면, 베타선용 신틸레이션식 서베이미터가 된다. 이 경우 GM 계수관식 서베이미터와 같은 형이다. 플루언스와 에너지 및 피부 각질층을 알면 흡수선량을 구하는 것이 가능하다.

## 3) 중성자 선량의 측정기

중성자선은 입자 플루언스율로서 측정한다. 그러나 방사선 관리의 목적을 위해서는 등가선량으로 구할 필요가 있다. 등가선량은 흡수선량과 방사선가중인자의 곱으로 나타낸다. 중성자선은 각 에너지에 대한 플루언스를 알면 등가선량을 계산하는 것이 가능하다. 중성자의 흡수선량을 직접 측정 가능한 것으로서 bragg-gray의 공동 전리조(베타선의 경우도 이용 가능)을 이용하는 방법이 있다. 이 공동 전리조는 감마선도 감지한다. 중성자 에너지에 대한 흡수선량과 방사선하중계수의 곱의 값은 감도특성이 있으며 중성자선의 에너지에 관계없이 등가선량을 알 수가 있다.

### (1) $BF_3$ 비례계수관

$BF_3$ 비례계수관은 계수관내에 $^{10}B$ 원자를 밀봉한 것으로서 $^{10}B(n, \alpha)^{7}Li$에 의해서 생긴 알파입자를 비례계수 영역에서 측정한 것으로서 파고선별에 의해서 알파입자에 의한 펄스만을 계수하는 것이 가능하다. $^{10}B$의 중성자에 대한 반응 단면적은 열중성자에 대해서 매우 크므로 열중성자 측정용으로서 많이 이용되고 있다. 속중성자를 측정함에는 $BF_3$ 비례계수관을 파라핀으로 도포하여 중성자를 감속시켜서 검출한다. 서베이미터로 이용할 경우는 파라핀을 부착시키거나 혹은 부착시키지 않도록 하여 열중성자와 속중성자의 측정이 가능하도록 되어 있다. 지역감시기(area monitor)로서 사용할 때는 $BF_3$에 파라핀을 도포한 것과 안한 것의 2 계통을 이용하여 절환에 의해 열중성자와 속중성자의 측정이 가능한 것도 있다.

### (2) Hurst형 비례계수관

이 측정기는 비례계수관의 영역에서 동작시켜 감마선에 의한 적은 펄스는 파고 선별에 의하여 제거하는 것이 가능하다. 이 방식은 Hurst 등에 의해서 개발된 것으로서 Hurst형 비례계수관이라 한다. 이것은 반도양자를 이용한 속중성자용 측정기로 내부에는 메탄가스를 충진하고 벽의 일부는 폴리에틸렌 혹은 파라핀을 사용하고 있다. 낮은 에너지의 중성자에 대해서는 메탄가스와 얇은 폴리에틸렌 막으로, 높은 에너지의 중성자에 대해서는 두꺼운 폴리에틸렌 막이 반도양자의 발생원으로 되는 벽재료와 흡수체를 적당히 선택한다. 그 때문에 에너지 특성은 거의 같지만 감도는 나쁘다.

### (3) $^3$He 비례계수관

이 계수관은 다음의 반응식에 의해서 중성자선을 검출하는 것이다.

$$^3_2\text{He} + ^1_0\text{n} \rightarrow ^2_1\text{H} + ^1_1\text{P} + 0.765\text{MeV}$$

이 경우 열중성자 단면적은 5,330 barn으로 반응단면적 3,840 barn보다도 크다. 그러나 $^3$He는 매우 고가이다.

### (4) Li(Eu) 섬광체

$^6$Li(n, $\alpha$)$^3$H 반응에 의한 알파입자의 발광을 이용한 것으로서 열중성자에 대해서 높은 감도를 가진다. 그러나 감마선에 대해서도 감도를 가지고 있기 때문에 펄스파고에 의한 구별을 할 필요가 있다. 일반적으로 열중성자용 서베이미터로는 잘 사용되지 않는다.

### (5) ZnS(Ag) 섬광계수기

ZnS(Ag)는 중입자선에 대한 감도가 좋기 때문에 ZnS(Ag)를 루사이트, 파라핀 등 수소를 많이 함유한 물질과 조합시켜 신틸레이터를 만든다. 이 경우에 루사이트 등은 반도양자의 발생원과 신틸레이터에서 발생한 형광을 광전자증배관으로 전도해 라이트 파이프(light pipe)의 역할을 하고 있다. 이것은 고속중성자에 대해서 감도가 좋고, 감마선에 대해서 감도가 나쁜 검출기이다.

## 4) 알파선 선량의 측정기

### (1) ZnS(Ag) 섬광계수기

ZnS(Ag) 섬광계수관식 서베이미터는 두께가 1.1 mg/cm$^2$인 라이너(liner) 판에 알루미늄을 증착시킨 차폐막이 사용되지만 사용 중에 막이 고장 나기 쉬우며, 베타선과 구별된다.

### (2) 가스 유입형 비례계수관

가스 유입형 비례계수관식 서베이미터에 PR가스(메탄 90 %, 아르곤 10 %의 혼합 기체)

를 공급하는 형의 것은 알파선 입사창면의 박막(약 0.9 $mg/cm^2$)에 다소 구멍이 있어도 사용 가능하다. 공기 봉입형의 것은 박막면의 미소한 구멍으로부터 습기가 침입하면 작동이 안 되므로 습기가 낮은 조건에 좋은 환경이 아니면 사용하지 말아야 한다. 표 13 - 1는 서베이미터의 종류별 측정 방사선과 측정기의 눈금 단위를 나타낸 것이다.

**표 13 - 1. 서베이미터의 종류**

| 종류 | 검출부 | 대상 방사선 | 눈금 단위 |
|---|---|---|---|
| 전리함식 surveymeter | 전리함 | X선, γ선<br>(α, β선) | mR/h, mR<br>μSv/h, μSv |
| GM관식 surveymeter | 단창형 GM관<br>측벽형 GM관<br>원통형 Gm관 | X선, β선, γ선 | cpm<br>mR/h, μSv/h |
| scintillation식<br>surveymeter | NaI(Tl) 섬광체 | γ선 | cpm, mR/h, μSv/h |
| | plastic 섬광체 | β선 | cpm |
| | plastic, ZnS+lucite<br>LiI 섬광체 | 속중성자, 열중성자 | cpm, $cm^{-2}s^{-1}$ |
| | ZnS, CsI 섬광체 | α선 | cpm |
| $BF_3$ 계수관식<br>surveymeter | $BF_3$ 계수관 | 속중성자<br>열중성자 | cpm, $cm^{-2}s^{-1}$ |
| 비례계수관식<br>surveymeter | gas-flow 비례계수관 | α선, β선, γ선 | cpm |
| | Hurst형 비례계수관 | 속중성자, 열중성자 | μSv/h |

## 5) 지역감시기(area monitor)

지역 감시기는 작업환경의 엑스(감마)선이나 중성자선을 연속적으로 감시하며, 지시치가 설정된 준위 이상으로 되면 경보를 발생한다. 방사선방어 대책을 신속하게 강구하는 것을 목적으로 설치하는 것이다. 경보준위를 매우 안전한 낮은 준위로 설정하는 것이 많다.

### (1) 엑스(감마)선용 area monitor

#### ① 전리함식 area monitor

감도가 낮은 것이므로 전리기체로서 Ar, Xe, Kr 등 원자번호가 높은 가스를 봉입하거나, 고압으로 하여 감도를 높이고 있다.

**② GM계수관 area monitor**

감도가 높고 경제적으로 보관관리도 용이하다. 그러나 높은 선량률에 질식현상이 일어날 가능성이 있으므로 만일 이러한 경우에는 전자회로로 이것을 감지해서 확실히 경보를 발하도록 하지 않으면 안 된다.

**③ 섬광계수관식 area monitor**

**④ 반도체식 area monitor**

#### (2) 중성자 area monitor

① 검출기로는 주로 $BF_3$ 계수관이 사용되고 있다.
② 속중성자에 대해서는 수 cm의 파라핀으로 열중성자로 하여 감도를 높인다.

## 4. 작업환경 모니터링

작업환경 모니터링의 목적은 방사선 또는 방사성물질을 취급하는 작업장에 대한 방사선 준위와 방사성오염 준위를 감시하여 안전한 작업환경을 유지함으로써 작업자의 건강과 환경을 보존하는 것이다. 이를 위해서는 공간선량률, 표면오염도, 공기 중 오염 및 수중 오염 등을 주기적으로 측정하여야 한다.

### 1) 공간선량률의 모니터링

#### (1) 공간선량률의 관리

방사선관리구역내, 관리구역 주변의 방사선량률은 연속 또는 주기적으로 측정한다. 작업에 따라서 예를 들면 차폐체를 이동시킨 경우에도 선량률을 측정하여 작업실이 비정상적인 값이 아닌지 확인한다.

선량률이 급격히 높아질 우려가 있는 경우에는 지역감시기(area monitor)를 설치하여 선량률을 계속해서 감시한다. 지역감시기가 경보 설정치에 도달할 경우에는 경보가 작동함으로서 모니터 주변에 있는 작업자에게 주의를 환기시키게 된다. 또한 방사선관리구역 내에서는 주기적으로 서베이미터를 사용하여 선량률을 측정, 비정상적인 방사선 준이가 아닌지 확인한다. 방사선작업에 따라 서는 작업개시 전 혹은 작업 중에 선량률을 측정하여 그 작업에 대한 피폭선량을 추정한다. 특히 선원을 손으로 취급하는 경우에는 베타선이 손가락에 과다 피폭될 우려가 있으므로 서베이미터로 베타선량을 측정한다. 공간 방사선량률을 측정하는 위치는 다음과 같다.

① 작업자가 출입하는 구역의 최대 선량률 위치
② 작업자가 항상 작업하는 장소
③ 각종 방사선관리구역의 경계
④ 작업장 바닥에서 1 m 위치
⑤ 전 측정 장소와 동일한 장소로 측정 곤란시 계산하여 산출하며, 관리기준치 초과시 작업의 제한하고 차폐체를 설치한 후 다시 측정한다. 공간 선량률 (감마선)의 측정 위치는 지표면으로부터 100 cm(1 m) 높이에서의 측정한다. 이 높이는 인체의 허리 부분에 해당되며 그 공간상에서 인체가 받는 피폭선량을 평가하기 위해서이다.

### (2) 공간선량률의 측정

공간선량률을 측정·관리하는 목적은 시설 또는 작업방법 등의 변경으로 작업환경에 방사선준위의 이상 유무를 확인하고 외부 피폭선량을 추정하는 기초자료로 삼는데 있다.

#### ① 연속적 측정감시

방사선이 연속적으로 방출되는 방사선관리구역의 작업환경관리는 지역감시기(area monitor)에 의해 연속감시하며 이상이 있을 때 경보음이 발생하는 경보장치를 부착하여 측정 · 감시한다.

#### ② 주기적 측정감시

방사선이 간헐적으로 발생하거나 방사선작업을 항상 수행하는 지역에서는 주기적인 감시로 휴대용 방사선측정기(survey meter)를 이용하여 측정·감시한다. 공간선량률을 측정하는 기기로는 고정 연속 측정용인 지역감시기와 주기적으로 측정 감시하는 휴대용 방사선측정기가 있다. 이 휴대용 방사선측정기의 교정은 6개월마다 실시하여야 한다.

## 2) 공기오염의 모니터링

공기 중에 부유하는 방사성물질(공기오염)을 흡입에 의해 체내에 섭취되어 내부피폭의 원인이 된다. 체내에 섭취된 방사성물질은 쉽게 배설되지 않는 것도 있다. 그러므로 공기오염의 발생방지를 위한 오염원의 봉쇄나 호흡보호구의 착용 등으로 흡입방지조치를 해야 한다. 그러나 방지조치가 충분히 되지 않을 수도 있다. 이를 확인하기 위해 모니터링이 필요하다.

ICRP Pub. 12에 의하면 「공기오염의 모니터링은 대량의 방사성물질을 취급하는 시설에서만 필요하며, 소규모실험실의 작업환경이 양호하게 유지되고 있는지의 확인은 표면오염 모니터링으로서 충분히 판단할 수 있다」고 되어 있다. 그리고 공기오염 모니터링이 필요한 곳으로서 다음과 같은 장소를 제시하였다.

① 기체상 또는 휘발성 물질의 대량으로 취급되는 장소(대규모적인 생산 공장에 있어서 트리튬과 그 화합물, 수 GBq이상의 옥소 동위체 등을 취급하는 장소 등)
② 작업장에서 현저히 오염을 일으킬 수 있는 방사성물질의 취급시설(원자로 연료의 제조, 재처리, 천연 및 농축 우라늄의 가공시설 등)
③ 플루토늄 및 기타 우라늄 원소의 처리장소
④ 우라늄의 채광, 분쇄 및 제련장소

### (1) 공기오염의 관리방법

공기중 방사성오염의 측정관리는 작업환경내의 모니터링과 시설로부터 방출하는 공기의 모니터링으로 구분된다. 공기 중에 존재하는 방사성물질은 형태에 따라 방사성먼지(입자)와 방사성가스 또는 증기 상태에 대한 모니터링으로 분리한다. 먼지, 가스 상태의 방사성물질이 공기 중에 비산될 우려가 있는 시설 내에서는 먼지 모니터(dust monitor), 가스 모니터(gas monitor)로 공기 중의 방사능 농도를 감시한다. 공기중의 방사능 농도 감시는 실내의 공기오염발생 작업현장, 작업자가 흡입하는 공기 등에 대해서 실시하며, 각각 실내의 공기 모니터링, 스폿(spot) 모니터링, 공기포집(air sampling)법 등이 있다.

작업자가 방사성물질을 가끔 흡입하는 일이 있는 경우에는 폐 섭취량이 방사성물질의 입자 크기에 따라 크게 달라지기 때문에 입자크기 샘플링에 의해 입자크기 분포를 측정한다. 작업환경의 공기중 방사능 농도, 체류시간, 방사성물질의 핵종, 물리적·화학적 성질, 공기 중 입자 크기별 분포 등을 토대로 체내 섭취량, 피폭선량의 최대치를 측정한다. 만약 체내 섭취량, 선량의 추정치가 관리기준치를 초과했을 때는 그 작업자에 대한 전신계측 또는 생체분석법에 의해 섭취량을 정밀 측정한다. 또한 작업시에 체내 섭취가 되지 않도록 개선한다.

### (2) 공기중 방사성물질 농도의 측정법

#### ① 방사성 먼지(입자, 에어로졸)의 공기 중 농도측정

공기중의 방사성 먼지 농도를 측정하기 위해서는 어떤 방법이든 우선 먼지를 모을 필요가 있다. 먼지는 종이를 사용하여 모으는 것이 가장 간단하다. 이를 위한 장치를 여과지식 집진기(filter paper air sampler)라고 하는데, 여과지를 통과하여 공기를 흡수하는 구조로 되어 있다. 이 밖에도 공기 중의 먼지는 전기식 집진기(electric precipitator), 열적 집진기(thermal precipitator) 및 임펙터(Impactor)등을 이용하여 모을 수 있다.

집진 여과지의 방사능을 계측하는 방법으로는 전 방사능 계측방법과 방사선 스펙트럼 분석방법이 있다. 공기 주위 먼지를 모으는 기능을 가진 것을 먼지 집진(sampler) 또는 포집이라 하고 여기에 방사능 계측기, 경보기를 조합 한 것을 먼지 모니터(dust monitor) 라고 한다. 이것은 방사성먼지의 농도를 연속적으로 기록함과 동시에 농도가 일정치 이상일 때는 경보를 발하도록 한 장치이다. 종류에는 여과지 고정식모니터와 이동식모니터 및 전기 집진식 모니터가 있다. 그림 13 - 10은 먼지모니터의 구조를 나타낸 것이다.

### ② 방사성옥소 등 휘발성물질의 공기중 농도측정

공기중에서 방출되는 방사성옥소의 일부는 먼지에 흡착되어서 입자형태 이지만 대부분은 가스형태의 무기옥소 ($I_2$, HIO, $HIO_3$ 등)과 유기옥소 ($CH_3I$, $C_2H_5I$ 등)이 있다. 휘발성인 옥소 같은 것은 보통의 여과지에는 거의 모이지 않는다. 이러한 경우에는 활성탄을 사용하여 모은다. 입자상태의 활성탄을 사용하는 경우도 있고, 활성탄을 여과지에 침투시켜 사용하는 경우도 있다. 포집효율은 활성탄층의 두께, 유속, 온도, 습도, 불순가스, 옥소의 물리 화학적인 성질에 따라서 크게 변한다.

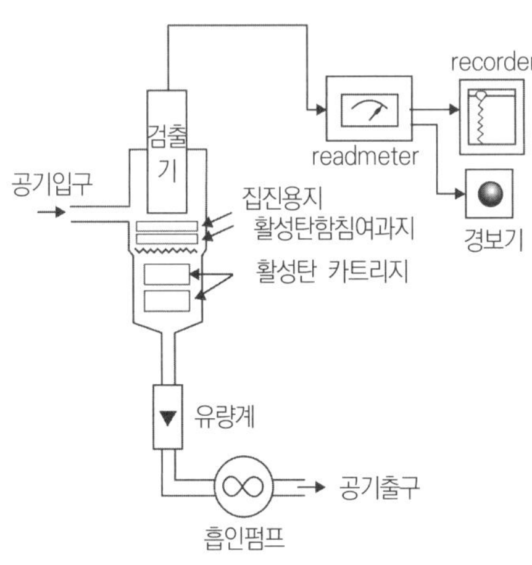


그림 13 - 10. 먼지 모니터의 구조

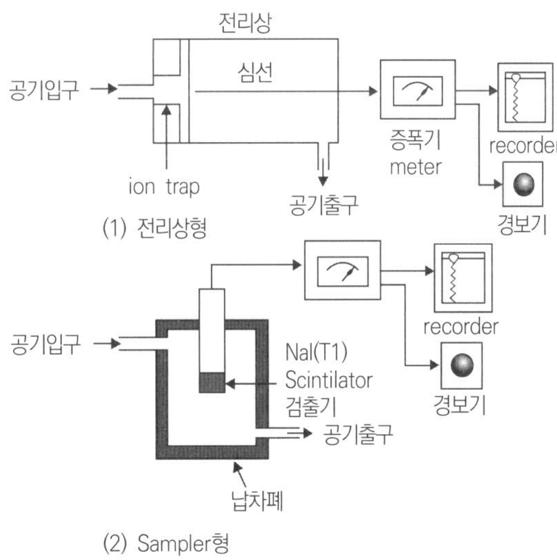


그림 13 - 11. 가스 모니터의 구조

일반적으로 활성탄의 옥소 포집효율은 층 두께에 따라 지수 함수적으로 증대하고 있다. 활성탄 포집재는 불순가스의 흡착을 무시할 경우에는 활성탄 층이 1 cm이상이면 옥소의 99 %이상 포집효율을 갖는다. 포집시료의 계측은 방사성옥소의 분포가 아주 균일하지 않는 것을 유의하지 않으면 안 된다. 활성탄 카트리지의 직경보다 큰 직경의 검출기의 사용에 의해서 불균일한 분포가 일어난 기하학적 계수효율의 차이를 무시할 수 있도록 한다. 활성탄 여과지를 GM계수관 등 전 베타 방사능계측 방법에 따라 계측할 경우에는 베타선의 자기흡수에 대해서 보정한다. 그러므로 여과지중의 방사성옥소가 두께에 따라 균일하게 포집되지 않은 것을 고려한다.

### ③ 방사성 가스의 공기중 농도측정

Argon, Krypton, Xenon 등 기체 상태인 것의 방사능 농도 측정에는 가스 모니터를 사용한다. 가스 모니터는 방사성가스를 연속적으로 측정하고 방사성가스의 농도가 일정치 이상으로 되었을 때 경보를 발하는 장치로 일반적으로 먼지모니터로 방사성먼지를 제거한 후 공기를 가스모니터에 주입해서 측정한다. 그림 13 - 11은 가스 모니터의 구조를 나타낸 것이다. 측정시에는 배기 되고 있는 방사성물질 농도의 상한은 아주 낮기 때문에 백그라운드 레벨을 고려하지 않으면 안 된다. 백그라운드 레벨 물질은 반드시 존재하고 있다.

방사성가스의 공기중 농도를 측정하는 방법은 가스포집용 전리함 내에서 시료공기를 봉입 또는 유통하여 전리전류를 측정해서 농도를 구하는 방법과 포집용 가스용기 내에서 시료공기를 봉입 또는 유통하여 검출기를 용기 내에 삽입하는 등으로서 계측하여 농도를 구하는 방법이 있다. 표 13 - 2는 방사성물질의 상태에 따른 측정방법을 나타낸 것이다.

**표 13 - 2. 방사성물질의 상태에 따른 측정방법**

| 시료채취 방법 | 상 태 | 주요핵종 | 포집재(포집기구)의 예 |
|---|---|---|---|
| 여과 포집법 | 입자상 | Co, U, Pu | 여과지 |
| 고체 포집법 | 휘발성기체 | $^{131}$I, $^{35}$S, | 활성탄 여과지 |
| | 휘발성기체 | $^{131}$I, $^{203}$Hg | 활성탄 카트리지 |
| | 수증기 | $^{3}$H | 알루미나, 실리카겔, |
| 직접 포집법 | 기체상 | 불활성기체, $^{3}$H, $^{14}$C | 포집 전리함 |
| | 기체상 | 불활성기체 | 포집용기 |
| 냉각응축 포집법 | 수증기 | $^{3}$H | 콜드트랩 |
| 액체 포집법 | 수증기, 안개 | $^{3}$H, $^{14}$C | 버블러 |

### ④ 수증기상 트리튬 등의 공기중 농도 측정법

$^{3}H$, $^{14}C$, $^{35}S$와 같은 저에너지의 베타선을 방출하는 기체상 핵종의 공기중 농도 측정법으로서는 공기 포집용 전리함에 직접 포집하여 전리전류를 측정해서 농도를 구하는 방법과 기타 수단을 이용하여 채취한 시료의 방사능을 계측해서 농도를 구하는 고감도 방법이 있다.

표 13-3은 전리함에 의한 직접 포집 후 측정하는 방법과 액체상으로 포집하여 측정하는 방법의 특징을 비교해서 나타냈다. 후자는 저농도의 수증기상 트리튬 성분을 가스상 성분으로부터 분리해서 측정할 때 사용된다. 신속성에는 결함이 있지만 트리튬 이외의 방사성가스로부터 분리 측정할 수 있다. 또한 트리튬 가스에 대해서도 산화해서 수증기로 변하는 것을 이용할 수 있다. 전리함으로 직접 포집 하는 방법에는 수증기성분과 가스성분을 구별해서 측정할 수 있다.

**표 13-3. 수증기상 트리튬 등의 공기중 공간 방사성 농도 측정법**

| 구분 | 시료채취 방법 | 포집재 · 계측기 | | 검출한계 (MBq/cm³) | 비 교 |
|---|---|---|---|---|---|
| 기체상측정 | 직접포집 방법 | 전리함 | 공기포집형 전리함 (용적 : 1,500 cc 정도 - 진동용량전위계) | 80 | 농도한도 정도의 농도를 적시에 간단히 점검, 반감기 등의 측정으로 방사성가스와 분리 측정 가능 |
| | | | 전리함 모니터 (공기 유통형) 감마선 (비)보상형 | 40~400 | 타 방사성가스와 분리측정은 곤란함. |
| 고체상측정 | 냉각응축 방법 | 수증기 응축(cold trap) - 액체섬광계수기 | | 0.04 | 신속성은 부족하나 타 방사성가스와 분리포집 가능. 온도, 습도 측정이 필요함. |
| | 고체포집 방법 | 실리카겔 - 액체섬광계수기 | | 0.04 | 타 방사성가스와 분리 포집 가능. 장기연속 측정 가능. |
| | 액체포집 방법 | 물 버블러로 수집 - 액체섬광계수기 | | 40 | 타 방사성가스와 분리 포집 가능. |

## 3) 표면오염의 모니터링

방사성물질을 취급하는 작업에 있어서 오염의 확대를 방지하려면 철저한 관리가 필요하다. 즉 방사성물질을 취급할 때는 가급적 오염을 일으키지 않는 상태에서 사용해야 한다. 오염의 발생 우려는 항상 있다. 이와 같은 경우에 있어서도 오염이 확대되지 않도록 흡수지 위에서 사용하고 밀폐와 특별한 장소(hood 및 glove box 등)에서 사용한다. 그리고 밀폐된 특수한 장소의 공기는 별도의 계통에 의해 흡인하고 오염제거장치를 통해서 배기 한다. 그러나 밀폐된 설비의 이상, 작업방법이나 순서의 차이에 의해서 오염이 확대될 위험성도 있다. 그리고 방사성물질을 취급하는 작업실 전체를 방사선관리구역으로서 일반구역과 구별한다.

이들 방사선관리구역의 표면오염을 정기적으로 측정하고 작업순서에서 방사성물질이 이탈하지 않았는가를 확인한다. 표면이 오염되어 있으면 공기오염 및 피부오염이 생기고 내부피폭과 외부피폭의 원인도 된다. 이 같은 경우 피폭선량이 정해진 규정 한도이하로 되어 있는지를 확인해야 한다. 한도를 초과할 위험성이 있을 때는 개인 모니터링(작업자의 체내 및 배설물 검사) 및 작업장소의 공기 모니터링을 시행한다. 이와 같이 표면오염 모니터링의 결과를 함께 방사선 관리의 판단자료로 한다.

그러나 표면오염밀도가 피폭선량과의 사이에는 필히 상관관계는 없다. 표면오염모니터링의 결과를 피폭선량의 평가를 하려면 대단히 어렵다. 그들은 오염의 상태 오염 핵종과 그의 물리적 특성, 오염 핵종이 체내에 들어올 경우의 피폭경로 등 많은 요인이 있다.

### (1) 표면오염의 관리방법

방사성물질의 취급, 방사성물질의 누설 등에 의해서 작업장소 주변이 방사성물질로 오염되는 경우가 있다. 방사선관리구역 내의 바닥, 설비의 외면 등은 정기적으로 오염검사를 하여 관리기준치 이내인지 또는 방사성물질이 봉입되어 있는지 확인한다. 정기적인 검사는 오염발생 우려 정도에 따라 예를 들면 주 1회나 월 1회의 빈도로 한다. 검사 방법에는 스미어법을 이용하고 있다. 오염된 장소에서 작업하기 전이나 작업중 오염발생이 우려되는 경우에는 그때마다 오염검사를 하고, 기준치 이상의 오염이 발생되지 않았는지 확인한다. 기준치 이상 오염된 경우에는 오염을 제거 하든가, 내부피폭 방호를 엄격히 하고 작업한다.

방사선관리구역에서 나올 때는 관리구역 출입구에 설치된 손, 발, 의복 오염감시기(HFC monitor)에 의해 신체 오염의 유무를 검사한다. 기준치 이상 오염된 경우에는 경보가 발생하며 오염을 제거한 후 나간다. 높은 오염구역 출입구에는 전신계측기를 설치하여 이를 통과하지 않으면 나갈 수 없도록 신체오염 감시를 엄격히 하는 곳도 있다. 방사선관리구역으로부터 반출한 물품은 전부 오염검사를 하여 표면오염도가 관리기준치 이상인 것은 반출할 수 없다.

### (2) 표면오염의 측정법

물체 표면의 방사성오염에는 측정하기 쉬운 것도 있고 어려운 것도 있다. 측정하기 쉬운 표면 오염은 높은 곳에 있는 공기오염인데, 오염된 공기를 흡입하는 경우에는 체내에 방사성물질이 들어오기도 하고, 손에 의해서 입으로부터 체내로 들어가는 경우도 고려한다. 표면오염은 우선 측정하기 쉬운 것과 어려운 것 전부를 섞어서 측정한 다음, 측정하기 쉬운 표면오염만을 측정해도 좋다. 표면오염 전부를 측정하기 위해서는 서베이미터를 사용한다. 이것은 소형, 경량으로 만들 수 있는 휴대용 표면오염 측정기이다. 측정하기 쉬운 표면오염의 측정에는 시험용 여과지인 종이를 사용한다. 바꿔 말하면 종이로 물체의 표면을 문지르고 이 종이에 묻은 방사능을 측정하여 단위 면적당 오염치를 구한다. 이 방법을 스미어 법이라고 한다. 이 방법은 재현성은 좋지 않다고 알려져 있지만, 관리상으로 충분히 쓸모가 있다. 손, 발, 의류의 표면오염 측정을 위해서는 HFC monitor가 있다. 좌우의 손과 발의 오염을 동시에 측정할 수 있다.

즉, 표면 방사성오염의 측정에 사용되는 방법으로는 서베이미터에 의한 측정법(probe법), 손발의복오염 감시기(HFC monitor) 및 스미어(smear법)에 의한 측정법이 있다. 표면오염에는 떨어지기 어려운 오염(fixed contamination, 또는 고착성 오염)과 떨어지기 쉬운 오염(loose contamination, 또는 유리성 오염)으로 분류한다.

전자는 체외조사의 선원으로만 취급하면 되지만, 후자는 공간에 공기오염을 일으키므로 인체, 의복에 부착하여 체내오염의 원인이 될 우려가 있다. 서베이미터에 의한 측정에는 양쪽의 모두를 같이 측정하지만 스미어법은 후자만을 측정 평가한다.

### ① 유리성 오염 : 스미어법(smear법)

스미어법은 유리성 오염을 평가하는 방법으로, 직경 2.5 cm의 원판모양인 스미어용지로 오염부위를 문질러서 스미어용지에 묻은 방사능을 측정기로 측정하는 방법이다. 이때 방사능측정기는, 알파선의 경우 ZnS(Ag) 섬광계수기, gas flow형 비례계수관, 베타선의 경우 GM계수관을 주로 사용한다. 스미어 용지로 동일한 장소의 표면오염을 채취해도 재료표면의 거칠기, 오염물질의 상태, 문지름 압력, 시료의 채취방법 등에 의해 여과지에 전이되는 방사능은 다르므로 측정값의 오차가 크다.

전이율은 보통의 재료에서 10 % 정도, 표면이 평활한 비침투성 재료에서는 50 % 정도이다. 문지름 면적은 일반적으로 100 $cm^2$ 이지만 오염 발견에 중점을 두는 경우에는 넓은 면적을 채취하는 방식이 효과적이다. 스미어법은 선별적 검사이므로 약간의 오염이 검출된다면 그 주변을 정밀하게 조사해야 한다. 스미어법은 백그라운드가 높은 지역에서 사용하는 것이 효과적이다. 그림 13 - 12는 스미어용 여과지의 형태를 나타낸 것이다.

### ② 고착성 오염 : 서베이미터에 의한 방법(probe법)

오염된 표면에 직접 계측기의 검출기를 밀착시켜서 그 오염도를 측정하는 방법으로 방사선의 성질에 따라 단창형 GM계수관, 비례계수관, 섬광계수관 등이 있다. 즉 측정하고자 하는 표면을 직접 서베이미터로 측정하는 방법으로 백그라운드가 높은 지역에는 적합하지 않다. 표면오염검사용 서베이미터의 눈금은 주로 $\mu$Sv/h나 cpm의 단위로 표시되며, cpm의 경우 $Bq/cm^2$의 값으로 환산해 주어야 한다.

서베이미터에 의한 표면오염의 검사방법은 주로 스미어 용지를 사용할 수 없는 좁은 지점의 오염, 고착성 오염 등의 검사에 적합하다. 또한 알파선이나 저에너지 베타선을 검사하는 경우에는 검출기의 창 등에 의한 흡수를 고려해야 한다. 표 13-4는 표면오염검사용 스미어법과 서베이미터법에 대한 특징을 나타낸 것이다.

**표 13-4. 표면오염 검사용 스미어법과 서베이미터법의 특징**

| 구 분 | 표면오염 검사법의 특징 |
|---|---|
| 스미어법(smear법) | ▸ 표면오염의 간접적 측정<br>▸ 제거성(유리성)의 표면오염 측정에 이용<br>▸ 모든 방사선(알파선, 베타선, 감마선) 측정가능<br>▸ 여과지로 시료채취한 후 방사능 계측기로 측정<br>▸ 백그라운드가 높은 지역도 측정가능<br>▸ 측정값의 오차 크며, 오염 전이율은 약 20%로 가정<br>▸ 스미어용 여과지(직경은 2.5 cm, 문지름 면적은 100 $cm^2$)이용 |
| 서베이미터법(probe법) | ▸ 표면오염의 직접적 측정<br>▸ 비제거성(고착성)의 표면오염 측정<br>▸ 오염 표면을 직접 서베이미터로 측정<br>▸ 종류에는 GM계수관(베타선), 비례계수관(알파선), 섬광계수관(감마선)<br>▸ 백그라운드가 높은 지역에는 사용 불가능<br>▸ 스미어 용지로 시료채취가 곤란한 곳(갈라진 틈, 타일, 이음매 등)에 이용<br>▸ 전 오염양의 측정에 이용 |

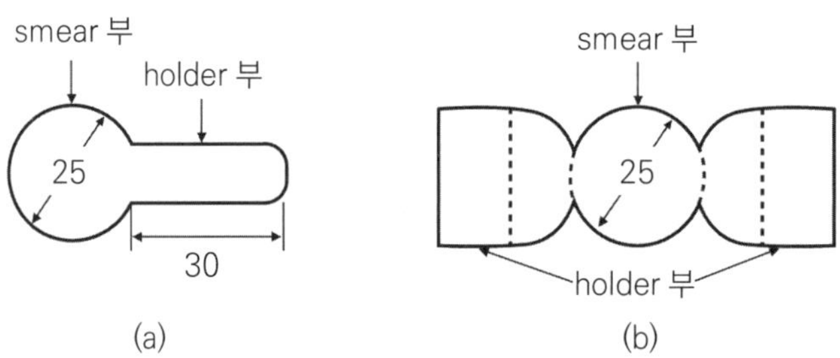


**그림 13-12. 스미어용 여과지**

**③ 손, 발, 의복 등의 표면오염 : 손, 발, 의복 오염감시기(HFC monitor)**

방사선관리구역에서 작업을 마치고 청정구역으로 나갈 때에는 작업자의 손, 발, 의복 등의 표면오염검사에 서베이미터가 사용된다. 그러나 작업자의 수가 많을 경우에는 출입구에 전용모니터를 고정적으로 설치하여 작업자의 오염을 검사한다. 이때 사용되는 전용모니터에는 손발 오염 감시기, 전신 오염 감시기 등이 있으며, 계수치가 일정한 수준을 넘으면 경보음이 방생한다.

HFC monitor는 양손, 양발에 대해서 각각의 검출부가 있고, 마이크로 스위치(micro switch)의 조작에 의해서 이들이 동시에 각각의 미터로 측정된다. 한편 의복용의 검출기에 대해서는 지시미터의 일부가 의복의 오염도를 나타낸다. 필요에 따라서 표시, 경보를 내도록 되어 있다. 그림 13 - 13은 HFC monitor의 외형을 나타낸 것이다.

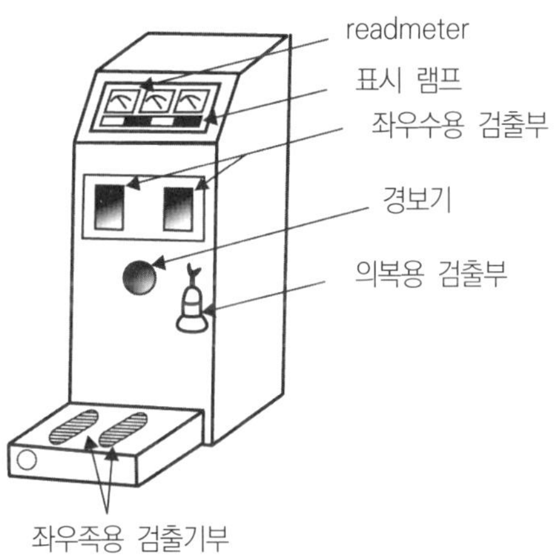


**그림 13 - 13. 손, 발, 의복 감시기(HFC monitor)**

**④ 마루바닥 표면오염 : 전용의 모니터(floor monitor)**

마루바닥 표면오염의 검출에는 전용의 floor monitor가 제작되어 있다. 횡창형 GM관식, 단창형 GM관식 혹은 비례계수관을 사용하고, 알파선, 베타선의 측정이 가능하다. 하부의 셔터(shutter) 개폐에 의해서 알파선, 베타선을 감마선으로부터 구별할 수가 있다. 차륜이 붙어서 움직이기 쉽게 되어 있다.

## 4) 수중오염의 모니터링

수중 오염의 관리목적은 방사성물질을 사용하는 시설로부터 방출되는 수중의 방사성물질의 양을 결정하고 관리기준치 이하임을 확인하는데 그 목적이 있으나 관리기준치 결정은 매우 복잡하다. 수중 방사성물질 농도의 측정에는 시료 채취법(sampling 법) 과 연속적 감시기(water monitor)가 있다.

## (1) 수중 방사성오염의 관리방법

### ① 시료 채취에 의한 관리

물 시료를 채취하여 증발·건조한 후 우물형 방사능계측기로 측정해서 수중농도를 계산하여 관리하는 방법이다.

### ② 연속 감시기에 의한 관리

배수 계통 중에 검출기를 설치해서 연속적으로 감시하는 수 모니터로 수중 농도를 관리하며 이상 시 경보를 발하도록 하여 관리하는 방법이다.

## (2) 수중 방사성물질의 농도측정

### ① 물 시료의 채취

시료채취 방법은 농도에 따라 어느 양(보통 100~200 ml)의 물을 증발·농축 시킨 후 우물형 섬광계수기로 감마선을 측정하거나 스테인리스강의 시료접시에 증발 · 건조해서 방사능 측정기에 놓고 측정하는 방법이 있다. 트리튬 등에 대해서는 물 시료를 액체 섬광계수기로 측정한다. 폐수시료를 채취하여 이온교환수지를 이용한 것도 있다.

### ② 수 모니터

수 모니터란 배수 계통 중에 검출기를 설치해서 연속적으로 측정하여 수중 농도가 설정기준치 이상이 되는 경우 경보를 발하게 하는 것이다. NaI(Tl) 섬광계수기를 수중에 삽입하여 사용한 경우에는 베타선만을 방출하는 핵종은 검출할 수 없다. 수모니터를 장기간 사용하면 방사성핵종이 시료채취기 내면벽, 검출기 표면 등에 침착해서 백그라운드가 상승하여 검출감도가 저하되므로 수시로 제염을 해야 한다.

그림 13 - 14와 같이 액침형(pond type)과 샘플러형이 있다. 액침형은 검출기(NaI)가 저장탱크 안에 고정된 방식이며, 샘플러형은 측정하려고 하는 폐액을 샘플러에 보내거나 배수관의 도중에 샘플러를 설치하여 측정하려는 폐액을 흘리면서 검사하는 방식이다. 표 13 - 5는 환경 방사선 관리용으로 이용되는 각종 전용모니터의 측정방법을 나타낸 것이다.

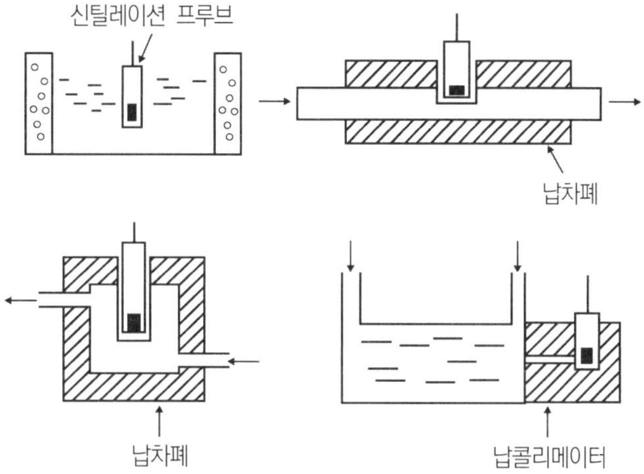


**그림 13 - 14 수 모니터 샘플러의 각종 채취방식**

**표 13 - 5. 환경 방사선관리용 전용 모니터**

| 방사선 모니터 | 측 정 방 법 |
|---|---|
| Water Monitor | ▸수중 오염도 측정<br>배수용 모니터로, 액침형 GM 계수관, 플라스틱 또는 신틸레이션 검출기를 이용하여 검출부를 직접 수중에 설치하여 측정한다. |
| Gas Monitor | ▸공기중 가스 농도 측정<br>배기 또는 실내 공기용 모니터로, 전리조 내로 공기를 유입시키는 방법, 공기가 흐르는 속에 다수의 GM 계수관을 배치하는 방법 등이 있다. |
| Dust Monitor | ▸공기중 먼지(입자) 농도 측정<br>방사성 먼지용 모니터로, dust sample과 방사능 측정기로 구성되어 있다. 여과지 고정식, 여과지 이동식, 전기집전식 등이 있다. |
| Floor Monitor | ▸표면오염도 측정<br>바닥의 오염을 측정하는 모니터로, 바닥 면에 GM 계수관을 배치하여 측정한다. Gas flow 식으로 $^{3}H$, $^{14}C$를 검출할 수도 있다. |
| Area Monitor | ▸공간선량률 측정<br>구역 방사선 감시용 모니터로, 일정한 장소에 설치하여 방사선량률을 연속하여 측정, 기록한다. 감마선용으로는 전리조, NaI(Tl), 중성자용으로는 $BF_3$계수관이 사용된다. |
| HFC Monitor | ▸손·발·의복의 표면오염도 측정<br>보통은 오염 검사실의 출구 부근에 설치하여 손, 발, 의복의 표면오염을 검사하는 모니터이다. 검사대 아래에 양 발용 측정형 GM관, 전면의 측정 구멍에 양 손용이 있으며, 동시에 양 손, 발의 측정이 가능하다. |

제14장

# 방사선사고에 대한 대책

# 14 방사선사고에 대한 대책

원자력 및 방사선의 이용시설이 증대되고 있는 현실 속에서 안전대책은 필수적이다. 먼저 안전시설을 비롯한 안전방어 등이 우선적으로 설치·확보되어야 하며 작업관계자는 물론 시설 주변 일반공중의 건강 및 재산이 안전하게 보호되어야만 한다. 평상시 완전한 방사선관리하에서는 방사선사고가 발생하지 않으나 수많은 사업소의 사고발생을 모두 없앤다는 것도 역시 불가능하다는 것이 현실이다. 그래서 관계자는 사고가 일어날 수 있는 원인을 제거하도록 관리체제의 검토, 기기의 개량, 안전취급을 위한 연구 등에 항상 노력을 기울이는 동시에 만일 사고가 발생했을 때는 인체의 안전유지는 물론 그 피해를 최소한으로 줄이도록 대책을 세워야 한다.

원자력안전법에서는 방사성동위원소에 대한 도난, 소재불명 등 소유자가 소유권을 상실한 상태를 사고라고 하며 이 경우 원자력안전위원회에 신고하여야 한다. 한편, 방사선발생장치 또는 방사성동위원소에 관하여 지진, 화재, 기타의 재해가 일어남으로써 방사선장해가 발생하거나 또는 발생할 우려가 있을 경우도 응급조치, 통보, 서류 제출 등의 행위를 의무화하고 있다.

## 1. 방사선사고의 정의

방사선사고의 정의는 발생 상황에 따라 다르기 때문에 모든 상황을 나타낼 수 있는 적절한 정의는 존재하지 않는다. 일반적으로 방사선원이 인위적으로 제어되지 않는 상황이 됐을 경우를 방사선 사고라 정의한다.

예를 들면 방사성물질을 보유하고 있는 시설의 화재, 방사성물질의 도난·분실, 조사장치의 고장 등에 의한 피폭, 방사성 물질에 의한 인체·시설의 오염, 취급부주의에 의한 피폭, 원자로 등이 제어 불가능한 상태가 된 경우, 그리고 방사선장해 발생 또는 발생할 우려가 있는 경우 등을 포함한 이러한 것들을 총칭하여 방사선 사고라고 한다. 방사선사고가 발생된 경우 사람의 피폭이나 환경 방사능 오염의 유무는 방사선 사고의 종류 또는 규모에 따라 다르다.

## 2. 방사선사고의 원인

사고발생의 요인을 분석하면 대부분 몇 가지의 복합된 원인이 있다. 즉 인적요인, 환경요인, 그리고 원인불명 등으로 분류할 수 있다. 인적 요인으로서는 오 조작, 규정위반, 부주의 등이 있으며 사용시설 자체의 결함이나 방사선 안전·방어시설의 운영상 문제에서 발생되는 원인등이 복합된 환경요인에 의하여 사고가 일어나고 있다. 그러나 어느 산업 분야보다 원자력 분야는 안전·방어시설이 완벽한 상태이기 때문에 대부분의 방사선 사고는 사용자나 관리·취급자들의 기준상 결함 등의 행위로 인한 복합적인 인적 요인으로 발생되며 이러한 사고는 연구기관이나 의료기관보다는 민간업체에서 많이 발생되고 있는 실정이다.

## 3. 방사선사고시 피폭

방사선사고시의 사람(작업자 및 일반인)의 피폭 형태는 체외피폭, 체내피폭, 체표면 오염으로 구분되어 사고의 종류, 사고의 규모 등에 의해 피폭 형태와 피폭하는 사람의 수는 다르다. 또한 사고가 발생한 경우의 피폭은 사고시 피폭과 긴급시 피폭으로 구별된다. 사고시 피폭은 사고가 발생한 현장에 있었기 때문에 자기의 의지와는 관계없이 받은 방사선 피폭으로 피폭을 제어하기가 어렵다. 관리상 조치로서는 사후 조치밖에 없다. 이에 비하여 긴급시 피폭이란 사고가 발생한 경우 사고의 확대방지, 인명구출 등의 작업을 하기 때문에 피폭되는 것을 미리 알고 있는 경우의 방사선 피폭이다. 따라서 긴급시 피폭은 피폭을 제어하지 않으면 안 된다.

긴급시 작업의 경우에는 작업자의 선량한도를 넘어서 피폭하는 수도 있으므로 종사자가 아니면 안 된다. 또한 긴급작업 업무에 종사할 가능성이 있는 작업자에 대해서는 일상의 교육, 훈련 때에 선량한도를 초과하는 피폭이 동반되는 위험에 대하여 알려 줄 필요가 있다. ICRP Pub. 60권고에서는 긴급시 작업자에 대한 선량의 제한을 다음과 같이 정하고 있다.

(1) 개입시 직업상 피폭한도로서 인명구조를 제외한 유효선량 한도는 500 mSv를 초과할 수 없다.

(2) 만약 인명을 구하기 위한 경우는 일정한 한도에 의해 제한 받는 것이 불합리하기 때문에 그 상황에 따른 윤리적 판단에 따른다.

우리나라의 원자력안전법에서는 방사선 긴급작업에 대한 선량의 제한을 다음과 같이 정하고 있다.

(1) 긴급작업에 종사하는 자나 사고의 진압 등 피해의 확대를 방지하기 위하여 불가피한 작업에 참여하는 자에 대하여 유효선량은 0.5 Sv, 피부의 등가선량은 5 Sv까지 허용할 수 있다. 다만, 인명의 구조를 목적으로 하는 긴급작업에 대하여서는 이를 제한하지 아니한다.

(2) 작업으로 인한 피폭선량은 개인 피폭방사선량과 합산하지 않을 수 있다.

피폭 혹은 방사성물질에 의한 오염이 미치는 범위를 생각할 경우 방사선사고는 방사선관리구역내, 사업소내 및 사업소외의 사고로 구분 할 수 있다.

방사선관리구역내 사고의 경우 피폭 가능성이 있는 것은 방사선 작업자에 국한되나 사업소내 사고 혹은 사업소외 사고의 경우에는 방사선 작업자 이외의 사람도 피폭될 가능성이 있다. 특히 사업소 외의 사고인 경우에는 일반 공중의 피폭 가능성이 있어 사고의 규모로서는 대규모 사고로 분류된다.

## 4. 방사선사고의 분류

▸ 방사선사고의 특성에 따른 분류

(1) 외부피폭 사고 : 부주의로 강한 선원에 접근하여 피폭되는 것과 같은 과도한 양의 방사선이 조사되는 경우

(2) 내부피폭 사고 : 방사성물질의 누설, 흘러넘침 또는 화재, 폭발에 의해 작업장의 표면 및 공기, 사람 등을 오염 시켜서 방사성물질을 체내에 섭취하는 경우

(3) 환경오염 사고 : 방사성물질의 운송중 사고, 화재, 폭발 기계적 충격 등으로 공중의 환경에 방사성물질이 방출되는 경우

## 5. 방사선사고와 대책

방사선시설의 사고 예를 보면 크고 작은 여러 가지 사고가 많이 일어나고 있는 것을 알 수 있다. 이들의 사고 예를 분석하여 검토하는 것은 방사선관리상 좋은 참고가 된다. 즉, 사고 예에 대해서 그 원인을 조사하여 사고의 방지 방법, 긴급처치, 사후처리를 세워 두어야 한다. 스스로 경험한 사고가 가장 훌륭한 대책이 되며 반성의 계기가 된다.

## 1) 방사선사고시 긴급조치

방사선 사고가 발생할 시에는 사고 규모의 대소에 관계없이 우선적으로 사람의 안전확보, 관계자의 통보, 사고의 확대방지 등의 3가지 긴급조치를 순서대로 실시해야 한다. 이들의 긴급조치는 사고현장에 있던 사람은 누구라도 즉각 실시 할 수 있도록 일상적인 교육과 훈련이 필요하다.

### (1) 사람의 안전확보

방사선 피폭이 수반되는 사고가 발생한 경우에는 피해자의 안전을 최우선적으로 확보하여야 한다.

### (2) 관계자의 통보

사고현장에 있던 사람은 즉각 선원을 제어 할 수 없는 상황이 발생한 사고라는 것을 통보하지 않으면 안 된다. 통보하는 상대는 먼저 가장 가까이에 있는 사람과 시설의 방사선 안전관리자나 시설의 책임자 등이다. 통보에 필요한 최소한의 내용은 사고 발생 장소 및 사고의 개요(화재, 폭발, 파손 등)와 피해자의 발생유무이다.

사고 발생시에는 피해자는 물론이고 주위에 있는 작업자도 당황하여 판단을 잘못하는 일이 있으므로 전화, 팩시밀리 등이 있는 장소에 통보처, 통보내용을 항상 기재해 놓을 필요가 있다. 특히 사고를 대비한 교육, 훈련 때에는 통보에 관한 실제훈련을 할 필요가 있다. 방사선 안전관리자는 사고 현장에서의 필요한 응급처치를 실시함과 동시에 관련 법적인 절차를 취해야한다.

### (3) 사고의 확대방지

사고를 최소한으로 막기 위해서는 사고의 확대방지를 위한 적절한 방법들을 강구해야 한다. 특히 오염의 가능성이 있는 경우에는 오염의 확대방지가 중요하다. 사고가 발생하였을 때 오염의 확대를 방지하기 위해서는 다음과 같은 방법이 있다.

① 액체상태 : 흡수지로 덮고 고무장갑을 착용하고 취급
② 분말상태 : 수건이나 담요(mop)등을 덮고 실내의 환기를 중지
③ 오염이 많을 때 : 창문을 닫아 오염의 누설방지
④ 공기 중 오염 : 창문과 출입문을 밀폐하고 사람의 출입을 통제
⑤ 수중 오염 : 배수의 정지 등

구체적으로 어떤 사고 방지대책을 취할 필요가 있느냐는 사고의 종류, 규모에 따라 다르므

로 사업소마다 가상사고를 만들어 긴급시 활용할 수 있도록 구체적인 순서를 정해 놓을 필요가 있다. 긴급시 조치계획에는 긴급 조치를 위한 구체적 절차의 매뉴얼 화, 각 조치에 따른 책임자의 역할, 방사선 방호조의 구성 및 교육·훈련의 실시 등을 포함시킬 필요가 있다.

## 2) 사고의 유형별 대책

### (1) 과다피폭의 방지

조사장치의 선원이 밖으로 나와 있는 것을 모르고 접근하여 대량의 선량률을 피폭 받았다는 사고의 실 예가 많다. 이의 대책으로는 조사장치의 조작에 있어 1명의 책임자를 선정하여 그 지시 하에 조사에 관한 작업은 물론 기타 모든 활동을 통괄하는 원칙이 필요하다. 책임자는 조사장치를 가동하여 작업을 개시하기 전에 조사실 내에 사람의 유무를 확인하고, 방사선관리구역 내에 일반인의 출입을 제한하여야 한다. 또한 선원사용의 개시 및 종료 후 에는 반드시 방사선측정기에 의해 선원이 완전히 제자리에 넣어져 있는가를 체크한다.

### (2) 방사성핵종이 엎질러졌을 경우 조치사항

① 같은 실의 직원에게 곧 알린다. 그리고 부근에 있는 사람, 설비 담당자 등에게 알린다.
② 오염이 확대되지 않도록 조치한다.(비밀봉선원 취급기준인 체내오염방지, 인체표면오염방지, 시설오염방지를 준수한다.)
③ 책임자에게 알린다.
④ 오염구역 주위에 울타리를 설치하고, 표지와 주의사항을 게시하고 제염관계자 이외의 출입을 금지시킨다.
⑤ 사고현장에 있는 직원의 오염을 검사한다.
⑥ 제염한다. 제염 중에는 제염작업자에 대한 방사선방어도 고려한다.
⑦ 제염이 완전하게 되었는지 확인 검사를 한다.
⑧ 일어난 사고에 대해 구체적으로 그 원인을 규명하여 기록하고 사고재발 방지의 자료로 활용한다.

### (3) 화재대책

방사성동위원소를 취급하는 시설과 방사성동위원소 저장시설 등에는 내화성이나 불연재료를 사용하여야 한다. 화재에 의해 방사성 핵종이 공기중에 분산되어 소화작업에 위험을 끼침과 동시에 넓은 오염을 일으킬 가능성이 있다. 방사성동위원소도 화학적으로는 안전동위원소와 같은 성질을 갖고 있으므로, 발화, 폭발의 위험이 있는 것은 당연히 위험물로서 취급되어야 한다. 방사성동위원소는 인화성 휘발성이 있는 위험한 약품과 동일한 장소에 보관하지 않도록 하여야 한다.

일반화재의 20~30%가 전기선로의 문제에 의한다. 내화건물이라도 천정은 가연성의 내장재가 많으며, 또한 배기 배관에는 염화비닐 등이 많이 사용되고 있다. 후드의 배선은 증기 등으로 절연저항이 저하되는 경우도 있다. 그리고 전열기 등 발열을 목적으로 하는 전기기구의 코드에 용량이 맞지 않는 것을 사용하지 않도록 충분한 주의가 필요하다. 특히 비닐피복선은 순간적으로 탄다. 화재발생시 대처하기 위하여 다음과 같은 사항을 평소부터 명확하게 해 둘 필요가 있다.

① 시설을 설계할 때 방사성물질의 저장시설은 내화구조나 불연재료를 사용한다.
② 화재의 발생원이 될 수 있는 전기나 가스와 인화성, 발화성물질에 대한 관리를 철저히 하여야 한다.
③ 주기적으로 소방훈련을 실시하며 교육을 실시한다.
④ 평상시 방사성물질의 보관 장소, 종류, 수량, 형상 등을 파악하고 있어야 한다.
⑤ 화재에 의한 비산의 위험성 여부를 파악하고 있어야 하며 소화시 물을 사용해서곤란한 구역 등, 화재시에 대비하여 소방서에 사용 방사성물질의 특성에 관련된 안내서를 배포한다.
⑥ 방사선안전관리자 및 소방서의 연락체계를 구축한다.
⑦ 소화기, 구급함, 대피용 장비를 적절한 위치에 비치한다.

### (4) 신체의 상처가 있을 때

오염을 일으킬 우려가 있는 조작을 피하는 것이 가장 좋은 방법인데 만약에 상처가 방사성핵종으로 오염되었다고 생각될 때는 일반적으로 다음 같은 응급처리를 실시한다.

① 신속히 다량의 유수로 상처를 벌려 잘 씻는다. 상처를 벌리면서 젖은 무명 거즈(gauze)로 가볍게 문지른다. 상처가 더러우면 젖은 거즈에 액상비누를 발라 제거한다.
② 매우 위험한 방사성핵종으로 오염되었을 때는 지혈을 하고 의사의 처치를 받는다. 지혈은 정맥만을 압박하는 정도가 좋다.
③ 15분 이내에 의사 처치를 받을 수 없는 경우라든가 상처의 위험도가 낮은 방사성핵종으로 오염되었을 때는 정맥만의 지혈이 가능한 경우에 한해 지혈을 한다. 그렇지 않으면 지혈을 하지 말고 적어도 5분 동안 계속 씻는다. 만일 손가락의 상처가 있으면 피를 짜내는 것처럼 하여 혈액의 역류를 막는다. 짜낸 피는 분석을 위하여 보존한다.
④ 되도록 빨리 의사에게 연락한다. 상처의 오염을 측정하여 오염이 남아 있으면 처리한다.

### (5) 방사선원 · 방사성물질의 분실 · 도난

대책으로는 보관 책임자가 선원의 사용 전후의 점검. 보관 용기의 출입 · 이동을 완전히 확인하여 기록하는 기본적인 관리를 철저히 해야 한다. 최근에 와서는 방사성물질(방사성 의약품)의 수송 중에 분실되는 사고가 증가하고 있다. 만약에 선원을 분실하였을 경우, 방사선안전관리자에게 또한 필요한 경우에는 경찰관서에 연락하여 신속히 찾아 내지 않으면 안 된다. 분실된 선원의 방사능이 크면 일반대중에게까지 많은 피해를 줄 우려가 있다. 원자력관계사업자는 그가 소지하는 방사선발생장치 또는 방사성물질 등에 관하여 도난 · 분실 · 화재, 그 밖의 사고가 발생된 경우 지체 없이 그 사실을 위원회에 신고하여야 한다.

## 6. 사고 후 안전관리 조치

사고직 후 응급처치가 일단락 된 시점에서 안전관리의 조치를 아래와 같이 실시할 필요가 있다. 구체적인 안전관리 조치는 사고의 규모 또는 사업소의 특성 등에 의하여 달라지므로 원칙적인 것을 기술한다.

### (1) 원인과 경로의 조사

사고의 재발을 방지하기 위하여 사고의 원인 및 경과를 상세히 검토하는 것은 대단히 중요하다. 원인 및 경과를 검토하는 과정에서 시설 장치를 개선하는 것도 사고의 재발을 방지하는 일이 된다.

① 사고 원인의 하나로 인적인 요인의 경우가 많다. 인간공학(human engineering) 적인 장치, 시설 등의 안전설계와 개선이 바람직하다.
원인 구명과 책임소재를 밝히는 데는 나누어 하는 것이 좋다. 원인과 책임 추구를 동시에 하면 원인을 실제적으로 알 수 없이 끝나는 경우가 있다.

② 사고의 원인 등을 검토하는 과정에서 장치 시설의 개선을 하는 것이 중요하다.

③ 사고에 관계된 사람들에 대한 사고 후의 업무를 검토할 때는 사고로 받은 피폭선량 및 그 작업자의 특성 등을 참고로 한다. 방사선 영향, 위험 등에 대한 의학적 관점에서 문제가 없는 경우에는 사고시와 같은 작업을 계속시켜도 상관없다. 그러나 사고의 원인이 그 개인의 습관에 크게 의존하고 있는 경우에는 사고 재발이 예상될 수도 있으므로 동일 작업을 하는 것은 적절치 않을 수도 있다.

### (2) 피폭에 대한 적절한 설명

사고시 피폭이나 긴급시 피폭 받은 자에 대하여서는 피폭자의 심리적 특성을 충분히 파악한 후 방사선 영향, 위험 등에 관한 적절한 설명을 하고, 불필요한 불안감 등을 없애주는 것이 필요하다. 피폭 및 그것에 동반하는 위험에 대한 설명은 방사선 방어담당자 혹은 의료관계자가 하는 것이 좋다.

### (3) 재발방지를 위한 교육 및 훈련

사고 원인으로 인적요인이 관계되어 있을 경우에는 재발방지를 위한 사내 교육 및 훈련이 아주 중요하다.

## 7. 원자력안전법 사고시 조치사항

### 1) 방사선 긴급작업시 선량제한

(1) 긴급작업에 종사하는 자나 사고의 진압 등 피해의 확대를 방지하기 위하여 불가피한 작업에 참여하는 자에 대하여는 유효선량은 0.5 Sv, 피부의 등가선량은 5 Sv까지 허용할 수 있다. 다만, 인명의 구조를 목적으로 하는 긴급작업에 대해서는 이를 제한하지 말 것

(2) 작업으로 인한 피폭선량은 개인 피폭방사선량과 합산하지 않을 수 있음.

### 2) 긴급시 방사선작업절차 등

(1) 원자력관계사업자는 방사선 긴급작업으로 인해 예상되는 피폭방사선량을 피할 수 있는 대안이 없거나 현실적으로 불가능한 극히 예외적인 상황일 때에만 이를 승인할 것

(2) 긴급시의 방사선작업은 작업 시작 전에 원자력관계사업자(원자력관계사업자의 허가 등을 받은 자가 아닌 경우에는 그 고용주 또는 대리인)의 승인을 서면으로 받을 것

(3) 원자력관계사업자는 작업에 참여하는 자의 피폭방사선량을 가능한 한 합리적으로 낮게 유지하기 위하여 필요한 방사선방호 조치를 취할 것

(4) 원자력관계사업자는 작업 승인을 하기 전에 동 작업에 참여하는 자에게 다음 사항을

통보할 것

① 계획된 긴급작업의 목적

② 작업 수행으로 받게 되는 예상 피폭방사선량, 부수적인 잠재적 위험도, 구체적인 방사선 준위 또는 기타 작업 조건

③ 방사선방호 조치에 관한 구체적 지침

## 3) 사고시 조치 사항

(1) **"방사성물질 등의 누설 · 화재와 그 밖의 사고가 발생한 때"**란 다음 각 호의 어느 하나에 해당하는 때를 말한다.

① 방사성물질 등의 누설 또는 일탈 등으로 환경오염이 우려되거나 방사선작업종사자의 안전이 위협받게 되었을 때

② 차량 또는 방사성물질 등의 화재로 인하여 방사성물질 등의 누설이 우려될 때

③ 방사선작업종사자 및 수시출입자가 선량한도 이상의 피폭되었을 때

④ 외국으로부터 반입된 포장물이 법과 이 영에 따른 운반기준에 맞지 아니하였을 때

⑤ 방사성물질 등을 도난당하거나 분실하였을 때

⑥ 방사성물질 등이 누출되어 인근주민의 긴급대피가 필요할 때

(2) 원자력관계사업자나 방사성물질 등의 운반을 위탁받은 자가 제1항에 따른 사고가 발생한 경우에 하여야 할 안전조치에 대해서는 장해방어조치 및 보고 규정을 준용한다.

(3) 원자력관계사업자나 방사성물질 등의 운반을 위탁받은 자는 제(1)항 제⑤호 또는 제⑥호의 사고가 발생한 경우에는 그 지역을 관할하는 경찰관서에 즉시 신고하여야 한다.

제15장

# 방사성오염의 방지와 제거

# 15 방사성오염의 방지와 제거

방사성물질을 취급하는 실험에 있어서 사용하는 실험 기구류의 오염은 물론이고 실험대, 후드내, 마루면상의 오염 등도 절대로 피할 수는 없다. 실험도중에 있어서 오염을 일으켰을 때, 일으켰을 지도 모른다고 생각했을 때, 그리고 실험을 종료했을 때는 즉시 오염의 검사를 하지 않으면 안 된다. 오염이 체내피폭의 원인이 될 가능성이 예상되기 때문이다. 제염효과는 많은 요인들이 있어서 획일적인 제염법은 존재하지 않는다. 그러나 제염효과에 기여하는 주요 요인은 오염물의 재질과 그 표면의 상태이다.

## 1. 방사성오염

방사성오염은 원하지 않는 곳에 방사성물질이 존재하는 것이며, 제거성 오염은 방사성물질에 오염된 물체의 표면을 표면오염물질 채취용 종이(smear paper)로 문질렀을 때 쉽게 제거되는 방사성물질의 오염을 말한다. 또한 고착성 오염은 방사성물질에 오염된 물체 표면의 홈, 틈 등에 부착되어 표면오염물질 채취용 종이 등으로 쉽게 제거되지 않는 방사성물질의 오염인 경우다.

### 1) 개인 오염관리

개인 오염관리는 청결한 작업환경관리와 적절한 작업상의 주의를 통해서만 성취될 수 있다. 얼굴의 오염은 내부피폭을 유발할 수 있으므로 즉시 제염하고 체내전신피폭 검사(whole body counter)를 수행해야 한다. 인체의 방사성오염 및 제염결과는 개인이력으로 유지되어야 한다.

### 2) 지역 및 장비 오염관리

오염을 수반하는 기기의 해체 및 보수시에는 작업장 주위에 임시 방사선관리구역을 설정(바닥 비닐설치, 로프, 표지판 등 설치)하여 관리한다. 제염이 어려운 구조로 되어있는 고가의 장비 등 이동 사용하는 장비는 비닐 등으로 싸서 오염이 되지 않도록 유의한다. 기기

보수시 액체방사성폐기물 등은 호스를 이용하여 배수구로 배출한다. 오염의 통제를 위해서는 오염의 조기발견이 중요하며, 정기적인 오염검사를 실시하여 오염시 즉시 제염해야 한다.

## 3) 허용표면오염도

물체 또는 인체표면의 방사성오염도로서 원자력안전위원회가 정하는 허용오염도 이다.

(1) 알파선을 방출하는 방사성물질 : 4 $kBq/m^2$
(2) 알파선을 방출하지 않는 방사성물질 : 40 $kBq/m^2$

## 4) 표면오염

표면오염은 방사성물질이 물체의 표면 또는 작업구역의 벽, 마루등에 침적되는 현상이다. 이런 형태의 오염은 심각한 방사선장해를 나타내므로 검출 및 제거 또는 제염의 방법이 필요하며 분리 가능한 오염에 의한 내부피폭이 가장 큰 문제가 된다.

### (1) 표면오염의 종류

제염방법으로 쉽게 제거할 수 있는 표면오염을 분리 가능한 오염이라 하며, 인체 체내피폭의 원인이 된다. 예를 들어 천조각 등으로 분리 가능한 오염을 문지르면 상당량의 오염을 제거 할 수 있다. 반면에 아주 단단하게 표면에 부착되어 있어 보통의 제염방법으로는 제거할 수 없는 표면오염을 고정오염이라 하며, 인체 체외피폭의 원인이 된다. 고정오염은 천으로 닦아내어도 제거되는 오염정도는 미소하며 철저한 제염방법이 필요하다.

### (2) 공기오염의 종류

#### ① 입자방사성

공기오염은 보통의 먼지, 연기 또는 안개와 유사하게 공기 중에 분산된 미세한 입자형 방사성물질로 존재하며, 실제로 기체가 아닌 모든 방사성핵종은 입자형태로 존재할 수 있다. 입자는 호흡에 의해 체내에 쉽게 들어가기 때문에 주로 체내장해가 발생되며, 호흡기계통으로 들어가는 가용성 입자는 혈액 속에 용해되어 신체의 모든 부위로 옮겨지고 불용성 입자는 초기에는 폐에 축적되고, 이들 중 일부가 2차 섭취의 형태로 위장 속에 들어가게 된다.

### ② 불활성기체

불활성기체는 화학반응을 잘하지 않는다는 점에 주목해야 하며, 핵분열 및 방사화생성물로 구성되는 많은 방사성핵종은 불활성기체인 알곤, 크립톤, 제논의 동위원소($^{133}Xe$, $^{135}Xe$, $^{138}Xe$, $^{85}Kr$, $^{88}Kr$, $^{41}Ar$)이다. 불활성기체는 체내에 남아 반응을 하지 않으므로 체외장해로 만 나타난다고 간주하고 비교적 반감기가 짧다.

### ③ 방사성옥소

공기중 옥소는 기체가 아니고 증기이므로 조건만 맞으면 인체에 침착 된다. 방사성옥소는 생성율이 높은 핵분열생성물이며 원자로에서 아주 휘발성이 강하다. 원자력발전소에서 발견되는 공기 중 방사성옥소는 $^{131}I$, $^{133}I$, $^{135}I$ 이다. 옥소는 갑상선에 축적되기 때문에 방사성옥소에 대한 결정 장기가 된다. 공기 중의 방사성옥소는 소량이 피부를 통하여 흡수되지만 대부분 호흡에 의하여 체내에 유입된다.

폐에 흡입된 방사성옥소의 방사능 중 75%는 혈액 속에 흡수되어 전신에 섭취되며 방사성옥소의 물리적 및 유효반감기는 비교적 짧지만 $^{131}I$은 긴 반감기를 가지고 있기 때문에 심각한 장해를 일으킨다고 본다. 한번섭취의 경우 갑상선의 방사능은 몇 시간 동안 증가해서 초기 총 전신방사능 최대치에 도달하기 전에 KI 환약을 복용해서 갑상선에 침적을 방지할 수 있으며 이것을 Blocking이라 한다. 복용시간은 보통피폭 후 6시간까지이나 빠르면 빠를수록 좋다.

### ④ 삼중수소

삼중수소는 중수중의 중수소의 방사화에 의해 생성되는 수소의 방사성동위원소이다.

$$ {}_1H^2 + {}_0n^1 \rightarrow {}_1H^3 + \gamma $$

삼중수소는 피부의 외층도 투과할 수 없는 낮은 에너지의 베타입자(최대18.6 keV) 만 방출하므로 단지 체내장해로만 나타난다. 삼중수소가 DTO로 존재할 때 인체는 경수와 이것을 구별할 수 없으므로 호흡이나 피부흡수에 의하여 삼중수소는 몸속에 쉽게 들어간다. 방호복 및 호흡장비가 없을 때에는 호흡과 피부흡수를 통한 삼중수소 섭취는 거의 비슷하게 된다. 삼중수소는 경수와 치환되어 몸속에 들어가므로 결정장기는 전신이다. 삼중수소의 유효반감기는 약 10일이나 일반적으로 물의 섭취량을 증가시킴으로써 단축시킬 수 있다.

# 2. 방사성오염 방지 방법

방사화학 실험실 등에서 방사성핵종 등을 취급하는 경우에는 오염발생 가능성이 상시 존재한다. 이러한 오염을 방지하기 위하여 다음과 같은 4가지 방법에 대해서 기술한다.

① 체내섭취의 방지
② 인체 표면의 오염방지
③ 시설의 오염방지
④ 동물실험의 오염방지

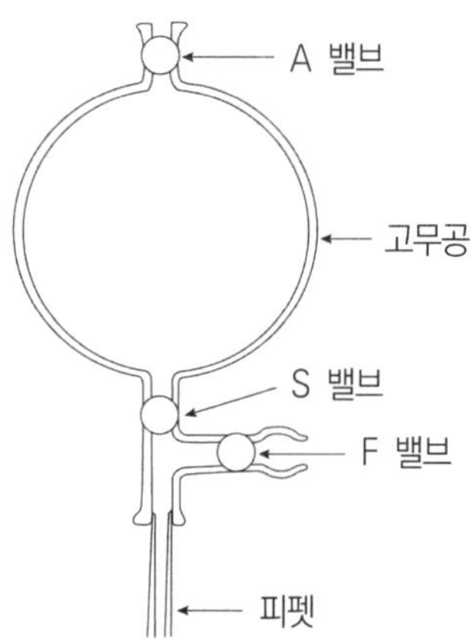


**그림 15 - 1. 방사성핵종의 취급 안전피펫**

## 1) 체내섭취의 방지

### (1) 경구섭취 방지

경구섭취의 경우는 방사선 시설 내에서 직접 방사성 물질을 먹는 일은 극히 드물지만, 방사선 관리구역에서 음식, 흡연, 화장 등을 하거나 실험 등으로 피펫을 직접 입으로 빠는 경우에 섭취될 수 있다. 그러므로 오염가능 구역 내에서 입으로 유리세공을 하지 말아야 하고, 유리세공용 기구는 오염 가능성이 없는 장소에 보관한다. 관리구역에서 나갈 때는 반드시 오염검사를 하는 등 제반 주의사항을 지켜야 한다. 그림 15 - 1은 방사성핵종의 취급 기구인 안전피펫의 형태를 나타낸 것이다. A밸브의 양쪽을 누르고 고무공을 움켜쥐면 고무공내의 공기가 방출된다. 이때 S밸브의 양쪽을 누르면 액체가 흡입되고 T밸브의 양쪽을 누르면 액체가 배출된다.

### (2) 흡입섭취 방지

가스 및 증기가 발생할 가능성이 있는 핵종은 완전히 기밀용기에 보관하고 용기내의 압력은 대기압보다 약간 낮게 하는 것이 좋다. 그리고 파손 우려가 있는 용기나 저 농도의 방사성 액체를 증발 농축하는 경우는 후드 내에서 실시해야 된다. 분말상의 방사성 핵종을 취급하는 경우에는 반드시 글로브박스 내에서 행하고 글로브 박스내의 압력은 약간 낮게 하는 것이 좋다. 알파핵종을 취급할 때는 특별히 신중한 주의가 필요하다. 글로브박스 내에서 방사성물질을 꺼낼 때는 용기에 넣어서 꺼내도록 하고 알파선용 휴대용 방사선측정기를 구비하여 오염상태를 점검한다. 경우에 따라서는 먼지 방지용 마스크를 작용해도 효과가 있다.

## 2) 인체표면의 오염방지

손등에 방사성물질이 오염되면 제거하기가 어려우므로 오염가능성이 있는 작업 전에 적당한 보호용 크림(barrier cream)을 바르면 효과적이다. 손을 씻을 기회가 일반실험실보다 많은 방사화학실험실에는 비누나 크림 등을 구비하여 손이 거칠어지지 않도록 하여야 한다. 거칠어진 손에 오염이 되면 제염이 어렵다. 손톱은 짧게 깍는 것이 좋으며, 손등의 피부에 외상이 있을 때는 방사성핵종을 취급하지 않아야 한다.

방사성 핵종을 맨손으로 취급해서는 안 되며, 고무장갑이나 적당한 도구를 사용해서 취급해야 한다. 종이수건과 같은 1회용 수건을 사용하는 것이 좋으며, 오염된 손이나 장갑은 낀 채로 가스 및 수도꼭지, 전기스위치 등을 조작하지 않아야 하고, 부득이한 경우에는 종이수건 등을 사용하여 직접 접촉하지 않도록 한다. 경우에 따라 특별한 방호복이나 방어안경을 착용하는 것이 좋으며 방사선관리구역을 떠날 때는 반드시 손을 씻어야 하고, 필요시 샤워를 한다.

## 3) 시설의 오염방지

방사화학실험실 등의 바닥, 벽, 실험대, 후드, 글로브박스 등은 오염이 잘되지 않고 제염이 용이한 재료로 되어 있으나 방사성핵종을 취급할 때에는 취급 장소에 폴리에틸렌필름 등을 깔고 그 위에서 스테인리스나 플라스틱 등으로 된 적당한 크기의 접시를 준비하여 취급한다. 작업실에는 전용의 신발이나 작업복을 비치하여 사용하고, 이들을 착용하고 청정구역으로 나가지 않아야 한다.

이때 오염 정도에 따라 색으로 구분하면 효과적이다. 오염된 기기나 공구 등을 허가 없이 작업실 밖으로 반출하지 않아야 하며 작업에 사용된 기기 및 공구 등은 작업완료 후 제염하거나 폐기 등의 조치를 취한다. 유리나 폴리에틸렌 등의 표면에 오염된 것은 건조하여 흡착되기 전에 제염하는 것이 좋으며, 오염된 물건과 비오염된 물건을 보관하는 장소는 명확하게 구분하여 표시하여 놓는다.

방사성핵종을 증발·농축 작업은 후드 내에서 행하고, 비등할 때 주위가 오염되지 않도록 응축기가 있는 폐쇄회로 장치를 사용하며, 개방된 상태로 농축할 경우에는 물통(water bath)을 사용하여 가능한 저온에서 증발·농축시켜야 한다. 최선의 방사성핵종 농축방법은 동결건조 방법이다. 작업실 내를 청소하는 방법은 진공청소기를 사용하는 건식법, 수분이 있는 휴지 등으로 닦아내는 습식법, 물로서 씻어내는 방법 등이 있다. 물로써 씻어내는 방법은 오염을 확산할 가능성이 있으므로 이를 방지하기 위한 대책(적당한 기울기를 가진 바닥, 배수공의 설치 등)이 필요하다.

### 4) 동물실험의 오염방지

동물을 대상으로 실험을 하기 위하여 사용되는 방사성 핵종의 방사능 준위는 일반적인 다른 실험에 비해 높다. 또한 오염된 동물은 항상 움직이는 비밀봉선원으로 볼 수 있으므로 오염의 위험성은 매우 높다. 현재 국내외에서 동물실험의 안전취급에 관한 구체적인 기준이나 방법 등은 거의 없다. 방사성 핵종을 투여하여 동물실험을 실시할 경우 고려해야 될 몇 가지 사항을 정리하면 다음과 같다.

(1) 방사성핵종을 투여하기 전에 많은 준비를 해두어야 한다. 즉, 핵종의 선택, 투여량이 결정, 투여방법의 선택, 필요한 기구류의 준비 및 모의실험 등을 실시한다.
(2) 동물 사육 구역은 방사선관리구역으로 하고, 배설물의 처리에 신중을 기해야 한다.
(3) 동물에 기생하는 기생충도 폐기물로 간주하여 처리해야 한다.
(4) 동물에 물리거나 할퀴지 않도록 적절한 방호복 및 장갑을 착용한다.
(5) 동물의 시체도 폐기물로 간주하여 처리한다.

## 3. 제염관리

제염관리는 원하지 않는 곳에 존재하는 방사성물질을 깨끗하게 제거하는 것이다. 넓은 의미의 제염제로는 중성세제를 사용한다. 일반적으로 제염제란 제염을 용이하게 하는 여러 가지 화학약품을 말하며, 대표적인 것은 알칼리 금속이나 알칼리토금속 원소의 화합물 등에 대한 용해도를 증가시켜 제염작용을 하는 킬레이트제인 EDTA, DTPA등이다. 이들 제염제는 물체표면의 제염제로만 사용하지 않고 체내 장기 조직에 고착된 난·불용성 방사성핵종의 배설촉진을 위한 응급처치제로도 사용된다. 인체에 사용할 경우는 의사의 처방이 필요하다.

### 1) 제염실시에 있어서의 주의사항

#### (1) 오염물의 재질 및 표면 상태

일반적으로 실험실내의 표면은 평활 한 것이 원칙 이어서 제염을 아주 쉽게 할 수 있다. 오염물의 재질이 다르면 그들 제염효과는 당연히 다르게 된다. 그러나 동질의 것이라 해도 그 표면상태의 형태에 따라서 그 제염효과는 다르다. 예를 들면, 과거에 제염한 일이 있는 면은 차츰 거칠어진다. 오염물 자체의 형상에 따라서 그 제염의 수단이 변한다. 예를 들면, 복잡한 구조를 가진 장치가 오염되었을 때, 그 장치를 분해하고 어떤 부품에 관해서 제염이 전혀 불가능하다면, 그 부품을 교환하는 상황도 생긴다.

#### (2) 오염핵종과 형태

오염핵종의 종류에 따라서 사용하는 제염제의 종류가 결정된다. 예를 들면, 탄소(C)나 옥소(I)는 산성의 제염 액에서는 가스화할 가능성이 있으므로 그 사용을 피하지 않으면 안 된다. 또한 오염이 가용성인가 불용성인가에 따라서 제염의 방법은 달라진다.

#### (3) 조기제염 실시

오염이 되었다면 될 수 있는 한 즉시 제염하는 것이 원칙이고 오염 직후라면 일반적으로 물에 의한 세정으로 쉽게 제염되는 경우가 많다. 오염으로부터의 경과시간이 길어짐에 따라서 제염은 점점 더 곤란해진다. 이것은 오염이 기구 표면의 미세한 틈이나 결함에 들어간다든지, 혹은 표면의 재질과 화학 반응을 한다든지 하기 때문이다. 이와 같은 오염물에는 활성도가 큰 제염제를 사용하게 된다. 일반적으로 오염된 물체는 건조 상태에 방치하지 말고, 수용액으로 수중에 담구어 일시 보관해두면 제염을 쉽게 행할 수가 있다.

### (4) 오염의 국소한정

다량의 제염제를 사용한다든지 또한 오염의 부분을 확실히 제한하지 않고 불필요한 부분까지도 오염처리를 행하면 오염의 면적이 지나치게 넓어진다. 예를 들면, 피부 면이나 마루면이 오염되었을 때, 우선 여과지 혹은 헝겊 조각으로 닦아낸 뒤 제염제를 사용하도록 한다. 오염이 공기 중에 분산되지 않도록 될 수 있는 대로 습식의 제염법을 행한다. 사용된 제염제나 용구는 방사성폐기물이므로 이들이 흩어져 달아나지 않도록 유의하고 소정의 용기에 폐기한다.

## 2) 제염작업의 순서

(1) 같은 실험실의 직원에게 알린다. 그리고 부근에 있는 사람, 설비 담당자에게 알린다.
(2) 오염이 확대되지 않도록 조치한다.
(3) 책임자에게 알린다.
(4) 오염구역에 울타리를 설치하고 표지와 주의사항을 게시하고, 제염관계자 이외의 출입을 금지시킨다.
(5) 사고현장에 있었던 직원의 신체오염을 검사한다.
(6) 제염을 실시한다. 제염 중에는 제염작업자 자신에 대한 방사선방어를 고려한다.
(예) 방어용 마스크, 방호복, 후드, 장갑 및 덧신 등을 착용한다.
(7) 제염이 완전히 되었는지 서베이한다.
(8) 사고발생 원인을 규명하고 기록하여 사고재발 방지의 자료로 활용한다.

제염작업은 가능한 한 습식법을 이용해야 한다. 건식법의 경우 오염의 확산이나 공기오염을 유발하여 내부피폭을 일으킬 수 있으므로 가급적 습식법으로 제염을 실시한다.

## 3) 개인제염

### (1) 전신이 오염되었을 경우

오염검사기로 전신을 재 측정하여 오염순위를 기록한다. 높게 오염된 부위를 테이프나 사인펜으로 표시하고, 샤워실로 가서 액체비누(연성세제)를 사용하여 낮게 오염된 부위부터 높게 오염된 부위로 차례차례 제염을 실시한다. 이 방법을 오염이 제거될 때까지 계속 반복하고 제거되지 않는 오염에 대해서는 국부제염 기술로 변경 실시한다.

### (2) 피부 상처부위가 오염되었을 경우

먼저 의사와 협의하여 상처의 경중에 대한 의학적 평가를 한 후 아래사항을 고려하여 제염정도 및 범위를 결정한다.

① 오염도 및 오염에 의한 부상자 및 의료진의 방사선 피폭예상량
② 오염의 종류(알파, 베타, 감마) 및 오염부위
③ 제염에 의한 상처의 악화 가능성

필요한 경우 제염 전에 의료적 응급조치를 취한 후 제염작업을 실시하며 다음절차에 따라 제염을 실시한다.

① 오염이 상처 안으로 확산되지 않도록 유의하여 살균된 세척용액을 상처부위에 부으면서 씻어낸다.
② 오염된 이물질은 살균된 세척용액으로 적신 솜으로 닦아낸다.
③ 오염이 제거되었으면 상처부위를 치료한다.
④ 오염이 여전히 존재할 경우 피부 조직내에 축적된 잔류 오염도를 평가 한 후 의사와 협의하여 추가제염(오염된 피부조직의 제거 등) 여부를 결정한다. 추가제염은 의료진에 의해 수행되어야 한다.

### (3) 눈이 오염되었을 경우

흐르는 물을 사용하여 씻고 가능한 한 빨리 소금물(식염수 약 6 %)로 씻는다. 다만, 소금물로 눈을 씻을 때에는 결막염이 생기지 않도록 주의하고 눈에 이상이 있다고 생각되면 즉시 안과의사의 진료를 받는다.

### (4) 코속이 오염되었을 경우

코속 오염도 측정절차에 따라 오염도를 측정하고 측정결과를 기록하며, 면봉을 물에 적신 후 코 속을 닦아낸다. 이때 나오는 분비물은 분석을 위해 시료로 채집한다. 만약 오염이 제거되지 않으면 한쪽 콧구멍에 탄성고무관(내경 5 mm정도)을 2~2.5 cm정도 삽입하여 소금물(식염수 약 6 %)을 흘려보내 제염한다. 여기서도 제거되지 않으면 의사의 지시에 따른다.

### (5) 머리카락 부분이 오염되었을 경우

오염도를 측정하고 그 결과를 기록하며, 오염제거중 물이 얼굴과 어깨 밑으로 흘러 오염이 확산되는 것을 방지하기 위하여 수건으로 머리 밑 부분을 가린다. 액체비누(중성세제)를 사용하여 흐르는 물에 머리를 감고, 오염되지 않은 깨끗한 수건으로 머리를 말리고 오염도

를 재 측정하여 그 결과를 기록한다. 만약 오염이 제거되지 않으면 오염자의 동의를 얻어 삭발하거나, 인체에 해롭지 않은 제염약품을 선정하여 제염을 실시한다.

#### (6) 손톱이 오염되었을 경우

손톱이 긴 경우 손톱을 자른다. 오염도를 측정하여 기록한 후 면봉을 물에 적시어 3~4회 닦으며, 비눗물로 세척하고 마른 탈지면이나 수건으로 닦은 후 건조시킨다. 만약 오염이 제거되지 않으면 강모(뻣뻣한 털)로 된 솔을 사용하여 손톱을 세척한다.

#### (7) 개인 제염용 도구 및 약품

의료용 고무장갑, 약 바르는 주걱, 핀셋, 비이커, 부드러운 솔, 확대경, 과산화수소(4 %), 아황산나트륨(4 %), 과망간산칼륨(4 %), 증류수, 식염수, 액체비누(연성세제), 피부 보호용 크림, 접착성 마사지 Pack, 가제 등이 있다.

#### (8) 개인 제염에 필요한 화학약품의 성질

과망간산칼륨($KMnO_4$) 용액은 피하속에 흡수되어 피부보호막을 분해시켜 제염하며, 아황산나트륨($NaHSO_3$) 용액은 과망간산칼륨에 의한 피부 분해 작용을 막는다.

### 4) 장비제염

#### (1) 제염할 장비가 물로 인한 손상이 없는 장비

제염실에 적당한 담금통에 제염제를 준비하고, 제염제를 용해시키기 위하여 담금통에 온수를 채운 후 충분히 저어 혼합한다. 담금통에 제염할 장비를 넣고, 여러 개의 장비셋트 품목은 그물망에 싸서 넣는다. 이때 용기 외부로 세척액이 넘치지 않도록 주의한다. 오염물질이 분리되도록 장비를 약 3시간정도 물에 담근 후 장비를 제염 작업대 위에 놓고 제염지나 솔, 철솔 등을 사용하여 문지르며, 흐르는 물에 장비를 헹구어내고, 제염지나 헝겁 등으로 물기를 제거한 후 건조시킨다.

그리고 표면오염도 측정절차에 따라 오염검사를 한다. 제거성 오염이 전부 제거되면 청정구역 밖으로 반출하는 장비는"관리구역 물품반출절차"에 따라 반출하고 방사선관리구역 내에 보관할 장비는"오염물질"이란 표지를 부착하여 비닐로 포장 후 보관함에 보관한다.

#### (2) 장비제염용품

제염제, 제염제 희석용기, 제염장비, 제염지, 수세미, 제염지 수거통 등이 있다.

표 15-1은 대상물별 방사성오염에 대한 제거방법을 나타낸 것이다.

**표 15-1. 방사성오염의 제거방법**

<table>
<tr><th></th><th>제 염 제</th><th>방 법</th><th>비 고</th></tr>
<tr><td rowspan="4">손 · 피 부</td><td>중성세제</td><td>온수(유수)를 사용하여, 부드러운 솔로 2분 간격으로 3~4회 되풀이 해서 씻는다.</td><td>1회 3분 이상은 피한다.</td></tr>
<tr><td>산화티탄산</td><td>Anatase형 산화티탄 100 g을 0.1 N의 HCl 60 ml로 반죽(paste)화하여 충분히 발라 문질러 내고 난 후 깨끗하게 씻는다.</td><td>고도로 오염된 부분의 제거시에 사용한다.</td></tr>
<tr><td>$KMnO_4$<br>$NaHSO_3$</td><td>(1) $KMnO_4$ 포화용액(0.1 $NH_2SO_4$산성)으로 씻고, 수세후 $NaHSO_3$수용액(5 %)으로 씻는다.<br>(2) $KMnO_4$분말을 골고루 뿌리고 물로 씻는다. $KMnO_4$ 분말을 제거 후, $NaHSO_4$ 분말을 뿌린 후 물에 담근다.</td><td>고도로 오염된 부분의 제거시에 사용한다.<br>1회 2분을 넘어서는 안되며 3~4회가 한도이다.</td></tr>
<tr><td>구연산나트륨</td><td>24%</td><td>피부 침투성이 있으므로, 1회의 세정은 빠르게 해서, 3~4회 되풀이 한다.</td></tr>
<tr><td rowspan="4">의 복 류</td><td>중성세제, 비누</td><td colspan="2">전용 전기세탁기를 사용한다.</td></tr>
<tr><td>구연산</td><td rowspan="2">용액(3 %), 전기세탁기를 사용한다.</td><td rowspan="2">비단, 나일론에는 구연산, 비닐, 비스코스, 무명에는 초산이 좋다.</td></tr>
<tr><td>초산</td></tr>
<tr><td>절제, 보수</td><td>오염부를 절제 다른 천으로 보수한다.</td><td>작은 부위가 고도로 오염된 것을 제거할 때에 적용한다.</td></tr>
<tr><td rowspan="4">유 리 기 구 · 자 기 제 기 기 류</td><td>중성세제, 비누</td><td></td><td></td></tr>
<tr><td>크롬산혼액<br>농염산<br>농초산</td><td></td><td>$^{14}C$, $^{131}I$ 등에는 사용할 수 없다.</td></tr>
<tr><td>구연산, 구연산 암모늄, EDTA</td><td>용액(3~5 %)</td><td></td></tr>
<tr><td>$Na_3$, $PO_4$<br>$NH_4$, $HF_2$</td><td>용액(10 %)</td><td></td></tr>
</table>

| | 제 염 제 | 방 법 | 비 고 |
|---|---|---|---|
| 고무제품 | 중성세제, 비누 | | |
| | 회초산 | | $^{14}C$, $^{131}I$ 등에는 사용할 수 없다. |
| 금속기구류 | 중성세제, 비누, 구연산나트륨, EDTA, $NH_4HF_3$ 등<br>희연산(스테인레스강) | | |
| 플라스틱 | 중성세제, 비누, 구연산암모늄, EDTA, 희산, 유기용액 | | |
| 페인트 | 물, 온수, 증기 | 오염부위에 뿌린다. | 제염에 사용한 물의 처리가 필요하게 된다.<br>50~90 % 제거가능 |
| | 중성세제 | | |
| | 구연산, 초산 EDTA | 수용액(3 %) | |
| | $Na_3PO_4$ | 수용액(10 %) | 제거력은 크지만, Al상의페인트에는 적용할 수 없다. |
| | HCl | 10 % | |
| | 유기용매 | 페인트를 용해제거 한다. | 화기, 환기에 주의 |
| | NaOH, KOH | 용액으로 페인트를 제거한다. | |
| | [제거] | | 작은 부위의 제염일 때 적용한다. |
| 콘크리트벽돌 | 진공 청소기 | | 콘크리트의 내부에 침투한 오염의 제거에는 부적당하다. |
| | HCl | 30% | |
| | [제거] | | 작은 부위의 제염일때 적용한다. |
| 타일 | 구연산암모늄 | 수용액(3%) | |
| | EDTA | | |
| | HCl | 10% | |
| | $Na_3Po_4$ | 수용액(10%) | 효과는 크지만, 표면의 손상에 주의할 필요가 있다. |
| | [교환] | | 작은 부위의 제염때에 사용함 |
| 리노륨 | $CCl_4$, kerosene, 구연산암모늄, EDTA, 희염산 | | |
| 나무 | 표면을 제거한다. (8 mm 위치 정도까지) | | 제거하는 도구의 오염에 주의할 것 |

## 5) 체내 오염된 방사성핵종의 제거 및 치료방법

일단 방사성핵종의 내부피폭이 의심되는 경우 핵종의 종류, 섭취경로, 체내섭취량을 결정하여 내부피폭의 정도와 치료의 필요성 여부를 빨리 결정하여야 한다. 인체로 부터의 방사성핵종의 제거는 얼마나 빨리 치료가 시작되었는가에 따라 그 방법과 효과가 달라진다.

### (1) 경구섭취로 인한 내부오염 핵종의 제거

구토를 유발시키거나 위장펌프를 이용하여 위로부터의 오염핵종을 제거하고 제산제를 투여하여 불용성 화합물로 만들어서 장관내의 흡수를 억제한다. 위를 떠나거나 흡수되기 전에 제거하고 킬레이트 시약(chelating agent)을 투여한다면 가장 효과적 일 것이다. 그러나 흡수단계에서 킬레이트 시약의 사용은 오히려 흡수를 촉진시킬 수 있으므로 피하는 것이 좋다. 위를 떠나 장관 내에 있는 오염핵종은 장관세척을 하여 제거를 촉진함으로서 복부 각 장기의 방사선피폭 량을 줄일 수 있다.

### (2) 공기흡입에 의한 내부피폭의 제거

생리적 식염수로 코와 입 등을 씻어내고 거담제를 투여하여 기간지내 섬모운동을 촉진시켜 제거를 돕는다. 용해성이 높은 물질은 빨리 흡수되므로 전신적인 치료법이 빨리 이루어져야 한다.

### (3) 피부 혹은 상처를 통한 흡수핵종의 제거

방사성물질에 오염된 피부 혹은 상처는 세척을 하거나 피부에 스며든 오염물질의 외과적 제거술이 요망된다. 방사성핵종이 엎질러지거나 공기 중으로 누출된 경우 피부표면이 오염될 수 있으며 특히 베타선 방출핵종의 경우 빨리 제거하지 않으면 노출된 피부주위에 다량의 방사선피폭을 줄 수 있다. 피부오염을 제거하는 방법으로는 먼저 유화제로 가볍게 씻어낸다.

이때 피부를 탈피시키지 않도록 한다. 상처가 없을 경우 피부를 탈피시키면 오히려 체내흡수를 촉진시킬 수 있다. 손, 발, 손톱, 발톱 등을 가벼운 솔질로 오염물질을 제거하고 약한 샴푸를 써서 모발을 완전히 세척한다. 어떤 경우든 깨끗한 물로 충분히 씻어내며 이때 씻겨진 물이 다른 신체부분에 묻지 않도록 주의하여야 한다.

### (4) 체내 흡수된 오염핵종의 제거

오염물질이 일단 혈액순환계로 흡수되면 더욱 제거하기 힘들며, 이 경우 오염물질 제거촉진제의 투여를 고려하게 된다. 일부 오염물질의 배출을 촉진시킬 수 있는 킬레이트 시약

(chelating agent)으로는 Ca-DTPA가 사용되고, 최근에는 Zn-DTPA가 더 적은 부작용으로 동등한 효과를 얻을 수 있어 많이 사용된다. 이뇨제, 다량의 수액제의 투여, 맥주를 마시는 등의 다량의 수분섭취는 3중수소의 배출을 촉진시킬 수 있다.

오염된 방사성핵종의 안정형핵종을 투여하면 대사과정에서 경쟁적으로 작용하여 결정장기에 오염핵종의 집적을 막아 빨리 체외로 배출시킬 수 있다. 예를 들면 안정형의 옥소(I)를 빨리 충분한 양을 투여한다면 방사성옥소의 갑상선섭취를 차단할 수 있고 3중수소가 많은 곳에서의 작업시 충분한 양의 물을 섭취한다면 3중수소의 체내섭취를 차단할 수 있다.

### (5) 방사성옥소에 의한 갑상선 피폭의 차단

휘발성이 있는 $^{125}I$, $^{131}I$은 불의에 흡수될 수 있으므로 안정형의 옥소를 투여하여 예방할 수 있다. 만일 핵연료가 녹는 대형원전사고의 경우 안정형의 옥소를 투여하면 방사성옥소의 갑상선 섭취를 99 % 차단시킬 수 있다. NCRP의 권고에 의하면 0.1~ 0.3 Gray의 피폭 가능성이 있을 때 부작용이 적은 potassium iodine(KI) 130 mg(I : 100 mg)을 하루 1번씩 투여하면 갑상선 섭취율을 1%이하로 줄일 수 있다.

제16장

# 방사성폐기물의 관리

# 16 방사성폐기물의 관리

## 1. 방사성폐기물의 관리

### 1) 방사성폐기물 관리의 목적

방사성폐기물 관리의 목적은 방사성물질의 환경방출로 인한 환경오염의 방지 및 주변주민의 방사선피폭을 저감시키고 방사성폐기물을 장기간 안전하고 확실하게 인간 환경으로부터 격리, 저장하는데 있다. 폐기물 관리는 방사성물질을 폐기물로 보게 된 시점에서 최종적인 처분(disposal)에 이르기까지의 전 단계에 걸친 모든 관리를 말한다. 폐기물 관리의 각 단계를 분류하면 폐기물의 취급(handling), 처리(treatment proce ssing), 저장(storage), 운반(transportation), 처분(disposal) 등으로 나눌 수 있다.

#### (1) 취급

폐기물을 처리할 때까지와 처리된 것을 저장하는 경우, 저장한 것을 처분하는 경우의 각각 취급을 의미한다.

#### (2) 처리

폐기물 처분의 전단계로 처분하기 쉬운 상태로 조작해서 감용, 농축 및 고형화하는 것이다. 즉 처분을 위하여 가하여 지는 수단을 말한다.

#### (3) 저장

폐기물을 처리한 것을 처분할 때까지 보관하는 잠정적인 처치이다. 장기간에 걸친 저장도 있다.

#### (4) 운반

폐기물의 수집, 처리된 것을 저장하기 위한 운반, 저장한 것을 처분할 때 등 모든 운반을 의미한다.

### (5) 처분

폐기물을 우리 인간의 생활환경에서 격리시키거나, 봉인하여 회수의 의도가 없는 것을 말한다. 이와 같은 방사성폐기물의 관리계통은 그림 16-1에 나타내었다. 여기서 저장과 처분의 구별이 명확하지 않는 경우가 있다. 저장은 보관된 폐기물을 언제든지 그 상태를 검사할 수 있고 항상 감시하여 필요할 때에는 그것을 꺼낼 수 있는 것이다. 또한 처분은 일시적으로 감시도 할 수 있으나 최종적으로는 인간의 감시에서 멀어져, 장기간 확실히 방사능을 격리하는 것이다. 이것의 구분에 어려운 점이 있어서, 공학적 저장(engineered storage), 잠정적 저장(interim storage), 최종적 저장(final storage, ultimate storage), 최종적 처분(ultimate disposal). 잠정적 처분(interim disposal) 등의 말을 사용하고 있다.

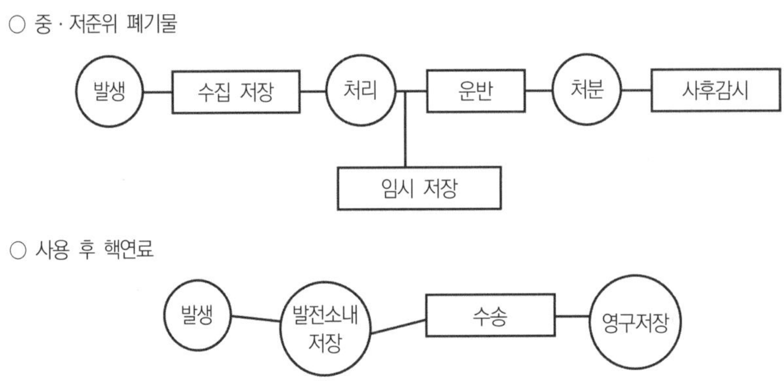


**그림 16-1 방사성폐기물의 관리계통**

## 2) 방사성폐기물의 정의 및 분류

원자력안전법에 의한 방사성폐기물은 방사성물질 또는 그에 의하여 오염된 물질로서 폐기의 대상이 되는 물질(사용후 핵연료를 포함한다)을 말한다. 이와 같이 폐기하기로 결정된 후부터 방사성폐기물이 된다. 방사성폐기물은 처분의 안전성을 고려하여 고준위 방사성폐기물과 중·저준위 방사성폐기물로 분류하고 있다. 이것의 분류는 그림 16-2와 같이 방사능 농도와 열 발생률을 기준으로 하고 있다.

이러한 방사성폐기물은 오염된 실험용의 소모품과 각종 기구류(여과지, 시트, 작업복, 기계기구 등), 실험동물(사체, 배설물 등), 실험 폐액 및 방사화된 대기가스(N, O, Kr, Xe 등), 냉각수, 금속제품, 콘크리트, 사용되지 않는 방사성물질이나 파손된 밀봉선원 및 오염된 대형장치 등 각종 다양한 것을 포함하고 있다.

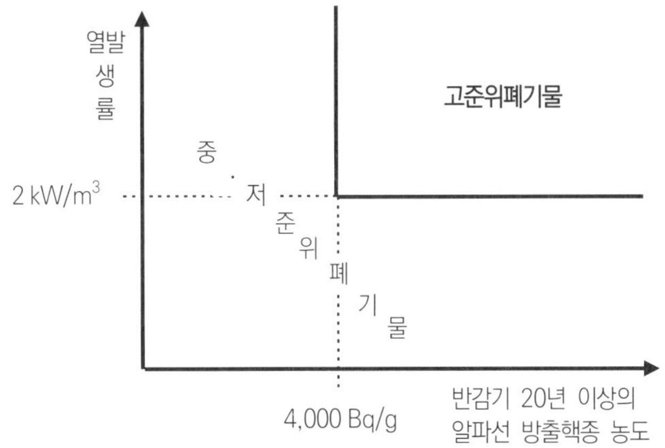


**그림 16-2. 방사성폐기물의 분류**

방사성폐기물은 물리적, 화학적 형태로서 많은 종류의 방사성핵종으로 구성되어 있으며 농도의 준위(level)도 다르다. 그래서 여러 가지 방법으로 분류되고 있으며, 그 대표적인 것은 표 16-1에 나타내었다.

방사성폐기물의 특성은 폐기물 그 자체가 방사능을 가지고 있으므로 방사성붕괴를 인위적으로 조절할 수 없고, 방사선에 의한 인체의 영향이 있으며 그로 인한 방사성오염, 축적 및 유전적 영향을 줄 수 있다. 특히 의료 목적으로 사용하는 방사성의약품의 폐기물은 비교적 반감기가 짧고, 독성이 약하며 또한 폐기물에 병원균이 오염되어 있어 질병의 감염 우려도 있다. 의료분야의 방사성폐기물은 반감기가 짧은 것은 감쇠효과를 이용하여 폐기할 수 있고, 반감기가 긴 방사성폐기물은 그렇게 하면 안 된다. 방사성폐기물의 발생량, 농도 및 반감기에 따라 폐기물의 처리방법 및 규모가 달라진다. 표 16-2는 방사성폐기물의 처리를 위한 표준용기를 나타낸 것이다.

**표 16-1. 방사성폐기물의 분류**

| 구 분 | 방사성폐기물의 분류 |
|---|---|
| 형 태 | 기체, 고체, 액체, 동물성폐기물 |
| 농 도 | 저 준위, 중 준위, 고 준위 방사성폐기물 |
| 반감기 | 짧은 반감기, 긴 반감기 |
| 발 생 원 | 방사성동위원소 취급 관련업체, 의료기관 (방사성의약품), 원자력발전소, 재처리공장, 기타 |

표 16-2. 방사성폐기물의 처리를 위한 표준용기

| 구 분 | 종 류 | 표준 용기 |
|---|---|---|
| 가 연 성<br>종 이 류 | • 종이류 : 휴지, 종이컵 등<br>• 섬유류 : 거즈, 솜, 흡수지, 시험지등 · 나무류 | 100 L<br>철제드럼 |
| 가 연 성<br>플라스틱류 | • 플라스틱류 : 주사기, Vial, Beed, Tube, Tray, Tip, Cup, Hose 등<br>• 고무류 : 장갑 | “ |
| 비가연성<br>압 축 성 | • 유리류 : Vial, Tube, Beaker, 시약병<br>• 압축성 금속류 | “ |
| 비가연성<br>비압축성 | • 금속류 : 주사바늘, Tc-Generator, Planchet<br>• 콘크리트류 : 콘크리트, 흙 등 | 50 L<br>철제드럼 |
| 폐 필 터 | • HEPA 필터, Prefilter | 종이상자 |
| 유기폐액 | • 유기 용매류 : 용매 함유 폐액<br>(액체섬광계수폐액 포함) | 외용기 : 50 L 철제드럼<br>내용기 : 25 L 철제드럼 |
| 무기폐액 | • Vial 병내 잔액의 세정액 등 | “ |
| 동물사체 | • 동물사체, 배설물 등 | 외용기 : 50 L 철제드럼<br>내용기 : 27 L 철제드럼 |
| 밀봉선원<br>폐 기 물 | • 밀봉 선원류, 선원내장 기기 등 | 사업자와 협의 |

## 3) 방사성폐기물의 처리 원칙

방사성폐기물은 방사선작업종사자의 피폭을 최소화하고, 인간생활 환경으로부터 격리시켜 영구적으로 방사선에 대한 안전을 보장하기 위하여 다음과 같은 원칙하에 처리한다.

### (1) 지연 및 붕괴(delay & decay)

방사성폐기물 속에 들어있는 반감기가 짧은 방사성핵종들은 일정기간 저장하면 붕괴하여 소멸되므로 이를 이용하는 방법으로 대부분 원자력발전소에서 채택하고 있는 방법이다.

### (2) 희석 및 분산(dilution & dispersion)

저준위 폐기물처리에 많이 사용하는 방법으로 희석을 통하여 방사능 농도를 최대허용농도(MPC) 이하로 낮추어 대기 또는 수중으로 배출하는 방법이다.

### (3) 농축 및 저장

중·고준위 폐액처리에 많이 사용하는 방법으로 폐액 속에 함유되어 있는 비방사성폐기물을 증발 처리하여 방사성폐기물의 양을 감소시킨다.

### (4) 감용(Volume reduction)

처리대상 방사성폐기물을 근본적으로 줄이기 위한 방법으로 방사성폐기물의 정확한 분류, 처리과정 변경, 이미 생성된 방사성폐기물의 체적 최소화 등의 방법이 있다.

## 4) 방사성폐기물의 처리, 처분 시스템

원자력 이용시설에서 발생한 방사성폐기물은 농축하여 부피를 가능한 작게 하고 고형화하여 밀봉한 후 시설 내에 안전하게 보관하였다가 최종적으로 처분하는 것이다. 방사능 농도가 아주 낮고 용적이 큰 기체나 액체 폐기물을 농축하는 것이 곤란한 것도 있다. 이와 같은 경우는 희석해서 방출한다. 이것도 처분의 일종이며 일반적으로 방출이라고 하여 처분과 구별한다.

방사성동위원소 등을 취급하는 사업장에서 위에서 열거한 방법에 의해 폐기하기가 곤란한 것은 각 사업소에서 보관 폐기설비에 일시 보관하였다가 그 후 원자력안전법령에 의거하여 원자력안전위원회가 지정한 의뢰기관에 인도할 수 있다.

## 5) 방사성폐기물의 규제

방사성폐기물을 인간 환경에서 격리해 안전하게 봉쇄하면 일반인은 방사선 피폭을 받을 염려가 거의 없다. 그러나 방사성물질을 환경 중에 분산 희석한 경우(방출) 일반인에 대해 저 준위이긴 하나 방사선피폭을 받게 된다. 또한 긴 반감기의 핵종들은 후 세대의 피폭원이 된다. 그래서 각 나라의 정부는 방사선 피폭이 일정한 한도 내에 머물도록 방사성물질의 축적과 방출을 규제하고 있다. 각 나라에서의 규제는 ICRP의 권고에 따른 것으로 ICRP에서 정한 피폭선량의 권고치를 지키면서 “as Low as Reasonably Achievable” (ALARA, 합리적)의 정신에 따라 규제하게 된다.

# 2. 방사성 기체폐기물의 처리

## 1) 기체폐기물의 정의

소규모인 연구 설비에서 방출된 방사성 기체폐기물의 핵종은 연구소 내에서 사용하는 방사성물질에 따라 다르다. 폐기물의 발생량은 원자력발전소 및 재처리공장(이하 원자력시설이라 함)에 비해 미량이지만, 소규모인 연구소의 수가 대단히 많이 존재하므로 총량으로 보면 많아진다. 그러나 보통 반감기가 짧은 것이 많다. 원자력시설에서 방출되는 주된 방사성 핵종의 예는 표 16-3에 나타내고 있다.

이 핵종에 대한 수량은 시설 및 원자로의 형태에 따라 크게 다르다. 기체 방사성폐기물은 주로 원자로에서 핵분열 할 때 생성된 핵분열기체로서 핵연료봉내에 갇혀 있다가 핵연료 봉 피복재를 통하여 냉각재로 누설되는데, 가압경수로(PWR)인 경우 통상 출력준위에 따라 다르나 핵분열생성률의 약 0.12 % 가 냉각재로 누설되는 것으로 간주한다. 핵분열시 방출되는 기체는 크게 불활성 기체와 할로겐 기체가 있으며 이에 속한 핵종 들은 다음과 같다.

(1) 불활성 기체 : $^{133}Xe$, $^{135}Xe$, $^{85}Kr$, $^{88}Kr$
(2) 할로겐 기체 : $^{131}I$, $^{133}I$

불활성 기체와 할로겐 기체가 원자력발전소 방출 방사능량의 약95 %를 차지한다.

**표 16-3. 원자력시설에서 대기 중으로 방출되는 방사성핵종**

| 구 | 분 | | 방 사 성 핵 종 |
|---|---|---|---|
| 원자력 발전소 | 가스 | 불활성기체 | $^{41}Ar$<br>$^{83m}Kr$, $^{85}Kr$, $^{87}Kr$, $^{88}Kr$<br>$^{131m}Xe$, $^{133m}Xe$, $^{133}Xe$, $^{135m}Xe$, $^{135}Xe$, $^{136}Xe$ |
| | | 기 타 | $^{3}H$<br>$^{133}I$, $^{135}I$, $^{131}I$ |
| | 입 자 | | $^{86}Rb$, $^{137}Cs$, $^{54}Mn$, $^{58}Co$, $^{60}C$, $^{134}Cs$, $^{59}Fe$, $^{89}Sr$, $^{138}Cs$, $^{51}Cr$,<br>$^{142}Ba$, $^{90}Sr$, $^{140}Ba$, $^{131}I$, $^{65}Zn$ |
| 재처리 시 설 | 가 스 | | $^{85}Kr$, $^{3}H$ |
| | 입 자 | | $^{90}Sr$, $^{106}Ru$, $^{131}I$, $^{129}I$, $^{89}Sr$, $^{137}Cs$, $^{134}Cs$ |

## 2) 기체폐기물의 처리

시설 내에서 발생한 방사성 기체폐기물은 배기구 앞에 설치된 배기 처리 설비에서 법이 정한 농도 이하가 되도록 처리된 후 시설 밖으로 방출 확산시킨다.

배기처리 설비의 처리방법은 방사성 기체폐기물의 형태에 맞는 여러 가지 방식의 것이 사용되고 있다. 방사성 기체 폐기물에는 먼지 형태인 입자와 가스 등이 있다.
입자(먼지) 형태의 처리는 전기집진기 등을 사용하여 제거하는 방법도 있으나 좀 더 많이 사용하고 있는 것은 여과지를 이용한 제거법이 있다.

가스형태의 처리는 소규모 연구실 등에서는 간단히 알카리(alkali) 세정처리 등으로 제거하거나 원자력발전소의 짧은 반감기를 가진 방사성 가스에 대해서는 감쇠탱크에 저장하거나 활성탄층에 흡착, 프레온 등에 흡수, 저온에서 실리카(silica)에 흡착하여 분리시키는 방법 등으로 처리 한다.

### (1) 방사성 입자의 처리

입자 형태의 방사성 기체폐기물은 전단(치) 필터(pre filter), 중성능필터 및 고성능 필터(HEPA filter)를 통해서 처리한다. 고성능 필터(여과지)는 0.3 $\mu$m의 입자에 대해서 99.97 % 이상의 제거 효율을 갖고 있다. 여과 면적을 크게 하기 위해 주름상자(accordion)형에 필터를 굴곡 시켜 여과지와 여과지 사이에 파형의 알루미늄의 분리판(separator) 끼워 여과면적을 외관 단면적의 60배정도 크게 하고 있다. 또한 고온, 다습에도 견딜 수 있는 것이 만들어지고 있다.

이런 필터는 아주 고가이므로 사용기간을 늘리기 위해 전 단계에 중성능필터 및 전단필터를 이용하고 있다. 전단필터는 여과 재료가 유리섬유나 부직포이며 3~30 $\mu$m의 입자를 대상으로 설계된 것으로 60~80%의 제거효율을 갖고 값도 싸다. 특히 미세 먼지를 제거하는 것으로서 고성능필터의 수명을 연장시키는 역할을 한다. 중성능필터는 고성능필터와 전단필터의 중간적 성질을 갖고 0.3 $\mu$m의 입자에 대해 60~90%의 제거효율이 있다. 가격은 고성능필터 보다도 싸나 전단필터보다는 고가이다. 필터의 교환 시기는 중성능필터는 연1회, 전단터는 3개월에 1회 정도하고 있으나 고성능필터는 중성능필터보다 장기간 사용한다.

이들 필터의 재료로는 유리 섬유제가 많이 이용되고 있다. 예를 들면 원자력시설에서 입자형태의 제거에 일반적으로 여과법이 많이 사용되고 있다. 그러나 여과법은 압력손실이 크기 때문에 대량의 배기를 처리하는 경우 동력비용이 많이 들고 고성능필터를 사용하는 경우에는 사용조건이 맞지 않으면(예 : 습도의 조정 등) 장애가 발생하는 사례가 있는 등의 불편이 있다. 따라서 요구조건에 적합한 최적의 입자형태의 제거장치를 선택해야 한다. 고도의 입자 제거를 위해 원자력분야에서 가장 보편적으로 사용되고 있는 것은 고성능필터이다. 활성탄필터는 방사성 기체폐기물처리에 이용되며 활성탄 흡착층의 두께는 보통 50 mm와 25~50 mm가 있다. 흡착층의 두께에 따라 제거율은 50 mm는 약 90 %, 25~50 mm는 약 80 % 정도이며 불활성기체인 Kr, Xe의 통과시간을 지연시켜 방사능을 감쇠시키는 역할을 한다. 핵의학 시설에서 $^{131}$I 처리하는데 사용하고 있다. 활성탄필터는 중량이 40~80 kg으로 무겁고 가격이 고성능필터에 비해 고가이다.

### (2) 방사성 불활성가스의 처리

#### ① 감쇠탱크

방사성 기체 폐기물을 감쇠탱크 내에 압축해 일정기간 보관한 후 방사성 농도가 충분히 감쇠하면 건물 밖으로 방출 확산시킨다. 예를 들면 원자력발전소의 여러 계통에서 발생한 기체폐기물을 압축기로 압축한 후 감쇠탱크에 약 60일정도 저장하게 되면 $^{85}$Kr (반감기 : 10.7년)을 제외하고는 대부분 그 방사능이 크게 줄어들게 된다. 그 후 전단필터, 고성능필터를 거쳐 입자형태의 핵종을 제거하고, 활성탄 필터(charcoal filter)에서 방사성 옥소를 제거한 후 방사선감시기를 거쳐 공기 중으로 배출하는 방법이다. 감쇠탱크의 용적은 여러 가지가 있으나 원자력발전소에서는 용적 8.5~17 m$^3$. 최고 압축량은 7~10 kg 정도로 원자력발전소 1기에 4~10개정도 설치되고 있다.

#### ② 활성탄흡착법

가스크로마토그라피(gaschromatography)와 같은 원리의 것으로 활성탄으로 가득한 관내 및 층에 Xe, Kr 등의 불활성 가스를 유입시켜 활성탄과의 사이에 흡착, 이탈을 되풀이하면서 일정시간 경과 후 출구로부터 방출된다. 예를 들면 원자력발전소에서 방출되는 기체 방사성폐기물의 주종을 이루는 Kr, Xe는 활성탄 흡착탑을 거치게 되면 통과시간이 지연됨에 따라 $^{85}$Kr(반감기 : 10.7 년)을 제외하고는 대부분 반감기가 짧기 때문에 붕괴하여 방사능이 크게 줄어들며 그리고 방사성옥소도 제거된다. 그 후 고성능 필터를 거쳐 입자형태의 핵종을 제거한 후 방사선감시기를 거쳐 공기 중으로 배출하는 방법이다. 현재는 20~60 t의 활성탄층을 통과시켜 불활성기체를 흡착하는 장치가 원자력발전소 등에 이용되고 있다. 활성탄을 저온으로 하면 흡착력이 증가하므로 액체질소 온도부근에서의 저온흡착법의 연구도 하고 있다.

#### ③ 활성탄 저온 흡착법

활성탄층의 온도를 액체질소 온도(-180℃)까지 강하시킴으로서 활성탄의 효율을 높혀 활성탄층에 흡착시키는 방법이다. 이것은 보다 적은 용적으로 제거 · 처리할 수 있으며, 주로 불활성 기체가 대량으로 발생되는 재처리공정에 이용되고 있다.

#### ④ 액화증류법

공기의 액화분리 기술을 응용한 것으로 방사성 가스를 액화한 후 그 비점차(沸點差)로 원소별 분리를 하는 것으로($N_2$ : -196℃, Ar : -186℃, Kr : -153℃) 공기액화 공업의 기술이 적용된다. 장치가 소형으로 연속조작이 되고 제거효율도 높다. 그러나 응고성 물질에 의해 관내가 폐쇄되거나 혼입된 불순물과 오존(ozone)의 반응에 의해 폭발할 위험이 있다.

#### ⑤ 용매흡수법

어떤 종류의 용매에 Xe, Kr 등의 불활성 가스가 선택적으로 용해 흡수되는 것을 이용하는 방법이며 용매로서는 등유(kerosine), 4염화탄수($CCl_4$), 프레온(freon) 등이 사용된다. 이 방법은 상온부근에서 연속운전이 되고 농도변동에 대한 융통성이 커서 불순물에 대한 영향은 적다. 그러나 용매의 방사선 손상, 장치의 부식, 정화가스의 용매 혼입, Xe과 Kr의 상호분리가 어려운 단점이 있다.

#### ⑥ 격막법

어떤 종류의 격막은 가스에 대해 선택 투과성을 갖고 있다. 예를 들면 실리콘 고무막, 아세틸 셀루로스막 등, 이 격막의 기체에 대한 선택적  투과성을 이용하는 것이다. 이 방법은 상온에서 조작이 되고 안전성이 좋고 또한 장치가 소형인 것 등의 장점이 있으나 막의 파손이 생기기 쉬운 결점이 있다.

#### ⑦ 열 확산법

온도차가 있는 용기에 방사성 가스를 통해 가스의 열확산 계수의 차를 이용해서 Xe, Kr 등의 가스를 분리하는 방법이다. Kr을 농축(감용)하는데 액화증류법 등의 병용이 필요하다.

### (3) 방사성 $^{131}$I 옥소의 처리

방사성 옥소($^{131}$I)는 입자(먼지)형태로 존재하는 것과 가스형태로 존재하는 것 등이 있다. 전자에 대해서는 고성능 filter를 사용하고, 후자에 대해서는 활성탄을 가득채운 filter에 의해 제거할 수 있다.

#### ① 활성탄법

활성탄은 유기 $^{131}$I(옥소)에 대해 제거효율이 좋다. 예를 들면 1 m/sec 풍속으로 흡착층 두께 25~50 mm의 활성탄을 통과시킨 경우 99.9 %의 $^{131}$I를 제거할 수 있다. 활성탄은 일반적으로 6~14 mesh(그물망, 망사)의 다공성 탄소가 사용되며 야자탄소 등의 식물성 탄소가 가장 좋다. 활성탄의 인화점은 200℃ 부근이므로 100 ℃ 이하에서 사용하는 것이 좋다. 그러나 상대 습도의 증가와 같이 제거효율이 현저히 저하하므로 연도의 경과에 따라 제거효율이 저하되어 정기적인 교환이 필요하게 된다. $^{131}I$에 대한 제거효율이 99 % 이하가 되면 교환하고 있다.

### ② 유기 또는 무기화합물 첨가 활성탄법

활성탄은 옥화메칠을 주성분으로 하는 유기화합물에 비하여 제거효율이 좋지 않다. 그래서 활성탄에 유기화합물 또는 무기화합물을 첨가해서 제거효율의 개량을 하고 있다. 전자에 대해서는 다음과 같은 반응을 이용한 것이다.

$$3CH_3I^* + RNH_2 = (RN(CH_3)_3) + I^*$$

후자에 대해서는 다음과 같은 동위체 교환법을 이용한 것이다.

$$CH_3\ {}^{131}I + {}^{127}I(\text{활성탄}) = CH_3\ {}^{127}I + {}^{131}I\ (\text{활성탄})$$

이것들의 생성물은 고온에 있어서도 상당히 안정하다고 생각하고 있다.

### ③ 질산은법(silver reactor)

은도금을 철망이나 제올라이트(zeolite), 이산화규소(silica), 알루미나(alumina) 등의 흡착제에 $AgNO_3$를 흡수시켜 은과 요드가 반응하여 (AgI)를 형성하는 원리를 이용한다. 그 가운데서 중요한 반응 단계는 다음과 같다.

$$2AgNO_3 + I_2 = 2AgI + O_2 + 2NO_2$$
$$2AgNO_3 + I_2 + 2O_2 = 2AgIO_3 + 2NO_2$$
$$2AgIO_3 = 2AgI + 3O_2$$

최근 장시간 경과 후에도 변화가 적고 불연성이며 메칠 $^{131}I$ 흡착용량이 큰 Silver zeolite(AgX)가 원자력발전소 등에서 이용하게 되었다. 이것은 $^{131}I$과 은의 교환 반응을 이용한 것으로 온도 등의 영향이 적어서 장기간 이용이 된다 (실용상 3년 이상 수명을 갖는다). 또한 활성탄과 같이 저온에서 연소하는 경우가 없기 때문에(최고 온도 900℃) 방화설비는 불필요하다. 더욱이 다른 종류의 가스(예 $NO_2$, $SO_2$ 등)에 의한 성능저하는 없다. 이 방법의 장점으로는 고온에서 사용할 수 있고 생성된 2차폐기물이 고체형태이므로 처분이 용이하며 단점으로는 처리비용이 고가이다.

# 3. 방사성 액체폐기물의 처리

액체폐기물의 발생원은 핵분열생성물이 함유되어 있는 원자로 냉각수를 정화처리하는 과정에서 발생하며, 각종 펌프나 기기로부터 누설될 수 있다. 또한 방사선작업종사자들이 착용했던 작업복, 후드, 신발 등을 세탁한 세탁배수나 신체 제염용 샤워수, 화학 실험실이나 시료 채취실에서 사용했던 물등이 있다. 액체폐기물의 처리는 먼저 부피를 감용하고 농축된 폐기물을 고형화처리 한다. 처리 방법에는 자연감쇠법, 부피를 감용하여 농축시키는 농축법과 희석법이 있다. 농축법에는 응집침전법, 이온교환법, 증발법이 있으며 이들을 각각 설명하면 다음과 같다.

## 1) 자연감쇠

방사성물질은 각기 고유의 반감기를 지니고 있으며, 반감기와 함께 방사능 세기는 1/2씩 감소한다. 10배의 반감기가 경과하면 방사능 세기는 $1/10^3$로 감쇠하고, 20배의 반감기가 지나면 $1/10^6$로 방사능 세기는 감쇠한다. 그러므로 폐기물은 적당한 기간동안 저류조에 보관하여 방사능 농도를 충분히 감소시킨 후 일반 공중에 영향이 미치지 않는 상태에서 방출시켜야 한다. 이와 같은 방법은 짧은 반감기의 방사성물질을 취급하는 병원시설(핵의학 시설)에서 유효적절한 방법이다. 소규모 시설의 저류조 안에는 칸을 많이 설치하여 방류될 때까지의 시간을 지연시켜 농도를 낮춘다. 또한 실수로 다량의 방사성 물질을 방류시 에는 즉시 밸브(valve)로 차단하는 구조로 되어 있다.

중 규모시설의 저류조는 그림 16-4와 같이 2기의 저류조가 설치되어 1기의 저류조에 폐액이 가득 차면 다른 저류조로 바뀌게 된다.

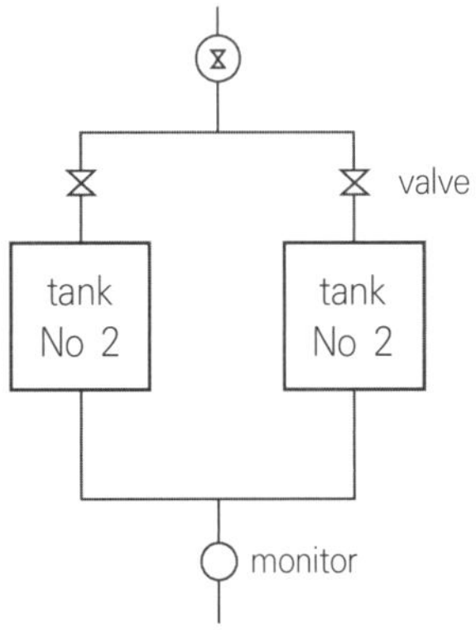


**그림 16-4. 중규모 시설의 2기 저류조**

## 2) 희석방류

자연감쇠로 방사성물질의 농도가 충분히 낮아지지 않을 때에는 다량의 물로 희석을 한다. 이것은 저준위의 방사성폐액을 배수 허용농도이하로 희석하여 방류하는 방법으로 일반 배수액의 양이 방사성폐액에 비해 다량일 경우에 실시한다. 그러나 방사성물질은 수중의 부유물질에 침착되기 쉬우므로 수도원, 수산물, 농산물에 직접 관계있는 수역에 방류하는 것은 일반 공중에 영향을 미치므로 피해야 한다. 방출 후 생물과 환경에 미치는 영향을 조사한 뒤 재 농축 등이 실행되어야 하며 방출 후도 환경관리를 충분히 할 필요가 있다. 원자력발전소 등에서는 다음에 기술하는 농축 처리제의 배수를 이와 같은 방법에 의해 처리하고 있었으나 최근에는 처리제의 배수를 재사용하는 방식으로 바뀌어졌다. 현재에도 아주 소규모의 시설에서는 이 방법이 이용되고 있다.

## 3) 농축처리

농축법에는 증발법, 이온교환법, 응집침전법, 생물학적방법, 전기화학적방법 등이 있으나 현재 실용적으로 이용되고 있는 것은 증발법, 이온교환법 및 응집침전법이 있다. 이것은 방사성폐액의 종류나 방사능 준위의 높고 낮음에 따라 구분 사용하고 있다. 폐액중의 방사성물질이 농축방법에 의해 얼마나 제거되었는지를 나타내기 위해 다음의 식을 쓴다.

액체 또는 기체성의 방사성폐기물의 처리에서 제염계수(decontamination factor DF) 및 제염지수(decontamination index, DI)라는 용어를 사용하는데 이는 다음과 같이 정의한다.

$$DF=\frac{\text{처리전의액(기)체의방사성핵종의농도}}{\text{처리후의액(기)체의방사성핵종의농도}}$$

$$DI=\log\frac{\text{처리전의액(기)체의방사성핵종의농도}}{\text{처리후의액(기)체의방사성핵종의농도}}$$

그리고 제거율(removal)이라는 용어도 사용하며, 이 제거율이란 다음과 같이 정의한다.

$$\text{제거율}=\frac{(\text{처리전의농도})-(\text{처리후의농도})}{\text{처리전의농도}}\times 100(\%)$$

### (1) 증발법(evalolation)

증발법은 휘발성이 없는 방사성폐액을 가열해서 수분을 증발 분리해 고농도의 농축폐액을 만들어 내는 방법이다. 폐액에 함유되어 있는 핵종이 일정하지 않고 비폭발성인 경우에 가장 많이 적용되는 방법이며, 이것은 증류수 제조 원리에 의한 것으로서 열을 가해서 폐액을 증발, 농축시키는 방법으로 제염계수가 높아 $10^3$~$10^6$으로 큰 감용비를 얻는다.

또한 이온교환법, 응집침전법에서는 제거하기 어려운 비이온상 핵종도 분리되는 가장 우수한 방법이다. 그러나 다량의 열원이 필요하며, 처리비가 고가이고 설비비용도 많다. 높은 제염계수가 요구되는 비교적 용량이 적은 고, 중 준위의 폐기처리에 이용되었으나 최근 방사능 방출량이 엄격히 규제되어, 저 준위 폐액도 이 방법에 의해 처리하고, 처리수를 재사용하는 것이 행해지게 되어 처리비를 절감한다.

### (2) 이온교환법(ion-exchange)

이온교환처리는 폐액 속에 녹아 있는 이온상태의 방사성 양이온 및 음이온을 제거하기 위한 방법이며, 각각의 이온교환성능을 가진 이온교환수지를 이용한다. 즉, 방사성폐액을 이온 교환수지를 통하여 이온 상에 존재하는 방사성물질을 포집하여 제거하는 방법이다. 이온 교환수지는 이온 교환능이 있는 이온을 갖고 있는 다공질로 불용성의 합성수지로서 양이온 교환수지와 음이온 교환수지가 있다. 양이온 교환수지는 폐액중의 음이온과 교환하여 제거한다.

그래서 방사성폐액을 이온 교환수지를 써서 제거하는 경우, 양이온 교환수지만 쓰일 경우, 양이온 교환수지와 음이온 교환수지를 쓸 경우, 양이온 교환수지와 음이온 교환수지를 혼합해서 수지를 쓰는 경우 등이 있다. 이것들은 방사성폐액의 성질과 상태에 따라 구별하여 사용한다. 제염계수는 상기의 방법 및 방사성핵종에 의해 달라지나 양이온 교환수지의 경우에서 50정도, 양이온 교환수지와 음이온 교환수지를 혼합한 경우에 $10^3$ 정도이다. 이온 교환수지가 포화되어 교환능력을 잃었을 때는 수지를 재생처리를 하여 이온 교환수지를 재사용하나 이때 대량의 방사성폐액이 발생(처리한 폐수의 1/20 정도)하므로 이것을 증발처리하지 않으면 안 되어 경제적으로 불리하다.

### (3) 응집침전법(coagulating sedimentation flocculation)

응집침전법은 방사성폐액에 응집제(coagulant, flocculent)를 첨가해서 방사성폐액중의 방사성물질을 흡착, 공침(혼합 정제) 형성 등을 해서 침전물로 분리시켜 제거하는 방법이다. 이 방법은 제염계수가 10~30정도로 작으나 처리비가 다른 방법에 비해 저렴하고 대량의 저 준위 폐수를 처리하는데 적합하다. 그러나 분리, 침전한 함수율(수분이 들어 있는 비율)의 높은 오니가 생긴다. 이 오니(진흙 형태로 오염된 물질)의 함수율은 99 % 이상이 물이어서 그대로 고형화 하는 것이 불가능하다.

그래서 이 오니를 여과, 탈수처리를 하지 않으면 안 된다. 여과, 탈수처리에는 침강분리, 가압여과, 동 결재 용해 등에 의해 함수율 50~60 % 정도까지 감소시킨다. 이 방법은 증발법 및 이온 교환법의 전처리에도 사용되고 있다.

### 4) 농축물, 폐수의 고형화

상기의 방법으로 방사성폐액의 전처리에 의해 생성되는 증발, 농축폐액 및 응집침전슬러지, 폐수지 등은 수송, 보관에 적합한 고화체로 만들어서 고화체와 더불어 용기에 충전, 고화 포장한다. 일반적으로 사용되는 방법으로는 시멘트고화, 아스팔트고화, 플라스틱고화 및 유리고화의 방법이 있다. 특히 분말상의 것은 고체화하는 편이 취급이 쉽다. 비등수형 원자력발전소에서 발생하는 농축폐액은 과거에 드럼통속에 시멘트고화가 되고 있었지만 감용비가 떨어지기 때문에 플라스틱으로 고정하는 플라스틱 고화가 사용되고 있다. 그래서 드럼통에 고체화한 것은 시설 내에 설치된 폐기물 저장고에 보관해 최종적으로는 처분된다. 재처리시설 등에서 발생한 고 준위 방사성 폐수는 해저 침적물에 흡착된다. 그러나 장수명의 방사성핵종의 경우는 희석, 분산되어 환경에 흩어져 최종적으로는 인간환경에 다시 돌아온다는 것을 알아야 한다.

## 4. 고형화 처리 기술

### 1) 고형화 처리의 특성

고형화 처리된 폐기물은 최종처분을 전제로 처분장의 인수조건에서 정하는 기준들 즉, 고형화체는 유리수, 침출특성, 기계적강도, 방사선영향 및 열적성질 등을 충분히 고려해야 한다.

#### (1) 유리수(free standing water)

고형화체의 경화시 결합되지 않고 남아 있는 물을 의미하며, 물속에 방사능이 함유되어 있기 때문에 안전성 관점에서 중요한 특성이다.

#### (2) 침출율(leach rate)

방사성폐기물 고형화체가 물에 노출될 경우 방사성핵종이 침출되며 방사능의 침출은 방사성핵종 또는 그 화합물이 용해·확산 또는 화학적 반응에 의해 누출된다. 이러한 침출 특성을 규명하기 위해 각종 혼합비율에서 얻어진 고형화체에 대해 물속에서 침출율 시험을 행한다.

### (3) 기계적 강도

방사성폐기물 고형화체는 처분 후 포장된 용기가 부식될 경우에 대비해 고화형체 자체가 형태를 유지해야 하며 하중을 지탱할 수 있는 강도를 가져야 한다. 고형화체의 기계적 강도를 측정하기 위해 압축강도를 시험한다.

### (4) 방사선 영향

방사성폐기물 고형화체는 이것의 종류에 따라 방사선에 의한 영향에서 차이를 나타내나 아스팔트와 같은 고분자물질은 함유된 방사능이 높을 경우 계속에서 방사선에 조사되어 방사화 반응을 일으킨다. 이 반응에서 발생되는 기체는 수소로서 용기내부 압력이 상승하여 폭발함으로서 화재가 발생할 우려가 있다. 또한 고형화체 자체가 방사선에 의해 분해될 경우에는 기계적 강도에 영향을 미치는 경우도 있다.

### (5) 열적성질

방사성폐기물 고형화체는 최악의 비상사태인 화재의 경우에도 그 강도 및 형태를 유지할 필요가 있다. 따라서 온도 상승시 열에 의한 무게변화 또는 상태변화를 시험하여 안정성을 측정한다.

## 2) 고형화 처리의 종류

방사성 기체폐기물과 액체폐기물 및 고체폐기물을 감용 처리하면 증발·농축폐액, 폐이온교환수지, 소각재 또는 침전 슬러지 등이 최종 폐기물로 남게 되며, 이들 폐기물이 고형화처리(solidification 또는 immobilization)의 대상이 된다. 고형화처리 방법은 사용하는 고형화 재료의 종류에 따라 다르며 시멘트 고화, 아스팔트 고화, 플라스틱 고화 및 유리고화 등으로 분류할 수 있다.

### (1) 시멘트 고화

시멘트 고화는 2차폐기물중의 수분을 시멘트 고형화 반응에 필요한 물로서 이용하는 방법이며, 고형물과 폐기물을 시멘트 성분에 분산, 고화시키는 것이다. 시멘트는 장기간에 거쳐 강도와 내화성을 갖고 구입이 쉽고, 취급이 간단하며 가격도 싼 장점을 갖고 있다. 그러나 시멘트는 타 재료와 혼합하여 굳힐 경우 재료의 배합, 재료의 굳음과 혼합 방법(균일성), 다 굳었을 때 상태 등에 따라 고체화의 강도나 내구성이 크게 다르므로 다양한 연구가 되고 있다. 시멘트고화 처리의 장점으로는 차폐성능이 우수하고 장치가 단순한 것이며, 단점으로는 유리수(free water)가 생기고 감용비가 작은 것이다.

### (2) 아스팔트 고화

아스팔트 고화는 증발법의 농축 폐액과 화학처리법의 슬러지에 함유되어 있는 염분, 고형분을 아스팔트 매체중에 미세 입자로서 균일하게 분산, 고형화시키는 방법이다. 이때 얻어진 고형화체는 성상이 치밀해 물의 침투가 적기 때문에 방사성물질의 침출성이 낮아 시멘트 고화체의 1/100정도이다. 아스팔트고화 처리의 장점으로는 시멘트고화에 비해 방사성물질의 용출 분율이 낮은 것이다. 폐액속에 있는 수분이 아스팔트와의 혼합 과정 중에서 완전히 증발하므로 감용 효율이 높아 최종 고형화 폐기물의 부피를 크게 감소시킬 수 있다. 단점으로는  질산염을 함유한 2차폐기물의 경우 아스팔트의 가연성이 촉진되는 현상이 일어난다. 그리고 고온조작과 같은 비교적 복잡한 기계장치를 사용하기 때문에 작업이 복잡하고 시설비가 많이 든다.

### (3) 플라스틱 고화

플라스틱 고화법은 보편화된 방법은 아니지만 여러 가지 고분자물질을 사용하는 방법이다. 열경화성 수지를 이용한 플라스틱은 시멘트 및 아스팔트에 의한 고형화법에 비교해서 감용성, 물성의 면에서 우수한 장점을 가지고 있다. 내수성에는 시멘트고화의 100배 이상 양호하다. 내화성은 800℃, 30분내의 조건에서도 형상의 변화가 없다.

### (4) 유리고화

유리는 내수, 내방사선, 내화학반응에 충분함과 동시에 여러 종류의 원소를 봉입할 수 있고 장기간에 걸쳐 고체화로서의 물성변화가 없고 내구성도 높다는 등 장점을 갖고 있다. 유리고화는 사용후 핵연료와 재처리 과정에서 발생된 고준위폐액의 고형화처리 공정으로 이용된다. 유리고화된 고준위 방사성폐액을 칸스터(canster)라고 하는 금속기기에 넣어 저장되고 있다.

### (5) 펠렛고화

농축 폐액잔사를 건조 분체화시킨 후 펠렛(pellet)으로 조립해 드럼통 등에 넣어 최종 처분할 때까지 중간 저장 보관하는 것이다.

### (6) 방사성 유기폐액의 처리

$^{3}$H, $^{14}$C 등 저 에너지의 베타선을 측정하는 방법에는 액체 scintillation counter가 적합하다. 그러나 액체 scintillation counter로 $^{3}$H 및 $^{14}$C를 측정했을 경우 방사성 유기폐액이 생긴다. 방사성 유기폐액의 처리에는 고화방식, 증류방식 밀 소각방식 등이 있다. 일반적으로 소각방식이 많이 쓰인다. 그림 16-5는 방사성 유기폐액의 증류장치를 나타낸 것이다.

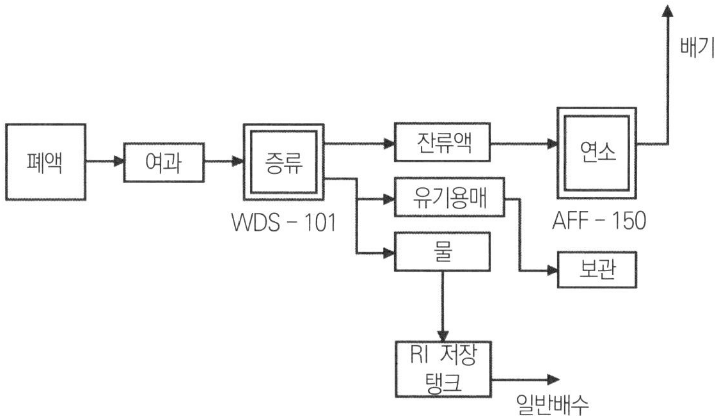


**그림 16 - 5. 방사성 유기폐액 증류장치**

## 5. 방사성 고체폐기물의 처리

방사성 고체폐기물은 보관 또는 처분하기 위하여 감용하여야 한다. 감용의 방법에는 소각법과 압축법 및 해체법이 있다. 이 이외에 절단법, 분쇄법, 용융법, 제염법 등이 있다. 절단법이란 기계, 구조물 등의 대형폐기물을 분쇄해서 감용 하는 것으로 그림 16 - 6은 분쇄처리 장치의 한 예이다. 용융법은 오염된 금속 혹은 플라스틱을 가열, 용융하여 감용 한다. 최근에는 고주파에 의한 가열용융법도 개발되고 있다. 제염법은 오염된 폐기물의 표면 등을 제염해서 방사성폐기물과 일반폐기물로 분리하는 것이다. 플리스틱 이나 고무류는 소각하는 대신 산으로 분해시켜 처분하는 방법도 있다.

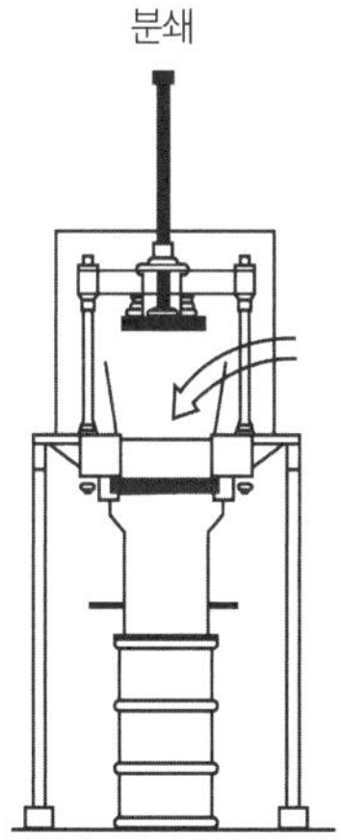


**그림 16 - 6. 분쇄 처리장치**

## 1) 소각처리(incineration)

일반적으로 저 준위 고체폐기물의 70 % 이상이 가연성 물질이므로 소각처리법이 많이 이용되고 있다. 이 방법은 고체폐기물을 1/100 정도까지 감용(감용비 100) 되고, 처리후의 재는 안정성이 있으며, 고형화하기 쉬운 장점이 있다. 단점으로는 가연성폐기물에 국한되며, 소각으로 인한 연소 배기 중에 함유되어 있는 방사성분진을 제거시켜야 한다. 그리고 소각물중에 혼입되어 있는 염화비닐 등으로부터 발생하는 부식성기체 때문에 주요부는 내부식성 재료를 사용할 필요가 있으며, 시설비가 고가인 것이다.

그림 16 - 7은 소각처리 장치의 한 예로서 1시간당 처리능력은 70 kg이다. 이때 배기가스는 세라믹 필터로 정화한 후 고성능필터로 정화한다. 이때 먼지 모니터(dust monitor) 및 옥소 모니터로 방사능 농도를 연속 감시한다.

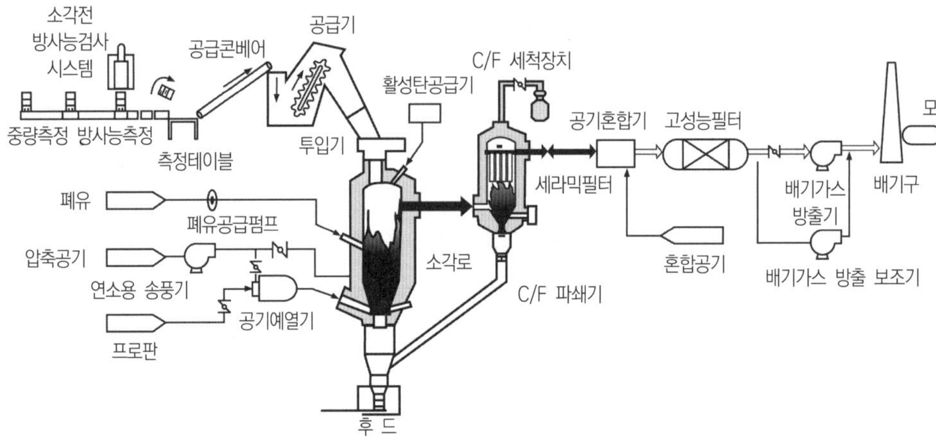


**그림 16 - 7. 소각 처리장치**

## 2) 압축처리(compactor)

압축처리는 방사성 고체폐기물을 프레스로 압축해서 감용하는 방법이다. 이 방법은 가연성과 불연성의 폐기물 모두를 처리할 수 있으며, 간단하고 조작이 용이하며 처리비용이 저렴하다. 그러나 압축 후 팽창하거나 화학적으로 불안정한 것은 이러한 처리를 하지 않는 것이 좋다. 압축물이 복원됨으로서 감용비가 3~5 정도로 낮다. 그림 16 - 8은 압축처리 장치의 한 예를 나타낸 것이다.

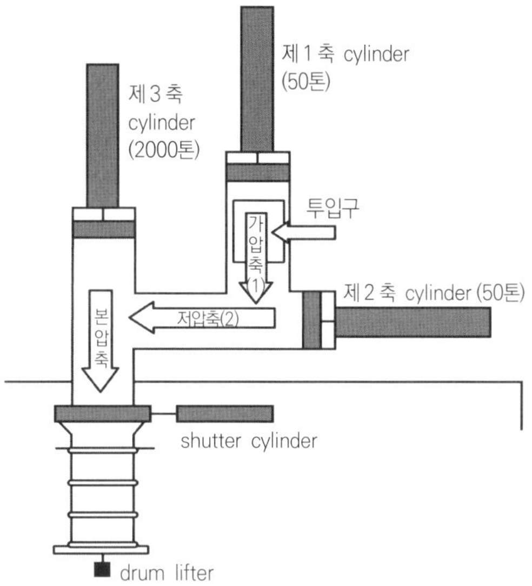


그림 16 - 8. 압축처리 장치

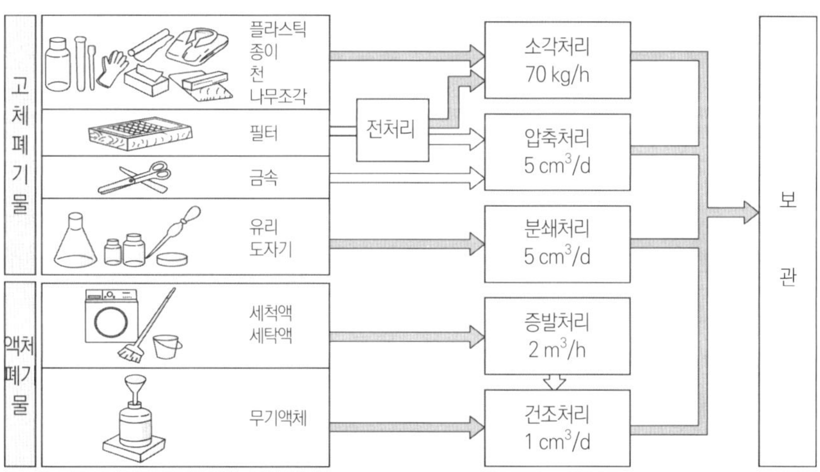


그림 16 - 9. 고체, 액체폐기물 처리방법

## 3) 해체처리

시설기기의 교환 및 사용정지에 의해 배출되는 기기류를 필요시 제염실시 후 압축, 소각 등의 처리에 적합하도록 절단, 분해 등에 의하여 해체 처리하는 방법이다. 그림 16 - 9는 고체, 액체폐기물의 처리방법을 요약한 것이다. 표 16-4는 방사성폐기물의 종류별 처리방법을 요약한 것이다.

표 16 - 4. 방사성폐기물의 종류별 처리방법

| 방사성폐기물 종류 | 처리방법 |
|---|---|
| 방사성기체 폐기물 | ▸ 방사성 입자(먼지) 처리 : 고성능 여과지<br>▸ 방사성 불활성 기체처리 : 감쇄 탱크, 활성탄 흡착법, 액화 증류법, 용매 흡수법, 격막법, 열 확산법<br>▸ 방사성 옥소 처리 : 고성능 여과지, 활성탄 여과지, 질산은 법<br>▸ 트리튬 제거 : 트리튬 수증기 제거 (실리카겔), 트리튬 수(물) 의 제거 (농축에 의한 제거) |
| 방사성액체 폐기물 | ▸ 자연 감쇠법<br>▸ 희석법<br>▸ 농축법 : 응집침전법, 이온교환법, 증발법 등 |
| 방사성고체 폐기물 | ▸ 소각처리<br>▸ 압축처리<br>▸ 해체처리 |

## 6. 방사성폐기물의 처분

방사성물질을 지층에 천층처분 또는 심층처분(동굴처분을 포함한다)의 방법으로 생활권 밖으로 영구히 격리시키는 것을 영구처분이라 한다. 방사성폐기물의 처분방법에는 육지처분과 해양처분으로 나눌 수 있지만 현재로서는 육지처분만 고려되고 있다. 육지처분에는 중 · 저준위 방사성폐기물의 처분방법인 천층매몰처분, 동굴처분, 공학적 시설내 처분과 고준위 방사성폐기물의 처분방법인 지층처분이 있다. 그림 16 - 10은 중 · 저준위와 고준위 방사성폐기물의 처분방법을 나타낸 것이다.

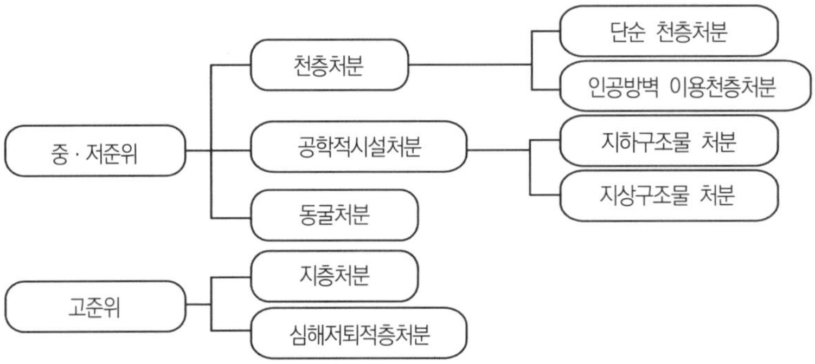


그림 16 - 10. 중 · 저준위와 고준위 방사성폐기물의 처리방법

## 1) 중·저준위폐기물의 처분

### (1) 천층처분

지표면에 트렌치를 파고 방사성폐기물을 넣은 후 파낸 흙 또는 파낸 흙과 점토를 혼합하여 약 1 m두께로 덮는 방식이다. 처분장 건설이 간단하고 폐기물 처분작업이 간편하지만, 문제점으로는 지하수와 지표수와의 접촉이 용이하여, 처분된 폐기물로부터 방사성핵종의 유출 가능성이 있다. 또한 처분시설이 지표면에 근접되어 있어 인간의 우발적인 침입에 의한 폐기물과의 접촉이 용이하므로 이를 방지하기 위한 제도적 통제가 필요하다. 제도적 통제기간은 국가에 따라 다르나 약 200~300년이다.

### (2) 공학적 시설내 처분

기존 부지의 자연적 특성에 공학적 시설을 보강하여 폐기물을 처분하는 방식으로, 폐기물을 지상 또는 지하에 설치된 인공구조물 내에 넣어 처분하며, 지하구조물처분과 지상구조물처분방법이 있다. 이 처분법의 특징은 폐기물을 생태계로부터 격리시키는 능력이 우수하며, 우발적인 침입에 대한 방벽을 제공하고, 폐기물의 포장이 손상되었을 때 방사성핵종의 이동을 막아준다.

#### ① 지상 구조물 처분

처분에 사용되는 장비가 간단하고, 대규모 굴착작업이 필요 없으며, 필요시 폐기물의 수거가 용이하다는 장점이 있다. 단점으로는 작업자의 방사선 피폭이 크며, 구조물의 침식 우려가 있다.

#### ② 지하 구조물 처분

처분된 폐기물로부터의 방사선 차폐효과가 우수하고, 처분 작업이 용이하며, 구조물의 침식 우려가 없다는 장점이 있다. 단점으로는 굴착 작업이 필요하며, 빗물 등이 침투할 우려가 있다. 표 16-5는 지하구조물 처분과 지상구조물 처분법의 장·단점을 비교한 것이다.

**표 16-5. 지하구조물 처분과 지상구조물 처분의 비교**

| 구 분 | 지상구조물 처분 | 지하구조물 처분 |
|---|---|---|
| 장 점 | 처분에 사용되는 장비가 간단하다.<br>대규모 굴착작업이 필요 없다.<br>필요시 방사성폐기물의 수거가 용이하다. | 차폐효과가 우수하다.<br>처분작업이 용이하다.<br>구조물이 침식될 우려가 없다. |
| 단 점 | 작업자의 방사선 피폭이 크다.<br>구조물이 침식될 우려가 있다. | 굴착 작업이 필요하다. |

### (3) 동굴처분

천연동굴, 광산 또는 방사성폐기물 처분용으로 건설된 동굴저장소 등에 폐기물을 처분하는 방식으로 지하에 위치한 다수의 방 또는 터널 및 이를 연결하는 통로로 구성되며, 처분장은 폐기물의 부피 또는 처분 방식에 따라 단일 또는 다수의 층으로 구성되며, 처분시설 내의 갱도는 적절한 방식으로 환기시킨다. 이 처분법의 장점으로는 자연적 또는 인위적 사고로부터 폐기물의 격리 및 방호효과가 크며, 처분 부지는 운영기간 종료 후 폐기물이 매몰된 깊이까지 천공 또는 굴착하지 않은 용도에는 사용가능 하다. 단점으로는 천층처분에 비해 초기 소요비용이 높다. 그리고 자연동굴의 이용시에는 동굴의 크기와 기하학적 모형 추정에 상당한 불확실성이 있고, 폐광을 이용할 때에는 채광시 행해진 발파, 굴착 등에 의한 균열의 존재 및 누수 가능성이 있다.

## 2) 고 준위폐기물의 처분

### (1) 심(지)층처분

지하 500~1,000 m에 위치한 모암(host rock)내에 방사성폐기물 처분장을 건설하고 이곳에 폐기물을 처분하는 방식이다.

#### ① 암염

다공질성이 낮아 물이 침투하지 못하며, 가소성이 있어 지하 압력하에서 균열이나 절리의 발생을 막고 인공적으로 균열이 형성되면 원래 상태로 메워진다. 높은 유연성에도 불구하고 암염의 압축강도는 200~300 kgf/cm$^2$ 콘크리트와 동일하므로 안정하고, 높은 열전도도(약 $1.2\times10^{-3}$ cal/cm · s · ℃)를 가져 폐기물 처분장의 깊이는 300~1500 m 정도이다.

#### ② 점토층

흡착성이 좋아 처분된 폐기물로부터 핵종이 유출될 경우 핵종의 이동을 지연시켜 준다. 유연성이 있고, 비록 다량의 물을 함유(70~80 %)하는 경우도 물의 이동성이 극히 작아 부동성으로 간주 가능하다. 열전도도가 낮고(암염의 1/3~1/4), 붕괴열에 의해 점토의 유연성이 영향을 받으며 때로는 흡착능력까지 변할 수 있고 지나친 가소성으로 채굴이 어렵다.

#### ③ 경암층

경암층은 화강암, 변성암 등으로 분류될 수 있으나 가장 흔한 화강암은 압축강도가

1500~2000 kgf/$cm^2$으로 매우 높고, 유연성이 없으며 보통은 약간의 지하수를 함유하나 때로는 상당한 깊이까지 지하수가 존재하지 않는 경우도 있다. 또 균열 부분에서 풍화작용에 의해 양호한 흡착능력을 가진 광물이 형성되기도 한다.(세부조사가 필요하다.)

### (2) 심해저 퇴적층 처분

심해저퇴적층에 방사성폐기물을 처분하는 연구는 1970년 미국에서 연구가 시작되었으며 방사성폐기물을 생태계에서 완전히 격리시키는 능력이 우수하고 방사성폐기물과 인간의 접촉가능성이 거의 없으며 방사성폐기물이 누설되어도 해수의 희석능력이 높으므로 인간에 대한 방사선장해를 방지할 수 있어 지층처분의 대안으로 제시되고 있다. 국제경제협력기구(OECD)는 1975년 Sea-bed Working Group(SWG)를 설치하여 심해퇴적층 처분 방법의 적용 가능성을 연구하고 있으며 가맹국은 캐나다, 독일, 프랑스, 일본, 네델란드, 스위스 및 영국이다.

## 3) 우주처분

극고 준위 방사성폐기물을 로켓(rocket)에 실어 지구 밖으로 투기하는 방법이다. 이 처분법은 지구궤도에서 이탈된 방사성폐기물은 무기한으로 인간환경에 돌아오지 않으나 기술적, 경제적으로 아직도 문제가 남아 있다. 이 방법은 반감기가 지극히 긴 악티니움계열 원소를 포함한 폐기물에 적합하다.

## 4) 소멸 처리법(nuclear incinerration)

소멸 처리법이란 방사선에 의한 핵반응을 이용해서 폐기물 중에 장수명 방사성핵종을 단수명 또는 안정한 핵종으로 변환하는 방법이다. 소멸처리에 사용하는 방사선으로는 원자로, 핵융합로 및 가속기에 의해 발생하는 중성자가 연구되고 있다. 이 방법에 이용되는 핵반응은 $^{85}Kr$에 대해서는 열중성자, $^{90}Sr$에 대해서는 열중성자 또는 고속중성자. $^{137}Cs$에 대해서는 고속종성자가 유리해 이것들의 반응은 다음과 같이 된다.

$^{85}$Kr(n, $\gamma$) $^{86}$Kr(안정)

$^{90}$Sr(n, $\gamma$) $^{91}$Sr $\frac{9.7h}{\beta}$ $^{91}$Y $\frac{59d}{\beta}$ $^{91}$Zr(안정)

$^{90}$Sr(n, 2n) $^{90}$Sr $\frac{53d}{\beta}$ $^{89}$Y (안정)

$^{137}$Cs(n, 2n) $^{136}$Cs $\frac{13d}{\beta}$ $^{136}$Ba(안정)

강한 방사선을 내고 발열하므로 스테인리스제 탱크속에 일시 저장해 발열량이 감소된 후 고체화하여 수 10년 저장한 후 깊은 땅속에 영구 처분하는 것으로 되어 있다. 이때 고체화 처리에는 붕산 유리와 같이 굳힌 유리고화가 연구 개발되고 있다. 더욱이 안정한 상태에서 특수 세라믹으로 바꾸는 연구도 하고 있다.

## 7. 방사성폐기물의 자체처분(원자력안전법)

### 1) 방사성폐기물의 처분제한

(1) 누구든지 방사성폐기물을 해양에 투기(投棄)하는 방법으로 처분할 수 없다.

(2) 방사성폐기물처분시설등 건설·운영자가 아닌 자는 총리령으로 정하는 종류 및 수량의 방사성폐기물을 땅속에 천층(淺層)처분(동굴처분을 포함한다) 또는 심층(深層)처분 등의 방법으로 처분할 수 없다.

(3) 제(2)항에 따른 방사성폐기물 외의 방사성폐기물의 처분은 대통령령으로 정하는 방법 및 절차에 적합하게 하여야 한다.

(4) 제(2)항에 따른 방사성폐기물의 처분을 방사성폐기물 관리시설등건설·운영자에게 위탁하려는 자는 총리령으로 정하는 인도(引渡)기준에 적합하게 하여야 한다.

#### ▸ 방사성폐기물의 처분제한

**"총리령으로 정하는 종류 및 수량의 방사성폐기물"**이란 개인에 대한 연간 피폭방사선량이 10마이크로시버트 이상이거나 집단에 대한 총피폭방사선량이 1맨·시버트 이상이 되는 것으로서 위원회가 정하는 핵종별 농도 이상인 방사성폐기물을 말한다.

### 2) 방사성폐기물 자체처분의 절차 및 방법

(1) 원자력관계사업자(이하 "원자력관계사업자"라 한다)는 방사성폐기물 외의 방사성폐기물의 처분(법 제70조제3항)을 할 때 다음 각 호의 어느 하나에 해당하는 방사성폐기물로서 핵종별 농도가 위원회가 정하는 값 미만이 된 것으로 위원회로부터 확인을 받은 방사성폐기물을 소각, 매립 또는 재활용 등의 방법으로 처분(이하 "자체처분"이라 한다)할 수 있다.

① 원자력관계사업자가 발생시킨 방사성폐기물

② 원자력관계사업자(방사성폐기물관리시설등건설·운영자는 제외한다)로부터 처분을 위탁받아 관리하고 있는 방사성폐기물

(2) 자체처분을 하려는 원자력관계사업자는 방사성폐기물을 자체처분할 때마다 총리령으로 정하는 바에 따라 자체처분계획서에 관계 서류를 첨부하여 위원회에 제출하여야 한다. 이를 변경하려는 경우에도 또한 같다.

(3) 다음 각 호의 기준을 모두 만족하는 방사성폐기물을 자체처분하려는 원자력관계사업자는 제(2)항에 따른 자체처분계획서를 5년마다 위원회에 제출할 수 있다.

① 반감기(半減期)가 5일 미만인 단일 핵종만을 포함할 것

② 위원회가 정하여 고시하는 자체처분 허용기준에 적합할 것

(4) 위원회는 제출된 자체처분계획서가 위원회가 정하여 고시하는 자체처분의 방법 및 절차에 적합한지에 대하여 검토하고, 그 결과를 원자력관계사업자에게 통지하여야 한다.

(5) 자체처분계획서가 적합한 것으로 통지받은 원자력관계사업자는 해당 방사성폐기물을 자체처분할 수 있다.

(6) 자체처분을 한 자는 자체처분에 관한 기록을 자체처분 일부터 5년간 보존하여야 한다.

## 3) 자체처분 신고

(1) 규정에 따른 자체처분계획서는 별지 제84호서식과 같다.

(2) 계획서에는 위원회가 정하여 고시하는 지침에 따라 작성된 방사성폐기물 자체처분의 절차 및 방법에 관한 서류를 첨부하여야 한다.

## 4) 방사성폐기물의 인도

방사성폐기물의 인도기준은 다음 각 호와 같다.

(1) 방사성폐기물은 종류 및 방사능 농도에 따라 분류하고, 처분장의 처분요건에 적합하도록 할 것

(2) 방사성폐기물은 처분 후의 안전성을 확보하기 위하여 고체 형태로 할 것

(3) 포장물은 운반 및 취급 시 파손되지 아니하도록 구조적 건전성을 유지할 것

(4) 포장내의 유리수(遊離水)는 최소화하고 고화체가 함유하고 있는 핵종의 침출률이 적절히 제한되도록 할 것

(5) 방사성폐기물은 폭발·인화 및 유해성 물질 등에 따른 위험성이 제거되도록 할 것

(6) 포장물 외부에 방사성폐기물에 대한 주요 정보를 알아보기 쉽게 표시할 것

- 방사성폐기물의 인도방법·절차 및 그 밖의 필요한 사항은 위원회가 정하여 고시한다.

# ▣ 방사성폐기물의 자체처분에 관한 규정(위원회 고시)

## 1) 목적

이 규정은「원자력안전법 시행령」「원자력안전법 시행규칙」「방사선 안전관리 등의 기술기준에 관한 규칙」에 따른 방사성폐기물과 관련된 기준을 정함을 목적으로 한다.

## 2) 정의

### (1) "자체처분"

방사성폐기물 중에서 핵종별 농도가 자체처분 허용농도 미만임이 확인된 것을「원자력안전법」의 적용대상에서 제외하여 방사성폐기물이 아닌 폐기물로 소각, 매립 또는 재활용 등의 방법으로 관리하는 것을 말한다.

### (2) "자체처분 허용농도"

「원자력안전법 시행령」(이하 "영"이라 한다)의 규정에 따라 방사성폐기물의 자체처분을 허용할 수 있는 방사성핵종별 방사능 농도로서 별표1의 허용농도 또는 자체처분 허용선량을 만족함이 입증되는 농도를 말한다.

### (3) "자체처분 허용선량"

방사성폐기물의 자체처분에 따른 개인에 대한 연간 예상 피폭방사선량이 10 마이크로시버트(μSv) 미만이고 집단에 대한 연간 예상 총피폭방사선량이 1 맨 · 시버트(man · Sv) 미만이 되는 값을 말한다.

### (4) "검출목표치"

방사성폐기물을 자체처분하고자 하는 원자력관계사업자(이하 "자체처분사업자"라 한다)가 자체적으로 설정하는 검출목표 방사능 농도를 말한다.

### (5) "최소검출가능농도"

방사능계측기, 시료량, 회수율, 계측시간 등의 계측조건에 따라 정해지는 검출가능한 최소 방사능 농도를 말한다.

## 3) 방사성폐기물 분류

(1) 「원자력안전법 시행규칙」방사성폐기물처분제한(제94조) 규정에서 "위원회가 정하는 핵종별 농도"라 함은 별표1의 핵종별 농도를 말한다.

(2) 영 제2조제1호(고준위방사성폐기물)에서 "위원회가 방사능 농도를 고려하여 정하는 바"란 다음 각호와 같다.

① "중준위방사성폐기물"은 중ㆍ저준위방사성폐기물 중에서 방사능 농도가 별표2의 핵종별 농도 이상인 것을 말한다.

② "저준위방사성폐기물"은 중ㆍ저준위방사성폐기물 중에서 방사능 농도가 자체처분 허용농도의 100배 이상이고 별표2의 핵종별 농도 미만인 것을 말한다. 단, 별표2에 규정되지 않은 핵종에 대해서는 처분시설 운영자의 인수기준에 따른 처분제한 농도를 적용한다.

③ "극저준위방사성폐기물"은 중ㆍ저준위방사성폐기물 중에서 방사능 농도가 자체처분 허용농도 이상이고, 자체처분 허용농도의 100배 미만인 방사성폐기물을 말한다.

## 4) 방사성폐기물 처분방식

(1) **"심층처분"**은 지하 깊은 곳의 안정한 지층구조에 천연방벽 또는 공학적 방벽으로 방사성폐기물을 처분하는 것을 말한다.

(2) **"천층처분"**은 다음 각목의 어느 하나에 해당하는 것을 말한다.

가. 동굴처분 : 지하의 동굴 또는 암반 내에 천연방벽 또는 공학적 방벽으로 방사성폐기물을 처분하는 것

나. 표층처분 : 지표면과 가까이에 천연방벽 및 공학적 방벽으로 방사성폐기물을 처분하는 것

다. 매립형처분 : 지표면과 가까이에 천연방벽으로 방사성폐기물을 매립하여 처분하는 것

## 5) 방사성폐기물의 처분제한

(1) 방사성폐기물은 다음 각 호와 같이 처분되어야 한다.

① 극저준위방사성폐기물은 천층처분 또는 심층처분 방식으로 처분 할 수 있다.

② 저준위방사성폐기물은 매립형처분 방식으로 처분 할 수 없다.

③ 중준위방사성폐기물은 표층처분 또는 매립형처분 방식으로 처분 할 수 없다.

④ 고준위방사성폐기물은 천층처분 방식으로 처분 할 수 없다.

(2) 원자력안전위원회가 방사성폐기물의 효율적 처분을 위해 필요하다고 인정하는 때에는 제(1)항을 적용하지 아니할 수 있다.

## 6) 자체처분 허용기준

(1) 자체처분 허용농도 미만인 방사성폐기물은 자체처분 할 수 있다.
(2) 자체처분 허용선량을 만족하는 것이 입증된 방사성폐기물은 자체처분할 수 있다.
(3) 영 제107조 제3항 제2호(위원회가 정하여 고시하는 자체처분 허용기준에 적합할 것)에서 "위원회가 정하여 고시하는 자체처분 허용기준"이라 함은 다음 각 호와 같다.
① 자체처분 대상 폐기물 관리 및 방사선 및 방사능의 측정 · 평가 기준에 따른 기준을 만족시킬 것
② 자체처분절차서에 따른 절차가 수립되어 있을 것
③ 자체처분 방법 및 절차 등이 위원회로부터 적합한 것으로 판정된 검토결과를 통지받은 자체처분계획서의 내용과 변경이 없을 것
④ 자체처분 되는 방사성폐기물의 총량이 연간 1톤(또는 이에 상당하는 부피)을 초과하지 않을 것

## 7) 표지 및 표시 제거

이 규정의 제반 기준을 만족하는 방사성폐기물을 자체처분 할 때에는 자체처분하기 전에 방사성물질의 표지 및 표시를 제거하여야 한다.

## 8) 행위제한

(1) 규정에 따라 "배출"의 대상이 되는 액체 또는 기체 상태의 방사성폐기물은 자체처분 할 수 없다. 다만, 유기폐액, 폐유, 기타 유해화합물 함유 폐액 등 다른 법률에 따라 환경으로의 직접 배출이 금지된 액체 상태의 방사성폐기물은 그러하지 아니하다.
(2) 자체처분 허용농도 또는 자체처분 허용선량을 만족시키기 위하여 임의적인 혼합 또는 희석의 방법으로 방사성폐기물을 처리하여서는 아니된다.
(3) 방사성폐기물에 포함된 비방사성물질에 적용되는 다른 법률에 따라 금지된 방법으로 방사성폐기물을 자체처분 할 수 없다.

## 9) 자체처분 대상 폐기물의 관리

(1) 자체처분사업자는 자체처분 하고자 하는 방사성폐기물(이하 "자체처분 대상 폐기물"이라 한다)을 별도로 구분하여 분리 · 저장하여야 하며, 다른 폐기물이 혼입되지 아니하도록 하여야 한다.

(2) 자체처분사업자가 자체처분 허용농도 또는 자체처분 허용선량을 만족함을 자체적으로 확인한 방사성폐기물 중에서「방사선안전관리 등의 기술기준에 관한 규칙」의 규정에 따른 방사선관리구역 반출기준을 만족하는 폐기물은 강우 또는 바람 등에 의한 오염의 확산가능성이 없는 사업소 내의 방사선관리구역 외부의 저장장소에 임시로 저장할 수 있다.

(3) 자체처분 대상 폐기물은 취급·저장 또는 운반 과정에서 방사성물질등이 주변으로 전이되거나 확산되지 않도록 관리하여야 한다.

(4) 매립 또는 소각할 예정인 자체처분 대상 폐기물은 가능한 한 부주의하게 재활용되지 않도록 관리하여야 한다.

(5) 자체처분 대상 폐기물이 용기에 들어 있거나 포장한 경우에는 그 용기 또는 포장재 중에서 자체처분 후 회수되지 않을 용기 또는 포장재는 자체처분 대상 폐기물에 준하여 관리하여야 한다.

(6) 자체처분으로 인하여 부수적으로 폐기물이 발생될 경우, 이 부수적인 폐기물의 관리 방안을 사전에 마련하여야 한다.

## 10) 방사선 및 방사능의 측정·평가 기준

(1) 자체처분 대상 폐기물의 방사선 및 방사능은 교정을 통하여 신뢰성이 확보된 측정기를 이용하여 측정하여야 한다.

(2) 자체처분 대상 폐기물의 표면방사선량률은 부득이한 경우를 제외하고 자연방사선준위를 확인할 수 있는 지역에서 폐기물의 표면으로부터 10 cm의 거리에서 측정하여야 한다.

(3) 방사성핵종별 방사능 농도를 측정하기 전에 별표1에 규정된 방사성핵종별로 자체처분 허용농도 보다 충분히 낮은 수준으로 검출목표치를 수립하여야 하며, 실제 최소검출가능농도는 검출목표치 이하여야 한다.

(4) 자체처분 대상 폐기물에 존재하는 모든 방사성핵종의 종류를 알고 있을 때에는 이론적 방법을 적용하여 핵종별 방사능 농도를 평가할 수 있다. 이 경우 핵종별 방사능 농도가 과소평가 되지 않도록 하여야 한다.

## 11) 자체처분절차서

자체처분사업자는 다음 각 호의 사항을 포함한 방사성폐기물 자체처분 절차서를 마련하여, 그 절차서에 따라 자체처분에 관한 제반업무를 수행하여야 한다.

### (1) 자체처분 정책 및 전략

가. 자체처분 원칙
나. 자체처분이 정당화되는 근거
다. 자체처분 폐기물의 수량 및 방사능 최소화 전략
라. 자체처분 업무를 수행하는 조직, 책임 및 권한

### (2) 자체처분하고자 하는 폐기물의 특성과 관리방안

가. 폐기물의 발생장소, 발생과정 및 예상 발생량
나. 폐기물의 종류 및 형태
다. 폐기물에 함유될 수 있는 방사성핵종의 종류
라. 폐기물의 선별, 수거, 분리 및 저장방법
마. 핵종별 및 폐기물별 자체보관기간 및 자체보관기간의 평가방법(적용 가능한 경우에 한함)
바. 폐기물의 표면오염 관리방안

### (3) 자체처분 관련 기준을 만족함을 입증하는 방법

가. 방사능 측정방법(대표시료 채취방법을 포함한다) 또는 방사능 평가방법(평가의 타당성에 대한 논거)
나. 방사선 측정방법
다. 기타 이 규정의 제반 규정을 만족함을 입증하는 방법

### (4) 자체처분 방법 및 사전 조치

가. 자체처분 방법
나. 자체처분 전 조치사항
다. 자체처분으로 인하여 부수적으로 폐기물이 발생될 경우, 이 부수적인 폐기물의 관리방법

### (5) 기록 및 관리

가. 기록의 종류 및 작성양식
나. 기록의 보존방법 및 보존기간

## 12) 첨부서류

방사성폐기물 자체처분계획서에 첨부하여야 하는 서류는 다음 각 호와 같다.

(1) 자체처분 대상 폐기물의 종류 및 수량
(2) 자체처분 대상 폐기물의 발생원, 발생일시 또는 발생기간
(3) 자체처분 대상 폐기물의 측정 대상별 표면 방사선량률, 핵종별 농도 및 그 산출근거
(4) 자체처분 방법 및 예정 목적지(위탁 처리하고자 하는 경우 위탁업체를 포함한다)
(5) 자체처분으로 인하여 부수적으로 발생되는 폐기물의 수량 및 관리방법
(6) 자체처분에 따른 예상 피폭방사선량이 자체처분 허용선량을 만족함을 입증하는 자료 (단 제6조제2항에 해당하는 경우에 한한다.)
(7) 규정에 따른 자체처분절차서

[별표 1] 방사성핵종별 자체처분 허용농도(제2조제2호 및 제3조제1항 관련)

| 방사성핵종 | 허용농도 (Bq/g) |
|---|---|
| I-129 | 0.01 |
| Na-22, Sc-46, Mn-54, Co-56, Co-60, Zn-65, Nb-94, Ru-106, Ag-110m, Sb-125, Cs-134, Cs-137, Eu-152, Eu-154, Ta-182, Bi-207, Th-229, U-232, Pu-238, Pu-239, Pu-240, Pu-242, Pu-244, Am-241, Am-242m, Am-243, Cm-245, Cm-246, Cm-247, Cm-248, Cf-249, Cf-251, Es-254 | 0.1 |
| C-14, Na-24, Cl-36, Sc-48, V-48, Mn-52, Fe-59, Co-57, Co-58, Se-75, Br-82, Sr-85, Sr-90, Zr-95, Nb-95, Tc-96, Tc-99, Ru-103, Ag-105, Cd-109, Sn-113, Sb-124, Te-123m, Te-132, Cs-136, Ba-140, La-140, Ce-139, Eu-155, Tb-160, Hf-181, Os-185, Ir-190, Ir-192, Tl-204, Bi-206, U-233, Np-237, Pu-236, Cm-243, Cm-244, Cf-248, Cf-250, Cf-252, Cf-254 | 1 |
| Be-7, F-18, Cl-38, K-43, Ca-47, Mn-51, Mn-52m, Mn-56, Fe-52, Co-55, Co-62m, Ni-65, Zn-69m, Ga-72, As-74, As-76, Sr-91, Sr-92, Zr-93, Zr-97, Nb-93m, Nb-97, Nb-98, Mo-90, Mo-93, Mo-99, Mo-101, Tc-97, Ru-97, Ru-105, Cd-115, In-111, In-114m, Sn-125, Sb-122, Te-127m, Te-129m, Te-131m, Te-133, Te-133m, Te-134, I-126, I-130, I-131, I-132, I-133, I-134, I-135, Cs-129, Cs-132, Cs-138, Ba-131, Ce-143, Ce-144, Gd-153, W-181, W-187, Pt-191, Au-198, Hg-203, Tl-200, Tl-202, Pb-203, Po-203, Po-205, Po-207, Ra-225, Pa-230, Pa-233, U-230b, U-236, Np-240, u-241, Cm-242, Es-254m | 10 |
| H-3, S-35, K-42, Ca-45, Sc-47, Cr-51, Mn-53, Co-61, Ni-59, Ni-63, Cu-64, Rb-86, Sr-85m, Sr-87m, Y-91, Y-91m, Y-92, Y-93, Tc-97m, Tc-99m, Rh-105, Pd-109, Ag-111, Cd-115m, In-113m, In-115m, Te-129, Te-131, I-123, I-125,Cs-135, Ce-141, Pr-142, Nd-147, Nd-149, Sm-153, Eu-152m, Gd-159, Dy-166, Ho-166, Er-171, Tm-170, Yb-175, Lu-177, Re-188, Os-191, Os-193, Ir-194, Pt-197m, Au-199, Hg-197, Hg-197m, Tl-201, Ra-227, U-231, U-237, U-239, U-240, Np-239, Pu-234, Pu-235, Pu-237, Bk-249, Cf-253, Es-253, Fm-255 | 100 |
| Si-31, P-32, P-33, Fe-55, Co-60m, Zn-69, As-73, As-77, Sr-89, Y-90, Tc-96m, Pd-103, Te-125m, Te-127, Cs-131, Cs-134m, Pr-143, Pm-147, Pm-149, Sm-151, Dy-165, Er-169, Tm-171, W-185, Re-186, Os-191m, Pt-193m, Pt-197, At-211, Th-226, Pu-243, Am-242, Cf-246 | 1,000 |
| Co-58m, Ge-71, Rh-103m, Fm-254 | 10,000 |

주1) 다수의 방사성핵종이 혼합되어 있는 경우에는 다음과 같이 한다.

$$\sum_i \frac{C_i}{C_{L,i}} < 1$$

Ci : 방사성핵종 i의 방사능농도(Bq/g)

CL,i : 별표1에 주어진 방사성핵종 i의 자체처분 허용농도(Bq/g)

주2) 별표1에 수록되지 않은 알파선을 방출하지 아니하는 방사성핵종의 경우 자체처분 허용농도로서 0.1 Bq/g을 적용할 수 있다.

주3) 다음 목록에 제시된 모핵종과 그 모핵종의 붕괴로 생성되는 자핵종이 함께 존재하는 경우, 모핵종에 대해서만 허용농도를 적용한다.

| 모핵종 | 자핵종 |
|---|---|
| Fe-52 | Mn-52m |
| Zn-69m | Zn-69 |
| Sr-90 | Y-90 |
| Sr-91 | Y-91m |
| Zr-95 | Nb-95 |
| Zr-97 | Nb-97m, Nb-97 |
| Nb-97 | Nb-97m |
| Mo-99 | Tc-99m |
| Mo-101 | Tc-101 |
| Ru-103 | Rh-103m |
| Ru-105 | Rh-105m |
| Ru-106 | Rh-106 |
| Pd-103 | Rh-103m |
| Pd-109 | Ag-109m |
| Ag-110m | Ag-110 |
| Cd-109 | Ag-109m |
| Cd-115 | In-115m |
| Cd-115m | In-115m |
| In-114m | In-114 |
| Sn-113 | In-113m |
| Sb-125 | Te-125m |
| Te-127m | Te-127 |
| Te-129m | Te-129 |
| Te-131m | Te-131 |
| Te132 | I-132 |
| Cs-137 | Ba-137m |
| Ce-144 | Pr-144, Pr-144m |
| U-232 | Th-228, Ra-224, Rn-220, Po-216, Pb-212, Bi-212, Tl-208 |
| U-240 | Np-240m, Np-240 |
| Np237 | Pa-233 |
| Pu-244 | U-240, Np-240m, Np-240 |
| Am-242m | Np-238 |
| Am-243 | Np-239 |
| Cm-247 | Pu-243 |
| Es-254 | Bk-250 |
| Es-254m | Fm-254 |

[별표 2] 저준위방사성폐기물의 방사능 농도 제한치(제3조제2항제1호 및 제2호 관련)

| 방사성 핵종 | 방사능 농도 (Bq/g) |
|---|---|
| H-3 | 1.11E+6 |
| C-14 | 2.22E+5 |
| Co-60 | 3.70E+7 |
| Ni-59 | 7.40E+4 |
| Ni-63 | 1.11E+7 |
| Sr-90 | 7.40E+4 |
| Nb-94 | 1.11E+2 |
| Tc-99 | 1.11E+3 |
| I-129 | 3.70E+1 |
| Cs-137 | 1.11E+6 |
| 전알파 | 3.70E+3 |

# 찾아보기

「ㄱ」



「ㄴ」



「ㄷ」



「ㄹ」



「ㅁ」



「ㅂ」



「ㅅ」



「ㅇ」

# INDEX

「p」



「r」



「s」



「t」



「u」



「w」

**저자약력** (가나다순)

| | | | |
|---|---|---|---|
| 강병삼(신구대학교) | 강상식(한국국제대학교) | 김연민(원광보건대학교) | 김영산(목포과학대학교) |
| 김용민(대구가톨릭대학교) | 김정구(한서대학교) | 김정훈(부산가톨릭대학교) | 김창규(김천대학교) |
| 김형균(극동대학교) | 김화곤(부산가톨릭대학교) | 김희중(연세대학교) | 류영환(동강대학교) |
| 박재홍(춘해보건대학교) | 박철수(한림성심대학교) | 박철우(동의과학대학교) | 배석환(건양대학교) |
| 설광욱(광양보건대학교) | 송재흥(마산대학교) | 신정섭(선린대학교) | 양오남(목포과학대학교) |
| 여진동(신경주대학교) | 오명진(대구보건대학교) | 이광성(대전보건대학교) | 이귀원(동남보건대학교) |
| 이규수(광주보건대학교) | 이상훈(가야대학교) | 이송재(전주비전대학교) | 이승재(동서대학교) |
| 이정옥(원광보건대학교) | 이행기(수성대학교) | 이효영(동의대학교) | 임재동(대원대학교) |
| 임창선(건양대학교) | 정문택(동신대학교) | 조광호(백석문화대학교) | 조무성(호산대학교) |
| 조정근(전주대학교) | 지연상(광주보건대학교) | 진계환(남부대학교) | 최준구(극동대학교) |
| 한동균(을지대학교) | 한만석(강원대학교) | 한용수(한림성심대학교) | 홍동희(신한대학교) |




# 방사선보건관리학 -제8판-

1994년 10월 30일 초판 발행 2004년 8월 20일 2판 발행
2009년 3월 20일 3판 발행 2011년 3월 10일 4판 발행
2014년 3월 10일 5판 발행 2017년 3월 10일 6판 발행
2019년 9월 1일 7판 발행 2022년 3월 10일 8판 발행
2024년 3월 10일 8판2쇄 발행

**지은이** : 방사선보건관리학 교재편찬위원회
**펴낸이** : 이상태
**펴낸곳** : 청구문화사
**주 소** : (03706) 서울특별시 서대문구 성산로11길 15
**전 화** : 02) 332-0541(代) **FAX** : 02) 337-9577
**등 록** : 1990년 11월 2일 제9-247호

정가 25,000원

ISBN 978-89-5616-871-5 93510